Pflege

Schriftenreihe Band 10497

Pflege

Praxis – Geschichte – Politik

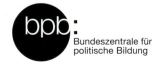

Bonn 2020

© Bundeszentrale für politische Bildung
Adenauerallee 86, 53113 Bonn

Redaktion APuZ: Anne-Sophie Friedel, Johannes Piepenbrink, Frederik Schetter, Anne Seibring (verantwortlich für diese Edition)

Die Veröffentlichungen in »Aus Politik und Zeitgeschichte« sind keine Meinungsäußerungen der Bundeszentrale für politische Bildung (bpb). Für die inhaltlichen Aussagen tragen die Autorinnen und Autoren die Verantwortung. Beachten Sie bitte auch das weitere Print-, Online-und Veranstaltungsangebot der bpb, das weiterführende, ergänzende und kontroverse Standpunkte zum Thema bereithält.

Umschlaggestaltung: Michael Rechl, Kassel
Umschlagfoto: imago images/Ikon Images
Satzherstellung: Naumilkat, Düsseldorf
Druck: Zarbock, Frankfurt am Main

Die Texte dieser Ausgabe stehen unter einer Creative Commons Lizenz vom Typ Namensnennung – NichtKommerziell – Keine Bearbeitung 3.0 Deutschland.

ISBN: 978-3-7425-0497-5

www.bpb.de

Inhalt

Editorial   9

Persönliches

Nicole Knudsen
Parkinson. Und Alzheimer
Zwischen häuslicher Pflege und Beruf   12

Verena Mix
Unterbesetzt und überarbeitet
Wie es ist, heute Pflegefachkraft zu sein   20

Gemeinschaftliches

Thomas Klie
Caring Community
Beliebiger Dachbegriff oder tragfähiges Leitbild in der Langzeitpflege?   26

Tine Haubner
Grenzen der Gemeinschaft
»Caring Communities« im Kontext der Pflegekrise   42

Grundlegendes

Thomas Noetzel
Grundrecht auf Pflege?
Ein Plädoyer für Selbstbestimmung und Autonomie in schwieriger Lebenslage   56

DIANA AUTH
Politikfeld »Pflege« 67

SUSANNE KÜMPERS/MONIKA ALISCH
Alter, Pflege und soziale Ungleichheit 82

JOHANNA FISCHER/HEINZ ROTHGANG
Pflegesysteme im internationalen Vergleich
Soziale Sicherung für Langzeitpflege in OECD-Ländern 94

MARIE-KRISTIN DÖBLER
Mehr als nur Pflege
Care in Alten(pflege)heimen 106

Historisches & Kulturelles

KAREN NOLTE
Sorge für Leib und Seele
Krankenpflege im 19. und 20. Jahrhundert 120

EDGAR BÖNISCH/BIRGIT SEEMANN
Jüdische Pflegegeschichte am Beispiel Frankfurt am Main 133

SUSANNE KREUTZER
Der Pflegenotstand der 1960er Jahre
Arbeitsalltag, Krisenwahrnehmung und Reformen 144

MARIA KEIL
Heterotopische Pflegeorte und die Gesten des Bette(n)s 156

Personelles & Professionelles

ULRIKE EHRLICH
Familiäre Pflege und Erwerbsarbeit
Auf dem Weg zu einer geschlechtergerechten Aufteilung? 168

VERENA ROSSOW/SIMONE LEIBER
Kein Schattendasein mehr
Entwicklungen auf dem Markt für »24-Stunden-Pflege« 180

MICHAELA EVANS/CHRISTINE LUDWIG
»Dienstleistungssystem Altenhilfe« im Umbruch
Arbeitspolitische Spannungsfelder und Herausforderungen 192

JUTTA MOHR/GABRIELE FISCHER/NORA LÄMMEL/
TANJA HÖSS/KARIN REIBER
Pflege im Spannungsfeld von Professionalisierung und
Ökonomisierung
Oder: Kann der Pflegeberuf wirklich attraktiver werden? 203

WOLFGANG SCHROEDER/LUKAS KIEPE
Improvisierte Tarifautonomie in der Altenpflege
Zur Rolle von Gewerkschaften, Arbeitgeberverbänden und Staat 214

LENA SCHÜRMANN
Fürsorge aus Marktkalkül?
Handlungsmuster und Motive von Unternehmer*innen
der ambulanten Altenpflege 227

KLAUS-DIETER NEANDER
Probleme der ambulanten Pflege und Vorschläge zu einer
Neugestaltung 238

Spezielles & Vertiefendes

HÜRREM TEZCAN-GÜNTEKIN
Diversität und Pflege
Zur Notwendigkeit einer intersektionalen Perspektive in der Pflege 250

NICOLA DÖRING
Sexualität in der Pflege
Zwischen Tabu, Grenzüberschreitung und Lebenslust 266

DANIEL BUHR/MARKUS TRÄMER
»Pflege 4.0«
Sozialer Fortschritt durch soziale Innovationen? 279

WOLFGANG MÜLLER/CHRISTOPH STRÜNCK
Potenziale für präventive Pflege
Wie Selbstständigkeit im Alter besser gefördert werden kann 290

STEPHANIE HEINRICH/ANJA BIEBER/
MICHAEL BRÜTTING/GABRIELE MEYER
Menschen mit Demenz gut pflegen und begleiten 303

MANUELA VÖLKEL/FRANK WEIDNER
Community Health Nursing
Meilenstein in der Primärversorgung und der kommunalen
Daseinsvorsorge 318

ANNETTE RIEDEL/SONJA LEHMEYER/NADINE TREFF
Sorgen am Lebensende
Gegenstand professioneller Sorge in der Pflege 330

Autorinnen und Autoren 341

Editorial

»Wohin mit Oma?«, fragte »Der Spiegel« auf einem Titel vor etwa 15 Jahren und adressierte damit die Debatte um einen »Pflege-Notstand in Deutschland«. Diese ist auch zurzeit virulent. Das liegt am erheblich gestiegenen Problemdruck in der Altenhilfe und -pflege und an den vielen Stimmen aus dem häuslichen, ambulanten wie (teil-)stationären Pflegebereich, die auf gravierenden Personal- und Zeitmangel sowie andere Missstände aufmerksam machen. Auch die Regierungskoalition hat den Handlungsbedarf anerkannt und unter anderem die »Konzertierte Aktion Pflege« ins Leben gerufen, deren Ergebnisse im Juni 2019 von den beteiligten Bundesministern Jens Spahn (CDU), Franziska Giffey und Hubertus Heil (beide SPD) vorgestellt wurden.

Wohin will Oma? Eine Forsa-Umfrage im Auftrag der Techniker Krankenkasse im April 2018 ergab, dass 83 Prozent der Befragten auch bei Pflegebedürftigkeit in der eigenen Wohnung bleiben wollen; 59 Prozent können sich eine Gemeinschaft mit anderen Älteren vorstellen und 37 Prozent die Unterbringung in einem Pflegeheim. Gleichzeitig möchten 83 Prozent bei Bedarf von professionellen Pflegekräften versorgt werden; für 62 Prozent käme Pflege von nahen Angehörigen infrage, 28 Prozent bejahten dies mit Blick auf den Freundes- oder Bekanntenkreis.

Wohin kann Oma? Sozialrechtlich gesehen, ist der häuslichen Pflege durch Angehörige und Nachbarn der Vorrang zu geben. Wie lässt sich das mit dem Wunsch nach professioneller Pflege, womöglich rund um die Uhr, verbinden? Wer von den Angehörigen soll pflegen, wenn gleichzeitig erwünscht und immer häufiger erforderlich ist, dass alle Erwachsenen einer (vollzeitnahen) Erwerbstätigkeit nachgehen? Und woher sollen all die professionell Pflegenden kommen? Wie lässt sich der (Alten-)Pflegeberuf aufwerten? Und wer zahlt den Preis dafür?

Diese und viele weitere Fragen werden in der vorliegenden APuZ-Edition diskutiert, die aus unserem »Call for Papers« 2019 hervorgegangen ist. Acht Beiträge sind bereits in der APuZ-Ausgabe 33-34/2019 erschienen und wurden für diesen Band durchgesehen und teilweise aktualisiert.

Anne Seibring

Persönliches

Nicole Knudsen

Parkinson. Und Alzheimer
Zwischen häuslicher Pflege und Beruf

Die Diagnose war ein Schock. Parkinson. Und Alzheimer. Es fühlte sich an wie ein Donnerschlag. Als der meinen Mann behandelnde Geriater mir den Befund mitteilte, sagte er zum Abschied: »Männer mit dieser Diagnose brauchen starke Frauen«. Nun gut, dachte ich, die hat er. Das war 2015. Seitdem pflege ich meinen Mann alleine zu Hause. Natürlich wussten wir schon rund ein Jahr vorher, dass etwas nicht stimmte. Natürlich rückten Worte wie Parkinson oder Alzheimer immer wieder wie nächtliche Schatten ins Bewusstsein. Am Tage wieder weggewischt, überrannt vom Alltag. Doch mit einem Mal war es offiziell. Und änderte alles.

Drei Phasen

Neurologische Erkrankungen, insbesondere demenzielle, verlaufen häufig in drei Phasen. In der ersten Phase ist die Erkenntnis der Folgen für den Betroffenen am schlimmsten, geprägt von Scham und Angst, Orientierungslosigkeit und Halluzinationen. In der zweiten Phase, in der das Vergessen überhandnimmt, leiden die Angehörigen am meisten, auf denen nun die Hauptlast der Sorgen, Befürchtungen, Unsicherheiten, Betreuung, Pflege und auch die emotionale Belastung liegt. Die dritte Phase ist geprägt von einer Versöhnung mit der Situation, bei der die Betroffenen sich häufig ihrer Lage nicht mehr bewusst sind und die Angehörigen gelernt haben, mit den Umständen umzugehen. Wir sind seit Anfang 2018 wohl in der dritten Phase, die Übergänge sind allerdings fließend und deren Grenzen nicht monolithisch.

Unsere Phase eins kam noch vor der Diagnose: Der Morbus Parkinson äußerte sich nicht gleich an zittrigen Extremitäten, sondern eher am unkontrollierbaren Zucken der Mundwinkel. Dann folgte eine Verlangsamung der Reaktionen, der Sprache, des Denkens. Die Demenz vom Typ Alzheimer begann auch nicht mit dem typischen Vergessen alltäglicher Kleinigkeiten, sondern eher mit dem Verlust einer Lösungskompetenz für kleine häusliche Aufgaben. Einen Nagel gerade in die Wand schlagen, einen Wasserhahn reparieren: Das ging mit einem Mal nicht mehr. Für einen ehemaligen Handwerker, der immer alles selber und alleine gemacht hatte, ein Desaster. Es folgte recht schnell der Verlust der Orientierung. Die daraus folgende Ratlosigkeit, die Verwirrung, die Scham führten zwangsläufig in eine tiefe, ansteckende Depression. Nach mehreren, aufgrund des Fachkräftemangels vergeblichen Versuchen, professionelle Hilfe zu bekommen, überwies unser Hausarzt meinen Mann in die Geriatrie, drei Monate später hatten wir einen Termin. Und Gewissheit.

In der Geriatrie hatte ich das erste Mal Kontakt mit der sogenannten Familialen Pflege.[1] Die Krankenschwestern und ausgebildeten Pflegetrainer der Familialen Pflege halfen mir, eine Pflegestufe zu beantragen (Pflegegrade gibt es erst seit 2017), haben mir gesagt, wo man einen Schwerbehindertenausweis bekommt, welche Hilfsmittel ich brauche und wo es diese gibt. Ich bekam Informationen über Selbsthilfegruppen und Pflegekurse. Das war eine große Hilfe, auf die Pflegesituation in den eigenen vier Wänden fühlte ich mich trotz umfangreicher Internetrecherchen allerdings noch nicht optimal vorbereitet. Was auch unmöglich ist, zu unterschiedlich verlaufen die Krankheitsbilder bei jedem Patienten.

Nach kurzer Zeit kündigte sich der Medizinische Dienst der Krankenversicherung (MDK) zur Pflegebegutachtung an. Ein Pflegetagebuch half für den Nachweis, welche pflegerischen Aufgaben ich wahrnahm. Eine weitere Unterstützung für den Hausbesuch brauchte ich nicht, die Erkrankung meines Mannes sprach für sich. Die Mitarbeiterin vom MDK schrieb Empfehlungen für ein barrierefreies Wohnumfeld auf, die die Pflegekasse anstandslos übernahm. Die anfängliche Einstufung in Pflegestufe zwei war unser Eintritt in den Pflegekosmos.

Meinen Job als Geschäftsführerin gab ich auf, konnte aber mit reduzierter Stundenzahl im Homeoffice beim gleichen Unternehmen weiter arbeiten. Trotzdem fiel die Umstellung schwer.

Mein Mann brauchte inzwischen eine Rund-um-die-Uhr-Betreuung, im wahrsten Sinn, denn da er noch mobil war, lief er häufig weg. Ohne funktionierenden Tag-Nacht-Rhythmus lief er auch nachts umher. Die nächtliche Unruhe und die Stuhl- und Harninkontinenz waren die härtesten Herausforderungen der Phase zwei. Seine Halluzinationen führten bei ihm zu permanenten Irritationen, da er keinen »Realitätscheck« mehr machen konnte und ständig kognitiven Dissonanzen ausgesetzt war. Das erforderte viel Empathie meinerseits. Vier Jahre nach der Diagnose und einem Schlaganfall sitzt mein Mann ohne Rumpfstabilität mit Pflegegrad fünf im Rollstuhl und kann sich kaum mehr artikulieren. Am zuverlässigsten funktionieren noch »Heiß«, »Kalt« und »Aua«.

Das Abfinden mit der Situation, das Gleiten in die Phase drei, war kein Fatalismus. Routiniertere Abläufe halfen, die immer mehr zu bewältigenden Aufgaben »irgendwie« zu meistern. Zum ersten Mal alleine ein Auto kaufen, sich um Handwerker kümmern, all diese Dinge kann man lernen. Schwierig war, die vielen Rollen, die ich mit einem Mal innehatte, in der Balance zu halten: Pflegerin, Betreuerin, Hausfrau, Arbeitnehmerin, Therapeutin, Ehefrau: Ich brauchte Hilfe.

Strategien zum Überleben

Hilfe von außen

Da ich »nebenbei« trotz Homeoffice auch noch Termine außerhalb wahrnehmen musste, zu denen ich meinen Mann nicht immer mitnehmen konnte, suchte ich für solche Fälle eine Tagespflegestation. Zum Glück gab es eine im Nachbardorf, die spontan Platz hatte und sich auf meine Bedarfe flexibel einstellte. Für meinen Mann war es anfangs schwer, er war ausschließlich auf mich fixiert und fühlte sich abgeschoben, auch wenn es nur für ein paar Stunden am Tag war.

Mit Selbsthilfegruppen tat ich mich anfangs schwer. Das klang nach Stuhlkreis, betroffenen Gesichtern und traurigen Geschichten. In der Hoffnung, aus erster Hand Tipps zum Morbus Parkinson zu bekommen, gingen wir dann doch zu einer Selbsthilfegruppe, deren Kontaktdaten wir im Internet fanden. Statt betroffener Gesichter und trauriger Geschichten gab es selbstgebackenen Kuchen, lockere Gespräche in geschützter Atmosphäre und Gesang. Wir blieben.

Parkinson wurde zunehmend unser kleineres Problem, Alzheimer drängte in den Vordergrund. Wir fanden wieder auf Hinweis der Familialen Pflege eine Selbsthilfegruppe für demenziell erkrankte Menschen und ihre Angehörigen, die von erfahrenen Krankenschwestern und Altenpflegerinnen geleitet wurde. Die Gespräche mit den anderen Angehörigen, der Spaß, das gemeinsame Singen und Lachen sind wertvoll geworden. Den großen Wert künstlerisch aktivierender Therapien wie Malen, Tanzen, Singen und Musizieren haben wir schon vorher in zahlreichen Workshops erfahren – selbst Lach-Yoga gehörte dazu. Es tat uns beiden gut.

Was mir am meisten fehlte, um die Situation zu meistern, war der Sport. Anfangs konnte ich meinen Mann noch zum Training mitnehmen, er hat dann zugeguckt, doch dann tolerierte er es nicht mehr, wenn sich nicht permanent jemand um ihn kümmerte. Ich brauchte jemanden, der ihn während der Trainingszeiten auch an den Wochenenden in der Sporthalle beschäftigt oder, wenn die Trainingszeiten spät abends sind, der zu Hause seinen Schlaf bewacht. Die Tagespflege ist nur an fünf Tagen die Woche geöffnet und nur zwischen 9 und 17 Uhr. Eine Nachtpflege gibt es bei uns nicht. Für genau solche Fälle gibt es die sogenannte Verhinderungspflege, bei der die Pflegeversicherung die nachgewiesenen Kosten einer notwendigen Ersatzpflege übernimmt. Doch wo findet man jemanden, der geeignet ist, in einem kleinen Dorf, umgeben vom ländlichen Raum? Es ist jede Woche ein riesiger Organisationsaufwand, der häufig scheitert.

Im vergangenen Jahr habe ich zum ersten Mal die Kurzzeitpflege in Anspruch genommen. Für eine Woche brachte ich meinen Mann in ein Heim und bin auf einen Lehrgang gefahren. Eine Woche Kontemplation – davon konnte ich lange zehren. Die erste Schwierigkeit dabei war, überhaupt einen Heimplatz zu finden, für nur eine Woche zu einem bestimmten Zeitpunkt. Acht Heime hatte ich vergeblich angerufen, erst das neunte zeigte Verständnis für meine Situation und hielt einen Platz frei. Das Heim bat mich gleich um eine Biografie, um Details aus dem Leben, Vorlieben und Abneigungen meines Mannes. Ich schrieb und schrieb. Auch das tat gut. Zwar gibt es Zuschüsse der Pflegekassen für eine Kurzzeitpflege, trotzdem muss man sie sich leisten können. Der immer noch hohe Eigenanteil kann schnell zur finanziellen Belastung führen.

Die zweite Schwierigkeit traf mich unvorbereitet: Ich konnte nicht loslassen. Aufstehen und frühstücken, ohne zwei Stunden für »Satt und Sauber« meines Mannes zu brauchen, all die Freiheiten einer autonomen Tagesgestaltung, kein Immer-offenes-Ohr, all die schönen Dinge, die ich machen wollte: Es ging nicht. Vier Tage brauchte es, bis sich so etwas wie Entspannung einstellte.

Einen häuslichen Pflegedienst habe ich bis heute nicht. Die Anbieter häuslicher Pflegedienstleistungen sagten mir gleich, dass sie zwar jemanden schicken könnten, der meinen Mann morgens wäscht, aber erst gegen zehn Uhr und dann auch nur ein Körperteil. Was für ein Körperteil sollte das sein bei einem stuhl- und harninkontinenten Menschen? Ich lehnte dankend ab. Das passte überhaupt nicht in unseren Alltag, der von hoher Flexibilität geprägt sein muss. Vielleicht ist die Situation in einer Stadt oder in Stadtnähe eine andere, das weiß ich nicht.

Nicole Knudsen

Der Beratungseinsatz nach Paragraf 37 Absatz 3 Sozialgesetzbuch XI, den man der Pflegekasse bei Pflegegrad 5 viermal im Jahr nachweisen muss, klappt ohne vertraglich gebundenen Pflegedienst auch nur mit Mühe. Zumindest, wenn er seinen Namen auch verdienen soll, nämlich der »Sicherung der Qualität der häuslichen Pflege und der regelmäßigen Hilfestellung und praktischen pflegefachlichen Unterstützung der häuslich Pflegenden«. Die meisten Pflegedienstanbieter wollen nur eine Unterschrift, ohne meinen Mann überhaupt gesehen zu haben – von einer Beratung im häuslichen Umfeld ganz zu schweigen.

Selbsthilfe

»Du musst auch an dich denken« ist wohl der häufigste gut gemeinte Ratschlag, den pflegende Angehörige hundertfach von allen Seiten zu hören bekommen. Doch wie soll das gehen: an sich denken, wenn man bis auf die kurzen Entlastungsstunden permanent mit Pflege und Betreuung, Berufstätigkeit, Alltag und dem Kampf gegen die Ohnmacht einer ausweglosen Situation beschäftigt ist und die Beziehung zu dem Betroffenen zunehmend symbiotisch wird? Die permanente körperliche, psychische und emotionale Belastung ist schwer auszuhalten, wenn man ihr kafkaesk gegenübersteht. Was ich brauchte, war die Rückkehr der Handlungskompetenz – auch durch Wissen, das mir Sicherheit im Alltag gibt. Nur Verstehen führt zu Verständnis. So habe ich nicht nur viel gelesen über die Krankheitsbilder von Parkinson und Alzheimer, mich nicht nur in den Selbsthilfegruppen, Pflegestützpunkten oder Familialen Pflegeeinrichtungen vernetzt, sondern auch gleich einen Anfänger- und einen Zertifizierungslehrgang in Validation gemacht.[2] Diese Kommunikationsform für Menschen, die sich nicht mehr artikulieren können, und ihren pflegenden Angehörigen, spiegelt nicht die Inhalte des Gesagten, sondern die Gefühle und Motive. Wenn ein gesunder Mensch sagt, dass er nach Hause möchte, meint er in der Regel *den Ort*. Wenn ein an Demenz erkrankter Mensch sagt, dass er nach Hause möchte, meint er wahrscheinlich eher *das Gefühl*. Dies zu erkennen, ist die Voraussetzung für eine spannungsfreie Kommunikation. Dazu kamen Pflege- und Kinästhetik-Kurse und andere Fortbildungen. Ich bekam Sicherheit bei der Anwendung basaler Impulse und im Umgang mit grenzwertigen Zuständen. Kritische Situationen (wie Schreie, Beschimpfungen, Unruhen, Halluzinationen) lösten sich schneller auf, mein Mann und ich wurden zusehends entspannter. Häufig wurden diese Lehrgänge von den Kassen unterstützt, sodass sich die Kosten im Rahmen hielten.

Schon früher hatte ich eine hohe Affinität zu autogenem Training und Meditation, was mir jetzt zugutekommt. Nie war das »Nichts« der Meditation wichtiger als heute.

Eine weitere Strategie ist eher chemischer Natur: Wenn sich das Gehirn eines kranken Menschen durch ein paar Eiweißablagerungen, Kurzschlüsse und verkehrte Schaltungen überlisten lässt, müsste das auch in ähnlicher Weise für Gesunde gelten. Also kuscheln wir viel, um Oxitocine zu produzieren, Endorphine gibt's beim Sport oder Serotonin und Dopamin an der frischen Luft.

Die Berufstätigkeit hilft gegen eine intellektuelle Unterforderung bei gleichzeitigem inneren Ungleichgewicht und einer grenzgängigen psychisch-emotionalen Belastung bei körperlicher Fehlauslastung. Auch habe ich entdeckt, dass es inzwischen sehr viele gute Universitätsvorlesungen auch online gibt. So kommt bei völliger Flexibilität auch der Verstand auf seine Kosten.

Gelebte Inklusion

Wir sind früher, vor der Krankheit, häufig ins Theater, ins Kino oder ins Konzert gegangen. Sollte ich all das aufgeben, nur weil mein Mann dem Geschehen auf der Bühne kognitiv nicht mehr folgen kann? Erreicht ihn die Stimmung, die Musik nicht trotzdem? Sollten wir uns Hausarrest verordnen, nur weil es ungemein aufwändig geworden ist, das Haus zu verlassen? Sollten wir selbst die barrierefrei wohnenden Freunde in zumutbarer Entfernung nicht mehr besuchen? Nein, das kam nicht infrage. Eine der ersten Anschaffungen war ein Fahrzeug mit Rollstuhlrampe. Wir sind trotz allem Teil der Gesellschaft und leben Inklusion, eine Inklusion, die mehr bedeutet als Museen mit Fahrstühlen, sondern echte Teilhabe am gesellschaftlichen Leben meint. Wir fordern eine Barrierefreiheit ein, die auch in den Köpfen stattfindet. Unsere Erfahrungen sind fast ausschließlich positiv, wir erleben Verständnis überall dort, wo wir selbst mit der Behinderung so normal umgehen wie es geht, sie nicht als Stigma empfinden und »den anderen« die Möglichkeit geben, sie ebenso zu sehen. Die größten Barrieren sind wohl die eigenen Bedenken.

Ein häufig gebrauchtes Sprichwort lautet: »Um ein Kind aufzuziehen, braucht es ein ganzes Dorf.« Um einen Menschen zu Hause zu pflegen, auch. Sich nicht zu de-sozialisieren ist wichtig, dazu muss auch der Freundeskreis von Anfang an die Situation begleiten können. Ich habe unsere Freunde früh aufgeklärt, habe versucht, ihnen die Unsicherheit zu nehmen, mit der ich selbst umzugehen auch erst lernen musste. Man kann nicht davon ausgehen, dass Freunde und Bekannte mit viel weniger Erfahrung das gleiche Wissen haben. Ich war froh, dass sich unser Freundeskreis nicht hat abschrecken lassen, wenn mein Mann sie beschimpfte und ihnen vorwarf, zu klauen und zu betrügen. All das waren Phasen, die auch wieder vorbei gingen.

Epilog

Ich könnte noch so viel mehr schreiben darüber, was es bedeutet, wenn der Mann de-ment, also »ohne Geist« ist, einfach aus der Welt gefallen, verrückt unser Leben auf den Kopf stellt. Könnte noch so viel schreiben über den schwierigen Umgang mit der Inkontinenz und dem fehlenden Tag-Nacht-Rhythmus, all den alltäglichen Finessen, die man braucht, wenn er nur noch Torte essen oder partout morgens nicht aufstehen möchte.

Doch ich schreibe lieber über das, was ich gelernt habe: dass Dinge liegen bleiben können, dass man mit Pragmatismus und heiterer Gelassenheit weiter kommt, dass es ein Leben im Hier und Jetzt tatsächlich gibt, weil dem Demenzkranken das Konzept für »Gestern« oder »Morgen« fehlt. Ich habe gelernt, dass Schreien und Rufen keine Mängel und unpassende Kommentare keine Fehler sind, sondern Ressourcen. Ich habe gelernt, dass mein Mann trotz allen Aufwandes kein Objekt der Pflege ist, sondern ein Mensch mit Recht auf Würde.

Anmerkungen

1 Mehrere hundert Krankenhäuser beteiligen sich in Kooperation mit der Universität Bielefeld an einem Modellprogramm zur Begleitung und Kompetenzförderung von pflegenden Ehepartnern und Angehörigen im Übergang vom Krankenhaus in die poststationäre Versorgung, vgl. www.uni-bielefeld.de/erziehungswissenschaft/ag7/familiale_pflege.
2 Die integrative Validation ist ein Modell für eine wertschätzende Kommunikation nach Nicole Richard, vgl. www.integrative-validation.de.

Verena Mix

Unterbesetzt und überarbeitet
Wie es ist, heute Pflegefachkraft zu sein

Pflegefachkraft zu sein, ist mehr als nur ein Beruf. Wir werden von unseren Patient*innen als Seelsorger*innen, Friseur*innen, Reinigungskräfte, in manchen Fällen sogar als Freunde und Familie gesehen. Doch wieso entscheidet man sich dazu, Pflegefachkraft zu werden? Meine ehrliche Antwort als examinierte Pflegefachkraft: Ich weiß es kaum mehr. Wenn ich eine Antwort geben müsste, wäre sie wohl, dass ich nicht nur Menschen in medizinischen Notsituationen helfen, sondern vor allem den Körper verstehen wollte. Ich wollte verstehen, wie dieser arbeitet und ihm helfen, sich selbst zu heilen.

Auf dem Weg auf die Station

Der Weg zum Pflegeberuf führt klassischerweise über eine ein- bis dreijährige Berufsausbildung an einer Berufsfachschule für Kranken- oder Altenpflege. Dort angekommen, werden zunächst die Grundlagen des Pflegens gelehrt, also die Pflege am Bett, und welche wissenschaftlichen Erkenntnisse der Grundpflege zugrunde liegen. Anschließend wird man auf einer Station eingesetzt.

Die meisten Lehrinhalte in Pflegeberufen sind gesetzlich geregelt, zum Beispiel durch das Krankenpflege- beziehungsweise Altenpflegegesetz. Unter anderem ist hier auch die Praxisanleitung vorgeschrieben, also die Situationen auf einer Station, in denen eine examinierte Kraft den Auszubildenden pflegerische Maßnahmen zeigt und erklärt. Zehn Prozent der zu leistenden Praxisstunden im Stationseinsatz müssen aus reinen »Anleitungssituationen« bestehen.[1] Die gesetzlich geforderten Anleitungen auf einer Station bestehen meist nur auf dem Papier. Für die richtige Umsetzung bleibt im Alltagsstress oft keine Zeit.

Man merkt schnell, dass man lediglich ein Lückenbüßer für die fehlenden examinierten Pflegekräfte ist. Statt angeleitet zu werden, steht Selbstmachen auf dem Plan. Schon nach einer viel zu kurzen Einarbeitungsphase auf der Station bekommt man eigene Aufgabenbereiche zugeteilt, teilweise trägt man schon jetzt die Verantwortung für schwererkrankte Patient*innen. Statt »Zeigst du mir mal?« eher ein »Du kriegst das schon hin, entschuldige«. Alle Tätigkeiten, die normalerweise in den Verantwortungsbereich einer examinierten Pflegekraft fallen, müssen dementsprechend auch die Auszubildenden erledigen, leider meistens ohne jegliche Unterstützung – angefangen bei dem Vorbereiten der Medikamente über die eigentliche Pflege des Patienten bis hin zum korrekten Handeln in einer Notfallsituation. Das ist einer der vielen Gründe warum jede*r Vierte die Ausbildung in einem Pflegeberuf abbricht.[2] Doch diese Anleitungssituationen sollten genauestens strukturiert und geregelt sein, schließlich bilden sie die Grundpfeiler der Ausbildung.

Stellen wir uns beispielsweise einen jungen Auszubildenden in seinem ersten Stationseinsatz vor, der noch keine ausreichenden Kenntnisse über Erkrankungen geschweige denn über Medikamente erlangt hat. Da kommt mir nur ein Gedanke: gefährliche Pflege. Dies zieht sich von Ausbildungsjahr zu Ausbildungsjahr, von Station zu Station, von Pflegeeinrichtung zu Pflegeeinrichtung.

Das soll sich aber laut den Gesetzgebern mit dem neuen Ausbildungsgesetz für die Pflege, dem 2017 beschlossenen Pflegeberufegesetz, stetig ändern. Die Ausbildung soll durch die Umstrukturierung attraktiver wirken, mehr Menschen ansprechen und mehr Pflegepersonal hervorbringen.[3] Die größte Änderung im neuen Gesetz ist die »Generalistik«: Das bedeutet, dass die Gesundheits- und Krankenpflege, die Gesundheits- und Kinderkrankenpflege und die Altenpflege die ersten zwei Ausbildungsjahre zusammen, also generalistisch, ausgebildet und danach erst in die speziellen Fachrichtungen eingesetzt werden.[4] Unabhängig von der alten oder neuen Gesetzgebung, am Ende der Ausbildung stehen die langen, physisch sowie psychisch extrem fordernden Monate der Examensphase. Hat man diese überstanden, steht einem die Arbeitswelt offen. Es folgt die Einarbeitung auf der »eigenen« Station, eine der wichtigsten Phasen unseres Arbeitslebens. Sie legt die Grundlage dafür, wie wir auf der Station handeln und arbeiten werden. Wie wird uns »Frischlingen« das Arbeitsleben auf der Station vorgelebt? Was können wir von den Berufserfahrenen lernen?

Was uns selbst in der Ausbildung gestört hat, müssen wir nun weitergeben. Jetzt sind wir diejenigen, die ausbilden und einarbeiten sollen, wir zeigen, wie die Abläufe oder bestimmte Maßnahmen auf der Station gehandhabt werden. Nun sind wir es, die mit Händen und Füßen versuchen, die Station über Wasser zu halten – da bleibt die Einarbeitung oftmals auf der Strecke. Und so wie wir unsere neuen Kolleg*innen anlernen, wird auch unser zukünftiger Pflegenachwuchs ausgebildet. Ich selbst habe die Ausbildung erst im Oktober 2018 abgeschlossen. Heute ist es ein Zwiespalt, Auszubildende, die einen im Stationsalltag mehrere Wochen begleiten, adäquat anzulernen. Einerseits kenne ich die Wissbegierde und die Angst vor den Examensprüfungen noch zu gut, andererseits bin ich jetzt selbst diejenige, die versucht, die Pflege der Patient*innen, die Angehörigengespräche, die Meinungsverschiedenheiten mit den Ärzt*innen, den organisatorischen Teil und die Praxisanleitung der Azubis unter einen Hut zu bekommen. Aber wie sollen wir unser Wissen weitergeben, wenn es an Zeit und Personal mangelt? »Es gibt einfach keine Kapazitäten« ist der Satz, der oft fällt. Es ist ein Kreislauf, der für einen selbst erst mit der Rente aufhört. Erfahrungsgemäß schaffen es viele unserer Kolleg*innen rein körperlich oder psychisch nicht bis ins Rentenalter, viele sind gezwungen in die Frührente zu gehen.

Nur 100 000?

Das Wort »Pflegenotstand« ist mittlerweile allgegenwärtig. Es fehlen Pflegefachkräfte und die Zahl der Pflegebedürftigen nimmt zu. Der Pflegeschlüssel wird (noch) schlechter werden, die Qualität der Pflege geringer. Es werden weniger Pflegekräfte für mehr Patient*innen verantwortlich sein, aus der täglichen Grundpflege oder dem Duschen wird schon heute oft nur eine schnelle »Katzenwäsche«, bei der der Small Talk schon inbegriffen ist, denn für ausführliche Gespräche bleibt oft keine Zeit. Beim täglichen Blutdruckmessen wird nach dem Befinden gefragt, aber es bleibt keine Zeit, um auf die Antwort einzugehen. Das wissen auch die Patient*innen und behalten oft aus falscher Rücksichtnahme wichtige Beschwerden für sich. Oft hört man: »Mir geht's gut. Machen Sie nur weiter. Sie haben Besseres zu tun«.

Wenn in so einer angespannten Zeit der amtierende Bundesgesundheitsminister vorschlägt, einfach mehr zu arbeiten, werde ich wütend. Jens Spahns Rechnung, dass schon viel gewonnen wäre, wenn von einer Million Pflegekräften 100 000 nur drei, vier Stunden mehr pro Woche arbeiten würden, bezog sich darauf, dass die meisten Pflegekräfte in Teilzeit arbeiten und diese »einfach« ihre Wochenarbeitszeit aufstocken müssten. Aber die Gründe, warum diese Menschen in Teilzeit gingen, kamen zu kurz (»ein Auge auf die Arbeitsbedingungen werfen«).[5] Zu viele Überstunden, zu wenig Anerkennung, die Gefahr, selbst zu erkranken, eine schlechte Ausbildungsqualität und vor allem die Verantwortung für Leben und Tod sind hier nur exemplarisch zu nennen.

In Gesellschaft und Politik gibt es mittlerweile ein Bewusstsein für die Relevanz der Pflege und ein gewisses Maß an Respekt gegenüber den Pflegenden. Dankbarkeit und Anerkennung sind immer öfter Thema. Jedoch bleibt die Sorge, dass ein Krankenhaus nach dem anderen geschlossen wird, weil es »nicht lukrativ« ist, oder Altenheime schließen müssen, weil kein qualifiziertes Personal gefunden wird. Im schlimmsten Fall jedoch führt die neue, generalistische Pflegeausbildung dazu, dass die Pflegestandards von denen bestimmt werden, die selbst nicht am Bett stehen.

Uns bleibt nicht viel Zeit, bis wir selber zu denjenigen gehören, die auf lebenswichtige Unterstützung angewiesen sind. Aus diesem Grund dürfen wir nicht aufhören auf die Problematik in Krankenhäusern, Altenheimen, Behinderteneinrichtungen und allen anderen Pflegeeinrichtungen aufmerksam zu machen, denn alleine mit mehr Personal ist die Krise nicht bewältigt. Stattdessen müssen wir Pflegekräfte aufhören, uns ein schlechtes Gewissen von den Arbeitgeber*innen einreden zu lassen. Wir müssen aufhören, die schlechten Arbeitsbedingungen einfach zu ertragen. Der Wille nach Veränderung muss »von unten« kommen, von dem Personal in Pflegeeinrichtungen. Das schon erwähnte Bewusstsein für Pflege muss auch in den Köpfen der Pflegenden ankommen. Gewerkschaften tragen hierzu seit Jahren ihren Teil bei. Streiks und Notdienstvereinbarungen schützen auf lange Sicht auch das Leben der Patient*innen.

Der Pflegenotstand gefährdet Patient*innen. Wenn wir wirklich im Sinne der Pflegebedürftigen handeln möchten, müssen wir uns wehren. Nicht nur für die Patient*innen, sondern auch für uns. Es gibt viel Verbesserungspotenzial, und es muss dafür gesorgt werden, dass es kein Pflegenotstand mehr ist, sondern ein Pflege*aufstand* wird, eine »Care Revolution«. Wir helfen täglich Patient*innen – aber wann helfen wir uns?

Anmerkungen

1 Vgl. § 4 Abs. 5 Satz 3 Krankenpflegegesetz (KrPflG) und § 4 Abs. 1 Satz 3 Ausbildungs- und Prüfungsverordnung für die Pflegeberufe (PflAPrV).
2 Vgl. Peter Klein, Ende vor dem Abschluss, 2018, https://gesundheit-soziales.verdi.de/service/drei/drei-65/++co++65eb87be-3c06-11e8-8eca-525400f67940.
3 Vgl. Spahn bringt Verordnung zur Pflegeausbildung auf den Weg, 23.3.18, www.aerztezeitung.de/politik_gesellschaft/pflege/article/960376/pflegenotstand-spahn-bringt-verordnung-pflegeausbildung-weg.html.
4 Vgl. Bundesministerium für Gesundheit, Glossar zum Pflegeberufegesetz, 6.12.18, www.bundesgesundheitsministerium.de/pflegeberufegesetz.html.
5 Vgl. Hanna Zobel, Jens Spahn will, dass Pflegerinnen und Pfleger mehr arbeiten – so reagieren sie, 8.11.18, www.bento.de/future/pflege-jens-spahn-will-dass-pflegerinnen-und-pfleger-mehr-arbeiten-so-reagieren-sie-a-26165db6-f841-4c6f-8c8a-7bc08273e853.

Gemeinschaftliches

Thomas Klie

Caring Community
Beliebiger Dachbegriff oder tragfähiges Leitbild in der Langzeitpflege?

Der Terminus der »Caring Community«, der »sorgenden Gemeinschaft« hat in den vergangenen Jahren eine gewisse Konjunktur und in jedem Fall eine breite Resonanz erfahren.[1] Er wird in Deutschland zumeist im Kontext demografischer Herausforderungen in Fragen der Langzeitpflege aufgegriffen und dies vor allem mit Blick auf überforderte oder prekäre häusliche Pflegearrangements. Mit dem Start der Konzertierten Aktion Pflege[2] reagierten die drei Minister*innen Franziska Giffey, Hubertus Heil und Jens Spahn im Juli 2018 auf den auch in der öffentlichen Meinung präsenten pflegepolitischen Handlungsbedarf angesichts des insbesondere durch die Personalengpässe proklamierten »Pflegenotstandes«.[3] Vielerorts werden eklatante Versorgungsprobleme beklagt: Heime können wegen Personalmangels Wohnbereiche nicht belegen, ambulante Dienste können vielerorts keine neuen »Kunden« mehr annehmen, Kurzzeitpflegeplätze fehlen fast überall.[4] Während die Konzertierte Aktion Pflege im Wesentlichen auf den Pflegepersonalnotstand reagiert, wird das Leitbild der Caring Community vor allem dort aufgegriffen, wo systemimmanente Leistungsgrenzen der Pflegeversicherung zum Tragen kommen oder der Pflegemarkt an seine (Akzeptanz-)Grenzen stößt. Die Inanspruchnahme von Pflegediensten ist – ihre Verfügbarkeit regional vorausgesetzt – für die meisten Haushalte unattraktiv, da die Zeitabdeckung zu gering, die Stundensätze haushaltsökonomisch zu teuer, die Leistungen oftmals nicht passfähig und im Regelfall keineswegs bedarfsdeckend sind. Die Leistungen der Pflegeversicherung sollten die Familienpflege flankieren, nicht ersetzen, so die Konzeption der Pflegeversicherung. Mit Rückgang der Familienpflegebereitschaft und Ressourcen informeller Pflege,[5] mit der Zunahme von Einpersonenhaushalten auf Pflege angewiesener Menschen und angesichts der Leistungsgrenzen der Pflegeversicherung wird nach Lösungen gesucht, wie die Pflege – vor allem im ambulanten Bereich – sichergestellt werden kann. Das Ausweichen auf osteuropäische Haushaltshilfen[6] wird von Legalitätsdefiziten begleitet und stößt keineswegs überall auf Akzeptanz. Da verspricht die Caring Community Antworten.

Caring Communities betonen den Ort als maßgeblich für Bedingungen guten Lebens unter Vorzeichen von Pflegebedürftigkeit,[7] sie thematisieren die Pflege und Sorge auch als kulturelle Frage und gehen in ihrem Fokus über die Pflege im engeren Sinne hinaus, indem sie sowohl die unterschiedlichen Bedürfnisse auf Pflege angewiesener Menschen in den Blick nehmen als auch die unterschiedlichen Akteure der »Wohlfahrtsproduktion« – von Familie über Marktanbieter und Staat bis zu dem immer mitgedachten bürgerschaftlichen Engagement.[8] Aber nicht nur als Antwort auf Leistungsgrenzen der Pflegeversicherung erscheint der Leitbegriff der Caring Community interessant: Auch für diejenigen, die nach innovativen Modellen des Lebens, Wohnens und der Sorge vor Ort jenseits des in einer Mischung aus industrieller und professioneller Qualitätssicherung stark reglementierten Langzeitpflegeregimes suchen, gewinnt der Begriff an Attraktivität.[9] Er steht auch für alternative Wohn- und Versorgungskonzepte.

Der Begriff der Caring Community hat seine Wurzeln in unterschiedlich verorteten Care-Debatten. Mit dem Care-Begriff ist auf der einen Seite eine pflegewissenschaftliche Auseinandersetzung mit einem medizinisch dominierten Pflegeverständnis verbunden.[10] Mit dem bislang von der Pflegeversicherung transportierten Pflegeverständnis werden zentrale Dimensionen dessen, worauf gute Pflege zielt, vernachlässigt, so die Kritik.[11] Auch aus einer interdisziplinären Perspektive wurde der Ansatz von Care und Caring Communities aufgegriffen und dies bereits seit den 1990er Jahren.[12] Care thematisiert mehr als Versorgung, folgt einem ganzheitlichen Menschenbild und ist auf gelingende Lebensgestaltung unter Bedingung von Pflegebedürftigkeit ausgerichtet.[13] Eine eigenständige zivilgesellschaftlich ausgerichtete Care-Debatte findet sich in der Hospizbewegung, der es um Bedingungen menschenwürdigen Sterbens für alle Menschen geht.[14] Sie geht weit über palliative-medizinische Sichtweisen hinaus, indem sie Teilhabe und Würdesicherung in den Mittelpunkt ihrer Bemühungen stellt. Dabei ist die Einbeziehung von Freiwilligen essenziell für die Hospizkultur.[15] In einer konzeptionellen[16] und semantischen Verwandtschaft zur Caring Community steht das in der Behindertenhilfe entwickelte Konzept der Community Care. Hier standen und stehen Deinstitutionalisierungsansätze und die Einbindung in den jeweiligen Sozialraum im Vordergrund.[17]

Der im Caring-Community-Ansatz verwendete Care-Begriff ist semantisch weit und geht über Fragen der Pflege und des Alters hinaus. In der Entwicklungszusammenarbeit[18] wird von Caring Communities häufig im Zusammenhang mit Kinderrechten und *child care* – dies in einem advokatorischen Verständnis von Care – gesprochen: Dabei steht der Schutz von Menschenrechten im Vordergrund. Eine Caring Community sorgt sich im Sinne von Daseinsvorsorge um Bedingungen guten Lebens für alle Bürger*innen, sie ringt – in einem aristotelischen Sinne – um die Zukunftsfähigkeit des Ortes, um den sozialen Zusammenhalt, um die Gestaltung demografischer Herausforderungen, die sich jeweils unterschiedlich stellen, um regionale Resilienz, um gute Bedingungen für die Lebensentfaltung von Kindern, um Integration von Geflüchteten, um Sterbende und Trauernde – und um eine gerechte Verteilung von Sorgeaufgaben.[19]

Seine »Karriere« in der Altenhilfe und Langzeitpflege hat der Begriff der Caring Communities der Politik- und Kommunalberatungsarbeit im Zusammenhang mit kommunalen Pflegekonzepten und Altenhilfeplanung zu verdanken.[20] Er steht im Zusammenhang mit der Debatte einer zuletzt vom Siebten Altenbericht der Bundesregierung geforderten »Verörtlichung von Sozialpolitik«:[21] Zentral gesteuerte Sicherungssysteme wie das der gesetzlichen Kranken- und der sozialen Pflegeversicherung werden ihrem Sicherstellungsauftrag vor Ort häufig nicht mehr gerecht. Lösungen vor Ort sind gefragt und werden gefordert – auch hier kommt die Caring Community ins Spiel.

Der Begriff ist auch in der Wissenschaft aufgegriffen worden. In der soziologischen Debatte findet der Begriff unter anderem in der Analyse von Care-Figurationen Verwendung.[22] Dabei werden in analytischer und konzeptioneller Hinsicht Formen gegenseitiger Unterstützung jenseits klassischer Familiennetzwerke untersucht. Die Soziologin Tine Haubner nahm den Begriff im Rahmen einer materialistischen Gesellschaftsanalyse ausbeutungstheoretisch auf.[23] In der sozialarbeitswissenschaftlichen und feministischen Forschung wird vor allem die Frage nach dem Verhältnis von Erwerbsarbeit und Frauen zugeschriebenen unbezahlten Formen der Care Arbeit problematisiert.[24] In der angewandten Sozialforschung wird der Ansatz der Caring Community im Rahmen von Projektevaluation aufgegriffen.[25]

Auf bundespolitischer Ebene wurde der Begriff der Sorgenden Gemeinschaft und der Caring Community im Zukunftsdialog der Bundeskanzlerin 2011/12 aufgegriffen und später den Sachverständigenkommissionen sowohl in der Alten- als auch in der Engagementberichterstattung zur Beratung übergeben. Er hat keineswegs nur Zustimmung erfahren, sondern auch kritische Debatten ausgelöst, sowohl innerhalb der Kommissionsberatungen der genannten Sachverständigenkommissionen als auch in der wissenschaftlichen Debatte.[26]

Zwischenbilanz

Zieht man eine Zwischenbilanz der Wirkungsgeschichte des Begriffs der Caring Community, lässt sich zum einen ausmachen, dass sich bei der breiten Resonanz kein einheitliches Verständnis herausgebildet hat. Der Begriff wurde in sehr vielfältiger Weise aufgegriffen und (ab)genutzt. Im kirchlichen Kontext wurde er auf der EKD-Ebene, aber auch für die kirchliche Altenarbeit als Leitbild aufgegriffen.[27] Ähnliches gilt für katholische Kirchengemeinden und einige Caritasverbände.[28] Gerade im freikirchlichen Bereich hat der Begriff vor allem im Ausland Tradition.[29] Er zielt dort auf den gemeindlichen Zusammenhalt.[30] Im Bereich der verfassten Kirchen und auf kirchengemeindlicher Ebene wird er im Sinne der Belebung von parochialen (die Pfarrei betreffenden) Selbstverständnissen von Kirchengemeinden und in der kirchlichen Bildungsarbeit aufgegriffen: Die Kirchengemeinden tragen auch dort, wo sie ihre dominante Rolle und Verankerung in der Bevölkerung verlieren oder verloren haben, Verantwortung für den sozialen Zusammenhalt und die Sorgefähigkeit des jeweiligen Ortes, des Quartieres oder Dorfes – und suchen nach neuen Rollen.[31] Auch in der freien Wohlfahrtspflege stößt der Begriff auf Resonanz: Caring im Sinne diakonischer Grundhaltungen und Praktiken jenseits marktorientierter sozialwirtschaftlicher Handlungsformen und -strategien, die den Bereich der kirchlichen Wohlfahrtspflege inzwischen prägen, erinnert an solidarische Wurzeln der Wohlfahrtsverbände und provoziert Diskussionen um eine neue Verortung und Positionierung von gemeinnützigen Akteuren.[32] Die Caring Community transportiert latent eine implizite Kritik an der Dominanz marktlicher Mechanismen in der Sozialwirtschaft. Vorrangig sind es aber Kommunen, die den Begriff der Caring Community interessiert aufgreifen.[33] Von kleinstädtischen Orten über Quartiere in Mittel- und Großstädten[34] bis hin zu Landkreisen und Stadtbezirken findet der Begriff in unterschiedlicher Weise Verwendung; in Köln im Sinne von Compassionate Communities[35] beim Aufbau eines stadtweiten Palliativ-Netzwerkes; im Berliner Bezirk Treptow-Köpenick, in einer politisch von Polarisierung geprägten Konstellation, verbindet er in einer konkordanzdemokratischen Konstellation Bemühungen unter Einbeziehung eines Sozialbürgermeisters der Linken und eines Gesundheitsstadtrates der AfD um die soziale Kohäsion im Bezirk: von Arbeit mit und für Flüchtlinge über Palliativ Care bis Gemeinwesenarbeit.[36] Im Landkreis Tuttlingen wird er verwendet, um Desiderate im Erwachsenenschutz aufzugreifen und die verschiedenen Akteure und Aktivitäten unter ein Leitbild zu stellen.[37] Kommunen, die um moderne Governancekonzepte bemüht sind, einen partizipativen Politikstil im Sinne von Bürgerkommunen[38] verfolgen, greifen ihn auf.

Nicht nur in Deutschland, sondern auch in der Schweiz[39] und in Österreich ist er Gegenstand von Förderprogrammen geworden. Auch außerhalb von Deutschland und Europa ist die Caring Community verbreitet. So nutzt etwa in New York die Advocacy Organization[40] für alte Menschen den Begriff. Ähnliches gilt für Australien, wo er im Bereich der demenzfreundlichen Kommunen als Leitbegriff aufgegriffen wird.[41] Auch Unternehmen wie etwa Volkswagen[42] in den USA oder zahlreiche Schulen labeln mit dem Begriff der Caring Community gemeinschaftsbezogene Aktivitäten.[43] Jeweils geht es um das Bemühen, eine mit dem Sorgebegriff transportierte Haltung gegenseitiger anteilnehmender Aufmerksamkeit, verbunden mit neuen Formen der Gemeinschaftsbildung, in den jeweiligen Institutionen zu fördern.

Schaut man sich im Sinne einer Zwischenbilanz die Varianten der Konzeptionalisierung an, reichen sie von Strategien neuer parochialer Öffnung von Kirchengemeinden über Bürgerbeteiligungsprozesse und gemeinwirtschaftlich ausgerichtete kommunale Entwicklungsprozesse bis hin zur Einverleibung von Caring Communities in sozial- und betriebswirtschaftlich getriebene Modelle: Caring Community als Rundumversorgung unter Einschluss von digitaler Kommunikation und Technik.[44]

Fragt man nach theoretischen Grundlagen, lässt sich wie bei dem Community-Care-Konzept die Caring Community dort, wo der Begriff nicht als beliebiges Label genutzt, sondern konzeptionell ausbuchstabiert wird, als Ansatz mittlerer theoretischer und analytischer Reichweite beschreiben: theoretisch als philosophisch-politisches Leitbild, praktisch als Handlungsmodell und als Theorie mittlerer Reichweite.[45] Zu den zentralen theoretischen und konzeptionellen Bausteinen gehören einerseits Argumentationslinien aus einem modernen Subsidiaritätsverständnis.[46] Dabei versammeln sich – sowohl in der Konzeption als auch der Rezeption – unter dem Caring-Community-Ansatz unterschiedliche Subsidiaritätsverständnisse.

Abbildung: WelfareMix

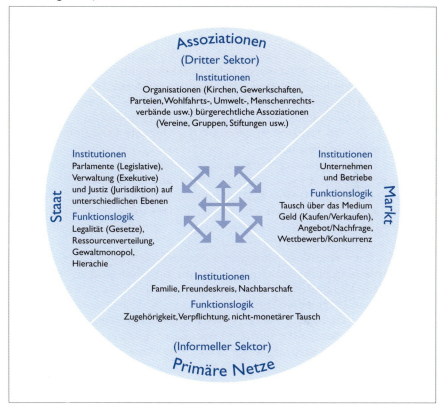

Quelle: Thomas Klie/Paul-Stefan Roß, WelfareMix. Sozialpolitische Neuorientierung zwischen Beschwörung und Strategie, in: dies. (Hrsg.), Sozialarbeitswissenschaft und angewandte Forschung in der Sozialen Arbeit, Freiburg/Br. 2007, S. 67–101.

Subsidiarität in einem vormodernen Sinne der konzentrischen Kreise von Verantwortlichkeiten, die erst bei den, Leistungsgrenzen etwa von Familie und Nachbarschaft das Eintreten einer nächsten Instanz vorsieht: Hier fungiert die Caring Community im Sinne einer Erinnerung an traditionelle Familien- und Nachbarschaftssolidarität mit impliziten genderspezifischen Rollenbildern.

Ein formales Verständnis von Subsidiarität wird von Wohlfahrtsverbänden verwendet. Hier wird das Leitbild der Caring Community zur Absicherung des Vorrangs der freien Wohlfahrtspflege genutzt: zur Nutzung von Förderprivilegien und europarechtlichen Absicherung ihres Sonderstatus. Durch ihre hybride Struktur gelingt ihnen am ehesten die systemische Einbeziehung organisierten Ehrenamtes in das Dienstleistungsgeschehen der Pflege.[47]

Dort, wo Caring Communities in örtliche Beteiligungsprozesse mit einer zentralen Rolle bürgerschaftlichen Engagements eingebunden sind, wird Subsidiarität eher im Sinne der Sozialethiker Alois Baumgartner und Wilhelm Korff[48] genutzt, nach denen Subsidiarität voraussetzt, dass eine übergreifende Gesamtaufgabe auf eine Vielfalt von Akteuren und Trägern verteilt ist, die sich ergänzen, um zur Erfüllung der Gesamtaufgabe das ihnen Gemäße beizutragen.[49]

An das zuletzt genannte Subsidiaritätsverständnis schließen sich wohlfahrtspluralistische Ansätze an, auf denen konzeptionell und operativ Caring Communities beruhen:[50] Informelle Dienstleistungsangebote des Marktes, staatliche und zivilgesellschaftliche Formen der Unterstützung ergänzen sich und schaffen, wenn es gut geht, eine besondere Qualität der Hilfe.[51]

Um eine moderne Vorstellung und Gestaltung von Daseinsvorsorgeaufgaben, insbesondere in prekären Gemeinden und Regionen, geht es in Debatten um die Caring Community,[52] die eine Nähe zu kommunitaristischen Diskursen aufweisen.[53] Kommunen, die den Ansatz der Caring Community aufgreifen, verfolgen zum Teil einen konsequenten sozialraumbezogenen Ansatz der Dorf- und Stadtentwicklung oder/und orientieren sich an Konzepten der Bürgerkommune,[54] die ebenfalls in der sektorenübergreifenden Gestaltung von Aufgaben der Daseinsvorsorge, einer starken Betonung der Bedeutung bürgerschaftlichen Engagements und der politischen Beteiligung der örtlichen Bürgerschaft den Schlüssel für die Bewältigung von Herausforderungen auf kommunalpolitischer Ebene sehen.[55] Auch Professionalisierungsdebatten, etwa in der Pflege um Vorbehaltsaufgaben und in der Sozialen Arbeit um Quartiersarbeit und Case Management,[56] werden im Caring-Community-Zusammenhang aufgegriffen. Wo liegen die Aufgaben der professionellen, wo die der Assistenzkräfte, der Familien und der Ehrenamtlichen? Betrachtet man die politische Dimension des Begriffs der Caring Community, lassen sich fünf Aspekte herausarbeiten.

»Rekommunalisierung«: Der Ansatz der Caring Community betont die Bedeutung örtlicher Sozialpolitik und impliziert, politisch gewendet – auch in der Politik der Langzeitpflege – eine Stärkung von Ressourcen und Kompetenzen der Kommunen.[57] Er provoziert eine Klärung der Rolle und Verantwortung der Kommunen in der Langzeitpflege, die durch die

Einführung der Pflegeversicherung weithin entpflichtet und um Kompetenzen gebracht wurden. Die Notwendigkeit einer Stärkung der Rollen der Kommunen wurde insbesondere von der Siebten Altenberichtskommission betont.[58] Entsprechende politische Vorschläge lösten in der vergangenen Legislaturperiode erheblichen machtpolitischen Widerstand aus, der die gemeinsame Initiative von kommunalen Spitzenverbänden und 15 Bundesländern im Zusammenhang mit dem Pflegestärkungsgesetz III blockiert hat.[59]

Demokratisierung der Langzeitpflege: Über 60 Prozent der erwachsenen Bevölkerung in Deutschland waren oder sind in Care- und Sorgeaufgaben persönlich involviert und kennen sie als existenzielle Erfahrung.[60] Die Erfahrungen sind für die weitere Lebensführung jeweils prägend – bei allen Belastungen, die mit langjähriger Pflege verbunden sind.[61] Die Bereitschaft, sich mit Pflegefragen, sei es bürgerschaftlich oder politisch, zu befassen, nimmt mit der Pflegeerfahrung zu. Stellt man den Care-Begriff in einen aristotelischen Zusammenhang des Ringens um gute Lebensbedingungen für alle vor Ort, steckt das Potenzial der Demokratisierung von Fragen der Langzeitpflege in dem Ansatz der Caring Community, wenn er zivilgesellschaftlich aufgegriffen und/oder in kommunale Beteiligungsprozesse eingebunden wird, wie inzwischen manche Förderprogramme vorsehen.[62] Die Resonanzfähigkeit des Leitbildes auf kommunaler Ebene in Bürgerbeteiligungsprozessen unterstreicht dieses Potenzial.

Aufdecken ungedeckter Bedarfe: Caring-Community-Konzepte, die systematisch ungedeckte Bedarfe in den Blick nehmen, ausbeutungsähnliche Verhältnisse aufdecken[63] und thematisieren, wie etwa die vielen Haushalte, in denen lediglich aus finanziellen Erwägungen Pflegeaufgaben ausschließlich innerhalb der Familie übernommen werden oder auch die osteuropäischen Haushaltshilfen, von denen es 600 000 in Deutschland geben soll,[64] liegt in dem Ansatz der Caring Community das Potenzial, pflegepolitische Desiderate aufzugreifen. Hier liegen die Berührungspunkte zu Ansätzen von Care Revolution mit ihren zivilgesellschaftlichen Ausrichtungen, die nicht allein auf den Ort, sondern auf gesellschaftliche Zustände insgesamt verweisen.

Rückgriff auf das Ehrenamt: Anders sind Caring-Community-Ansätze ausgerichtet, die Versorgungsdefizite mithilfe der Einbeziehung Ehrenamtlicher bewältigen wollen – etwa über leistungsrechtliche Formen der Unterstützung gemäß Paragraf 45 a ff Sozialgesetzbuch XI, gegebenenfalls unter Einbeziehung von Formen monetarisierten Ehrenamts.[65] Sowohl staatliche Programme lassen sich einer solchen Logik zuordnen als auch sozialunternehmerische: Das Ehrenamt komplettiert das Dienstleistungsangebot, sichert günstige Dienstleistungen und kompensiert Deckungslücken im System der gedeckelten Leistungen der Pflegeversicherung.

Gerechte Verteilung von Sorgeaufgaben: Den weitestgehenden politischen Zusammenhang stellt das Konzept der Care Revolution her: »Es könnte schön und bereichernd sein – sich um sich selbst und umeinander zu kümmern, Menschen freundschaftliche, nachbarschaftliche, professionelle Unterstützung zu geben. Stattdessen führen die Bedingungen, unter denen wir diese Sorgearbeit leisten, viele von uns zur Erschöpfung, in Armut oder zum Verlust von Empathie, weil all die nötige Sorge gar nicht leistbar ist«, so formuliert es die Initiative Care Revolution[66] und stellt die Frage der Caring Community sowohl in den Kontext einer kapitalistischen Wirtschaftsordnung als auch in den der Geschlechterungleichheit in Care-Fragen. Lücken in der öffentlichen Daseinsvorsorge, die zu Überforderung und Zeitmangel führen, werden ebenso thematisiert wie neue Modelle von Sorgebeziehungen und eine Care-Ökonomie, die nicht Profitmaximierung, sondern die Bedürfnisse der Menschen ins Zentrum stellt, und die Sorgearbeiten und Care-Ressourcen nicht nach rassistischen, geschlechtlichen oder klassenbezogenen Strukturierungen verteilt.

Kontroversen

Das Leitbild der Caring Community im Kontext von Altenhilfe und Pflege hat zahlreiche Kontroversen ausgelöst. Verbindet man mit dem Caring-Community-Ansatz die Wiederentdeckung einer stärkeren Verantwortungsrolle der Kommunen für Infrastrukturen, für die Gewährleistung bedarfsgerechter Formen der Unterstützung und die Wahrnehmung eines wirksamen Schutzauftrages gegenüber vulnerablen Bevölkerungsgruppen, ist dies mit einer Aufgaben- und Ressourcenverlagerung zugunsten der Kommunen verbunden, die auf den bereits zitierten Widerstand des korporatistischen Systems der Langzeitpflege stößt. Dabei ist der faktische Rückzug vieler Kommunen aus der Pflegeverantwortung und die sehr unterschiedliche Performance in der Langzeitpflege kein Garant dafür, dass eine Kompetenzverlagerung zugunsten der Kommunen automatisch zu einer besseren Versorgung auf Pflege angewiesener Menschen führt. Gleichwohl führt angesichts der Ortsabhängigkeit von Bedingungen guten Lebens für auf Pflege angewiesene Menschen an einer stärkeren Betonung örtlicher Verantwortungszusammenhänge kein Weg vorbei.[67] Auch zu der wettbewerblich ausgerichteten Pflegewirtschaft, die durch die

Wettbewerbsneutralität der Pflegeversicherung unterstützt wird, steht der Ansatz der Caring Community in einem Spannungsverhältnis. Nicht der Kundenbegriff – abgesehen von den rein unternehmerisch geprägten Konzepten – ist leitend, auf Pflege angewiesene Menschen werden nicht primär als Dienstleistungsnehmer*innen gesehen, sondern als Bürger*innen, um deren Teilhabesicherung es geht. Zu hermetischen, industriellen und professionellen Qualitätssicherungslogiken verpflichteten Versorgungssystemen passt der Ansatz der Caring Community nicht: Gutes Leben unter Bedingungen von Pflegebedürftigkeit gelingt nur im Mix unterschiedlicher Hilfen mit ihren jeweiligen Handlungslogiken und -modi. Auch professionellen Dominanzansprüchen in der Langzeitpflege begegnet der Caring-Community-Ansatz kritisch. Auf Pflege angewiesene Menschen brauchen gute professionelle Unterstützung. Sie allein kann allerdings keineswegs Bedingungen guten Lebens gewährleisten. Im Sinne von Mike Nolan und Kolleg*innen[68] und orientiert an den Bedingungen guten Lebens nach Martha Nussbaum[69] geht ein medizinisch-pflegerisches Verständnis, das den Alltag der Pflege weithin prägt, an essenziellen Dimensionen guten Lebens von Menschen mit Pflegebedarf potenziell vorbei. Care ist mehr als Pflege in einem auf Pflegehandlungen und Qualitätsstandards von Fachpflege reduzierten Sinne. Aus Sicht der Fachpflege werden Caring-Community-Ansätze auch als Gefahr der Deprofessionalisierung verstanden und kritisiert.[70] Der Ansatz der Caring Community berührt schließlich Fragen des Sozialstaatsverständnisses. Unterstützt er den Rückzug des Sozialstaates? Der Ansatz der Caring Community wird in diesem Zusammenhang als ausbeuterischer Rückgriff auf die Sorgereserve der Gesellschaft kritisiert: Angehörige, Nachbarn und ehrenamtlich Tätige springen kostenreduzierend in die Bresche.[71] Die Debatten um eine Vollversicherung in der Pflege bilden einen Kontrast zu dem Ansatz der Caring Community:[72] Die Bürger*innen sollen wie in Skandinavien einen Rechtsanspruch auf bedarfsdeckende Leistungen erhalten – und nicht auf Formen örtlicher Solidarität und Familienpflege verwiesen werden. Die Lücken in der Daseinsvorsorge in der Langzeitpflege gelte es zu schließen. Die Kontroversen sind keineswegs am Ende.

Ausblick

Der Caring-Community-Begriff signalisiert in seiner Resonanzfähigkeit und vielfältigen Erscheinung in Praxis und Konzepten, dass es angesichts eklatanter Versorgungs-, Qualitäts- sowie Gerechtigkeitsproblemen

Suchbewegungen gerade im Bereich der Langzeitpflege nach neuen Formen der Solidarität, der gegenseitigen Unterstützung und eines intelligenten wohlfahrtspluralistischen Mixes gibt. Wo er in örtlichen Beteiligungs- und Bildungsprozessen Verwendung findet, zeigt er die politische Resonanz- und Aktivierungsfähigkeit des Pflegethemas in der Bevölkerung vor Ort, wenn man es nicht nur als Fachthema, sondern als Sorgethema der Bürger*innen interpretiert, das mit existenziellen Erfahrungen einerseits und Zukunftsfragen nach der Sorgefähigkeit des Ortes auf der anderen Seite verbunden ist, aufgreift. Insofern trägt der Begriff einiges an Potenzial für Modernisierungs- und Innovationsprozesse im Kontext der Langzeitpflege in sich. Er lässt sich aber ohne kritische Analyse der Lebenslagen von Pflegebedürftigen und ihrer pflegenden Angehörigen und ohne Thematisierung von Gerechtigkeitsfragen im Gender- und Generationenverhältnis auch im Sinne eines familialistischen Revisionismus nutzen. Er taugt, so zeigen viele Praxisbeispiele, als Leitbild für kommunale Beteiligungsprozesse und örtliche Debatten um die Zukunft der Sorge – im Sinne einer Demokratisierung der Fragen um Sorge und Pflege. Er bietet Anlass für die Bestimmung neuer Rollen der Kommunen in der Gestaltung demografischer und sozialer Veränderungsprozesse vor Ort. Er bietet einen fruchtbaren Boden für Bemühungen um die Konzeptionalisierung hybrider Sorgearrangements – zum Beispiel ambulant betreute Wohngemeinschaften[73] – verbunden mit der notwendigen Abkehr von Sektorenlogiken (hier ambulant, dort stationär) sowie die Überwindung eines funktionsbezogenen Leistungserbringungsrechts und die Nutzung von Budgetansätzen in der Langzeitpflege.

Er wird aber nur dann sozialpolitisch seine Relevanz erweisen, wenn er einerseits in eine Debatte um eine neue Finanzierung der Langzeitpflege eingebunden und anderseits flankiert wird von strukturpolitischen Maßnahmen auf Bundes- und Landesebene, die auf eine Stärkung der kommunalen Handlungsebenen durch Kompetenz- und Ressourcenzuordnung gerichtet sind.[74] Und ähnlich wie in der Hospizarbeit[75] wird es weiterhin darauf ankommen, mit dem Ansatz der Caring Communities nicht allein Zuversicht für Mittelschichten zu schaffen, dass für sie einmal – in neuer Weise – gesorgt sein wird, und Sicherungslücken kaschiert werden, sondern dass er im Zusammenhang steht mit der Beantwortung von Fragen der sozialen Ungleichheit, der Gender- und Generationengerechtigkeit und nach Ressourcen in der Langzeitpflege. Als Dachbegriff droht er beliebig zu werden, als Leitbildbegriff bedarf er einer inhaltlichen und politischen Profilierung, wie sie mit den Wiener Thesen versucht wurde.

Wiener Thesen zu Caring Communities

- Caring Communities orientieren sich an der Frage nach dem guten Leben; für alle BürgerInnen, bis zuletzt

- Die Sorgende Gemeinde ist schon da! … und kein Konzept »von außen«

- Caring Communities sind keine rückwärtsgewandte Romantisierung von Gemeinschaft und Familie, sondern der gesellschaftliche Gegenentwurf zur Vertriebswirtschaflichung und Taylorisierung aller Lebensbereiche

- Caring Communities bringen die existenziellen Erfahrungen der BürgerInnen mit Fragen nach angemessenen politischen Rahmenbedingungen der Sorge in Beziehung

- Caring Communities streben danach, die Demokratisierung der Sorge zu fördern, durch breite Beteiligung der BürgerInnen und der Co-Kreation von Sorgenetzen

- Caring Communities widmen sich dem ungedeckten und »versteckten« Bedarf nach Sorge und Unterstützung

Thomas Klie/Patrick Schuchter/Klaus Wegleitner

Thomas Klie

Anmerkungen

1 Vgl. Thomas Klie, Sorgende Gemeinschaft – Blick zurück oder nach vorne? Geteilte Verantwortung oder Deprofessionalisierung? Was steckt hinter den Caring Communities?, in: Praxis PalliativeCare 23/2014, S. 20–22; Institut für Sozialarbeit und Sozialpädagogik e. V. (ISS), Sorgende Gemeinschaften, www.iss-ffm.de/themen/alter/projektarchiv/sorgende-gemeinschaften; Evangelische Arbeitsgemeinschaft für Altenarbeit in der EKD (EAfA), Projekt »Sorgende Gemeinde werden«, www.ekd.de/eafa/sorgende_gemeinde_werden.html; Bundesministerium für Familie, Senioren, Frauen und Jugend (BMFSFJ), Siebter Altenbericht. Sorge und Mitverantwortung in der Kommune – Aufbau und Sicherung zukunftsfähiger Gemeinschaften, Berlin 2016; BMFSFJ, Zweiter Bericht über die Entwicklung des bürgerschaftlichen Engagements in der Bundesrepublik Deutschland, Berlin 2017.
2 Siehe www.bundesgesundheitsministerium.de/konzertierte-aktion-pflege.html.
3 Vgl. Wilhelm Haumann, Bilder und Erfahrungen der Pflege in Deutschland und in den Bundesländern, in: Thomas Klie, Pflegereport 2018. Pflege vor Ort – gelingendes Leben mit Pflegebedürftigkeit, Heidelberg 2018.
4 Vgl. ebd.
5 Vgl. Baldo Blinkert/Thomas Klie, Solidarität in Gefahr. Pflegebereitschaft und Pflegebedarfsentwicklung im demografischen und sozialen Wandel, Hannover 2004.
6 Vgl. Verena Rossow/Simone Leiber, Entwicklungen auf dem Markt für »24-Stunden-Pflege«, in: APuZ 33–34/2019, S. 37–42.
7 Vgl. Christine Bruker/Thomas Klie/Florian Wernicke, Qualitative Studie, in: Thomas Klie, Pflegereport 2017. Gutes Leben mit Demenz: Daten, Erfahrungen und Praxis, Heidelberg 2017, S. 96–129.
8 Vgl. Thomas Klie, Zivilgesellschaftliches Engagement in der Pflege. Wie viel ist es uns wert und was bedeutet es?, in: Nadine-Michèle Szepan/Franz Wagner (Hrsg.), Agenda Pflege 2021. Grundlagen für den fachpolitischen Diskurs, Berlin 2018.
9 Vgl. Thomas Klie, Wen kümmern die Alten? Auf dem Weg in eine sorgende Gesellschaft, München 2019².
10 Vgl. Madeleine Leininger, Culture Care Theory. A Major Contribution to Advance Transcultural Nursing Knowledge and Practices, in: Journal of Transcultural Nursing 3/2002, S. 189–192; Thomas Klie, Cure und Care. Unterscheidung zur Profilierung professioneller Pflege?, in: Ludwigshafener Ethische Rundschau 1/2015, S. 7–10.
11 Vgl. Helen Kohlen, »Care« und Sorgekultur, in: Hermann Brandenburg/Helen Güther (Hrsg.), Gerontologische Pflege, Bern 2015, S. 123–129.
12 Vgl. Hermann Brandenburg/Helen Güther (Hrsg.), Gerontologische Pflege, Bern 2015.
13 Vgl. Irene Steiner-Hummel, Bürgerschaftliches Engagement und die Entwicklung einer lebensweltlichen Pflegekultur, in: Ute Braun, Entwicklung einer lebensweltlichen Pflegekultur, Regensburg 1997, S. 113–132.
14 Vgl. Andreas Heller/Katharina Heimerl/Stein Husebø, Wenn nichts mehr zu machen ist, ist noch viel zu tun. Wie alte Menschen würdig sterben können, Freiburg 2007³.
15 Vgl. Werner Schneider/Helga Dill/Wolfgang Gmür, Sterben zuhause im Heim – Hospizkultur und Palliativkompetenz in der stationären Pflege. Vorgehen, empirische Be-

funde und abgeleitete Handlungsempfehlungen. Forschungs- und Praxisprojekt, Augsburg 2018.
16 Vgl. Thorsten Schmitt, Daseinsvorsorge aus rechtswissenschaftlicher Perspektive, in: Thomas Klie/Anna W. Klie, Engagement und Zivilgesellschaft. Expertisen und Debatten zum Zweiten Engagementbericht, Wiesbaden 2018, S. 269–337.
17 Vgl. Kai-Uwe Schablon, Community Care. Professionell unterstütze Gemeinweseneinbindung erwachsener geistig behinderter Menschen. Analyse, Definition und theoretischer Verortung struktureller und handlungsbezogener Determinanten, Marburg 2009.
18 Siehe www.scis-china.org/tag/community.
19 Vgl. Klie (Anm. 9).
20 Vgl. Thomas Klie/Rüdiger Spiegelberg (Hrsg.), Fürs Alter sorgen. Grundlagen, Methoden, Standards kommunaler Altenplanung, Freiburg/Br. 1999.
21 Vgl. BMFSFJ (Anm. 1); Frank Schulz-Nieswandt (Hrsg.), Kommunale Daseinsvorsorge und sozialraumorientiertes Altern. Zur theoretischen Ordnung empirischer Befunde, Baden-Baden 2017.
22 Vgl. Harm-Peer Zimmermann, Kulturen der Sorge. Wie unsere Gesellschaft ein Leben mit Demenz ermöglichen kann, Frankfurt/M. 2018.
23 Vgl. Tine Haubner, Die Ausbeutung der sorgenden Gemeinschaft. Laienpflege in Deutschland, Frankfurt/M. 2017. Siehe auch ihren Beitrag in diesem Band *(Anm.d. Red.)*.
24 Vgl. Yvonne Rubin, Freiwilliges Engagement in »sorgenden Gemeinschaften«. Eine geschlechterkritische Analyse ehrenamtlicher Care-Arbeit für ältere Menschen, Opladen–Berlin 2018.
25 Vgl. Careum Research, SNF-Forschungsprojekt »Innovative Home Care Models for People with Comprehensive Care Needs: Caring Community Living Labs« (CareComLab), www.careum.ch; Klaus Jürgen Wegleitner, Nachhaltige regionale Selbstentwicklung von Palliative Care in der flüchtigen Moderne, Dissertation, Universität Wien 2012; Katharina Heimerl/Patrick Schuchter/Elisabeth Wappelshammer, Nachhaltige Hospiz- und Palliativkultur im Pflegeheim und im Alter. Die kommunale Orientierung, in: Robert Bosch Stiftung (Hrsg.), Palliative Praxis. Kompetenz und Sorge für alte Menschen am Lebensende, Stuttgart 2015, S. 113–122.
26 Vgl. Haubner (Anm. 23).
27 Vgl. Thomas Klie, Caring Community – Verständnis und Voraussetzungen moderner lokaler Gemeinschaftlichkeit, in: Cornelia Coenen-Marx/Beate Hofmann (Hrsg.), Symphonie – Drama – Powerplay. Zum Zusammenspiel von Haupt- und Ehrenamt in der Kirche, Stuttgart 2017, S. 119–130; EAfA (Anm. 1).
28 Vgl. Anne Helmer, Auf dem Weg zu einer sorgenden Gemeinschaft, in: Neue Caritas 2/2017, S. 14-ff.
29 Siehe www.caringcommunitychurch.net/about.
30 Vgl. Robert D. Putnam, Bowling Alone. The Collapse and Revival of American Community, New York 2000.
31 Cornelia Coenen-Marx, Die Seele des Sozialen. Diakonische Energien für den sozialen Zusammenhalt, Neukirchen-Vluyn 2013.
32 Vgl. ISS (Anm. 1).

33 Siehe www.sorgende-gemeinschaft.net.
34 Siehe www.engagiertestadt.de/2019/01/22/heidenheim-caring-community-geht-weiter.
35 Vgl. Klaus Wegleitner/Katharina Heimerl/Allan Kellehear (Hrsg.), Compassionate Communities. Case Studies from Britain and Europe, New York 2016.
36 Siehe www.berlin.de/ba-treptow-koepenick/politik-und-verwaltung/service-und-organisationseinheiten/sozialraumorientierte-planungskoordination/artikel.653403.php.
37 Vgl. Thomas Klie, Verantwortung der Kommunen für ein gutes Leben mit Pflegebedürftigkeit und den wirksamen Schutz von Menschenrechten – und die Bedeutung des Care und Case Managements. Ein Projektbericht, in: Case Management 2/2019, S. 69–73.
38 Vgl. Paul-Stefan Roß/Roland Roth, Bürgerkommune, in: Klie/Klie (Anm. 16), S. 163–268.
39 Vgl. Careum Stiftung, Caring Communities, 5.7.2018, www.careum.ch/-/caring-communities.
40 Siehe www.nycservice.org/organizations/263.
41 Siehe www.alz.co.uk/dementia-friendly-communities/australia.
42 Siehe https://philadelphia.cbslocal.com/category/volkswagen-caring-community.
43 Siehe http://chstacoma.org/why-covenant/caring-community.
44 Siehe www.caringcommunity.org.
45 Vgl. Schablon (Anm. 17).
46 Vgl. Rolf Heinze/Thomas Klie/Andreas Kruse, Subsidiarität revisited, in: Sozialer Fortschritt 6/2015, S. 131–138.
47 Siehe www.ev-heimstiftung.de/engagement/unser-versprechen.
48 Vgl. Alois Baumgartner/Wilhelm Korff, Sozialprinzipien als ethische Baugesetzlichkeiten der Gesellschaft. Personalität, Solidarität und Subsidiarität, in: dies. et al. (Hrsg.), Handbuch der Wirtschaftsethik, Bd. 1, Gütersloh 2009, S. 225–236.
49 So auch Klie (Anm. 1).
50 Vgl. Adalbert Evers/Thomas Olk (Hrsg.), Wohlfahrtspluralismus. Vom Wohlfahrtsstaat zur Wohlfahrtsgesellschaft, Opladen 1996; Thomas Klie/Paul-Stefan Roß, Wie viel Bürger darf's denn sein!? Bürgerschaftliches Engagement im Wohlfahrtsmix – eine Standortbestimmung in acht Thesen, in: Archiv für Wissenschaft und Praxis der sozialen Arbeit 4/2005, S. 20–43.
51 Ausführlich: Thomas Klie, Wohlfahrtspluralismus und Subsidiarität in modernen Gesellschaften – Perspektiven für eine Neuausrichtung von Sozialpolitik, in: Ansgar Klein/Olaf Zimmermann (Hrsg.), Impulse der Reformation. Der zivilgesellschaftliche Diskurs, Wiesbaden 2017, S. 247–259.
52 Vgl. BMFSFJ 2017 (Anm. 1); Schmitt (Anm. 16).
53 Vgl. Amitai Etzioni, Jenseits des Egoismus-Prinzips. Ein neues Bild von Wirtschaft, Politik und Gesellschaft, Stuttgart 1994.
54 Vgl. Roß/Roth (Anm. 38).
55 Vgl. BMFSFJ 2017 (Anm. 1).
56 Vgl. Michael Monzer, Case Management Grundlagen, Heidelberg 2018^2.
57 Vgl. Rolf Hoberg/Thomas Klie/Gerd Künzel, Strukturreform Pflege und Teilhabe, Freiburg/Br. 2013.
58 Vgl. BMFSFJ 2016 (Anm. 1).

59 Vgl. Thomas Klie/Rolf Hoberg/Gerhard Künzel, Referentenentwurf PSG III - Modellkommunen Stellungnahme und Schwachstellen, in: Case Management 3/2016, S. 128–129.
60 Vgl. Klie (Anm. 3).
61 Vgl. Christine Bruker/Thomas Klie, Pflegebedarf und Bedingungen guten Lebens, in: Klie (Anm. 3).
62 Siehe www.quartier2020-bw.de.
63 Vgl. Haubner (Anm. 23).
64 Vgl. Simone Leiber/Verena Rossow/Maciej Duszczyk, Regulating Care Migration in Europe?, unveröffentlichte Präsentation, Expertenworkshop, Warschau, 19.11.2018
65 Ausführlich zur Bedeutung bürgerschaftlichen Engagements in der Pflege BMFSFJ 2017 (Anm. 1); Thomas Klie, DAK-Pflegereport, Heidelberg 2019, www.dak.de/dak/download/dak-pflegereport-2019-2160270.pdf.
66 Siehe www.care-revolution.org.
67 Vgl. BMFSFJ 2016 (Anm. 1).
68 Vgl. Mike Nolan et al., The Senses Framework: Improving Care for Older People Through a Relationship-Centred Approach, Getting Research into Practice (GRiP) Report 2/2006.
69 Vgl. Martha Nussbaum, Gerechtigkeit oder Das gute Leben, Frankfurt/M. 1999.
70 Vgl. Sabine Bartholomeyczik, Voller Widersprüche. Eine Bilanz zur Entwicklung der Pflege in Deutschland, in: Dr. med. Mabuse 38/2013, S. 46–49.
71 Vgl. Haubner (Anm. 23).
72 Vgl. Klie (Anm. 65); Markus Lüngen, Vollversicherung in der Pflege – Quantifizierung von Handlungsoptionen. Gutachten, Hochschule Osnabrück 2012, www.bibliomed.de/c/document_library/get_file?uuid=7e4cf65e-77a2-4401-8a71-ee336a34f15c&groupId=232125.
73 Vgl. Thomas Klie et al., Ambulant betreute Wohngruppen. Bestandserhebung, qualitative Einordnung und Handlungsempfehlungen. Abschlussbericht, Studie im Auftrag des Bundesministeriums für Gesundheit, Berlin 2017.
74 Vgl. Hoberg/Klie/Künzel (Anm. 59).
75 Vgl. Thomas Klie et al., Ehrenamtliche Hospizarbeit in der Mitte der Gesellschaft? Empirische Befunde zum zivilgesellschaftlichen Engagement in der Begleitung Sterbender, Esslingen 2019.

Tine Haubner

Grenzen der Gemeinschaft
»Caring Communities« im Kontext der Pflegekrise

> »Das Idol dieses Zeitalters ist die Gemeinschaft.
> Wie zum Ausgleich für die Härte und Schalheit unseres Lebens
> hat die Idee alle Süße bis zur Süßlichkeit, alle Zartheit bis zur Kraftlosigkeit,
> alle Nachgiebigkeit bis zur Würdelosigkeit in sich verdichtet. (…)
> Der Rechenhaftigkeit, der brutalen Geschäftemacherei
> entspricht im Gegenbild die Seligkeit besinnungslosen
> Sichverschenkens (…).«
>
> Helmuth Plessner, Grenzen der Gemeinschaft (1924)

Der Begriff »Sorgearbeit«, dessen geistige Ursprünge der feministischen Diskussion über den politökonomischen Stellenwert unbezahlter Hausarbeit entstammen, hat den Sprung auf die Agenda der Bundespolitik geschafft. Die erstaunliche Resonanz des Begriffes verdankt sich dabei allerdings, in diskursiver Hinsicht, einer selektiven Rezeption feministischer Debattenstränge. Im Kontext des konservativen deutschen Pflegeregimes, das noch immer das Gros der pflegerischen Versorgung an die Familien und ihre informellen Unterstützungsstrukturen delegiert, markiert »Sorge« eine pflegepolitisch umkämpfte Ressource. Der Begriff öffnet den Blick auf eine Bandbreite sowohl bezahlter als auch unbezahlter Tätigkeiten, die auch jenseits der Familie verrichtet werden und die vor dem Hintergrund steigender weiblicher Erwerbsbeteiligung, einem Strukturwandel des Sozialstaats, Fachkräftemangel und steigenden Versorgungsbedarfen im Kontext des demografischen Wandels immer stärker an Bedeutung gewinnen.

Auch der neben »Sorge« prominente Topos der »Caring Communities«, der »sorgenden Gemeinschaften«[1] verdankt seine politische Resonanz einer wohlfahrtsspezifischen Bewältigung der gegenwärtigen Pflegekrise.

Das »Paradigma für eine nachhaltige Pflegepolitik«[2] bewirbt das Vorhaben, Pflege in Zeiten ihrer Krise mithilfe des Einbezugs lokaler Gemeinschaften neu zu vergesellschaften. Weder die staatlichen, gemeinnützigen noch privaten Träger professioneller Pflege gelten dabei als Hauptadressaten pflegerischer Versorgung. Vielmehr soll »die Mitte der Gesellschaft«[3] und das heißt die informellen Netzwerke der Familien, Nachbarn, Freunde, freiwillig Engagierten, aber auch Geringqualifizierte und Arbeitslose – kurzum die »sorgende Gemeinschaft« der pflegenden Laien – zu einer tragenden Säule der alternden Gesellschaft aufgebaut werden. Bei dem Versuch, ein konservatives Pflegeregime unter gewandelten Reproduktionsbedingungen fortzuführen, geraten allerdings die (Kapazitäts-)Grenzen dieser Gemeinschaften häufig aus dem Blick. Eine »bürgerschaftliche Sozialpolitik«, die verstärkt auf die Unterstützungspotenziale gemeinschaftlicher Selbsthilfe abhebt, ist trotz zunehmender Partizipationschancen »von unten« als ambivalent einzustufen, wenn die Zivilgesellschaft zum Ausfallbürgen unzureichender Versorgungsangebote avanciert.

Politik der Sorge

Mitte der 1970er Jahre eröffnete die Sozialwissenschaftlerin und feministische Aktivistin Silvia Federici ihr Buch »Wages Against Housework« mit den Worten: »They say it is love. We say it is unwaged work.«[4] Die unbezahlte Hausarbeit der Frauen, so Federici, war kein vertraglich vereinbarter und entlohnter »Job«, sondern galt als freiwilliger »Liebesdienst« und natürliches Attribut des weiblichen Sozialcharakters. Das wiederum hatte mit der Struktur einer kapitalistischen Gesellschaft zu tun, in der die Ausbeutung von Lohnarbeitskräften – ideologisch gestützt – von der unsichtbaren Ausbeutung unbezahlter weiblicher Hausarbeitskräfte flankiert und gestützt wurde: »Capital had to convince us that it is a natural, unavoidable and even fulfilling activity to make us accept our unwaged work.«[5]

Die sich seit den 1980er Jahren international formierende Care-Forschung zielt im Anschluss an die Hausarbeitsdebatte der zweiten Frauenbewegung auf eine Umverteilung von Sorge- und Erwerbsarbeit mithilfe eines erweiterten Arbeitsbegriffes ab. Dieser umfasst sowohl bezahlte als auch unbezahlte Arbeit für Produktion und Reproduktion.[6] Statt »Reproduktionsarbeit« ist nun allerdings von »Care« die Rede: Während der marxistisch geprägte Terminus »Reproduktionsarbeit« den kapitalistischen Verwertungs- und damit Ausbeutungszusammenhang zwischen unbezahlten Haushaltstätigkeiten, bezahlter Erwerbsarbeit und Kapitalverwertung adressiert, stellt »Care« stärker auf die konkreten Inhalte von Sorgearbeiten und ihre Spezifika ab. »Care« umfasst dabei nichts weniger als »den gesamten Bereich weiblich konnotierter, personenbezogener Fürsorge und Pflege«,[7] das heißt sowohl formelle beziehungsweise informelle als auch bezahlte beziehungsweise unbezahlte Sorge-, Pflege-, Erziehungs- oder Betreuungsarbeiten, die im Wohlfahrtsdreieck von Staat, Markt, Familie oder gemeinnützigen Trägern erbracht werden.

Was in den 1970er Jahren patriarchal-kapitalistische Selbstverständlichkeiten provozierend infrage zu stellen versuchte, hat nunmehr Eintritt ins Vokabular der Sozialberichterstattung gefunden. Der Begriff der Sorge hat sich als, mancherorts »altmodisch« erscheinendes,[8] deutsches Pendant zum angelsächsischen Care-Begriff nicht nur den Weg aus den Nischen feministischer Gesellschaftsanalyse heraus in den sozialwissenschaftlichen Mainstream gebahnt. Er ist zudem zu einem zentralen Begriff investiver Sozial- und selbsterklärt nachhaltiger Pflegepolitik avanciert.

Während der Achte Familienbericht des Bundesministeriums für Familie, Senioren, Frauen und Jugend (BMFSFJ) 2012 noch von »Fürsorge« spricht und nicht auf Sorge oder Care rekurriert,[9] führt der 2016 veröffentlichte Siebte Altenbericht desselben Ministeriums »Sorge« im Titel. Darin wird im siebten, »Sorge und Pflege« gewidmeten Kapitel diesbezüglich erläutert: »Der Sorgebegriff, dem im Kommissionsbericht neben dem der Pflege eine eigene Bedeutung beigemessen wird, ist mehrdimensional. Er spricht auf der einen Seite die Beziehungsdimension zwischen Menschen an: füreinander und sich umeinander sorgen. (…) Auf der anderen Seite lädt der Sorgebegriff und die mit ihm verbundene und inzwischen entfaltete Diskussion (…) dazu ein, die tatsächliche Verteilung von Sorgeaufgaben in der Gesellschaft – im Geschlechter- und Generationenverhältnis – zu betrachten.«[10] Der Autor, Thomas Klie, deutet damit auf die zwei Forschungsstränge hin, aus denen sich die Care-Forschung historisch speist: einerseits die feministische Hausarbeitsdebatte, die die Ausbeutung unbezahlter Sorgearbeit im Kapitalismus problematisiert; andererseits die ebenfalls aus den USA stammende Diskussion über »Care-Ethics« oder Fürsorgeethik.[11] Während in einem weiteren, ausschließlich dem Sorgebegriff vorbehaltenen, Kapitel des Altenberichtes auf die Care-Ethik explizit Bezug genommen wird,[12] findet der Strang jener stärker gesellschaftsdiagnostisch und -kritisch verfahrenden Hausarbeitsdebatte keine Erwähnung. Die kritische Stoßrichtung dieses Pfades wird stattdessen auf Fragen der Vereinbarkeit und Verteilungsgerechtigkeit in Familien zurechtgestutzt: »In der Genderdebatte spielt der Begriff der Sorge und der Sorgearbeit eine zentrale Rolle in der Analyse der Gesellschaft- und Geschlechterordnung bezogen auf die Verteilung von alltäglichen Unterstützungsleistungen im persönlichen Nahbereich, insbesondere in Familien; hier wird insbesondere auf die strukturelle Entwertung der reproduktiven Arbeit im Verhältnis zur produktiven Arbeit und der daraus resultierenden ökonomischen Benachteiligung von Frauen abgehoben.«[13]

Zutreffend ist, dass die Hausarbeitsdebatte die geschlechtsspezifische Verteilung von Sorgearbeit in Familien attackierte und die Abwertung von »Reproduktionsarbeit« sowie ökonomische Benachteiligung der damit Betrauten kritisierte. Es ging aber um viel mehr. Der Entwertung von Sorgearbeit wurde nicht nur mit der Forderung einer politischen Aufwertung von Hausarbeit begegnet, sondern diese vielmehr als strukturell bedingter und ideologisch gestützter Ausbeutungsmechanismus dechiffriert. Insbesondere die Protagonistinnen des Bielefelder Subsistenzansatzes weisen auf die Naturalisierung von Frauen als weltweit vermeintlich gratis verfügbarer Ressource gesellschaftlicher Reproduktion hin.[14] Und weil Ausbeutung eine analytische Kategorie und kein schlichtes Lippenbekenntnis war, scheuen sie auch nicht davor zurück, die Nutznießenden dieser Ausbeutung – staatliche (Sozial-)Politik, private Unternehmen und männliche Ernährer – zu benennen.

Zugegeben, mit einer solchen Fundamentalkritik, die auf die Basisinstitutionen kapitalistischer Wachstumsgesellschaften abzielt, lässt sich schwerlich investive Sozialpolitik betreiben. Und auch der aus den Ausführungen des Altenberichts abzuleitenden Forderung nach paritätischer Haus- und Sorgearbeitsteilung im *adult worker model* würden die Protagonistinnen der Hausarbeitsdebatte sowie gegenwärtige Vertreterinnen einer Theorie sozialer Reproduktion[15] vermutlich nicht zustimmen. Frauen, so die feministische Kernbotschaft, werden unter den Bedingungen geschlechtsspezifischer Sorgearbeitsteilung im Kapitalismus nicht allein ökonomisch benachteiligt, weil sie Erwerbseinbußen in Kauf nehmen müssen. Sie werden ausgebeutet. Und daran ändert weder die steigende weibliche Erwerbsbeteiligung noch eine lediglich symbolische Aufwertung von Sorgearbeit etwas. Dass es nämlich keinesfalls um eine strukturelle oder gar materielle Aufwertung unbezahlter Sorgearbeit, im Sinne der alten Losung »Lohn für Hausarbeit« geht, macht die Sozialberichterstattung unmissverständlich klar. Der in Zusammenarbeit mit der Altenberichts-Kommission verfasste zweite Engagementbericht etwa lässt verlauten, dass die Bundesregierung »bestrebt [ist], Bürgerinnen und Bürger in ihrer freiwilligen Tätigkeit in der Pflege- und Sorgearbeit zu unterstützen«.[16] Es geht bei dieser politischen Aufwertung unbezahlter Pflege- und Sorgearbeit also nicht darum, die materiellen und infrastrukturellen Grundlagen für eine umfassende, bedarfsadäquate öffentliche Daseinsvorsorge zu schaffen. Stattdessen soll unbezahlte häusliche Pflege- und Sorgearbeit auch weiterhin als »heimliche Ressource der Sozialpolitik«[17] erhalten und über die Familie hinaus – insbesondere in Gestalt freiwilligen Engagements – staatlich unterstützt werden. Dementsprechend stellt der Altenbericht, im Sinne des als Hilfe zur Selbsthilfe neu akzentuierten Subsidiaritätsprinzips, die Frage, »inwieweit es gelingen kann, die Selbstorganisations- und Sorgefähigkeit der ›kleinen Lebenskreise‹ – der Familie, Angehörigen, Nachbarn, Bekannten und darüber hinaus engagierten Frauen und Männer – zu würdigen, zu stärken und in neuen Formen zu initiieren«.[18] Mit der staatlichen Förderung zivilgesellschaftlicher Selbsthilfe, wie sie etwa im Pflegegeld oder den »niedrigschwelligen Betreuungs- und Entlastungsleistungen« als zweckgebundenen Transferleistungen institutionell verkörpert ist, »soll die Pflegebereitschaft (…) gefördert werden; durch dessen systematisch unterhalb des tatsächlichen Bedarfs bleibende Höhe soll sie zugleich erforderlich sein bzw. bleiben«.[19]

Vergemeinschaftung der Sorge: »Caring Communities« und ein neu-subsidiärer Gesellschaftsvertrag

Im Kontext investiver Sozialpolitik – die sich nicht länger der Schaffung sozialer Gleichheit, sondern ihrem Beitrag zum Wirtschaftswachstum verpflichtet sieht[20] – sowie steigenden Versorgungsbedarfen und abnehmenden familiären Pflegekapazitäten, wird der Sorge-Begriff im pflegepolitischen Diskurs seit einigen Jahren mit einem weiteren Begriff kombiniert, der lange Zeit mit regressiven Assoziationen verknüpft war. Die Rede ist vom mittlerweile internationalen Leitbegriff der »Caring Community«,[21] der im deutschen Sprachraum mit »Sorgender Gemeinschaft« übersetzt wird und als Paradigma einer nachhaltigen kommunalen Sozialpolitik gilt.[22] Diskursiv verbinden sich im Leitbild »Sorgender Gemeinschaften« sozialpolitische Forderungen nach Employability für alle »Aktivbürger« mit einem affirmativen Bezug auf soziale Gemeinschaften: »Da die bessere Vereinbarkeit von Pflege und Beruf zu den vorrangigen senioren- und familienpolitischen Aufgaben gehört, wird die Bundesregierung (…) die Diskussion über die Vereinbarkeit von Pflege und Beruf weiterführen. Dabei wird sie auch berücksichtigen, dass die Sorgearbeit in der Familie immer noch vorrangig von Frauen geleistet wird. Hilfreich könnten Gemeinschaftsinitiativen sein, die vor Ort die Rahmenbedingungen für die Vereinbarkeit von Pflege und Beruf für berufstätige Frauen und Männer, die Pflegeaufgaben übernehmen, verbessern können.«[23]

Der semantische Rückgriff auf »Gemeinschaft«, den lange als rückschrittlich geltenden, mittlerweile durch kommunitaristische Impulse rehabilitierten Widersacher des Gesellschaftsbegriffes und dessen Amalgamierung mit dem Vokabular investiver Sozialpolitik mündet in der Forderung nach dem »Aufbau« und der »Sicherung zukunftsfähiger Gemeinschaften«, worin »die Verwirklichung einer Sorgekultur oder Verantwortungsgemeinschaft gefördert wird«.[24] Dem Soziologen Zygmunt Bauman zufolge zeichnen sich Gemeinschaften als kleine autarke Gruppierungen durch ein geteiltes und unhinterfragtes Verständnis ihrer Mitglieder sowie unmittelbare und hochfrequente persönliche Beziehungen aus.[25] Gesellschaft gilt gegenüber diesen »Wärmekreisen« bedingungsloser Eintracht wahlweise als Ort berechnender Kalkulation und »kalter« Anonymität oder als Garant individueller Freiheit. Bezeichnenderweise erscheint »Gemeinschaft« im Altenbericht entweder im Imperfekt oder Futur, gewissermaßen als »Synonym für ein verlorenes Paradies (...), in das wir eines Tages zurückzukehren hoffen, und (...) fieberhaft nach den Wegen dorthin [suchen].«[26] Und Zweifel sind durchaus angebracht, denn »Gemeinschaft bedeutet mehr als wohlfahrtspluralistische Arrangements. Gemeinschaften sind geprägt durch Zugehörigkeit, durch gemeinsame Werte, durch Reziprozität, durch Verantwortungsbeziehungen.«[27] Weil aber fraglich ist, ob Gemeinschaften überhaupt erzeugt werden können oder nicht vielmehr im Stadium der Vorfindbarkeit existieren, trägt die bezeichnende Skepsis des Altenberichtes gegenüber dem eigenen Leitbild[28] die Spur des soziologischen Menetekels von Ferdinand Tönnies, wonach Gemeinschaft als vormoderne Strukturkategorie und unhinterfragttradierte »Einheit menschlicher Willen«[29] in der Moderne irreversibel an Bedeutung verliert.

Mit dem Leitbild der »sorgenden Gemeinschaften« ist die Vorstellung verbunden, Sorge und Pflegearbeit in modernen Gesellschaften neu zu vergesellschaften.[30] Thomas Klie fordert in diesem Sinne zu einem kulturellen Aufbruch auf: »Wir brauchen einen Aufbruch, allerdings nicht in der Pflege, sondern in einer Sorgekultur. International sprechen wir von der Compassionate Community, von der sorgenden Gemeinschaft, von Caring Communities, von sorgenden Gemeinschaften. Das Thema gehört in die Mitte der Gesellschaft, nicht delegiert an sozialstaatliche Akteure.«[31] Pflegearbeit soll in Zeiten von demografischem Wandel, steigenden Versorgungsbedarfen, Personaldefiziten und dem Wandel der Familie neu-subsidiär[32] und bürgernah verteilt werden. Im Rahmen einer »bürgerschaftlichen Sozialpolitik«[33] kommt der Zivilgesellschaft und ihren Gemeinschaften im sozialen Nahraum, den Angehörigen, Nachbarn und

Nachbarinnen und freiwillig Engagierten eine zentrale Bedeutung zu. Die anvisierte »Neubestimmung sozialer Nahräume als eigenständiger Ebene des sozialpolitischen Handelns« zielt dabei auf die Mobilisierung »zivilgesellschaftliche[r] Ressourcen für die Bewältigung zentralstaatlich verursachter Probleme«[34] und eine Entlastung von Bundeshaushalt und Sozialversicherungssystemen ab.[35] Im Kontext des Übergangs zu einem sich als Manager »diversifizierter institutioneller Arrangements«[36] verstehenden sozialinvestiven Sozialstaat wird so das freiwillige Engagement im Rahmen der wiederholt reformierten Pflegegesetzgebung als »neue[s] Standbein im pflegerischen Versorgungsmix«[37] zunehmend staatlich gefördert, professionalisiert und monetarisiert.

Grenzen der Gemeinschaft

Das Leitbild »sorgender Gemeinschaften« oder vielmehr der angestrebte »Mix von professionellen, familiären und freiwilligen Hilfeleistungen«[38] zielt nicht nur auf die Mobilisierung gemeinschaftlicher und bürgerschaftlicher Selbsthilferessourcen ab. Um den steigenden Versorgungsbedarfen bei akutem Fachkräftemangel zu begegnen, werden außerdem die geringqualifizierten Beschäftigungssegmente in der Pflege arbeitsmarktpolitisch ausgedehnt: Geringqualifizierte und Arbeitslose werden im Schnellverfahren zu »zusätzlichen Betreuungskräften« angelernt und häufig rechtswidrig in Grund- und Behandlungspflege eingesetzt.[39] Die Bundesagentur für Arbeit wirbt außerdem für »pflegerische Alltagshilfen« aus dem Ausland,[40] die nicht selten unter arbeits- und selbst menschenrechtsverletzenden Arbeitsbedingungen in der häuslichen Rundumpflege eingesetzt werden. Professionelle Pflegearbeit nimmt in diesem neu-subsidiären, gleichwohl nach wie konservativ-privatistischen Wohlfahrtsmodell eine lediglich »dienende, unterstützende und anleitende Funktion gegenüber der Selbstorganisationsfähigkeit der Gesellschaft im Kleinen« ein.[41]

Die Vorstellung gemeinschaftlich geteilter Sorge-Verantwortung, bei der alle, ihren Fähigkeiten, aber auch Kapazitäten entsprechend teilhaben können, ist fraglos attraktiv. Allerdings müssen beim angestrebten Profi-Laien-Mix stets die gesellschaftlichen Rahmenbedingungen in Rechnung gestellt werden, unter deren Einfluss geteilte Verantwortung organisiert werden soll. Die genannten Strategien der Mobilisierung von Freiwilligen bis hin zu Geringqualifizierten geben bei allen Lobeshymnen auf die »Bürgergesellschaft« und ihre »Fähigkeit zur Selbstermächtigung und Selbstorganisation«[42] durchaus Anlass zur Besorgnis – und das ganz unabhängig von der Frage nach den Ermöglichungsbedingungen von Gemeinschaft. Der Ausbau des bürgerschaftlichen Engagements in der Pflege, der Einsatz freiwilliger, geschulter und monetär entschädigter »Demenzhelferinnen«, »Alltagsbegleiter« oder »Pflegepatinnen« lässt nämlich nicht nur in Bezug auf die finanzielle Bedeutung eines kleinen Zuverdienstes für von Altersarmut betroffene Seniorinnen Zweifel an der Freiwilligkeit eines Engagements aufkommen. Dem Engagement sind darüber hinaus Grenzen in Bezug auf die Verrichtung pflegerischer Dienste gesetzt, die im täglichen Handgemenge selten kontrolliert werden. Wenn pflegende Angehörige Sondennahrung verabreichen, die ehemalige Leiterin einer Kindertagesstätte auf ehrenamtlicher Basis Injektionen setzt und Langzeitarbeitslose als umgeschulte Betreuungsassistenten Pflegebedürftige lagern, werden nicht nur die tradierten Diffusionen zwischen informeller Laienpflege und professioneller Fachpflege in einem Berufsfeld fortgeschrieben, das noch immer unter dem Negativimage einer Jederfrautätigkeit leidet. Wenn Freiwillige zudem in Notfällen Angst haben, dass ihnen ihre Schutzbefohlenen »unter den Händen wegsterben« oder sie sich bei Krankenhausaufenthalten der Pflegebedürftigen Sorgen machen, »etwas falsch gemacht« zu haben,[43] dann stellt sich die professionspolitische Frage nach den Grenzen dieser »nachbarschaftlichen Sozialpolitik«, wie Norbert Blüm die Pflegeversicherung zum Zeitpunkt ihrer Implementierung 1994 lobte.[44]

Die Frage, wie weit die »sorgenden Gemeinschaften« unter den Bedingungen wachsender Bedarfe bei Fachkräftemangel und professionellen Versorgungsdefiziten tragen können, und ob nicht statt einer »sorgenden Gemeinschaft« vor den Risiken »müder Gemeinschaften«[45] gewarnt werden müsste, könnte zu einer entscheidenden Frage künftiger Pflegepolitik werden. Außerdem produziert das Plädoyer für den Ausbau gemeinschaftsbasierter informeller Versorgungsstrukturen unter den Bedingungen sozialer Ungleichheit und sozialräumlicher Segregation systematisch Verlierer. Solange nämlich Lebenschancen an überregionale, wenn nicht gar internationale, Mobilität, Flexibilität und Markterfolg geknüpft sind, haben all jene das Nachsehen, die ihre Zeit für un- oder unterbezahlte Sorgetätigkeiten und freiwilliges Engagement im lokalen Umfeld nutzen. Die Forderung nach »sorgenden Gemeinschaften« müsste aus dieser Perspektive sozialstaatliche Umverteilung und Unterstützung in Form bedarfsdeckender Absicherung für die Sorgetätigen konsequent einfordern und gerade nicht mit dem Verweis auf »knappe öffentliche Kassen« argumentieren, wie es etwa der Bundestag im Rahmen des Gesetzes zur Stärkung des Ehrenamts getan hat.[46]

Schließlich weist die Struktur der pflegepolitisch angestrebten informellen Unterstützungsleistungen eine deutliche Sorge-Ungleichverteilung zu Lasten von Frauen auf. Weiblichkeit und Fürsorgeverantwortung sind im Kontext freiwilligen Engagements, bei dem sich noch immer mehrheitlich Frauen für die Belange Pflegebedürftiger einsetzen, nach wie vor eng verknüpft.[47] Daher liegt die Vermutung nahe, dass unter neuem Leitbild alte geschlechtsspezifische Sorgearbeitsteilungen unter gewandelten Reproduktionsbedingungen fortgeführt werden. Tritt der Gemeinschaftsbegriff damit womöglich die Erbfolge des einst in feministischen Misskredit geratenen Liebesbegriffes an: »They say it is love. We say it is unwaged work«?

Schließlich ist die alte soziologische Kernfrage nach Gesellschaft und Gemeinschaft, nach öffentlichen Rechtsansprüchen oder dem »vertrauten, heimlichen, ausschließlichen Zusammenleben«[48] auch dann relevant, wenn es um soziale Rechte im Kontext von Pflegebedürftigkeit geht. Während das Sozialversicherungsprinzip von personalen Charakteristika durch einen anonymen und universellen Ausgleichsmechanismus abstrahiert, wirkt im Hintergrund »Sorgender Gemeinschaften« – allem Anschein einer harmonistischen Atmosphäre zum Trotz – stets die Drohung, bei verletzten Reziprozitätspflichten (spätestens im Alter) das Nachsehen zu haben. So äußert die im Rahmen eines laufenden Forschungsprojekts[49] befragte Koordinatorin einer baden-württembergischen Freiwilligenagentur: »Ich sage immer, das Alter ist ein Payback. So wie ich gelebt habe. Wie gesund ich gelebt habe. Wie sozial verträglich ich gelebt habe. Also ich muss jetzt nicht jemandem der bewusst bösartig ist, einen Ehrenamtlichen schicken. Das ist dann halt mal, ich würde mal sagen, persönliches Schicksal. Dafür sind wir nicht zuständig. (…) wir nehmen nicht jeden mit. Können wir auch gar nicht.« »In einer Versicherung allein«, mag nicht die Lösung liegen, wie Thomas Klie schreibt.[50] Aber gegenüber einer »Sorgenden Gemeinschaft«, »die nicht jeden mitnimmt«, sieht der altmodisch-universelle Rechtsanspruch des Sozialversicherungsgedankens beinahe emanzipatorisch aus.

Anmerkungen

1 Thomas Klie, Im Interview mit Bjørn Kähler, in: Thomas Behr (Hrsg.), Aufbruch Pflege. Hintergründe – Analysen – Entwicklungsperspektiven, Wiesbaden 2015, S. 204–214, hier S. 213. Siehe auch seinen Beitrag in diesem Band (*Anm. d. Red.*).
2 Thomas Klie, Wen kümmern die Alten? Auf dem Weg in eine sorgende Gesellschaft, München 2014, S. 236.
3 Klie (Anm. 1), S. 213.
4 Silvia Federici, Wages Against Housework, New York 1975.
5 Ebd., S. 77.
6 Margrit Brückner, Entwicklungen der Care-Debatte: Wurzeln und Begrifflichkeiten, in: Ursula Apitzsch/Marianne Schmidbaur (Hrsg.), Care und Migration. Die Ent-Sorgung menschlicher Reproduktionsarbeit entlang von Geschlechter- und Armutsgrenzen, Opladen 2010, S. 43–58.
7 Vgl. ebd., S. 43.
8 Thomas Klie, Caring Community – Verständnis und Voraussetzungen moderner lokaler Gemeinschaftlichkeit, in: Cornelia Coenen-Marx/Beate Hofmann (Hrsg.), Symphonie – Drama – Powerplay: Zum Zusammenspiel von Haupt- und Ehrenamt, Stuttgart 2017, S. 119–130, hier S. 122.
9 Vgl. BMFSFJ, Achter Familienbericht. Zeit für Familie. Familienzeitpolitik als Chance einer nachhaltigen Familienpolitik, Berlin 2012.
10 BMFSFJ, Siebter Altenbericht. Sorge und Mitverantwortung in der Kommune – Aufbau und Sicherung zukunftsfähiger Gemeinschaften, Berlin 2017, S. 182.
11 Vgl. Elisabeth Conradi, Take Care. Grundlagen einer Ethik der Achtsamkeit, Frankfurt/M. 2001.
12 Vgl. BMFSFJ (Anm. 10), S. 193.
13 Ebd.
14 Vgl. Claudia v. Werlhof/Maria Mies/Veronika Bennholdt-Thomsen, Frauen, die letzte Kolonie. Zur Hausfrauisierung der Arbeit, Reinbek 1983.
15 Vgl. Tithi Bhattacharya, Social Reproduction Theory. Remapping Class, Recentering Oppression, London 2017, S. 2.
16 BMFSFJ, Zweiter Bericht über die Entwicklung des bürgerschaftlichen Engagements in der Bundesrepublik Deutschland, Berlin 2017, S. 52.
17 Elisabeth Beck-Gernsheim, Frauen – die heimliche Ressource der Sozialpolitik, in: WSI-Mitteilungen 2/1991, S. 58–66.
18 BMFSFJ (Anm. 10), S. 48.
19 Stephan Lessenich, Dynamischer Immobilismus. Kontinuität und Wandel im deutschen Sozialmodell, Frankfurt a. M.–New York 2003, S. 230 f.
20 Adalbert Evers, Investiv und aktivierend oder ökonomistisch und bevormundend? Zur Auseinandersetzung mit einer neuen Generation von Sozialpolitiken, in: ders./Rolf G. Heinze (Hrsg.), Sozialpolitik. Ökonomisierung und Entgrenzung, Wiesbaden 2008, S. 229–249.
21 Vgl. Klie (Anm. 8).
22 Vgl. BMFSFJ (Anm. 10), S. 193.

23 Ebd., S. VI.
24 Ebd., S. 21.
25 Zygmunt Bauman, Gemeinschaften, Frankfurt/M. 2009, S. 15 ff.
26 Ebd., S. 9.
27 Klie (Anm. 8), S. 123.
28 BMFSFJ (Anm. 10), S. 25.
29 Ferdinand Tönnies, Gemeinschaft und Gesellschaft. Grundbegriffe der reinen Soziologie, Darmstadt 1991, S. 7.
30 BMFSFJ (Anm. 10), S. 216.
31 Klie (Anm. 2), S. 213.
32 »Neue Subsidiarität« betont im Unterschied zu ihrer der katholischen Soziallehre entstammenden Vorgänger-Interpretation die liberalen Denktraditionen des Begriffs: »Wie ›Subsidiarität‹ in hundert Jahren industriegesellschaftlicher Entwicklung die spezifisch deutsche Art wohlfahrtsstaatlicher Regulierung legitimierte, so legitimiert sie heute deren Deregulierung.« Christoph Sachße, Subsidiarität: Leitmaxime deutscher Wohlfahrtsstaatlichkeit, in: Stephan Lessenich (Hrsg.), Wohlfahrtsstaatliche Grundbegriffe. Historische und aktuelle Diskurse, Frankfurt/M.–New York 2003, S. 191–214, hier S. 212.
33 Hans-Jürgen Dahme/Norbert Wohlfahrt, Bürgerschaftliche Sozialpolitik, in: dies. (Hrsg.), Handbuch Kommunale Sozialpolitik, Wiesbaden 2011, S. 395–408.
34 Dies., Kommunale Sozialpolitik – neue Herausforderungen, neue Konzepte, neue Verfahren, in: ebd., S. 13.
35 Vgl. Antonio Brettschneider/Ute Klammer, Kommunalisierung der Sozialpolitik – Chancen für präventive Konzepte?, in: Zeitschrift für Sozialreform 2/2017, S. 141–156, hier S. 143.
36 Birger Priddat, Umverteilung: Von der Ausgleichssubvention zur Sozialinvestition, in: Lessenich (Anm. 32), S. 392.
37 Zentrum für Qualität in der Pflege, Freiwilliges Engagement im pflegerischen Versorgungsmix, ZQP-Themenreport 2013, S. 9.
38 BMFSFJ (Anm. 10), S. 25.
39 Tine Haubner, Die Ausbeutung der sorgenden Gemeinschaft. Laienpflege in Deutschland, Frankfurt/M. 2017, S. 329 ff.
40 Bundesagentur für Arbeit, Vermittlung von europäischen Haushaltshilfen, 2015, www.landratsamt-unterallgaeu.de/zusatzcontent.html?nid=601&download=Haushaltshilfen_Hinweise.pdf&did=601&cHash=0b164c21d765563516dbfde3eefbfcff.
41 BMFSFJ (Anm. 10), S. 48.
42 Enquete-Kommission Zukunft des Bürgerschaftlichen Engagements, Bürgerschaftliches Engagement: auf dem Weg in eine zukunftsfähige Bürgergesellschaft. Bericht der Kommission, Bundestags-Drucksache (BT-Drs.) 14/8900, 3.6.2002, S. 74.
43 Vgl. Haubner (Anm. 39), S. 304, S. 310 f.
44 Norbert Blüm, zit. nach Die Anstrengung hat sich gelohnt, in: Das Parlament 12-13/1994, S. 2.
45 Als »müde Gemeinschaften« hatten Marie Jahoda, Paul Lazarsfeld und Hans Zeisel einst die Arbeitslosen von Marienthal bezeichnet. Vgl. dies., Die Arbeitslosen von Marienthal. Ein soziographischer Versuch, Frankfurt/M. 1975 (1933), S. 55.

46 Vgl. Deutscher Bundestag, Entwurf eines Gesetzes zur Entbürokratisierung des Gemeinnützigkeitsrechts, BT-Drs. 17/11316, 6.11.2012, S. 8.
47 Vgl. Mechthild Bereswill/Stephanie Braukmann, Fürsorge und Geschlecht. Neue und alte Geschlechterkonstellationen im freiwilligen Engagement Älterer, Weinheim–Basel 2014, S. 130.
48 Vgl. Tönnies (Anm. 29), S. 3.
49 Das von der Hans-Böckler-Stiftung seit 2017 geförderte Projekt »Neue Kultur des Helfens oder Schattenökonomie? Engagement und Freiwilligenarbeit im Strukturwandel des Wohlfahrtsstaats« ist an der Friedrich-Schiller-Universität Jena lokalisiert. Erhoben wird in vier klein- und mittelstädtisch geprägten Kontexten in Baden-Württemberg und Brandenburg, mit besonderem Fokus auf die Felder kommunale Infrastruktur, Flüchtlingshilfe und Pflege. Informationen zum Projekt unter www.boeckler.de/11145.htm?projekt=S-2016-142-3%20B.
50 Klie (Anm. 1), S. 115.

Grundlegendes

Thomas Noetzel

Grundrecht auf Pflege?
Ein Plädoyer für Selbstbestimmung und Autonomie in schwieriger Lebenslage

Sich dem Thema »Grundrecht auf Pflege« zu widmen, könnte die Erwartung aufkommen lassen, es folgte eine rechtswissenschaftlich informierte Abhandlung über die juristischen Bestimmungen zur Versorgung im sogenannten Pflegefall. Dieser stellt keinen rechtsfreien Raum dar. Pflegeversicherungsgesetz, weitere Bestimmungen in den Sozialgesetzbüchern, Regelungen zur Organisation und Kontrolle von stationären und ambulanten Pflegeeinrichtungen, höchstrichterliche Entscheidungen zur Freiheitsentziehung von Pflegebedürftigen oder familiärer Verpflichtung zur Pflege von Angehörigen – um solche Detailrechte geht es hier nicht. Vielmehr darum, nach dem grundlegenden Recht auf Pflege zu fragen, aus dem sich dann alle besonderen Rechte auf pflegerische Versorgung ableiten, also um die Frage, ob es so etwas wie ein Grundrecht auf Pflege gibt.

Untersuchungen von Grundrechten und grundlegenden Verfassungsbestimmungen operieren mit der Unterscheidung von fundamentalen Rechten (Rechte erster Ordnung) und abgeleiteten Rechten (Rechte zweiter Ordnung). Die Untersuchung der Rechte erster Ordnung beschäftigt sich vor allem mit den Begründungen der grundlegenden Rechte und ist deshalb von großer Bedeutung, weil sich in ihnen die jeweiligen fundamentalen Auffassungen von der Stellung des Menschen und seinen daraus abgeleiteten Rechten ausdrücken. Hinzu kommt, dass ein Grundrecht auf Pflege eben keine Ableitung aus anderen Grundrechten darstellt (in der Bundesrepublik Deutschland wäre da etwa an die Wahrung der Würde des Menschen und sozialrechtliche Verpflichtungen des Grundgesetzes zu denken). Es geht vielmehr darum zu prüfen, ob der Pflegefall einen individuellen und sozialen Tatbestand ausmacht, der sowohl eine besondere Qualität menschlichen Lebens darstellt, gleichzeitig ein Allgemeines menschlicher Existenz sichtbar macht und damit aus sich selbst heraus grundlegende Rechte konstituiert.

Theologie prägt den Diskurs

Blick man mit dieser Fragestellung auf die einschlägigen philosophischen, theologischen und rechtstheoretischen Diskussionen, fällt auf, dass in ihnen religiöse Begründungen einen erheblichen Raum einnehmen. Die Ansprüche pflegebedürftiger Menschen werden abgeleitet aus göttlicher Schöpfung und einer aus der menschenbildlichen Gestalt Gottes abgeleiteten Schwesterlichkeitsethik. Der Nächstenliebe kommt hier die zentrale Begründungsleistung zu. Pflegerische Versorgung ist Ausdruck einer durch die *caritas* bestimmten Fürsorglichkeit. Allerdings ist diese Sorge um den Menschen nur über spezifische Vermittlungsschritte in ein Recht auf Pflege zu übersetzen. In der Fürsorglichkeit steht das Wohl der Pflegeempfänger (im normativ besten Falle) im Zentrum des Handelns der Pflegenden, aber der Pflegebedürftige bleibt passiv Empfangender. Man will sein »Bestes«, aber gerade das müsste in rechtstheoretischen Überlegungen bei ihm bleiben und nur für ihn verfügbar sein. Da es aber sowohl normativ in den einschlägigen sozialrechtlichen Bestimmungen als auch praktisch in der Organisation der Pflegearbeit um vielfältige Rechtsansprüche (zweiter Ordnung) der zu Pflegenden geht, muss eine genuin theologische Begründung der Versorgung Pflegebedürftiger eine Verbindungsbrücke beschreiten von der religiösen Letztbegründung hin zur modernen Sozialstaatlichkeit.

Ein Spannungsmoment, das sich hier zeigt, besteht in Perspektivenkollision von Pflegenden und Pflegebedürftigen. Schon im Begriff der Fürsorge steckt die stellvertretende Handlung für jemanden anderen (Dritte-Person-Perspektive). Das mag mit Blick auf die empirisch auch (aber nicht nur) bei Pflegebedürftigen festzustellende Einschränkung, sich selbst vertreten zu können (man denke hier nur an kleine Kinder oder demente Ältere) naheliegen, geht aber am Begründungsproblem eines Rechts auf Pflege vorbei.[1] Es ist dieser besonderen Perspektive der Dritten-Person-Singular geschuldet, dass Pflegebedürftigkeit als Problem einer Spannung zwischen »Freiheit« und »Sicherheit« begriffen wird.[2] Dabei ist für die Bewertung dieses Denkweges wichtig festzustellen, dass die Freiheit der Pflegebedürftigen als Ausdruck ihrer Selbstbestimmung überhaupt in eine polare Gegenposition zur Versorgungssicherheit gesetzt wird. Würde in dieser Argumentation die Freiheit der Pflegebedürftigen ein Grundrecht persönlicher Autonomie markieren (was es in theologischen Begründungsdiskursen gar nicht sein kann), dann wäre auch die Frage der »Sicherheit« dieser Freiheit auf Selbstbestimmung – und das schließt die Bereitschaft des Individuums, bestimmte Risiken in Kauf zu nehmen, ein – unzweifelhaft nachgeordnet. Von einer Symmetrie dieser normativen Zielbestimmungen in der pflegerischen Versorgung kann überhaupt nur derjenige argumentativ ausgehen, für den der Wille der Individuen nicht letzte Handlungsbegründung ist. Eine solche Wahrnehmung korrespondiert mit der theologischen Hierarchieebene, in eine von Gott gegebene Ordnung eingebunden zu sein. Schließlich geht diese Schöpfungsordnung auch dem Willen der Individuen voraus. Solidarität und Mitleid als ihr wesentlicher Teil korrespondieren nun mit der Vorstellung, die Sicherheit der Pflegebedürftigen sei das höchste zu erreichende, objektivierbare Gut. Abgestützt wird diese Argumentation durch naturrechtliche Bezüge, die säkulare menschenrechtliche Normen durchaus in sich aufnehmen können. Theologische Überlegungen können den Pflegediskurs auch deshalb stark bestimmen, weil sie sich hier entsprechenden Diskursen öffnen.[3]

Es passt in dieses Argumentationsmuster, dass Diskussionen über dieses Verhältnis von Freiheit und Sicherheit vor allem mit Blick auf demente Personen geführt werden. Untersucht man die einschlägige theologisch inspirierte Literatur, dann scheint es fast so zu sein, dass Pflegebedürftigkeit mit demenziellen Prozessen synonym gesetzt wird. Denn von der dementen Person könnte angenommen werden, dass sie gar nicht mehr in der Lage ist, ihre Freiheit zur Selbstbestimmung in vernünftiger, intersubjektiv nachvollziehbarer Form zu leben. Mit Blick auf diese Personen scheint also die Übernahme der Beobachtungsposition Dritte-Person-Singular schlüssig nachvollziehbar zu sein. Aber Pflegebedürftigkeit geht nicht notwendigerweise mit Demenz einher, und das Problem eines Rechts auf Pflege ist mit diskursiver Fixierung auf die Frage nach den Selbstbestimmungsmöglichkeiten dementer Personen nicht hinreichend zu erörtern. Zur Beantwortung der Frage nach den Begründungsmöglichkeiten eines Grundrechts auf Pflege trägt die Konzentration auf Demenz schon deshalb nicht das Entscheidende bei, weil sie eben nicht als schwerste Stufe und wahrer Kern der Pflegebedürftigkeit anzusehen ist. Ein grundlegendes Recht bemisst sich nicht in Zuweisungsquantitäten.

Es wird im weiteren Verlauf dieses Beitrags noch genauer auf die Frage der Fähigkeit zur Selbstbestimmung als Voraussetzung von Personalität eingegangen werden. Bevor wir zu diesem Zusammenhang kommen, soll eine andere Begründung für das Recht auf Pflege diskutiert werden.

Liberale Diskurse

In sogenannten liberalen Diskursen geht es um Begründungen von Rechten erster Ordnung, die nicht aus einem außerweltlichen Willen (göttlicher Schöpfungsplan) abgeleitet werden, sondern aus der aufgeklärt-egoistischen Interessenkalkulation der Individuen in der Welt. In den in diesem Bereich vorhandenen unterschiedlichen Sozialvertragskonstruktionen wird die Legitimität politischer Ordnung durch die Bindung an den individuellen Willen der Subjekte dieser Ordnung erzeugt. Solche Begründungen der Grundrechte stehen im Zentrum liberaler politischer Philosophie. Auf den Fall der individuellen Pflegebedürftigkeit übertragen, bedeutet das etwa, dass es für das Individuum vernünftig ist, sich direkt oder indirekt (etwa durch steuerliche Abgaben) für die Versorgung Pflegebedürftiger einzusetzen, unter der Bedingung, dass reziprok auch auf die jeweils eigene Bedürftigkeit durch die anderen Subjekte versorgend reagiert wird.[4] Sozialverträge sind immer Verträge auf politische und gesellschaftliche Gegenseitigkeit.

Der US-amerikanische Philosoph John Rawls hat den Versuch unternommen, aus der individuellen Nutzenkalkulation heraus zu einer vertragstheoretischen Konstruktion der Theorie moderner Gerechtigkeit zu kommen.[5] Zwar finden sich bei ihm keine Ausführungen zu einem Recht auf Pflege, aber seine allgemeinen Begründungen für eine Politik der Gerechtigkeit kann auf die besondere Situation Pflegebedürftiger übertragen werden. Nach Rawls sind solche Gerechtigkeitsprinzipien begründbar, wenn sie Ergebnis einer Reflexion der Individuen sind, die von ihren aktuellen und realen sozialen Stellungen, von Fragen des persönlichen Reichtums, der Gesundheit und Ähnlichem absehen und sich hinter einem Schleier des Nichtwissens darüber Gedanken machen, für welche Regelungen sie einträten, wenn sie über ihren jeweiligen Gerechtigkeitsstatus (reich oder arm, jung oder alt, gesund oder krank, pflegebedürftig oder nicht) nichts wüssten. Im Rahmen dieser gedankenexperimentellen Modellannahme kommt man zu Aussagen, in denen die eigene Bedürftigkeit mit der möglichen eigenen Nicht-Bedürftigkeit in Spannung tritt (man weiß eben nicht, zu welcher Gruppe man gehört). Danach ist es vernünftig, bei sozialpolitischen Maßnahmen für eine mittlere Position in Bezug auf die Aufwendungen für die Gesundheit und Pflege Anderer zu votieren. Wüsste der Kalkulierende, dass er pflegebedürftig ist, dann würde er für eine maximale Versorgung eintreten und etwa die staatliche Finanzierung solcher Leistungen für gerecht halten. Wüsste der Kalkulierende nun aber, dass er als nicht pflegebedürftiger Mensch in den Genuss dieser staatlichen Leistungen gar nicht käme, dann wäre er auch nicht bereit, erhebliche praktische oder finanzielle Leistungen für die Versorgung Anderer zu erbringen. Da seine Entscheidung aber eben hinter einem Schleier des Nichtwissens getroffen wird, votiert er vernünftigerweise für eine mittlere Position, wie sie sich etwa im deutschen System der Pflegeversicherung darstellt. Die Versicherung übernimmt in einem gedeckelten Rahmen anfallende Pflegekosten, dafür werden relativ geringe Anteile vom Arbeitslohn einbehalten. Ein Anspruch auf Pflege wird hier unter einen starken Verhältnismäßigkeitsvorbehalt gesetzt.

Einen solchen relativierenden Bezug gibt es in vielen Diskursen über Rechte erster Ordnung, von denen ein Großteil eine Grenze in anderen Rechten erster Ordnung findet (man denke hier etwa an Grenzen der Meinungsfreiheit oder Religionsfreiheit). Für ein Grundrecht auf Pflege, das solche Verhältnismäßigkeitsüberlegungen vermeidet, muss eine starke Begründung entwickelt werden, in der deutlich wird, dass sich im Recht auf Pflege die prinzipiell und immer zu gewährleistende Wahrung der Würde des Menschen realisiert. Artikel 1 Grundgesetz (»Die Würde des Menschen ist unantastbar. Sie zu achten und zu schützen ist Verpflichtung aller staatlichen Gewalt.«) kennt allerdings Grenzen durch den Grundsatz der Verhältnismäßigkeit, wie sie in vielen Entscheidungen durch das Bundesverfassungsgericht gezogen wurden.[6] Eine starke Begründung eines Grundrechts auf Pflege muss sich diesen pragmatischen Verhältnismäßigkeitsüberlegungen entziehen, und der allgemeine Anspruch auf Würde muss in der Besonderheit eines Grundrechts auf Pflege konkretisiert werden und gleichzeitig aufscheinen. Rawls Versuch, solche Fragen mithilfe einer vertragstheoretischen Konstruktion zu lösen, scheitert gerade mit Blick auf die Pflege. Wie schon an anderer Stelle gesagt, taucht sie als Reflexionsgegenstand in seiner Theorie der Gerechtigkeit nicht auf. Allgemein wird auf Hilfeverpflichtungen gegenüber Schwächeren als Ausdruck von Fairness verwiesen.[7]

Kommunitaristische Begründungen

Die Annahme, mithilfe eines aufgeklärten Egoismus zu vernünftiger Staatlichkeit und sozialer Gerechtigkeit gelangen zu können, ist immer wieder heftig bestritten worden. Dabei ist insbesondere das Argument, jeder individuellen Freiheitsoption ginge gesellschaftliche Bezüglichkeit voraus, schon mit Blick auf die je individuellen Sozialisationsprozesse nur schwer von der Hand zu weisen. Alle Personen sind in bestimmte Gemeinschaften hineingeboren worden. Solche kommunitaristischen Kritiken liberaler politischer Philosophie verweisen auf die in der Gesellschaft angelegten Gerechtigkeitsprinzipien als Quelle normativer Substanz. Eine herausragende Rolle in diesem Diskurs spielte und spielt die Gerechtigkeitstheorie des US-amerikanischen Philosophen Michael Walzer, der unterschiedliche Gerechtigkeitsprinzipien für unterschiedliche Bereiche des gesellschaftlichen Lebens beschreibt. Danach gibt es Sphären des freien Austausches (ökonomischer Tausch, Markt), Räume der Anerkennung (Identitätsschonung, Sozialisation, Kunst und Wissenschaft) und Areale der Sicherheit und Wohlfahrt, in denen es um Bedürfnisse der Individuen und ihre damit verbundenen gerechten Ansprüche geht.[8] Diese unterschiedlichen Sphären werden durch unterschiedliche Gerechtigkeitsvorstellungen geformt. Für ökonomische Fragen existieren andere Gerechtigkeitsvorstellungen als für sozialpolitische Verteilungsprobleme.

Walzer rückt in Abkehr von Rawls die Gesellschaft in den Vordergrund seiner Gerechtigkeitstheorie. Die Gesellschaft ist für ihn wesentlich eine Distributionsgemeinschaft. Überzeugt davon, dass der soziale Kontext von Normen und Werten durchaus relevant für eine Theorie der Verteilungsgerechtigkeit ist, steigt für ihn diese soziale Verteilungsgemeinschaft zu einer Art objektiven Instanz der Zuweisung von Werten auf. Walzer sieht durchaus, dass es hier zu Konflikten zwischen gesellschaftlicher Zuweisung und individuellen Ansprüchen kommen kann. Von Selbstbestimmung kann nach Walzer nur dann geredet werden, wenn sich jeder im Verteilungsprozess wiederfindet. Aber die Vermittlung von individueller Selbstbestimmung und gesellschaftlicher Verteilung bleibt unbestimmt, hat eben nicht die bindende Form eines Grundrechts, sondern wird an die gerechte Gesellschaft verwiesen.

Pflegebedürftigkeit wird auch von Walzer nicht direkt diskutiert, aber über den Begriff des Bedürfnisses könnten Rechtsansprüche auf Pflege begründet werden. Das Problem mit kommunitaristischen Begründungen besteht nun darin, dass die Definition dessen, was ein Bedürfnis ist, eben nicht an die Selbstbestimmung der Individuen gebunden wird, sondern an die Moral einer Verteilungsgesellschaft, die wiederum aus der Dritten-Person-Singular-Perspektive über die Angemessenheit von Bedürfnissen urteilt. Der Bedürftige bleibt passiv Empfangener und wird in diesem Status objektiviert. Solche äußerlichen Definitionen dessen, was für spezifische Individuen das Gute ist, welche Bedürfnisse sie haben sollten und welche nicht, und was in diesem Zusammenhang Gerechtigkeit bedeutet, nimmt im Kommunitarismus ab und an absurd erhellende Züge an. Ein Beispiel: So stellt etwa Charles Taylor in seinem Text zur »negativen Freiheit« fest, dass es in der Verwendung elektrischer Zahnbürsten keinen objektivierbaren Sinn gebe und deshalb das Bedürfnis und der Wunsch eine solche Zahnbürste zu besitzen, keinerlei prioritäre Befriedigung durch die gesellschaftliche Verteilung zu erwarten hat und der Mangel einer elektrischen Zahnbürste überhaupt kein Gerechtigkeitsproblem darstelle.[9]

Gerade der kommunitaristische Diskurs, der aufgrund seiner rigiden Kritik am normativ leerlaufenden Individualismus und den damit verbundenen gesellschaftlichen Pathologien, seiner Gegenüberstellung von Rechten und Pflichten und der Bedeutung gesellschaftlicher Sittlichkeit Ende des 20. Jahrhunderts erhebliche ideologische Bindungswirkungen erzeugte, eignet sich als Theorie eines Grundrechts auf Pflege nicht. Zwar werden die Leistungen von Verteilungsgemeinschaften gewürdigt, aber mit Blick auf den Wert individueller Selbstbestimmung als Grundlage normativer gesellschaftlicher Entscheidungen liefert sie keine tragfähige normative Grundlage. Letztlich – und das zeigt sich in der theologischen Renaissance im Spätwerk Taylors – kommt eine solche Kritik liberaler Rechtsansprüche über den theologischen Paternalismus, der am Beginn dieses Beitrags skizziert wurde, nicht hinaus. Gerechtigkeit besteht dann darin, dass jedes Individuum die ihm entsprechende Zuweisung erhält. Wie diese aussieht, kann aber nicht der Selbstbestimmung der Individuen entnommen werden, sondern ergibt sich aus den normativen Grundlagen einer übergeordneten Zuweisungsgemeinschaft. Die Gesellschaft agiert als Gott der Distributionen, und der kommunitaristische Hinweis, diese gesellschaftliche Gewalt sei aber bestimmt durch die Freiheit der in ihr Zusammengeschlossenen, geht an der Idee einer unhintergehbaren und eben nicht über Verteilung zu verallgemeinernden Individualität vorbei.

Anerkennungsverhältnisse

Meines Erachtens bietet sich mit der hegelschen Rechtsphilosophie[10] eine starke Begründungsgrundlage, die das Grundrecht auf Pflege als normative Reproduktionsbedingung von Gesellschaftlichkeit und personaler Würde überhaupt begreift. Immerhin ist die Idee, individuelle Selbstbestimmung ins Zentrum der bürgerlichen Gesellschaft zu rücken, keineswegs neu. Schon für Hegel ist die Person Ausgangspunkt seiner Rechtsphilosophie: »Die Totalität oder Wirklichkeit, welche sich als die Wahrheit der sittlichen Welt darstellt, ist das Selbst *der Person*; ihr Dasein ist das *Anerkanntsein*.«[11] Die Person gewinnt ihre Autonomie in einem gesellschaftlichen Interaktionsverhältnis. Personalität, Selbstbestimmung und Autonomie sind nicht mehr individuelle, gar naturwüchsige Eigenschaften und Kompetenzen, sondern Ausdruck gesellschaftlicher Kommunikation. Der Kommunikationsbegriff ist deshalb richtig gewählt, um diese gesellschaftlichen Anerkennungsverhältnisse zu beschreiben, weil sich diese nicht als Verknüpfung individueller Handlungen und Interaktionen ergeben, quasi als Netzwerk entstehen, sondern immer schon das Netz sind, indem das Individuum seine Anerkennung erfährt und damit auch seine Selbstbestimmung und Autonomie.

Dieser Anspruch auf wechselseitige Anerkennung ist für Hegel das Prinzip der bürgerlichen Gesellschaft: »Die konkrete Person, welche sich als *besondere* Zweck ist, als ein Ganzes von Bedürfnissen (...) ist das *eine Prinzip* der bürgerlichen Gesellschaft, – aber die besondere Person als wesentlich in *Beziehung* auf andere solche Besonderheit, so daß jede durch die andere und zugleich schlechthin nur als durch die Form der *Allgemeinheit, das andere Prinzip, vermittelt* sich geltend macht und befriedigt.«[12]

Was macht Hegel hier? Er verbindet die beiden Grundeigenschaften des Individuums – zugleich unhintergehbar einmalig und ein Rechtssubjekt zu sein – im Begriff der Person und macht selbigen zur Grundlage seiner Rechtsphilosophie, zum Prinzip der bürgerlichen Gesellschaft.[13] Die Besonderheit der je individuellen Personalität, der individuellen Existenz, die es nur so und einmalig gibt, drückt sich in der Ersten-Person-Singular-Perspektive aus. Nur »ich« kann »ich« für mich sagen. Die Erste-Person-Singular ist unvertretbar. Gleichzeitig und in derselben Person ist das Individuum Träger allgemeiner Rechte. In seiner Person verbindet sich also individuelle Selbstbestimmung und allgemeine Rechtsordnung.

Die unhintergehbare Individualität der einzelnen Person ist in der bürgerlichen Gesellschaft somit im hegelschen Sinne *aufgehoben*. Die einzelnen Personen existieren dabei nicht atomistisch nebeneinander, wie bei Rawls, sondern sind immer nur in Beziehung aufeinander zu denken. Hegel verschränkt die Bedürfnisbefriedigung der einzelnen Personen dergestalt, dass die Bedürfnisbefriedigung des Anderen Bedingung der Möglichkeit meiner Bedürfnisbefriedigung ist – und umgekehrt. Somit ist die bürgerliche Gesellschaft der Raum, in dem eben dies für Alle als Allgemeinheit möglich ist. Dabei bleibt jede Person stets eine Handelnde, insofern die Bedürfnisbefriedigung immer vor dem Hintergrund der Autonomie und Selbstverwirklichung vonstattengeht. Was bedeutet dies nun für das Verständnis von Pflege? Hegel liefert das Maß, an dem sich jede Gesellschaft messen lassen muss. Das Recht auf Pflege ist der bürgerlichen Gesellschaft inhärent. Es gilt, die Unhintergehbarkeit, Unvertretbarkeit und Unverwechselbarkeit der je eigenen Individualität samt ihrem Anspruch auf Autonomie und Selbstverwirklichung anzuerkennen.

Thomas Noetzel

Wer jetzt meint, der Personenbegriff könne dieser Theorie auf die Füße fallen, der irrt. Natürlich setzt jeder Personenbegriff Reflexionsvermögen, Selbstbezüglichkeit und Selbstbewusstsein, wie auch immer geartet, voraus und man könnte jetzt müßig spekulieren, wie viel davon in welchem Pflegegrad vorhanden ist und ein »Recht auf Pflege« quantitativ verteilen. Gemeint ist jedoch die Person als Allgemeines. Dient sie, wie bei Hegel, als Grundlage einer Theorie der bürgerlichen Gesellschaft, so ist die einzelne, real existierende Person a priori immer schon Teil der bürgerlichen Gesellschaft und ist eben deshalb Person. Die Personalität kann folglich niemandem abgesprochen werden.[14] Diese Personalität kann auch niemand verlieren, weil er sie als persönliche individuelle Kompetenz nie besessen hat. Die Würde der Person entsteht in der normativen Struktur gegenseitiger Anerkennung ohne naturale Zertifizierung. Niemand muss beweisen, dass er eine Person ist, um als solche anerkannt zu werden. Wenn solche besonderen Bedingungen mit der Anerkennung von Personalität verbunden werden, stoßen wir auf ein Herrschaftsinstrument der Unterdrückung, Entwürdigung und Demütigung von Menschen, das die Sittlichkeit der bürgerlichen Gesellschaft tief verletzt.

Damit verliert auch das immer wieder beschworene Problem der Demenz wenigstens seinen theoretischen Schrecken. Für die Frage eines Grundrechts auf Pflege, in dessen Begründungszentrum das individuelle Recht auf Selbstbestimmung und Autonomie steht, ist die Frage der naturalen Verfassung der Individuen von keinerlei Bedeutung. Dieses Grundrecht auf Pflege als Ergebnis gesellschaftlicher Sittlichkeit der Anerkennung der je Anderen als unhintergehbare Verbindung von individueller Besonderheit und rechtlicher Allgemeinheit hat keinerlei naturalistische Komponente. Es geht bei einer Reflexion über das Grundrecht auf Pflege und den normativen Bezügen der Wahrung von Selbstbestimmung und Autonomie nicht um die Messung persönlicher Kompetenzen, sondern um die Realisierung der Anerkennung der Sittlichkeit der bürgerlichen Gesellschaft. Diese Anerkennung zu vollziehen, drückt die Würde der Einzelnen aus. Die oft beschworene Spannung zwischen Freiheit und Sicherheit löst sich in ein technisches Problem auf und geht an der Frage der Wertschätzung und einmaliger, unverwechselbarer Personalität – in welcher psychophysischen Form auch immer – vorbei. Das Grundrecht auf Pflege fußt auf der Freiheit der Person und ihrer Autonomie. Auf nichts anderem.

Was meint Freiheit hier? Nichts anderes als Ermöglichung von Prozessen der Selbstbestimmung und Selbstverwirklichung. Das geht über einen negativen (Freiheit von) und positiven (Freiheit zu) Freiheitsbegriff hinaus. Autonomie ist die unhintergehbare Freiheit des Individuums, ein radikal Einzelnes zu sein, das sich qua Konkretion durch Komplexion im Wechselspiel mit anderen Einzelnen, aufgehoben im Allgemeinen der bürgerlichen Gesellschaft, selbst verwirklicht. Dieser Vorgang nennt sich Leben und ist ein Grundrecht, das sich gerade im Pflegefall bewähren muss. Ein Grundrecht auf Pflege bedeutet also, Pflegebedürftige als autonome Personen zu ihrem Recht auf Selbstbestimmung kommen zu lassen. Koste es, was es wolle. Dass weder der theologische Diskurs noch die im Rahmen dieses Beitrags skizzierten liberalen und kommunitaristischen Ansätze zu einer solchen Nobilitierung der Pflegebedürftigkeit als Philosophie der Freiheit kommen, zeigt eine gewisse Armut der Theorie und erheblichen denkerischen Nachholbedarf. Und ist vielleicht auch Ausdruck einer ängstlichen Scheu der Philosophierenden, sich mit den Bedingungen der Möglichkeit ihrer Autonomie im Grenzfall der Pflegebedürftigkeit selbst zu beschäftigen.

Thomas Noetzel

Anmerkungen

1 Das auf die Bedürftigkeit von Kindern im weiteren Verlauf dieses Beitrags nicht eingegangen wird, hängt damit zusammen, dass Kinderrechte auf Pflege zu begründen sind mit den Kompensationsverpflichtungen ihrer Eltern, die mit der Zeugung und Geburt des Kindes existenzielle Fremdbestimmung vorgenommen haben. Zeugung und Geburt stellen ein Gewaltverhältnis dar, dessen strukturelles Unrecht wieder gut gemacht werden muss – dadurch, dass das Kind aus der Situation der fremdbestimmten Natalität in die Lage versetzt wird, sich sein Leben in freier Selbstbestimmung anzueignen.
2 Vgl. Marco Bonacker/Gunter Geiger (Hrsg.), Menschenrechte in der Pflege. Ein interdisziplinärer Diskurs zwischen Freiheit und Sicherheit, Opladen–Berlin–Toronto 2018. Die beiden Herausgeber sind in führender Position in der Weiterbildungsarbeit der katholischen Kirche tätig.
3 Vgl. Marco Bonacker, Zwischen Genese und Geltung. Religiöse Identität bei John Rawls als Paradigma einer theologischen Ordnung, Paderborn 2016. Den Menschen sind von Gott natürlicher Rechte zugewiesen worden. Eine solche Vorstellung gestifteten Rechts hat mit der Idee der Würde autonomer Individuen nichts zu tun.
4 Vgl. Otfried Höffe, Soziale Gerechtigkeit. Über die Bedingungen realer Freiheit, in: Gerhard Schwarz/Justus Uwe Wenzel (Hrsg.), Lust und Last des Liberalismus. Philosophische und ökonomische Perspektiven, Zürich 2006, S. 123–128.
5 Vgl. John Rawls, A Theory of Justice, Cambridge MA 1971.
6 Vgl. Günter Frankenberg, Würde. Zu einem Schlüsselbegriff der Verfassung, in: APuZ 16–17/2019, S. 37–42, hier S. 40.
7 Rawls spricht im neunten Abschnitt der Theorie der Gerechtigkeit von »Fairness als Pflicht«. Vgl. Rawls (Anm. 5).
8 Vgl. Michael Walzer, Spheres of Justice: A Defense of Pluralism and Equality, New York 1983.
9 Vgl. Charles Taylor, Negative Freiheit? Zur Kritik des neuzeitlichen Individualismus, Frankfurt/M. 1988. Mit Blick auf die elektrische Zahnbürste ist es übrigens nicht sehr weit gedacht. Dass das in Fällen körperlicher Einschränkung und Pflegebedürftigkeit ein wertvolles Hilfsmittel sein könnte, ist Taylor nicht eingefallen. Hier zeigt sich noch einmal, dass Pflege, Hinfälligkeit, Bedürftigkeit nur selten Gegenstände der Philosophie und des Philosophierens sind.
10 Ich danke der Hegelexpertin Uta E. Köhler für Anregungen und Hilfe. Sie hat mir Hegel nahegebracht.
11 Georg Wilhelm Friedrich Hegel, Phänomenologie des Geistes, Frankfurt/M. 1970 (1807), S. 465. Herv. Thomas Noetzel.
12 Ders., Grundlinien der Philosophie des Rechts oder Naturrecht und Staatswissenschaft im Grundrisse, Frankfurt/M. 1970 (1820), § 182, S. 339. Herv. Thomas Noetzel.
13 Vgl. Person. Philosophische Texte von der Antike bis zur Gegenwart, hrsg. von Martin Brasser, Stuttgart 1999, S. 102–108.
14 Das tun Aufzüge im Übrigen auch nicht. Oder stand irgendwann auf den TÜV-Plaketten zu lesen: maximal 12 Personen *oder* Menschen.

Diana Auth

Politikfeld »Pflege«

Vor 25 Jahren wurde das Pflegeversicherungsgesetz verabschiedet – ein guter Zeitpunkt, um Bilanz zu ziehen. Bis zur Einführung der Pflegeversicherung war traditionell und im Sinne des Subsidiaritätsprinzips die Familie (oder das soziale Nahumfeld) für die Altenpflege zuständig. Seitdem ist »[d]ie pflegerische Versorgung der Bevölkerung (...) eine gesamtgesellschaftliche Aufgabe« (§ 8 Abs. 1 Sozialgesetzbuch (SGB) XI). Doch die Erfüllung dieser Aufgabe bereitet heute immer mehr Schwierigkeiten, die zum einen mit soziodemografischen und -kulturellen Veränderungen, wie dem demografischen Wandel, der Pluralisierung von Familienformen und dem Wandel von Geschlechternormen, zu tun haben. Es sind aber zum anderen auch die politökonomisch bedingten Konstruktionsprinzipien und Strukturmerkmale der Pflegeversicherung selbst, beispielsweise die Beschränkung auf eine Grundversorgung oder die Wettbewerbsorientierung, die Reformen notwendig machen, um in Zukunft (mehr) Pflegedürftige angemessen versorgen zu können und gleichzeitig den Pflegenden, egal ob beruflich oder familiär, würdige Arbeits- beziehungsweise Pflegebedingungen und (materielle) Anerkennung zukommen zu lassen.

Rückblick: Die kollektive Absicherung des Pflegebedürftigkeitsrisikos

Mitte der 1990er Jahre wurde nach gut 20-jähriger Diskussion die gesetzliche Pflegeversicherung in Deutschland eingeführt. Zuvor galt das Risiko, pflegebedürftig zu werden, als private Angelegenheit. Auf die politische Agenda geriet das Politikfeld »Pflege« aus mehreren Gründen: *erstens* infolge der Überlastung der Kommunen durch enorme pflegebedingte Sozialhilfeausgaben, *zweitens* – damit zusammenhängend – durch die Degradierung der hochbetagten, meist weiblichen stationär versorgten Pflegebedürftigen zu Sozialhilfe- und damit »Taschengeld«-Empfängerinnen, *drittens* aufgrund der quantitativen und qualitativen Versorgungsdefizite im ambulanten Bereich und *viertens* durch die Überforderung und dadurch sinkende (Aufopferungs-)Bereitschaft der meist weiblichen häuslich Pflegenden. Infolge dieses sozialpolitischen Problemdrucks wurden mehrere Alternativen diskutiert, wie eine private Absicherung, eine steuerfinanzierte Fürsorgeleistung oder eine Versicherungslösung – wobei Finanzierungsfragen im Kontext der herrschenden marktliberalen Wohlfahrtsstaatspolitik dabei immer eine wichtige Rolle spielten.

Bundesarbeits- und -sozialminister Norbert Blüm (CDU) trat Anfang der 1990er Jahre für eine eigenständige Pflegeversicherung ein, musste aber sowohl an die FDP als Koalitionspartner Zugeständnisse machen (soziale *und* private Pflegeversicherung, Kompensation des Arbeitgeberbeitrags durch Streichung eines Feiertags, Beitragssatzstabilität durch das Budgetprinzip) als auch an die im Bundesrat dominierende SPD (Verzicht auf eine in die Tarifautonomie eingreifende Karenztageregelung, Gewährung höherer Pflegeleistungen).[1]

Strukturprinzipien der Pflegeversicherung

Im beschriebenen Spannungsfeld zwischen sozial(politisch)en Versorgungsnotwendigkeiten und ökonomischen Restriktionen ist eine umlagefinanzierte Sozialversicherung entstanden, in der alle – also nicht nur abhängig Beschäftigte, sondern auch Beamt/innen und Selbstständige – im sozialen oder im privaten Zweig pflichtversichert sind. Im Unterschied zur Krankenversicherung erhalten alle die gleichen pflegerischen Leistungen, die allerdings aus Gründen der Beitragssatzstabilität und Kostenbegrenzung auf das Niveau einer pflegerischen Grundversorgung beschränkt wurden. Zudem wurde das Feld ökonomisiert und ein Pflegemarkt etabliert, auf dem die bis dahin dominierenden freigemeinnützigen Träger nun mit den neu hinzukommenden privaten Anbietern konkurrieren müssen. Des Weiteren werden seitdem alle privaten und freigemeinnützigen Träger von den Pflegekassen zugelassen, sofern sie die gesetzlichen Anforderungen erfüllen. Zu Beginn wurde zwischen drei Pflegestufen unterschieden. Seit 2017 sind diese durch das System der Pflegegrade ersetzt worden. Die Pflegebedürftigen (und ihre Angehörigen) können nach der Einstufung durch den Medizinischen Dienst der Krankenversicherung (MDK) zwischen Pflegegeld (zwischen 125 und 901 Euro), Pflegesachleistungen (zwischen 689 und 1995 Euro) und stationärer Pflege (zwischen 125 und

2005 Euro) wählen. Auch die Kombination von Pflegegeld und ambulanten Sachleistungen ist möglich. Das Pflegegeld wird an die pflegebedürftige Person ausgezahlt, die es an die pflegende(n) Person(en) weiterleitet. Diese sind über die Pflegeversicherung renten- und unfallversichert. Zudem können Leistungen für Verhinderungs-, Kurzzeit-, Tages- und Nachtpflege in Anspruch genommen werden. Des Weiteren wurde der Grundsatz des Vorrangs der häuslich-ambulanten Pflege gesetzlich verankert. Die Pflegeleistungen haben nur ergänzenden Charakter und sollen die familiäre, nachbarschaftliche und ehrenamtliche Pflege unterstützen. Auch die Pflegeberatung und Pflegekurse sowie Pflegehilfsmittel und Maßnahmen zur Verbesserung des Wohnumfeldes fallen in den Anspruchs- und Leistungskatalog der Pflegeversicherung.

Finanziert wird die Pflegeversicherung paritätisch durch Beiträge der Beschäftigten und der Arbeitgeber, wobei die Kosten de facto alleine von den Beschäftigen getragen werden, da ein Feiertag (der Buß- und Bettag) zur Kompensation der Arbeitgeberbeiträge gestrichen wurde. Der Beitragssatz betrug zu Beginn 1,7 Prozent; aktuell liegt er bei 3,05 beziehungsweise 3,3 Prozent für Kinderlose.[2]

2018 waren 82 Millionen Menschen pflegeversichert, davon knapp 73 Millionen in der sozialen und 9 Millionen in der privaten Pflegeversicherung. Die Einnahmen und die Ausgaben der sozialen Pflegeversicherung haben sich seit 2003 mehr als verdoppelt und liegen aktuell (2018) bei etwa 38 Milliarden Euro (Einnahmen) beziehungsweise 39 Milliarden Euro (Ausgaben). Zwischen 2008 und 2016 gab es einen Einnahmeüberschuss, in den vergangenen beiden Jahren war der Saldo dagegen negativ. Der Mittelbestand lag Ende 2018 bei knapp 3,4 Milliarden Euro.[3]

Regulierung des Politikfeldes »Pflege«

Der gesetzliche Rahmen der Pflegeversicherung wird auf Bundesebene festgelegt. Für pflegepolitische Reformen ist das Bundesgesundheitsministerium federführend zuständig. Für den Bereich der Vereinbarkeit von Beruf und Pflege kann die Zuständigkeit aber auch an das Bundesfamilienministerium fallen, und für den Bereich der Festlegung von Mindestlöhnen in der Pflege ist das Bundesarbeitsministerium zuständig.

Die Bundesländer, die Kommunen, die Pflegeeinrichtungen sowie die Pflegekassen sollen eng zusammenwirken, »um eine leistungsfähige, regional gegliederte, ortsnahe und aufeinander abgestimmte ambulante und stationäre pflegerische Versorgung der Bevölkerung zu gewährleisten«

(§ 8 Abs. 2 SGB XI). In diesem Kontext sind die Bundesländer für die Vorhaltung einer leistungsfähigen, ausreichenden und wirtschaftlichen Pflegeinfrastruktur inklusive der Investitionskosten im stationären und ambulanten Bereich zuständig. Die Kommunen haben sich dagegen seit Einführung der Pflegeversicherung vielfach aus ihrer Verantwortung für die pflegerische Versorgung zurückgezogen, auch wenn die Leistungserbringung weiterhin auf der kommunalen Ebene erfolgt.[4]

Der Sicherstellungsauftrag liegt bei den Pflegekassen, denen im Rahmen der Pflegeversicherung eine wichtige Machtposition zukommt. Um ein bedarfsdeckendes, wirksames und wirtschaftliches pflegerisches Angebot sicherzustellen, schließen die Pflegekassen Versorgungsverträge mit den Anbietern pflegerischer Dienstleistungen ab. Ein weiteres Element dieser korporatistischen Steuerung sind die Vergütungs- und Pflegesatzverhandlungen, im Rahmen derer die Pflegekassen sowie weitere Kostenträger mit den Pflegeeinrichtungen auf individueller, unter Umständen auch auf regionaler oder auf Landesebene die Vergütungen für die pflegerischen Leistungen verhandeln. Beaufsichtigt werden die Pflegekassen vom Bundesgesundheitsministerium, dem Bundesversicherungsamt und den Gesundheitsministerien der Bundesländer.[5]

Pflegepolitik: wichtige Pflegereformen

Bereits kurz nach der Einführung der Pflegeversicherung wurden Reformbedarfe sichtbar, die beispielsweise die Qualitätssicherung, die Pflegeberatung oder den Pflegebedürftigkeitsbegriff betrafen. Einige der wichtigsten pflegepolitischen Reformen werden im Folgenden exemplarisch dargestellt.

Vereinbarkeit von Beruf und Pflege

2008 wurde im Rahmen des Pflege-Weiterentwicklungsgesetzes unter Bundesgesundheitsministerin Ulla Schmidt (SPD) eine Pflegezeit eingeführt. Seitdem besitzen erwerbstätige Pflegende in Unternehmen mit mehr als 15 Beschäftigten einen Rechtsanspruch auf eine bis zu sechsmonatige Erwerbsunterbrechung oder Arbeitszeitverkürzung. Lohnersatzleistungen werden in dieser Zeit nicht gezahlt. Seit 2015 besteht die Möglichkeit, in den ersten zehn Tagen, die als »kurzzeitige Arbeitsverhinderung« der Bewältigung der akuten Pflegesituation dienen, ein Pflegeunterstützungsgeld aus den Mitteln der Pflegeversicherung zu beziehen. 2016 haben gerade einmal 2 Prozent der Anspruchsberechtigten die Pflegezeit genutzt. Der Anteil hat sich seit 2010 nicht erhöht. 40 Prozent der Anspruchsberechtigten kennen die Maßnahme überhaupt nicht. Im selben Jahr haben 8 Prozent aller Anspruchsberechtigten die kurzzeitige Arbeitsverhinderung in Anspruch genommen, aber nur die Hälfte davon hat das Unterstützungsgeld beantragt.[6]

2012 wurde unter Bundesfamilienministerin Schröder (CDU) die Familienpflegezeit eingeführt. Danach können pflegende Beschäftigte ihre Arbeitszeit für bis zu zwei Jahre reduzieren. Zu Beginn erhielten sie einen Lohnvorschuss durch den Arbeitgeber, dazu mussten sie sich durch eine Familienpflegezeitversicherung gegen Erwerbsausfälle absichern. Seit 2015 wird der Vorschuss aus staatlichen Mitteln vorfinanziert. In der »Pflegephase« arbeiten die pflegenden Angehörigen Teilzeit (mindestens 15 Wochenstunden) und erhalten als zinsloses Darlehen die Hälfte des Nettogehalts, das durch die Arbeitszeitreduzierung fehlt. In der »Nachpflegephase« arbeiten die Beschäftigen wieder Vollzeit und müssen den Kredit in Raten zurückzahlen. Seit 2015 besteht auch ein Rechtsanspruch auf Familienpflegezeit in Unternehmen mit mehr als 25 Beschäftigten. Auch von der Familienpflegezeit wird kaum Gebrauch gemacht. Von allen erwerbstätigen Angehörigen nahmen 2016 knapp 2 Prozent die Familienpflegezeit in Anspruch. Viele halten sie für nicht notwendig.[7]

Insgesamt lässt sich aufgrund der geringen Inanspruchnahme schlussfolgern, dass die beiden Maßnahmen wenig zur Vereinbarkeit von Beruf und Pflege beitragen.

Reform des Pflegebedürftigkeitsbegriffs

Bei der Einführung der Pflegeversicherung galt jemand als pflegebedürftig, der Hilfebedarf bei den Verrichtungen des täglichen Lebens, wie Körperpflege, Ernährung, Mobilität und hauswirtschaftliche Versorgung, aufwies. Je nach dem Grad der Pflegebedürftigkeit wurde zwischen drei Pflegestufen unterschieden. Dieser stark verrichtungsbezogene Pflegebedürftigkeitsbegriff wurde von Beginn an kritisiert, da weder die Bereiche Kommunikation und soziale Teilhabe noch Betreuungs- und Beaufsichtigungsbedarfe, die insbesondere bei Menschen mit kognitiven und psychischen Beeinträchtigungen wichtig sind, berücksichtigt wurden. In der Folge wurden in allen Pflegereformen die Leistungen für Pflegebedürftige mit eingeschränkter Alltagskompetenz ausgedehnt, ohne die demenziell Erkrankten jedoch strukturell in die Pflegebedürftigkeitsdefinition aufzunehmen. Dies geschah erst 2017 im Rahmen des Pflegestärkungsgesetzes II. Nachdem zwei Pflegekommissionen getagt und ihre Ergebnisse vorgetragen hatten, ließen die Große Koalition (2005–2009) und die konservativ-liberale Koalition (2009–2013) die politische Entscheidung, mehr Geld in die Absicherung der Pflege zu investieren oder die Leistungen zu kürzen, unbeantwortet.[8] Erst die Große Koalition mit Bundesgesundheitsminister Hermann Gröhe (CDU) traf die Entscheidung zugunsten der demenziell Erkrankten und setzte das lang geplante und in Modellprojekten vorbereitete Vorhaben um. Die Verschleppung der Reform des Pflegebedürftigkeitsbegriffs zeigt deutlich, wie abhängig die Pflegeversicherung von politischen Mehrheiten und der Haushaltslage ist.

Anfang 2017 wurden die Pflegestufen durch das System der Pflegegrade ersetzt, in dem nun die selbstständige Alltagsbewältigung im Mittelpunkt der Einstufung steht. Auf diese Weise werden nun auch Betreuungsbedarfe sowie geistige und psychische Beeinträchtigungen erfasst und mit abgesichert. Die Reform ist mit zusätzlichen Ausgaben verbunden, da keine Pflegebedürftigen schlechter gestellt werden sollen.

Erhöhung der Pflegeleistungen

Die Pflegeversicherungsleistungen haben seit Bestehen zu erheblichen Kaufkraftverlusten geführt. Da es keine automatischen Anpassungen gab, sank der Wert der Pflegeleistungen von Jahr zu Jahr – abgesehen von den (wenigen) Jahren, in denen die Pflegeleistungen durch politischen Beschluss erhöht wurden (2008, 2010 und 2012). Die schleichende Entwertung der Pflegeleistungen hatte zur Folge, dass sich die Zahl der Bezieher/innen von Hilfe zur Pflege seit 1999 wieder stetig erhöht hat.[9] Diese Entwicklung endete allerdings, als die Maßnahmen der Pflegestärkungsgesetze zu greifen begannen. In deren Rahmen wurde eine Prüfung der Anpassung der Pflegeleistungen an die Preisentwicklung vorgenommen, die nun alle drei Jahre erfolgen soll. Das bedeutet zum einen, dass seit 2017 mehr Menschen in den Genuss (erhöhter) Pflegeversicherungsleistungen kommen, vor allem demenziell erkrankte Menschen. Zum anderen haben Menschen, die keinem Pflegegrad zugeordnet werden (ehemalige »Pflegestufe 0«[10]), nun keinen Anspruch mehr auf Hilfe zur Pflege, sondern müssen über andere Sozialhilfeleistungen versorgt werden.[11] Es bleibt jedoch festzuhalten, dass die bisherigen Dynamisierungsmaßnahmen die Kaufkraftverluste seit Einführung der Pflegeversicherung nicht ausgeglichen haben.[12]

Zahl der Pflegebedürftigen und aktuelle Prognosen

Die Zahl der Pflegebedürftigen ist seit der Einführung der Pflegeversicherung stetig angestiegen.[13] Waren 1999 gut 2 Millionen Menschen pflegebedürftig, so sind es 2017 bereits knapp 3,4 Millionen.[14] Das entspricht einer Steigerung um etwa 70 Prozent. Zwischen 2015 und 2017 ist der Anteil der Pflegebedürftigen infolge der Einführung des neuen Pflegebedürftigkeitsbegriffs um knapp ein Fünftel angestiegen. Der starke Anstieg geht auf die Integration der demenziell Erkrankten zurück, die zum Teil vorher auch schon Leistungen der »Pflegestufe 0« erhalten hatten. Infolge der längeren Lebenserwartung sind etwa zwei Drittel der Pflegebedürftigen weiblich.

Aufgrund des demografischen Wandels wird die Zahl der Pflegebedürftigen weiter steigen, darin sind sich alle Prognosen einig.[15] Nach einer Prognose des Instituts der deutschen Wirtschaft (IW), in die die Umstellung auf Pflegegrade noch nicht eingerechnet wurde, steigt die Zahl der Pflegebedürftigen bis 2035 auf über 4 Millionen, wenn man von einem gleichbleibenden Gesundheitszustand ausgeht. Damit würde die Zahl der Pflegebedürftigen in 20 Jahren um ein Drittel zunehmen. Von dieser Entwicklung sind insbesondere die ostdeutschen Bundesländer betroffen, die einen höheren Anteil älterer Menschen aufweisen.[16] Das Bundesgesundheitsministerium geht auf der Basis der Geschäftsstatistik der Pflegekassen und unter der Annahme konstanter altersspezifischer Pflegewahrscheinlichkeiten aktuell davon aus, dass sich die Zahl der Pflegebedürftigen bis 2030 auf 4,6 und bis 2060 auf 5,9 Millionen erhöhen wird.[17]

Wandel von Versorgungsarrangements

Ein Blick auf die Haushaltsformen der Pflegebedürftigen zeigt, dass sich ein Trend zum Alleinleben abzeichnet: Während der Anteil der alleinlebenden Pflegebedürftigen – viele davon verwitwet – von 22 Prozent im Jahr 1998 auf 34 Prozent im Jahr 2016 angestiegen ist, so ist fast spiegelbildlich der Anteil der Verwitweten, die mit ihren Angehörigen in einem Haushalt wohnen, gesunken (von 28 auf 17 Prozent). Im selben Zeitraum wohnten konstant 28 Prozent der Pflegebedürftigen mit ihrem (Ehe-)Partner oder ihrer (Ehe-)Partnerin im selben Haushalt.[18]

Neben Haushaltsveränderungen seitens der Pflegebedürftigen zeichnet sich zudem ein soziodemografischer Wandel bei den häuslich Pflegenden ab. Aufgrund des Anstiegs der Frauenerwerbstätigkeit und der zunehmenden Mobilität nimmt das sogenannte häusliche Pflegepotenzial ab.

Dennoch wird auch heute noch der größte Teil der Pflegebedürftigen (52 Prozent) zuhause ausschließlich durch Angehörige versorgt.[19] Auch 1999 wurde gut die Hälfte der Pflegebedürftigen zuhause allein durch Angehörige versorgt. Der Anteil sank bis 2009 auf 46 Prozent; seitdem steigt er wieder an.[20]

Ein genauerer Blick auf die häuslichen Hauptpflegepersonen ergibt, dass gut ein Drittel der Pflegebedürftigen von ihren Partner/innen gepflegt wird. Der Anteil ist seit 1998 relativ konstant. Gut ein Zehntel der Pflegebedürftigen wurde 2016 von ihren Söhnen, gut ein Viertel von ihren Töchtern gepflegt, wobei sich der Anteil der pflegenden Söhne von 1998 bis 2010 verdoppelt hat und seitdem stagniert. Demgegenüber ist der Anteil der pflegenden Töchter bis 2010 um 3 Prozentpunkte zurückgegangen und danach ebenfalls konstant geblieben.[21] Auch wenn nach wie vor der größte Teil der häuslich Pflegenden weiblich ist, pflegen Männer heute deutlich häufiger: Der Anteil der männlichen Hauptpflegepersonen ist seit 1998 um 11 Prozentpunkte von 20 auf 31 Prozent im Jahr 2016 angestiegen.[22]

Diese Entwicklung geht einher mit dem Trend zur Parallelität von Erwerbstätigkeit und häuslicher Pflege. Waren im Jahr 1998 noch 64 Prozent der Hauptpflegepersonen im erwerbsfähigen Alter nicht erwerbstätig, sinkt der Anteil seitdem kontinuierlich. 2016 waren es schon nur noch 35 Prozent. Von allen Hauptpflegepersonen im erwerbsfähigen Alter arbeiteten 2016 28 Prozent in Vollzeit und 36 Prozent in Teilzeit- oder geringfügiger Beschäftigung. Differenziert nach Geschlecht zeigt sich ein etwas höherer Anteil an Männern beziehungsweise Söhnen, die Pflegeaufgaben mit einer Erwerbstätigkeit vereinbaren. Dabei arbeitet die Hälfte der pflegenden Männer im erwerbsfähigen Alter Vollzeit, bei den Frauen ist es nur ein Fünftel.[23]

Mehr pflegende Männer beziehungsweise Söhne und mehr erwerbstätige Pflegende erklären, warum der Anteil der Pflegebedürftigen, die Unterstützung durch ambulante Pflegedienste in Anspruch nehmen, kontinuierlich angestiegen ist und zwar von 21 Prozent im Jahr 1999 auf 24 Prozent im Jahr 2017. Der Anteil der stationär versorgten Pflegebedürftigen ist von 28 Prozent (1999) zunächst bis auf 32 Prozent im Jahr 2007 angestiegen. Seitdem sinkt er wieder und liegt aktuell bei 24 Prozent.[24]

Wandel der Pflegebranche

Seit der Einführung der Pflegeversicherung wurde die Pflegeinfrastruktur stark ausgebaut. Die Zahl der ambulanten Pflegedienste stieg von knapp 11 000 im Jahr 1999 auf gut 14 000 im Jahr 2017. Die Zahl der Pflegeheime hat sich im selben Zeitraum von knapp 9000 auf knapp 15 000 erhöht. Der politisch initiierte Wettbewerb zwischen privaten und freigemeinnützigen Trägern hat die Pflegelandschaft allerdings stark verändert. Lag der Anteil der privaten Träger ambulanter Pflegedienste 1999 noch bei etwa 51 Prozent, so lag er 2017 bei 66 Prozent. Das entspricht einer Steigerung um 30 Prozent. Bei den Pflegeheimen hat sich eine ähnliche Entwicklung vollzogen: Der Anteil der privaten Pflegeheime ist im selben Zeitraum von 35 auf 43 Prozent angestiegen. Dies entspricht einer Steigerung um 22 Prozent.[25] Die Verlierer dieser Entwicklung sind die freigemeinnützigen Träger, die erhebliche Marktanteile an die privaten Anbieter verloren haben. Kommunale Anbieter spielen im Pflegebereich kaum eine Rolle.

Pflegepersonal: Professionalisierung und Prekarisierung

Infolge der Zunahme der Zahl der Pflegebedürftigen und des Ausbaus der Pflegeinfrastruktur hat auch das Personal in der Pflegebranche zugenommen. Waren 1999 etwa 184 000 Personen in ambulanten Diensten beschäftigt, sind es 2017 mit 390 000 mehr als doppelt so viele. In den Pflegeheimen waren 1999 gut 440 000 Beschäftige angestellt; 2017 sind es 765 000 Personen. Das entspricht einer Steigerung um 75 Prozent.[26] Über 80 Prozent der beruflich Pflegenden sind Frauen.[27]

Ein Blick auf die Qualifikationsstrukturen zeigt, dass 47 Prozent der Beschäftigten in ambulanten Diensten und 31 Prozent der Beschäftigten in Pflegeheimen Pflegefachkräfte im Sinne der Pflegeversicherung sind. Die Pflegefachkraftquote hat sich in den ambulanten Diensten zwischen 1999 bis 2011 von 48 auf 52 Prozent erhöht. Seitdem ist sie wieder auf 47 Prozent gefallen. Auch in den Pflegeheimen ist der Anteil der Pflegefachkräfte zunächst bis 2013 leicht gestiegen und seitdem wieder gesunken. Hier zeigt sich bereits der Fachkräftemangel. Auf den gesamten Zeitraum bezogen (1999 bis 2017) ist die Zahl der Pflegefachkräfte in den ambulanten Diensten um über 100 Prozent gestiegen, während ihr Anteil am gesamten Personal um 3 Prozent gesunken ist. In den Pflegeheimen ist die Zahl der Pflegefachkräfte im selben Zeitraum um 75 Prozent gestiegen, während die Pflegefachkraftquote nur leicht, um knapp 1 Prozent, gestiegen ist.[28]

Betrachtet man die Struktur der Beschäftigungsverhältnisse, fällt auf, dass der Anteil der Vollzeitbeschäftigten seit 1999 ab-, der Anteil der Teilzeitbeschäftigten hingegen zugenommen hat. Aktuell arbeiten 69 Prozent der Beschäftigten in ambulanten Diensten und 63 Prozent der Beschäftigten in Pflegeheimen Teilzeit.[29] In der Pflegebranche wird Teilzeitarbeit gerne genutzt, um Personalengpässe zu bewältigen und Flexibilitätsressourcen auszuschöpfen.[30] Aber auch die Pflegenden selbst wünschen häufig eine Teilzeitbeschäftigung, um die gesundheitlichen Belastungen, die mit der Tätigkeit einhergehen, bewältigen zu können.[31]

Die Löhne der Pflegenden liegen unterhalb des Medians aller sozialversicherungspflichtig Beschäftigten. Ein/e vollzeitbeschäftigte/r Altenpfleger/in verdiente in Westdeutschland 2017 brutto knapp 2900 Euro, in Ostdeutschland etwa 2400 Euro. Verglichen mit dem Median der sozialversicherungspflichtig Beschäftigten sind dies 15 Prozent weniger in West- und 10 Prozent weniger in Ostdeutschland. Altenpflegehelfer/-innen verdienen sogar 40 Prozent weniger als der Median.[32] Hieran zeigt sich deutlich, dass Pflegearbeit – trotz Professionalisierung – nach wie vor unterdurchschnittlich entlohnt wird. Vergleicht man die Lohnentwicklung in der Altenpflegebranche mit der Gesamtwirtschaft, zeigt sich eine unterdurchschnittliche Entwicklung. Ursachen hierfür sind vor allem die Lohnkonkurrenz zwischen privaten und freigemeinnützigen Trägern und die fehlenden Tarifverträge in der Pflegebranche.[33] Seit 2010 gibt es immerhin einen Branchenmindestlohn, der die Abwärtsspirale gestoppt hat.[34] Er liegt aktuell in Westdeutschland bei 11,05 Euro und in den östlichen Bundesländern bei 10,55 Euro.[35]

Nicht zuletzt aufgrund der niedrigen Löhne und der schlechten Arbeitsbedingungen (Stichwort: Minutenpflege) ist mittlerweile bundesweit ein Fachkräftemangel in der Altenpflege erkennbar. Im Jahresdurchschnitt 2018 waren 24 000 offene Stellen für Altenpflegefach- und -hilfskräfte bei der Bundesagentur für Arbeit gemeldet.[36] Berechnungen von Heinz Rothgang und Kollegen der Universität Bremen zufolge entsteht bei Fortschreibung des Status quo bis 2030 eine Versorgungslücke von 434 000 Pflegekräften (Vollzeitäquivalente). Forscher/innen der Prognos AG gehen unter Berücksichtigung des neuen Pflegebedürftigkeitsbegriffs von einem Personalbedarf von 517 000 im Jahr 2030 aus.[37]

»Konzertierte Aktion Pflege«

Die Große Koalition mit Bundesgesundheitsminister Jens Spahn (CDU) hat erkannt, dass der Fachkräftemangel mittlerweile eines der drängendsten pflegepolitischen Probleme darstellt. Daher wurden zunächst im Rahmen des Pflegepersonal-Stärkungsgesetzes 2019 13 000 zusätzliche Pflegefachkräfte für die medizinische Behandlungspflege in Pflegeheimen über die gesetzliche Krankenversicherung finanziert.[38]

Politikfeld »Pflege«

Zudem sind unter dem Label »Konzertierte Aktion Pflege« die höhere Bezahlung von Pflegekräften, ein besserer Personalschlüssel und eine Ausbildungsoffensive geplant. Dabei ist den politischen Akteuren der Großen Koalition mittlerweile deutlich geworden, dass die Erhöhung der Löhne in der Pflegebranche mithilfe politischer Maßnahmen schwierig ist, denn zum einen fehlt ein Tarifvertrag, der für allgemeinverbindlich erklärt werden könnte, zum anderen zeigt der private Arbeitgeberverband in der Pflege wenig Bereitschaft, bundeseinheitliche Lohnstrukturen zu verhandeln. Es bleibt abzuwarten, inwieweit der Versuch der Tarifvertragsparteien gelingt, einen Tarifvertrag zu vereinbaren, den Bundesarbeitsminister Hubertus Heil (SPD) dann auf der Grundlage des Arbeitnehmer-Entsendegesetzes (unter Berücksichtigung des kirchlichen Selbstbestimmungsrechts) für allgemeingültig erklären kann. Als Alternative bliebe nur die Erhöhung der Branchenmindestlöhne. Im Rahmen der Konzertierten Aktion wurde vorausschauend festgehalten, dass Lohnerhöhungen – sollten sie durchgesetzt werden – Reformen der Pflegeversicherung notwendig machen, da ansonsten die Pflegebedürftigen aufgrund der gedeckelten Leistungen die höheren Lohnausgaben durch höhere Eigenbeteiligungen tragen müssen.[39] Das Pflegelöhneverbesserungsgesetz, das im Herbst 2019 verabschiedet wurde, bildet nun die Grundlage für zwei Möglichkeiten der Lohnerhöhungen: über einen Tarifvertrag, der dann für allgemeingültig erklärt werden soll, oder über die Festlegung einer Lohnuntergrenze durch eine Kommission.[40]

Fazit

Nach 20-jähriger Diskussion wurde Mitte der 1990er Jahre die gesetzliche Pflegeversicherung als fünfte Säule des Sozialversicherungssystems in Deutschland eingeführt. Als Kompromiss zwischen dem sozialen Problemdruck und der marktliberalen Leitideologie der konservativ-liberalen Bundesregierung wurde eine duale Sozialversicherung mit einem sozialen und einem privaten Zweig eingeführt, bei der aus ökonomischen Gründen auf eine Bedarfsdeckung verzichtet wurde und die mithilfe von Markt- und Wettbewerbselementen kostengünstig sein und bleiben sollte.

Einige Konstruktionsfehler der Pflegeversicherung sind mittlerweile behoben worden. Dazu zählt insbesondere die Reform des Pflegebedürftigkeitsbegriffs, der zufolge Pflegebedürftige mit kognitiven und psychischen Beeinträchtigungen nun (endlich) in den Genuss von Pflegeversicherungsleistungen kommen. Andere Konstruktionsfehler bestehen weiter.

Dazu zählt die Beschränkung auf eine Grundversorgung ohne regelmäßige Dynamisierung, aufgrund derer die Zuzahlungen der Pflegebedürftigen und ihrer Familien stetig steigen, insbesondere im stationären Bereich. Um das Verarmungsrisiko der Pflegebedürftigen zu minimieren, wäre eine Reform in Richtung einer Vollversicherung mit Selbstbeteiligung (im Sinne eines Sockelbetrags) sinnvoll.[41] Da diese mit erhöhten Kosten einhergeht, müsste über Steuerzuschüsse an die Pflegeversicherung nachgedacht werden. Des Weiteren wird zwar pflegepolitisch seit Beginn das Prinzip »ambulant vor stationär« verfolgt, doch häuslich Pflegende werden nach wie vor zu wenig unterstützt. Es fehlen beispielsweise Lohnersatzleistungen im Rahmen der Pflegezeit (analog zur Elternzeit). Ein weiteres Problem sind die niedrigen Löhne und schlechten Arbeitsbedingungen in der weiblich konnotierten Pflegebranche, dessen Katalysator nicht zuletzt der bewusst initiierte Wettbewerb zwischen freigemeinnützigen und privaten Trägern war. Auch der Fachkräftemangel ist eine Folge davon.

Die Ambitionen der »Konzertierten Aktion Pflege«, die seit einem Vierteljahrhundert sichtbaren Fehlentwicklungen zu beseitigen, sind begrüßenswert. Dies gilt auch vor dem Hintergrund der demografisch bedingten Zunahme der Zahl der Pflegebedürftigen und des sinkenden häuslichen Pflegepotenzials. Es ist zudem dringend geboten, die Pflegeversicherung an den soziokulturellen Wandel anzupassen. Statt die ausschließliche häusliche Pflege durch (weibliche) Angehörige, unter Umständen unterstützt von einer tendenziell irregulären »24-Stunden-Pflege« durch osteuropäische Migrantinnen, zu fördern, sollte Pflege – im Sinne der Intention der Pflegeversicherung – als gesamtgesellschaftliche Aufgabe betrachtet werden. Das bedeutet die Förderung gemischter Pflegearrangements, deren Ausgangspunkt die Normalität der Parallelität von (Vollzeit-)Erwerbstätigkeit und Pflege ist, die unterstützt wird durch ein niedrigschwelliges Case-Management als Pflegebegleitung, (kultursensible) professionelle Dienste und teilstationäre Angebote sowie neue Wohnformen und zivilgesellschaftliche Unterstützungsangebote vor Ort.

Anmerkungen

1 Vgl. Diana Auth, Pflegearbeit in Zeiten der Ökonomisierung. Wandel von Care-Regimen in Großbritannien, Schweden und Deutschland, Münster 2017, S. 278 ff.; Stephan Lessenich, Dynamischer Immobilismus. Kontinuität und Wandel im deutschen Sozialmodell, Frankfurt/M.–New York 2003, S. 218 ff.; Jörg Alexander Meyer, Der Weg zur Pflegeversicherung. Positionen, Akteure, Politikprozesse, Frankfurt/M. 1996; Rolf Rosenbrock/Thomas Gerlinger, Gesundheitspolitik. Eine systematische Einführung, Bern 20062, S. 321 f.
2 Die höheren Beiträge für Kinderlose sind die politische Antwort auf ein Bundesverfassungsgerichtsurteil. Vgl. Gerhard Naegele, 20 Jahre Verabschiedung der gesetzlichen Pflegeversicherung. Eine Bewertung aus sozialpolitischer Sicht, 2014, S. 17, https://library.fes.de/pdf-files/wiso/10541.pdf.
3 Vgl. Bundesministerium für Gesundheit (BMG), Zahlen und Fakten zur Pflegeversicherung, 21. 6. 2019, www.bundesgesundheitsministerium.de/fileadmin/Dateien/Downloads/Statistiken/Pflegeversicherung/Zahlen_und_Fakten/Zahlen-u-Fakten-zur-Pflegeversicherung_2019.pdf.
4 Vgl. Naegele (Anm. 2), S. 43.
5 Vgl. Rosenbrock/Gerlinger (Anm. 1), S. 315 ff.; Thomas Gerlinger/Michaela Röber, Die Pflegeversicherung, Bern 2009.
6 Vgl. Ulrich Schneekloth et al., Abschlussbericht. Studie zur Wirkung des Pflege-Neuausrichtungs-Gesetzes (PNG) und des ersten Pflegestärkungsgesetzes (PSG I) im Auftrag des BMG, München 2017, S. 65 ff.
7 Vgl. ebd., S. 69 f.
8 Vgl. Naegele (Anm. 2), S. 31.
9 Vgl. Statistisches Bundesamt, Sozialhilfe. Empfängerinnen und Empfänger von Hilfe zur Pflege insgesamt im Laufe des Jahres im Zeitvergleich, 21. 6. 2019, www.destatis.de/DE/Themen/Gesellschaft-Umwelt/Soziales/Sozialhilfe/Tabellen/hzp-t04-empf-insg-odl-geschl-ilj-zv-ab1995.html.
10 Pflegebedürftige ohne Pflegestufe mit erheblich eingeschränkter Alltagskompetenz.
11 Vgl. Arbeitsgruppe Fokusbericht, Fokusbericht: Leistungen nach dem 7. Kapitel SGBXII – Hilfe zur Pflege im Jahr 2017. Auswirkungen der Pflegestärkungsgesetze, Hamburg 2018, https://consens-info.de/images/veroeffentlichungen/sgb_XII/grossstaedte/2018-09-13_BM-GS_Bericht-HzP_Endfassung.pdf.
12 Vgl. Rosenbrock/Gerlinger (Anm. 1), S. 328; Naegele (Anm. 2), S. 18.
13 Die Pflegestatistik wird seit 1999 alle zwei Jahre vom Statistischen Bundesamt erstellt, die jüngsten Daten stammen aus dem Jahr 2017.
14 Statistisches Bundesamt, Kurzbericht Pflegestatistik 1999. Pflege im Rahmen der Pflegeversicherung. Deutschlandergebnisse, Bonn 2011; dass., Pflegestatistik 2017. Pflege im Rahmen der Pflegeversicherung. Deutschlandergebnisse, Wiesbaden 2018. Anmerkung: Aufgrund einer Ermittlungsänderung bei der Erfassung der Zahl der Pflegebedürftigen im Jahr 2009 ist eine Vergleichbarkeit der Daten nur eingeschränkt möglich. Die Gesamtzahl der Pflegebedürftigen ist ab 2009 etwas niedriger (ca. 1 Prozentpunkt), weil Doppelzählungen im Bereich der teilstationär Versorgten stärker vermieden wur-

den. Vgl. Statistisches Bundesamt, Pflegestatistik 2009. Pflege im Rahmen der Pflegeversicherung. Deutschlandergebnisse, Wiesbaden 2011, S. 27.
15 Vgl. Heinz Rothgang/Rolf Müller/Rainer Unger, Themenreport »Pflege 2030«. Was ist zu erwarten – was ist zu tun?, Gütersloh 2012; BMG (Anm. 3); Susanna Kochskämper, Die Entwicklung der Pflegefallzahlen in den Bundesländern. Eine Simulation bis 2035, IW-Report 33/2018; Gerlinger/Röber (Anm. 5).
16 Vgl. Kochskämper (Anm. 15), S. 14 ff.
17 Vgl. BMG (Anm. 3), S. 15, ohne private Pflegeversicherung.
18 Vgl. Schneekloth et al. (Anm. 6), S. 56.
19 Vgl. Statistisches Bundesamt 2018 (Anm. 14); eigene Berechnungen.
20 Vgl. Statistisches Bundesamt, Pflegestatistik, verschiedene Jahrgänge, eigene Berechnungen. Anmerkung: Der Anstieg des Anteils der »allein durch Angehörige versorgten Pflegebedürftigen« wird in der Pflegestatistik etwas zu hoch ausgewiesen. Die Vergleichbarkeit der Daten ist nur eingeschränkt möglich. Vgl. Statistisches Bundesamt, Pflegestatistik 2011. Pflege im Rahmen der Pflegeversicherung. Deutschlandergebnisse, Wiesbaden 2013, S. 27; siehe auch Heinz Rothgang et al., Barmer Pflegereport 2012, Berlin 2012, S. 80 ff.
21 Vgl. Schneekloth et al. (Anm. 6), S. 56.
22 Vgl. ebd., S. 57. Diese Entwicklung lässt sich auch mit den Daten der Deutschen Rentenversicherung zeigen. Vgl. Rothgang et al. (Anm. 20), S. 82.
23 Vgl. Schneekloth et al. (Anm. 6), S. 58.
24 Vgl. Statistisches Bundesamt, Pflegestatistik, verschiedene Jahrgänge, eigene Berechnungen.
25 Vgl. Statistisches Bundesamt 2001 und 2018 (Anm. 14); eigene Berechnungen.
26 Vgl. ebd.
27 Vgl. Statistisches Bundesamt 2018 (Anm. 14).
28 Vgl. Statistisches Bundesamt, Pflegestatistik, verschiedene Jahrgänge, eigene Berechnungen.
29 Vgl. Statistisches Bundesamt 2001 und 2018 (Anm. 14); eigene Berechnungen.
30 Vgl. Guido Becke/Peter Bleses, Pflegepolitik ohne Arbeitspolitik? Entwicklungen im Feld der Altenpflege, in: Jahrbuch für Christliche Sozialwissenschaften 2016, S. 116; Hildegard Theobald/Marta Szebehely/Maren Preuß, Arbeitsbedingungen in der Altenpflege. Die Kontinuität der Berufsverläufe – ein deutsch-schwedischer Vergleich, Berlin 2013, S. 63 f.
31 Vgl. Denise Becka/Michaela Evans/Fikret Öz, Teilzeitarbeit in Gesundheit und Pflege. Profile aus Perspektive der Beschäftigten im Branchen- und Berufsvergleich, in: Forschung aktuell 2/2016, S. 12.
32 Vgl. Diana Auth, Der Wandel der Arbeitsbedingungen in der Pflege im Kontext von Ökonomisierungsprozessen, in: Clarissa Rudolph/Katja Schmidt (Hrsg.), Interessenpolitik und Care. Voraussetzungen, Akteure und Handlungsebenen, Münster 2019, S. 54–70, hier S. 63 f.
33 Vgl. Diana Auth, Ökonomisierung von Pflege – Formalisierung und Prekarisierung von Pflegearbeit, in: WSI-Mitteilungen 6/2013, S. 415 ff.; dies. (Anm. 32).
34 Vgl. Auth 2013 (Anm. 33), S. 416 f.

35 Vgl. Presse- und Informationsamt der Bundesregierung, Mindestlöhne in der Pflege steigen, 21. 6. 2019, www.bundesregierung.de/breg-de/aktuelles/mindestloehne-in-der-pflege-steigen-392506.
36 Vgl. Bundesagentur für Arbeit, Arbeitsmarktsituation im Pflegebereich, 21. 6. 2019, https://statistik.arbeitsagentur.de/Statischer-Content/Arbeitsmarktberichte/Berufe/generische-Publikationen/Altenpflege.pdf.
37 Vgl. Rothgang/Müller/Unger (Anm. 15), S. 53 ff.; Oliver Ehrentraut et al., Zukunft der Pflegepolitik – Perspektiven, Handlungsoptionen und Politikempfehlungen. Studie der Prognos AG im Auftrag der Friedrich-Ebert-Stiftung, Bonn 2015, S. 12.
38 Vgl. u. a. Sven Loerzer, Spahns Pflege-Sofortprogramm wirkt in München nicht, 12.8.2019, www.sueddeutsche.de/1.4560553.
39 Vgl. BMG, Konzertierte Aktion Pflege, 21. 6. 2019, www.bundesgesundheitsministerium.de/konzertierte-aktion-pflege.html. Ein Reformvorschlag hierzu findet sich bei: Heinz Rothgang/Thomas Kalwitzki, Alternative Ausgestaltung der Pflegeversicherung – Abbau der Sektorengrenzen und bedarfsgerechte Leistungsstruktur, 2018, www.pro-pflegereform.de/fileadmin/default/user_upload/Gutachten_Rothgang_Kalwitzki_-_Alternative_Ausgestaltung_der_Pflegeversicherung.pdf.
40 Vgl. Bundesregierung, Gesetz für bessere Pflegelöhne. Flächentarifvertrag oder Lohnuntergrenzen, 28.11.2019, http://bundesregierung.de/breg-de/aktuelles/bessere-pflege loehne-1638750.
41 Vgl. ebd.

Susanne Kümpers/Monika Alisch

Alter, Pflege und soziale Ungleichheit

Pflege im Alter wird in Deutschland seit einigen Jahren intensiv gesellschaftspolitisch diskutiert. Der Diskurs wird zu Themen wie mangelnde Pflegequalität, steigende Kosten für Betroffene und Angehörige, Pflegenotstand aufgrund von schlechter Bezahlung und unwürdigen Arbeitsbedingungen und der Überforderung pflegender Angehöriger vorherrschend in einem Krisenmodus geführt. Die Politik reagiert mit neuen Gesetzen, deren Beiträge zur Lösung der Probleme teilweise umstritten bleiben. Ein weiterer Diskurs beschäftigt sich mit dem Anstieg der Altersarmut und der auch im Alter wachsenden Ungleichheit der Lebenslagen. An der Schnittfläche der beiden Diskurse bearbeiten wir die Frage, wie sich soziale Ungleichheiten in der Pflege und im Pflegesystem manifestieren. Welche Wirkungen haben die Problemfelder der Pflege auf benachteiligte Gruppen von Pflegebedürftigen? Dazu werden zunächst Konzepte und Befunde zur sozialen und gesundheitlichen Ungleichheit im Alter resümiert.

Aspekte sozialer und gesundheitlicher Ungleichheiten im Alter in Deutschland

Altersarmut und vertikale Ungleichheit

Die ungleiche Verteilung von Lebenschancen unterschiedlicher Bevölkerungsgruppen wird als soziale Ungleichheit bezeichnet. Ungleichheit verweist auf eine hierarchisch in »oben« und »unten« strukturierte Gesellschaft, die mit Konzepten von Klassen und Schichten beschrieben und mit dem Schichtindex »sozioökonomischer Status« operationalisiert wird. Mit den Indikatoren Einkommen und Vermögen, formaler Bildungsstatus und beruflicher Status werden diese »vertikalen« Ungleichheiten gemessen.

Nach der in der EU gängigen Definition gelten Menschen als arm, wenn ihr Einkommen unterhalb von 60 Prozent des mittleren Einkommens liegt. In Deutschland wird gelegentlich vertreten, dass der Bezug der Grundsicherung im Alter (Sozialgesetzbuch, SGB XII) eine Armutslage anzeigt. Allerdings liegt das Niveau der Grundsicherung deutlich unterhalb der Armutsrisikoschwelle;[1] kritisiert wird daher, dass sie keinen Schutz vor Armut darstellt, weil sie keine ausreichende gesellschaftliche Teilhabe ermöglicht – und insofern das Risiko für soziale Ausgrenzung und Isolation erhöht.[2]

Bisher ist der Anteil der Grundsicherungsempfänger*innen im Alter niedrig, stieg allerdings seit Einführung der Grundsicherung zum 1. Januar 2003 jährlich absolut (von 257 734 auf 532 000 im Juni 2016) und relativ (die Leistungsempfängerquote stieg von 1,8 auf 3,1 Prozent) in den östlichen Bundesländern (mit Berlin) auf 2,1, in den westlichen auf 3,3, in den Stadtstaaten auf bis zu 7,5 Prozent.[3] Viele Berechtigte – nach Daten des Sozio-oekonomischen Panels bis zu 68 Prozent – nehmen die Grundsicherung nicht in Anspruch.[4] Dies scheint auf Scham der Betroffenen, auf dem Elternunterhalt und/oder lückenhafter Information zu beruhen: Bedürftige Ältere lehnen es oft ab, dass ihre Kinder für sie finanziell in die Verantwortung genommen werden oder auch nur ihre finanziellen Verhältnisse offenlegen müssen. Auf die bisherige und künftige Zunahme der Grundsicherungsbezieher*innen weist ein von der Bertelsmann-Stiftung beauftragter Bericht hin: Bereits für 2014 sei eine Quote von 4,3 Prozent bei den 65- bis 69-jährigen Neurentner*innen zu konstatieren und eine kontinuierliche und signifikante Steigerung für die nächsten Jahrzehnte prognostiziert.[5]

Die Armutsrisikoquote übertrifft die Grundsicherungsquote erheblich – 2013 um ein Fünffaches.[6] Die Armutsrisikoquote für über 65-Jährige in Deutschland wurde für 2017 bei 17,7 Prozent (und damit um 1,2 Prozent unter der Quote der Gesamtbevölkerung) gemessen.[7] Für die Älteren wird bis 2030 und darüber hinaus mit einem steilen Anstieg der von Armut Betroffenen gerechnet.[8]

Armut beziehungsweise ein niedriger sozioökonomischer Status sind mit früher eintretenden und stärker ausfallenden Gesundheitseinbußen im Alter verbunden. In einer Studie des Robert-Koch-Instituts unterschied sich die allgemeine Lebenserwartung zwischen Männern der niedrigsten und der höchsten Einkommensstufe um 10,8 Jahre, die gesunde Lebenserwartung um 14,3 Jahre; bei den Frauen waren die Unterschiede etwas geringer.[9] Das heißt, dass sozioökonomisch schlechter gestellte Menschen im Durchschnitt einen größeren Teil ihres ohnehin deutlich kürzeren Lebens mit Krankheit und Behinderung verbringen und früher pflegebedürftig werden.

Einmal eingetreten, entkommen ältere Menschen der Armut meist nicht mehr. Ihre Vulnerabilität wächst mit abnehmender physischer und psychischer Widerstandsfähigkeit und zunehmenden Einschränkungen im höheren Alter – und damit ihre Anfälligkeit für die Folgen von Armut. Sozial benachteiligte ältere Menschen sind beispielsweise durch ungeeignete Wohnsituationen, Mobilitätsbarrieren und Unsicherheiten im Wohnumfeld gefährdet; ebenso sind ihre psychosozialen, physischen und finanziellen Reserven in der Regel niedrig, ihre Verwirklichungschancen damit eingeschränkt. Sie sind »anfällig« für krisenhafte Situationen von manifester Armut, sozialer Exklusion und Unterversorgung.[10]

Horizontale Ungleichheiten

Horizontale Ungleichheiten sind solche, die sich nicht allein aus der sozialen Position erklären lassen, sondern sich in Verbindung mit beispielsweise Geschlechtszugehörigkeit, Ethnizität, sexueller Orientierung oder Einschränkungen von Personen manifestieren. Im Folgenden werden beispielhaft Unterschiede nach Geschlecht und nach Migrationshintergrund aufgegriffen.

Ältere **Frauen** haben ein höheres Armutsrisiko als ältere Männer. 3,2 Prozent der Frauen gegenüber 2,9 Prozent der Männer beziehen derzeit Leistungen der Grundsicherung im Alter, in den westlichen Bundesländern 3,5 gegenüber 2,1 Prozent in den östlichen Ländern (mit Berlin).[11] In Bayern, Rheinland-Pfalz und im Saarland sind die Armutsrisikoquoten für Frauen besonders hoch – dies resultiert aus niedrigen Beschäftigungsquoten von Frauen.[12] Die Armutsrisikoquote der über 65-jährigen Frauen lag 2016 bei 20,1, die der Männer bei 14,9 Prozent.[13] Arme ältere Frauen sind früher und häufiger von Pflegebedürftigkeit und Funktionseinschränkungen und damit von Hilfsbedürftigkeit und Abhängigkeit betroffen. Ältere Frauen leben häufiger allein; auch dadurch steigt ihr Risiko für Armut, mangelnde Teilhabe und soziale Isolation.

Die Bevölkerungsgruppe älterer **Migrant*innen** ist heterogen; empirische Analysen erfassen oft nur Ausschnitte, indem sie sich auf ethnische oder nationale Herkunft beziehen oder Zuordnungen entlang der Migrationsgeschichte vornehmen (»Gastarbeiter«, Spätaussiedler*innen, Migrant*innen der zweiten Generation). Ältere Migrant*innen weisen quer zur ethnischen Zugehörigkeit, Sprache oder dem Aufenthaltsstatus unterschiedliche Teilhabe- und Verwirklichungschancen auf. Diese sind vor allem Ergebnis der sozialen Lage, der (Nicht-)Anerkennung oder dem (Nicht-)Vorhandensein von Bildungsabschlüssen und von Diskriminierungseffekten. Ältere Zugewanderte haben ein durchschnittlich niedrigeres Einkommen als gleichaltrige Deutsche;[14] das Risiko der Altersarmut zeichnet sich bereits in der Erwerbsphase ab. 2017 waren rund 31,7 Prozent der älteren Menschen mit Migrationshintergrund von relativer Einkommensarmut/Armutsrisiko betroffen.[15] Ältere Zugewanderte sind verglichen mit Gleichaltrigen ohne Migrationsgeschichte bei schlechterer Gesundheit. Altersbedingte Krankheiten sowie psychische Probleme und Funktionseinschränkungen treten bei Älteren mit Migrationshintergrund häufiger auf.[16]

Sozialräumliche Disparitäten

Raum trägt durch Zuschreibungen von außen (»Image«), durch Macht- und Eigentumsverhältnisse, Aneignungsprozesse, Mechanismen des Zugangs zu sozialen Institutionen und Versorgung zu sozialer Ungleichheit bei. Sozialräumliche Ungleichheiten bestehen großräumig, im Vergleich zwischen wohlhabenden und hochverschuldeten Städten und Regionen oder zwischen infrastrukturstarken Städten und »schrumpfenden« ländlichen Räumen. Dabei ist in Großstädten der Anteil älterer Menschen, die Leistungen der Grundsicherung beziehen, mit 4,3 Prozent derzeit deutlich höher als in ländlichen Gebieten (1,6 Prozent);[17] in Großstädten im Westen ist die Armutsbetroffenheit der Älteren höher als im Osten. Die Versorgung mit professioneller Altenhilfe und -pflege ist in vielen ländlichen Räumen schwierig und wird zunehmend prekär. Nationale und internationale Studien zeigen, dass professionelle Unterstützungen im ländlichen Raum häufig weniger erreichbar, weniger spezialisiert und oft teurer sind.[18]

Sozialräumliche Ungleichheiten zeigen sich kleinräumig als Segregation von Wohnquartieren, die Verwirklichungschancen im Alter eröffnen können, abhängig davon, »welche Möglichkeiten der sozialen Vernetzung, des sozialen Kontaktes, der Information und Bildung oder der Versorgung im Raum eröffnet oder verwehrt werden«.[19] Benachteiligte ältere Menschen leben überdurchschnittlich häufig unter Wohnbedingungen, die ihre gesellschaftliche Teilhabe einschränken.[20] Soziale, gesundheitliche und sozialräumliche Ungleichheiten überschneiden sich somit. Sozialräumliche Ausgrenzung von Älteren entsteht zudem durch ausgedünnte Versorgungs- oder Transportinfrastrukturen.

Susanne Kümpers/Monika Alisch

Ungleichheiten in der sozialen Pflegeversicherung

Ungleichheiten in der pflegerischen Langzeitversorgung werden in Deutschland kaum untersucht. Die dadurch geringe Evidenz trägt auch dazu bei, dass sich relevante Akteure in Politik und in der Versorgung kaum genötigt sehen, sich damit zu beschäftigen. Anhand von Share-Daten wurde für mehrere europäische Länder – inklusive Deutschland – eine stärkere Nutzung von ambulanten professionellen Diensten (*home care*) durch Gruppen mit niedrigerem soziökonomischen Status festgestellt; diese glich allerdings deren größeren Bedarf durch Einschränkungen und Pflegebedürftigkeit nicht aus (Ausnahme Dänemark und Niederlande); horizontale Leistungsgerechtigkeit wurde also nicht erreicht.[21] Im Folgenden werden unterschiedliche Mechanismen im deutschen Pflegekontext betrachtet, die zu Ungleichheiten in der Langzeitpflege beitragen.

»Teilkaskoprinzip« in der SPV

Das »Teilkaskoprinzip« der deutschen Pflegeversicherung benachteiligt systematisch diejenigen, die nicht über finanzielle Mittel für zusätzliche Leistungen verfügen, mit Ausnahme derer, die ein Anrecht auf Hilfe zur Pflege nach SGB XII haben. Heinz Rothgang und Thomas Kalwitzki weisen darauf hin, dass »die leistungsrechtlich unzureichende Absicherung (...) eine Lebensstandardsicherung in Bezug auf das Pflegerisiko eben nicht gewährleistet«.[22] Denn die Leistungen der Pflegeversicherung, nicht aber die erforderlichen Zuzahlungen beziehungsweise Eigenleistungen der Pflegebedürftigen sind gedeckt; letztere sind durch allgemeine Preissteigerungen und durch Leistungsausweitungen im Rahmen der Pflegeversicherung regelmäßig gestiegen.[23] Dies trifft Einkommensschwächere besonders und führt dazu, dass viele – besonders bei stationärer Pflege – mit Einkommen auch oberhalb der Armutsgrenze in den Sozialhilfebezug (Hilfe zur Pflege nach § 61 Abs. 2 Satz 1 SGB XII) geraten – oder eben notwendige Leistungen nicht in Anspruch nehmen (können). Eine Begrenzung der Eigenanteile wird derzeit politisch und wissenschaftlich diskutiert;[24] belastbare Pläne existieren jedoch nicht. Das Problem wird dadurch verstärkt, dass Pflegekosten, die durch die Sozialämter übernommen werden, von den Kindern der Betroffenen als Elternunterhalt zurückgefordert werden können, und zwar bei deutlich niedrigeren Einkommensgrenzen als sie bei den Elternunterhaltsverpflichtungen bei der Grundsicherung gelten. Das betrifft regelhaft Kinder ärmerer Eltern. Ähnlich wie bei der Grundsicherung werden dann Ansprüche auf Hilfe zur Pflege teilweise nicht realisiert; daraus entstehen Risiken für *unmet needs* bis hin zu Situationen von Verwahrlosung. Aktuell sind Gesetzesinitiativen in den Bundestag eingebracht, die die Einkommensschwelle für den Elternunterhalt so hoch wie bei der Grundsicherung ansetzen sollen.

Zugang zu Leistungen der Pflegeversicherung

Menschen mit Migrationshintergrund und Ärmere beziehungsweise Bildungsbenachteiligte scheinen es schwerer zu haben, Zugang zu Leistungen der Pflegeversicherung zu bekommen, obwohl ihre Risiken auf gesundheitliche Einschränkungen im Alter erhöht sind. Auch dafür gibt es in Deutschland nur wenige und teils veraltete Befunde. So wiesen Petra-Karin Okken und Kollegen für die Gruppe türkischer Zuwanderer in einer Untersuchung an Daten des Medizinischen Dienstes der Krankenkassen aus Westfalen-Lippe nach, dass diese Älteren häufiger als »nicht pflegebedürftig« beziehungsweise in niedrige Pflegestufen eingruppiert wurden als Deutsche ohne Migrationshintergrund, obwohl sie unterdurchschnittlich oft Leistungen beantragten.[25] Eine Studie zu Pflege und Ungleichheit aus der Sicht professioneller Pflegedienste zeigt, dass vielfach Menschen aus »Armutshaushalten« aus Scham über die eigenen Wohn- und Lebensverhältnisse Anträge auf eine Pflegestufe nicht stellen, obwohl der Bedarf gegeben war.[26] Ein erschwerter Zugang entsteht auch durch die Fragmentierung des Gesundheits- und Pflegesystems. Viele finden den Weg durch das System nicht allein, und Case-Manager oder Lotsen zu ihrer Unterstützung fehlen. Erforderlich sind aktuelle und differenzierte Untersuchungen über das Ausmaß und die Mechanismen von Versorgungsungleichheit in der Langzeitpflege, um damit eine politische Auseinandersetzung über entsprechende Maßnahmen zu forcieren.

Ungleichheiten in der Angehörigenpflege

Pflegesituationen in Deutschland zeichnen sich auch nach relevanten Reformen der vergangenen Jahre dadurch aus, »dass die staatliche Pflegeversicherung Leistungen zum einen erst bei erheblichen Einschränkungen gewährt und zum anderen nicht den vollen Betreuungsbedarf versichert«.[27] So wird Pflege in Deutschland auch weiter maßgeblich durch informelle Pflege durch Angehörige getragen. Über 70 Prozent der Pflegebedürftigen werden zu Hause durch (meist weibliche) Angehörige, ambulante Pflegedienste oder eine Kombination beider Versorgungsarten betreut.

Damit zeigt sich Deutschland als traditionell konservativer und familienbasierter Wohlfahrtsstaat, in dem Sorgearbeit und -verantwortung den

Familien und damit faktisch den Frauen zufällt: Fast zwei Drittel der pflegenden Angehörigen sind Frauen; bei umfangreicheren Pflegeleistungen (mehr als zwei Stunden täglich) sind 77,2 Prozent der informell Pflegenden weiblich.[28] Mit der Übernahme von Sorgearbeit werden häufig Einbußen bei der eigenen Altersabsicherung in Kauf genommen, denn »die durch Teilzeitarbeit oder ›Minijobs‹ realisierte Vereinbarkeit von Sorgearbeit und Beruf führt gerade für Frauen im Alter zu niedrigen eigenen Rentenansprüchen«.[29] Dabei ist die Wahrscheinlichkeit, dass die eigene Erwerbsarbeit für Pflegeaufgaben vermindert oder aufgegeben wird, in Familien mit geringem Einkommen höher als in Familien mit höherem Einkommen und für Frauen deutlich höher als für Männer. Externe Dienstleistungen zur Deckung des Pflegebedarfs während der Arbeitszeit der pflegenden Angehörigen können nämlich oft nicht aus eigenen Mitteln bezahlt werden. Beschäftigte in niedrigen beruflichen Statuspositionen haben zudem schlechtere Chancen, flexible Arbeitszeiten durchzusetzen, weil in unteren Hierarchieebenen Arbeitsabläufe häufig rigider organisiert sind.[30] Damit sind auch die Einschränkungen zeitlicher Verfügbarkeit – und damit die Chancen für eine Vereinbarkeit von Pflege und Erwerbstätigkeit – entlang beruflicher Stellung und Geschlecht strukturiert und sozial ungleich verteilt.[31]

Im höheren Alter sind Frauen nicht nur häufiger chronisch krank, sondern werden auch seltener familiär unterstützt, weil der – häufig von ihnen gepflegte – Partner oft früher verstirbt. So leben ältere Frauen deutlich häufiger als Männer am Ende ihres Lebens in einem Pflegeheim.

Baldo Blinkert und Thomas Klie untersuchten Unterschiede nach Schicht und Milieu: In Familien mit einem niedrigeren sozialen Status pflegten Angehörige häufiger; seltener als in Familien mit höherem sozialen Status wurden Pflegesachleistungen, also von professionellen Pflegediensten, in Anspruch genommen.[32] Wenn die Familien einen eher niedrigen sozioökonomischen Status hatten, ihre sozialen Netzwerke stabiler waren, eher »vormoderne Lebensentwürfe« verbunden mit traditionellen Rollenbildern für Frauen vorherrschten und ihr Wohnsitz in ländlichen Gebieten lag, pflegten Angehörige sowohl häufiger als auch zeitlich intensiver.[33] Ähnliches trifft für Menschen mit Migrationshintergrund zu.[34]

Personalnotstand

Personalprobleme in der Pflege führen dazu, dass angesichts von Personalknappheit und Qualifikationsproblemen für komplexe oder schwierige Fälle häufig keine angemessene Unterstützung erbracht werden kann. Zudem bestehen bereits regionale Versorgungslücken in der ambulanten

Pflege, von denen weniger durchsetzungsfähige und weniger finanzstarke Pflegebedürftige stärker betroffen sind.

Zwischen den Bundesländern unterscheiden sich die Stellenschlüssel, die die Zahl der Pflegekräfte – damit verfügbare Zeit und potenzielle Pflegequalität – festlegen, beträchtlich (40,4 in Bayern und 34,4 in Sachsen-Anhalt für je 100 Personen).[35] Demgegenüber stehen ebenso relevante Unterschiede in der Bezahlung, zuungunsten der ostdeutschen Länder.[36] Hier zeichnen sich möglicherweise regional unterschiedliche Risiken für weitere Verschärfungen des Pflegenotstands ab.

Engagement in der Pflege – ein Ausgleich für Versorgungslücken?

In der Pflegeversicherung verankert sind zusätzlich zu pflegerischen Leistungen durch professionelle Anbieter das familiale und das freiwillige beziehungsweise bürgerschaftliche Engagement. So wird beispielsweise in Paragraf 8 SGB XI die *gemeinsame Verantwortung* für die pflegerische Versorgung der Bevölkerung als gesamtgesellschaftliche Aufgabe verstanden. Zu fördern sei »die Bereitschaft zu einer humanen Pflege und Betreuung durch hauptberufliche und ehrenamtliche Pflegekräfte sowie durch Angehörige, Nachbarn und Selbsthilfegruppen«.[37]

Eine grundsätzlich wachsende Engagementbereitschaft gerade bei älteren Menschen wird ungeachtet sozial ungleicher Zugänge zu Teilhabe und Engagement nahezu vorausgesetzt.[38] Dafür bieten Auswertungen des jüngsten Freiwilligensurveys eine Argumentationshilfe: »Menschen im Alter von 55 bis 64 Jahren engagieren sich mit einem Anteil von 45,2 Prozent nicht seltener, sondern häufiger als der Bevölkerungsdurchschnitt. Auch bei den 65- bis 74-Jährigen ist die Engagementquote mit 41,5 Prozent nur geringfügig kleiner als im Durchschnitt der Bevölkerung«.[39]

Anhand der Daten des jüngsten Freiwilligensurveys wird allerdings deutlich, dass sich nur eine kleine Minderheit – und zumeist Frauen – im Gesundheitsbereich und der Pflege (2 Prozent aller Engagierten) freiwillig engagiert. Knapp 41 Prozent der in der Pflege Engagierten sind 66 Jahre oder älter, gut gebildet, häufig allein oder zu zweit lebend mit einem guten Einkommen.[40] Personen mit niedrigem sozioökonomischen Status setzen sich dagegen häufiger als pflegende Angehörige ein. Etwa jede/r zehnte Pflegebedürftige erhält Unterstützung von freiwillig Engagierten.

Über die Ungleichheitsdimensionen Bildung, Gesundheit und Geschlecht hinaus sind auch sozialräumliche Ungleichheiten für die Realisierung von Engagement wesentlich.[41] »Soziale Teilhabe [ist] bei Personen in wirtschaftlich schwachen Regionen deutlich geringer ausgeprägt (...) als bei Personen in wirtschaftlich starken Regionen«.[42] Zudem ist davon auszugehen, dass sich nachteilige Effekte verstärken, wenn fehlende eigene Ressourcen und schlechte räumliche Rahmenbedingungen zusammen auftreten.[43] Wohnquartiere für Ältere – in städtischen wie ländlichen Lebensorten – bieten in unterschiedlichem Maße Gelegenheit und Zugang zu Engagement. Dort, wo die Fluktuation der Wohnbevölkerung hoch ist, etwa in innerstädtischen Großstadtquartieren und ländlichen Kommunen mit hohen Abwanderungszahlen, sind die Möglichkeiten für gemeinschaftliches Engagement begrenzt beziehungsweise immer wieder neu herzustellen. Die Annahme, dass freiwilliges Engagement Versorgungslücken im Hinblick auf soziale Teilhabe lindern könnte, trifft angesichts der geschilderten Befunde nicht flächendeckend zu und kann auch nicht von der Politik garantiert werden.

Somit ist soziale Ungleichheit ein Kernthema in der Auseinandersetzung mit Alter und Pflege, das vor allem in der politischen Debatte noch immer randständig aufgerufen wird. Erforderlich sind Anstrengungen in Politik, Wissenschaft und Praxis, um Ungleichheitsmechanismen und -effekte präziser zu identifizieren und Strategien zur Verminderung der Ungleichheiten und ihrer Folgen für Betroffene zu entwickeln.

Anmerkungen

1 Jan Goebel/Markus M. Grabka, Zur Entwicklung der Altersarmut in Deutschland, in: Deutsches Institut für Wirtschaftsforschung, DIW Wochenbericht 25/2011, S. 3–16.
2 Irene Becker, Finanzielle Mindestsicherung und Bedürftigkeit im Alter, in: Zeitschrift für Sozialreform 58/2012, S. 123–148.
3 Vgl. Bundeszentrale für Politische Bildung (BpB)/Destatis/Wissenschaftszentrum Berlin für Sozialforschung (WZB), Datenreport 2018, Bonn 2018, S. 319.
4 Vgl. Irene Becker, Finanzielle Mindestsicherung und Bedürftigkeit im Alter, in: Zeitschrift für Sozialreform 58/2012, S. 123–148, hier S. 130.
5 Vgl. DIW/Zentrum für Europäische Wirtschaftsforschung (ZEW), Entwicklung der Altersarmut bis 2036, Gütersloh 2017, S. 7 f.
6 Vgl. Johannes Geyer, Grundsicherungsbezug und Armutsrisikoquote als Indikatoren von Altersarmut, Berlin 2015, S. 2.
7 Vgl. BpB/Destatis/WZB (Anm. 3), S. 234.
8 Vgl. DIW/ZEW (Anm. 5), S. 7 f.
9 Vgl. Thomas Lampert/Lars Eric Kroll/Annalena Dunkelberg, Soziale Ungleichheit der Lebenserwartung in Deutschland, in: APuZ 42/2007, S. 11–18, hier S. 17.
10 Vgl. Elisabeth Schröder-Butterfill/Ruly Marianti, A Framework for Understanding Old-age Vulnerabilities, in: Ageing & Society 26/2006, S. 9–35.
11 Vgl. BpB/Destatis/WZB (Anm. 3).
12 Vgl. Jörg-Peter Schräpler et al., Altersarmut in Deutschland – regionale Verteilung und Erklarungsansatze, Gütersloh 2015, S. 3.
13 Vgl. BpB/Destatis/WZB (Anm. 3), S. 234.
14 Vgl. Joachim R Frick et al., Alterssicherung von Personen mit Migrationshintergrund. Forschungsstudie im Auftrag des BMAS. Projektgruppe »Soziale Sicherheit und Migration, Bonn 2009, S. 39.
15 Vgl. WSI, Altersarmut nach Migrationshintergrund (in Prozent) 2009-2017, www.boeckler.de/cps/rde/xchg/hbs/hs.xsl/wsi_115324.htm.
16 Vgl. Oliver Razum et al., Migration und Gesundheit, Berlin 2008, S. 100.
17 Vgl. Henning Nuissl et al., Die Konzentration von Altersarmut in der StadtLandschaft Probleme und Handlungsbedarfe, Berlin–Heidelberg 2015, S. 112.
18 Vgl. Stephan Beetz et al.. Ländliche Lebensverhältnisse im Wandel 1952, 1972, 1993, 2012, Bd. 4, Thünen-Institut, Braunschweig 2015, S. 8, mit Verweisen auf entsprechende Studien.
19 Vgl. Susanne Kümpers/Monika Alisch, Ungleichheiten des Alter(n)s in sozialräumlicher Perspektive, in: Christian Bleck/Anne van Rießen/Reinhard Knopp (Hrsg.), Alter und Pflege im Sozialraum. Theoretische Erwartungen und empirische Bewertungen, Wiesbaden 2018, S. 53–68, hier S. 61.
20 Vgl. Bundesministerium für Verkehr, Bau und Stadtentwicklung (Hrsg.), Wohnen im Alter. Marktprozesse und wohnungspolitischer Handlungsbedarf, Berlin 2011.
21 Vgl. Stefania Ilinca/Ricardo Rodrigues/Andrea Schmidt, Fairness and Eligibility to Long-Term Care: An Analysis of the Factors Driving Inequality and Inequity in the Use of Home Care for Older Europeans, in: International Journal of Environmental Research and Public Health 14/2017, S. 1224.

22 Heinz Rothgang/Thomas Kalwitzki, Alternative Ausgestaltung der Pflegeversicherung: Abbau der Sektorengrenzen und bedarfsgerechte Leistungsstruktur, 2017, S. 6, www.propflegereform.de/fileadmin/default/user_upload/Gutachten_Rothgang_Kalwitzki_-_Alternative_Ausgestaltung_der_Pflegeversicherung.pdf.
23 Ebd., S. 10.
24 Vgl. Alexander Preker, Pflegeversicherung: Wer bezahlt den deutschen Vollkasko-Traum?, 26.1.2019, www.spiegel.de/wirtschaft/soziales/pflegeversicherung-wer-bezahlt-den-deutschen-vollkasko-traum-a-1249275.html.
25 Vgl. Petra-Karin Okken/Jacob Spallek/Oliver Razum, Pflege türkischer Migranten, in: Ullrich Bauer/Andreas Büscher (Hrsg.), Soziale Ungleichheit und Pflege, Wiesbaden 2008, S. 396–422.
26 Vgl. Anna Möller/A. Osterfeld/Andreas Büscher, Soziale Ungleichheit in der ambulanten Pflege, in: Zeitschrift für Gerontologie und Geriatrie 4/2013, S. 312–316.
27 Johannes Geyer/Thorben Korfhage/Erika Schulz, Andere Länder, andere Wege: Pflege im internationalen Vergleich, in: Gesundheits-und Sozialpolitik 70/2016, S. 53.
28 Vgl. Matthias Wetzstein/Alexander Rommel/Cornelia Lange, Pflegende Angehörige – Deutschlands größter Pflegedienst, Berlin 2015.
29 Bundesministerium für Familie, Senioren, Frauen und Jugend (BMFSFJ), Siebter Bericht zur Lage der älteren Generation in der Bundesrepublik Deutschland: Sorge und Mitverantwortung in der Kommune – Aufbau und Sicherung zukunftsfähiger Gemeinschaften und Stellungnahme der Bundesregierung zum Bericht der Sachverständigenkommission, Berlin 2017, S. 87.
30 Vgl. Wolfgang Keck, Pflege und Beruf: Ungleiche Chancen der Vereinbarkeit, Berlin 2011.
31 Vgl. Philip Wotschack, Keine Zeit für die Auszeit: Lebensarbeitszeit als Aspekt sozialer Ungleichheit, in: Soziale Welt 1/2012, S. 25–44.
32 Vgl. Baldo Blinkert/Thomas Klie, Soziale Ungleichheit und Pflege, in: APuZ 12–13/2008, S. 25–33, hier S. 27 f.
33 Vgl. ebd.
34 Vgl. Verena Krobisch/Dilek Ikiz/Liane Schenk, Pflegesituation von türkeistämmigen älteren Migranten und Migrantinnen in Berlin. Endbericht für das ZQP, Berlin 2014; Nazan Ulusoy/Elmar Gräßel, Türkische Migranten in Deutschland: Wissens- und Versorgungsdefizite im Bereich häuslicher Pflege – ein Überblick, in: Zeitschrift für Gerontologie und Geriatrie 5/2010, S. 330–338.
35 Vgl. Heinz Rothgang/Mathias Fünfstück/Thomas Kalwitzki, Personalbemessung in der Langzeitpflege. in: Klaus Jacobs et al. (Hrsg.) Pflege-Report 2019, Berlin 2020. S. 150.
36 Vgl. Holger Seibert/Jeanette Carstensen/Doris Wiethölter, Entgelte von Pflegekräften – große Unterschiede zwischen Berufen, Bundesländern und Pflegeeinrichtungen, Nürnberg 2018.
37 Vgl. Monika Alisch et al., »Irgendwann brauch' ich dann auch Hilfe …!« – Selbstorganisation, Engagement und Mitverantwortung älterer Menschen in ländlichen Räumen, Opladen–Berlin–Toronto 2018, S. 21.
38 Ebd., S. 23.

39 Claudia Vogel/Corinna Kausmann/Christine Hagen, Freiwilliges Engagement älterer Menschen. Sonderauswertungen des Vierten Deutschen Freiwilligensurveys, Berlin 2017, S. 6.
40 Vgl. BMFSFJ (Anm. 29), S. 204.
41 Vgl. Kümpers/Alisch (Anm. 19), S. 63 ff.; Julia Simonson/Claudia Vogel/Clemens Tesch-Römer, Freiwilliges Engagement in Deutschland – Der Deutsche Freiwilligensurvey 2014, Wiesbaden 2016.
42 Julia Simonson et al., Ungleichheit sozialer Teilhabe im Alter, in: Zeitschrift für Gerontologie und Geriatrie 5/2013, S. 410–416, hier S. 412 f.
43 Vgl. ebd.

Johanna Fischer/Heinz Rothgang

Pflegesysteme im internationalen Vergleich
Soziale Sicherung für Langzeitpflege in OECD-Ländern

Seit nunmehr 25 Jahren werden die finanziellen Risiken der Pflegebedürftigkeit in Deutschland durch die Soziale Pflegeversicherung und die Private Pflegepflichtversicherung abgesichert. Global betrachtet, sind öffentliche Sicherungssysteme für pflegebedürftige Menschen dagegen bisher (noch) nicht stark ausgebaut.[1] Allerdings gewinnt das Thema sowohl auf internationaler Ebene als auch in vielen Ländern zunehmend an Bedeutung. Insbesondere in einer Vielzahl der im globalen Vergleich einkommensstarken Mitgliedsstaaten der Organisation für wirtschaftliche Zusammenarbeit und Entwicklung (OECD), in denen über 30 Prozent der über 65-Jährigen und sogar fast 50 Prozent der über 85-Jährigen weltweit leben,[2] wurden Pflegesysteme in den vergangenen Jahrzehnten (weiter)entwickelt. Nicht nur der Entwicklungsstand, auch die Ansätze im Umgang mit Langzeitpflege (LZP) unterscheiden sich jedoch erheblich zwischen – und teilweise auch innerhalb – der Staaten. Dies ist sowohl im Hinblick auf Definition und Erfassung des Phänomens »Pflegebedürftigkeit« der Fall, als auch hinsichtlich der Ausgestaltung der jeweiligen LZP-Systeme.

Pflegebedürftigkeit

Im Kern bezeichnet »Langzeitpflegebedürftigkeit« (oder im deutschsprachigen Kontext kurz nur »Pflegebedürftigkeit«) die Einschränkung von physischen beziehungsweise psychischen Fähigkeiten über einen längeren Zeitraum, aufgrund derer ein Unterstützungsbedarf in der täglichen

Lebensführung notwendig wird. Eine allgemein konsentierte Definition und entsprechende Messverfahren, die sowohl verschiedenen kulturellen und regionalen Kontexten als auch unterschiedlichen Ausformungen von Pflegebedürftigkeit gerecht werden, existieren bis heute nicht.[3] Jedoch gibt es Messinstrumente, die verbreitet sind, wie die in den 1960er Jahren entwickelten »Activities of Daily Living« (ADL) und »Instrumental Activities of Daily Living« (IADL), auf die sich internationale Organisationen wie die OECD oder die Europäische Union beziehen[4] und die auch in einigen OECD-Staaten wie Estland oder Slowenien direkt zur Feststellung von Pflegebedürftigkeit genutzt werden.[5] Dabei messen ADL die Fähigkeit der Selbstversorgung, also beispielsweise Tätigkeiten wie Essen oder Körperpflege, während IADL breiter gefasst sind und sich auf die Möglichkeit einer unabhängigen Lebensführung (Hausarbeit leisten, finanzielle Angelegenheiten regeln) beziehen. Generell weichen die nationalen Definitionen für LZP allerdings voneinander ab, und es werden unterschiedliche Verfahren und Indikatoren benutzt, um Bedürftigkeit festzustellen.[6] So wurden in Deutschland nach einem mehr als zehnjährigen Diskussionsprozess 2017 ein neuer Pflegebedürftigkeitsbegriff und ein dazugehöriges neues Begutachtungsinstrument eingeführt. Damit wird das bis dahin geltende Verfahren, das sich eng an (I)ADL angelehnt hatte, abgelöst, mit der Begründung, dass dieses zu defizitorientiert sei, die Förderung von Potenzialen der Pflegebedürftigen nicht betone und im Ergebnis zu verrichtungsbezogen sei. Der Übergang zum neuen Pflegebedürftigkeitsbegriff wird daher als »Paradigmenwechsel« verstanden.[7]

Das Fehlen einer geteilten Definition von Pflegebedürftigkeit erschwert einen internationalen Vergleich des jeweiligen Ausmaßes von Pflegebedürftigkeit. Alternativ wird daher auf den Anteil von Menschen mit (schweren) gesundheitlichen Einschränkungen und Behinderungen oder – hilfsweise – auf den Bevölkerungsanteil der Hoch- und Höchstaltrigen abgestellt. Letzteres knüpft daran an, dass Pflegebedürftigkeit stark altersassoziiert ist.[8] So liegt die Pflegeprävalenz, also der Anteil der Pflegebedürftigen an der Bevölkerung, in der jeweiligen Altersgruppe bei den 60- bis 69-Jährigen in Deutschland noch unter 5 Prozent, bei den über 90-jährigen Männern dagegen bei mehr als 45 Prozent und bei den Frauen derselben Altersgruppe sogar bei über 60 Prozent.[9] Auch aufgrund dieser starken Altersassoziation gemeinsam mit der demografischen Alterung der Bevölkerung ist Pflegebedürftigkeit in vielen OECD-Ländern stärker als ein soziales Risiko, das sozialstaatlicher Absicherung bedarf, in den gesellschaftlichen und politischen Fokus gerückt.

Johanna Fischer/Heinz Rothgang

Sicherungssysteme im Vergleich

LZP-Systeme haben sich im Gegensatz zu Gesundheitssystemen oder Altersrenten in den meisten westlichen Wohlfahrtsstaaten erst in den vergangenen Jahrzehnten etabliert und ausdifferenziert.[10] Damit gehören sie – ähnlich wie andere »Sorgetätigkeiten« – nicht zu den traditionell stark institutionalisierten Sozialpolitikfeldern und werden auch heute noch häufig eher rudimentär behandelt. Die bestehenden sozialen Sicherungssysteme unterscheiden sich dabei darin, wie die Erbringung von Pflegeleistungen gestaltet ist, welche Finanzierungsquellen hierfür verwandt werden und wie der Zugang zu Leistungen reguliert wird. Anhand dieser drei Dimensionen – Leistungserbringung, Finanzierung und Regulierung – von LZP-Systemen werden nachfolgend einige Gemeinsamkeiten und Unterschiede zwischen OECD-Staaten aufgezeigt.

Leistungserbringung

Die Hauptfunktion eines Pflegesystems ist die Erbringung von Pflegeleistungen. Diese können aus der Unterstützung bei (I)ADL, also etwa beim Aufstehen oder Einkaufen, bestehen, oder weiter gefasst auch Tätigkeiten wie Beaufsichtigung, Betreuung und Unterstützung bei der gesellschaftlichen Teilhabe umfassen. Die Gestaltung der Leistungserbringung beeinflusst unter anderem die Qualität und Kosten der Pflege, das Wohlbefinden und die Lebensbedingungen der Pflegenden und Pflegebedürftigen sowie die gesellschaftlichen Arbeits- und Geschlechterverhältnisse.[11] Es gibt verschiedene Merkmale, anhand derer sich Erbringungsstrukturen zwischen Pflegesystemen unterscheiden. Ein wichtiges analytisches Kriterium ist der **Formalisierungsgrad**: Werden Pflegeleistungen formell, also im organisierten und (semi)professionellen Kontext, oder informell, also wenig reguliert und im familiären Kontext, erbracht? Dabei können diese Formen jedoch nicht immer strikt voneinander abgegrenzt werden, da es Mischformen gibt und formelle und informelle Pflege eher als zwei Pole eines Kontinuums betrachtet werden sollten. Während ein zur Versorgung zugelassenes Pflegeheim eindeutig der formellen Leistungserbringung zuzuordnen ist, bewegt sich die Dienstleistung durch Hausangestellte oder Familienangehörige in der ambulanten Pflege häufig zwischen semi-formeller und informeller Pflege.[12]

Aufgrund von Zuordnungsschwierigkeiten sowie der schlechten Datenlage zu informellen Pflegeleistungen allgemein ist ein empirischer Vergleich des »Pflegemix« zwischen Ländern nur bedingt möglich. Ein Vergleich von 16 OECD-Staaten zeigt jedoch, dass der Anteil **informell Pflegender** zwischen den Ländern erheblich variiert: Beispielsweise erbringen in Schweden 8 Prozent und in Griechenland knapp 9 Prozent der Bevölkerung Unterstützungsleistungen im Bereich der ADL, während es im Vereinigten Königreich, Spanien sowie Italien über 15 Prozent sind.[13] Es ist bemerkenswert, dass sich aus dieser Statistik keine klaren regionalen Muster wie etwa eine Ähnlichkeit zwischen südeuropäischen Staaten, auf die man häufig in der Sozialpolitikforschung stößt, erkennen lässt. Auch die Inanspruchnahme **formeller Pflegeleistungen** variiert in der OECD erheblich. Während in Israel, den Niederlanden und der Schweiz um die 50 Prozent der Bevölkerungsgruppe der über 80-Jährigen formelle Pflegeleistungen empfangen, liegen die Werte für Spanien und Korea beispielsweise nur bei etwa 20 Prozent.[14]

Für die regionalen Unterschiede im »Pflegemix« können unterschiedliche, auch miteinander verflochtene Gründe verantwortlich sein. Neben der historischen Entwicklung, kulturellen Normen, Ausbildungssystemen oder der Struktur des Arbeitsmarkts stellt auch die Langzeitpflegepolitik einen Faktor dar. Ein LZP-System kann sowohl Anreize für informelle Pflege schaffen, beispielsweise durch die Einführung einer Geldleistung für Pflegebedürftige, als auch formelle Leistungserbringung fördern, etwa durch einen Fokus auf Sachleistungen. Für ersteres Politikinstrument sind Deutschland und Italien gute Beispiele, da in beiden Ländern das »Pflegegeld« beziehungsweise das »Begleitungsgeld« *(indennità di accompagnamento)* jeweils zur freien Verwendung an die pflegebedürftige Person gezahlt wird. Im Gegensatz dazu gibt es beispielsweise im japanischen Pflegesystem keinerlei direkte monetäre Transfers, sondern nur die Möglichkeit, formelle Pflegeleistungen in Anspruch zu nehmen.[15] Wie wirkungsmächtig solche Anreize tatsächlich sind, muss im Einzelfall untersucht und nachgewiesen werden.

Generell leisten mehr **Frauen** als Männer informelle Pflege, wobei der Anteil der pflegenden Männer in hohen Altersgruppen steigt und den der Frauen teilweise übertrifft.[16] Letzteres ist insbesondere darauf zurückzuführen, dass die Partner der Frauen in sehr hohem Alter in der Regel bereits verstorben sind, während Männer in höchstem Alter häufiger noch in Partnerschaft leben und daher ihren pflegebedürftigen Partner pflegen können. Im Bereich der formellen Pflege ist der Anteil von Frauen am Pflegepersonal sogar noch deutlich ausgeprägter. 2017 lag er in den OECD-Staaten, für die diesbezüglich Daten verfügbar sind,[17] zwischen 80 Prozent und rund 95 Prozent, wobei Korea mit einem Frauenanteil von 95,3 Prozent den höchsten Wert aufweist.[18] Die durchgängig hohen Werte zeigen, dass Pflegetätigkeiten – ob formell oder informell – durchweg überwiegend von Frauen übernommen werden und die jeweiligen landesspezifischen Regelungen darauf nur begrenzten Einfluss haben.

Ein Ländervergleich der Leistungserbringung ist nicht nur hinsichtlich der Formalität der Leistungen, sondern auch in Bezug auf den **Ort der Leistungserbringung** interessant. Auch hier können zwei »Pole« unterschieden werden: **Stationäre LZP**, die für mehrere pflegebedürftige Personen in gemeinsam bewohnten Räumlichkeiten rund um die Uhr erbracht wird, und **ambulante LZP**, die dezentral in der eigenen Häuslichkeit stattfindet. In den meisten OECD-Staaten ist ambulante Pflege heute weiter verbreitet als stationäre Leistungserbringung in Heimen.[19] Dies war nicht immer so, denn in den vergangenen Jahrzehnten ist der Anteil der Pflegebedürftigen in ambulanter Pflege in vielen OECD-Ländern gestiegen.[20] Die sogenannte Deinstitutionalisierung, also der Versuch, ambulante LZP oder neuen Formen (semi)stationärer LZP zulasten stationärer LZP zu fördern, ist ein Konzept, das sich in vielen nationalen Pflegepolitiken der vergangenen Jahrzehnte wiederfindet und auch auf internationaler Ebene von der OECD oder EU – häufig unter dem Stichwort »aging in place« – propagiert wird.[21] Dennoch variiert der Anteil ambulanter Leistungsempfänger*innen zwischen den Ländern, lag er doch beispielsweise 2014 in Portugal oder Australien mit 37 Prozent beziehungsweise 49 Prozent der über 80-jährigen Leistungsempfänger*innen erheblich niedriger als in Israel (89 Prozent) oder Spanien (77 Prozent).[22] Neue Formen semistationärer Erbringung bewegen sich häufig zwischen den beiden »Polen«. Beispielsweise gibt es in einigen Staaten insbesondere für Menschen mit Demenz Pflege-WGs, in denen maximal 15 Personen zusammen leben und betreut werden.[23] Diese haben zwar einen gemeinsamen Fokus auf soziale Komponenten der Pflege und die tägliche Haushaltsorganisation, unterscheiden sich jedoch auch zwischen einzelnen Ländern darin, wie fest sie als Bestandteil des Pflegesystems verankert sind oder welche und wie viele Personen in diesem Rahmen betreut werden.[24]

Finanzierung

Die Erbringung von Pflegeleistungen benötigt (finanzielle) Ressourcen. Pflegesicherungssysteme unterscheiden sich somit nicht nur darin, welche Art von Leistungen erbracht werden, sondern auch darin, wie die Dienstleistungserbringung finanziert wird. Die Bedeutung der Finanzierung ist besonders im Falle bezahlter Leistungen offensichtlich, implizit ist sie jedoch auch bei Leistung unbezahlter LZP von Bedeutung, da auch hierbei

Ressourcen aufgewendet werden und persönliche sowie gesellschaftliche Kosten entstehen, die allerdings schwer zu beziffern sind.[25] Unterschiede in der Finanzierung von LZP lassen sich analysieren, indem zum einen die gesamten Ausgaben, also das Finanzierungsausmaß, und zum anderen die jeweilige Herkunft der Mittel, also die Finanzierungsquellen, betrachtet werden. Aus der *Abbildung* wird ersichtlich, dass die **Gesamtausgaben** für LZP im Jahr 2014 im OECD-Ländervergleich von unter 0,5 Prozent des Bruttoinlandprodukts (BIP) in Ungarn oder Polen bis zu 4,3 Prozent in den Niederlanden reichten.

Die Varianz der Ausgaben kann einerseits auf unterschiedlichen nationalen Pflegeprävalenzen beruhen, ist andererseits aber auch auf verschieden ausgeprägte **Pflegeregime**, also die gesellschaftlichen Arrangements zum Umgang mit LZP, zurückzuführen.[26] LZP-Regime werden durch viele Faktoren, wie beispielsweise die Rolle familialer Pflege in einer Kultur oder Art und Umfang öffentlicher Pflegeleistungen geformt, die (indirekt) somit alle einen Einfluss auf die Ausgaben für LZP haben können. So sind beispielsweise die Ausgaben in Ländern wie den Niederlanden, Schweden oder Dänemark mit starken Traditionen öffentlicher, »universeller« Pflegesysteme vergleichsweise hoch.[27] Jedoch sollte im Hinblick auf die Statistik auch bedacht werden, dass aufgrund nicht vorhandener Angaben zu einigen Finanzquellen sowie fehlender internationaler Definitionsstandards der internationale Vergleich nur bedingt aussagekräftig ist.

Die Gesamtausgaben für LZP setzen sich aus verschiedenen **Finanzquellen** zusammen, die mit Implikationen für Anspruchsberechtigung, Umverteilung und Risikoteilung verknüpft sind.[28] **Öffentliche Finanzierungsquellen**, also zum einen Steuermittel und zum anderen Sozialversicherungsbeiträge, zeichnen sich gegenüber privater Finanzierung insbesondere durch eine verpflichtende Teilnahme sowie einer Umverteilungswirkung zugunsten von Menschen mit geringem Einkommen aus. Mit diesen Finanzierungsformen soll erreicht werden, dass das Risiko der Pflegebedürftigkeit unabhängig von individuellem Zahlungsvermögen und Risikoneigung für alle (in das entsprechende Pflegesystem einbezogene) Personen kollektiv abgesichert ist. Gleichzeitig unterscheiden sich die beiden Mechanismen der öffentlichen Finanzierung: Die Beitragsfinanzierung einer Sozialversicherung ist im Gegensatz zur Finanzierung aus allgemeinen Steuereinnahmen mit einer Zweckbindung und einem konkreten Anspruch der Versicherten auf Leistungen verbunden.

In der OECD lagen die öffentlichen Ausgaben für LZP 2014 bei durchschnittlich 1,2 Prozent des BIP.[29] Öffentliche Finanzierung stellt damit den Großteil der (erfassten) Gesamtausgaben für LZP dar. Insgesamt machen die

Sozialausgaben für LZP jedoch nur einen Bruchteil der gesamten öffentlichen Sozialausgaben aus, denn diese lagen im selben Jahr im OECD-Mittel bei über 20 Prozent.[30] Aus der *Abbildung* wird ersichtlich, dass einige Länder wie Japan, die Niederlande, Luxemburg oder Deutschland einen besonders hohen Anteil öffentlicher Ausgaben durch Pflichtversicherung finanzieren, sich also für ein **Sozialversicherungsmodell** zur Absicherung von Pflegebedürftigkeit entschieden haben. Die Pflegesysteme anderer Staaten beruhen hingegen vornehmlich auf Finanzierung aus dem Staatshaushalt; dieses **Steuermodell** wird insbesondere von skandinavischen Ländern

Abbildung: Ausgaben für Langzeitpflege nach Finanzierungsquellen 2014 in Prozent des Bruttoinlandprodukts

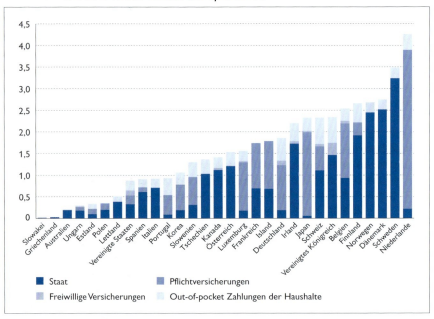

Fehlende Daten für Pflichtversicherungen: Australien, Lettland, Italien, Vereinigtes Königreich, Dänemark, Norwegen, Schweden; fehlende Daten für Freiwillige Versicherungen: Slowakei, Estland, Lettland, Korea, Tschechien, Island, Finnland, Dänemark, Norwegen, Schweden, Niederlande; fehlende Daten für *Out-of-pocket*-Zahlungen: Slowakei, Griechenland, Island.

Quelle: OECD Health Expenditure and Financing Statistik. Vgl. Heinz Rothgang/ Johanna Fischer, Langzeitpflege, in: Herbert Obinger/Manfred G. Schmidt (Hrsg.), Handbuch Sozialpolitik, Wiesbaden 2019, S. 645–668.

sowie Irland, Österreich und Kanada verwendet. Jedoch gibt es auch einige Staaten wie Belgien, Frankreich, die Schweiz oder die USA, die beide Arten öffentlicher Finanzierung zu großen Teilen nutzen – der Rückgriff auf ein einziges Modell ist also in der Pflegeversicherung nicht die Regel.

Neben öffentlichen werden auch **private Finanzierungsquellen** genutzt. Während private (freiwillige) Pflegeversicherungen in der Mehrzahl der Staaten eine marginale Rolle spielen, machen Direktzahlungen, die durch die Pflegebedürftigen zum Zeitpunkt der Leistungsinanspruchnahme entrichtet werden – sogenannte *Out-of-pocket*-Zahlungen –, einen nicht vernachlässigbaren Anteil der Ausgaben für Pflege aus. Den höchsten Anteil an den Gesamtausgaben hatten Direktzahlungen 2014 in Portugal (42 Prozent), Estland (34 Prozent) und Deutschland (28 Prozent), wobei weitere neun Länder ebenfalls einen Anteil von über 20 Prozent aufweisen. Hohe *Out-of-pocket*-Zahlungen sind hinsichtlich ihrer Sicherungswirkung besonders problematisch, da sie, wie die englische Bezeichnung nahelegt, direkt aus der eigener Tasche bezahlt werden müssen und daher weder eine Risikoteilung noch eine Umverteilung stattfinden. Direktzahlungen werden jedoch in vielen Ländern in der Form von Zuzahlungen zu öffentlichen Finanzmitteln auch gezielt zur Steuerung eingesetzt.[31]

Regulierung

Wie ein System reguliert, also durch Eingriffe in die Handlungen involvierter Akteure wie Pflegebedürftige, Finanzierungsträger und Leistungserbringer gelenkt und kontrolliert wird, unterscheidet sich ebenfalls zwischen Ländern. Dabei sind sowohl vielfältige Aspekte der Leistungserbringung als auch der Finanzierung Gegenstand von Regulierung, beispielsweise der Leistungsanspruch, die Vergütungsbeziehung oder die Qualitätssicherung.[32] Ein bedeutendes Regulierungsobjekt ist die Bestimmung von **Zugangskriterien** zu Pflegeleistungen. Der Zugang wird unter anderem durch die Einführung von Zuzahlungen gesteuert. Dieser Ansatz der Kostenbeteiligung kann sowohl auf normativen Prinzipien wie bestimmten Gerechtigkeitsvorstellungen zur Eigenleistung beruhen als auch Ergebnis begrenzter öffentlicher Finanzierung sein. So können Zuzahlungen im LZP-System verankert werden, um eine übermäßige Inanspruchnahme von Leistungen zu verhindern oder aber um Steuerbeziehungsweise Beitragssätze auf geringerem Niveau zu halten.[33] *Out-of-pocket*-Zuzahlungen sind dabei in Pflegesystemen unterschiedlich ausgestaltet: Ihre Höhe kann, wie in Schweden, auf einen maximalen Festbetrag begrenzt, wie bei der französischen Allocation Personnalisée à l'Autonomie (APA) einkommensabhängig gestaffelt sein, oder aber, wie in Deutschland, die Lücke zwischen den festgelegten Leistungen der Pflegeversicherung und den tatsächlichen Kosten für (formelle) Pflegeleistungen abdecken.[34]

Eine weitere, eng damit verknüpfte Begrenzung des Zugangs zu öffentlichen Pflegeleistungen durch die Regulierung der Finanzierung ist die **finanzielle Bedürftigkeitsprüfung**. Hierbei ist der Erhalt (beziehungsweise die Höhe) der Finanzmittel abhängig vom Einkommen und/oder Vermögen der Pflegebedürftigen und unter Umständen auch der finanziellen Ressourcen ihrer Angehörigen. Eine Untersuchung der Bedürftigkeitsprüfung in 14 OECD-Ländern kommt zu dem Schluss, dass diese in der Mehrheit keine strengen Prüfkriterien anlegen.[35] Dies gilt nicht nur für Dienstleistungen, sondern scheint ebenfalls die Regel für Pflegegeldleistungen zu sein, wie eine weitere Studie zu sechs europäischen Staaten nahelegt.[36] Es gibt jedoch auch Pflegesysteme wie das britische und US-amerikanische System, die – im Einklang mit deren Modell des liberalen Wohlfahrtsstaats – hauptsächlich beziehungsweise ausschließlich auf Pflegebedürftige mit geringem Vermögen und Einkommen ausgerichtet sind.[37]

Eine Regulierung des Zugangs findet jedoch nicht nur in Bezug auf Finanzierung statt, sondern kann auch den **Zugang zur Dienstleistungserbringung** steuern. Dieser Regulierungsgegenstand wird häufig unter dem Schlagwort »Wahlfreiheit« thematisiert: Können Pflegebedürftige wählen, welche Dienstleistungen sie von welchen Anbietern beziehen, oder wird diese Entscheidung für sie getroffen? Ein viel diskutiertes Instrument zur Steigerung der Auswahl in Pflegesystemen sind die bereits erwähnten Geldleistungen, da hier die Entscheidung über die Verwendung (zu einem gewissen Grad) an die Leistungsempfänger*innen abgegeben wird. Die Regulierung dieser Transfers – und damit das Ausmaß der Wahlfreiheit – variiert allerdings zwischen verschiedenen Geldleistungssystemen. Ein Vergleich von Pflegegeldleistungen in sechs europäischen Staaten zeigt, dass diese in Ländern wie Österreich, Deutschland oder Italien bereits seit den 2000ern ohne Einschränkungen »frei« verwendet werden können, wohingegen die APA in Frankreich gemäß den durch »Fall-Manager*innen« ausgearbeiteten Pflegeplänen genutzt werden muss.[38] Neben Geldleistungen gibt es jedoch auch andere Versuche, die Wahlfreiheit in Pflegesystemen (moderat) zu erhöhen, beispielsweise durch die Zulassung mehrerer Wettbewerber zur Leistungserbringung oder die Einführung von Gutscheinen – Instrumente, die in den vergangenen Jahrzehnten im traditionell stark durch öffentliche Dienstleistungserbringung geprägten Skandinavien zur Einführung neuer Marktprinzipien in die LZP führten.[39]

Zusammenfassung

Zusammenfassend lässt sich festhalten, dass die Ausgestaltung aller Dimensionen von LZP-Systemen – Leistungserbringung, Finanzierung und Regulierung – zwischen OECD-Staaten hinsichtlich verschiedenster Aspekte variiert. Dabei stimmen die Pflegesysteme mal mehr, mal weniger mit den hergebrachten Modellen und Prinzipien anderer, früher etablierter Sozialpolitiken in den jeweiligen Ländern überein. In vielen OECD-Ländern ist soziale Sicherung für LZP jedoch insgesamt (noch) nicht als eigenständiges System etabliert und besteht aus mehreren fragmentierten Programmen. Pflegeregime sind jedoch keineswegs statisch und wandeln sich sowohl durch politische Reformen als auch mit der gesellschaftlichen Struktur und Praxis. Es bleibt daher abzuwarten, ob und wie Länder ihre Sicherung für LZP in den nächsten Jahrzehnten umbauen werden und ob Pflegesicherung vor dem Hintergrund des anhaltenden demografischen Wandels damit stärker kollektiviert oder formalisiert werden wird.

Johanna Fischer/Heinz Rothgang

Anmerkungen

1 Vgl. Xenia Scheil-Adlung, Long-Term Care Protection for Older Persons: A Review of Coverage Deficits in 46 Countries, International Labour Organization, Extension of Social Security Series 50/2015.
2 Bevölkerungszahlen für 2018, vgl. OECD Statistics, Dataset: Historical Population.
3 Vgl. Heinz Rothgang, Absicherung des Risikos der Pflegebedürftigkeit, in: Public Health Forum 3/2018, S. 239–242.
4 Vgl. Mary Grace Kovar/Mortimer Powell Lawton, Functional Disability: Activities and Instrumental Activities of Daily Living, in: Jeanne Teresi/Mortimer Powell Lawton (Hrsg.), Focus on Assessment Techniques, New York 1994, S. 57–75; Francesca Colombo et al., Help Wanted? Providing and Paying for Long-Term Care, OECD Health Policy Studies 2011.
5 Vgl. Mutual Information System on Social Protection, MISSOC Comparative Table. XII. Long-Term Care, 2018, www.missoc.org/missoc-database/comparative-tables.
6 Vgl. ebd.
7 Vgl. Bundesministerium für Gesundheit, Bericht des Beirats zur Überprüfung des Pflegebedürftigkeitsbegriffs, 26.1.2009, www.gkv-spitzenverband.de/media/dokumente/pflegeversicherung/pflegebeduerftigkeitbegriff/Bericht_Gesamt_26012009.pdf.
8 Vgl. Gaétan Lafortune/Gaëlle Balestat/Disability Study Expert Group Members, Trends in Severe Disability Among Elderly People: Assessing the Evidence in 12 OECD Countries and the Future Implications, OECD Health Working Papers 26/2007.
9 Vgl. Heinz Rothgang et al., Barmer Pflegereport 2017, Siegburg 2017, S. 109–113.
10 Vgl. Costanzo Ranci/Emmanuele Pavolini, Not All that Glitters Is Gold: Long-Term Care Reforms in the Last Two Decades in Europe, in: Journal of European Social Policy 3/2015, S. 270–285.
11 Vgl. Mary Daly, Care Policies in Western Europe, in: dies. (Hrsg.), Care Work. The Quest for Security, London 2001, S. 33–56.
12 Vgl. Heinz Rothgang/Johanna Fischer, Langzeitpflege, in: Herbert Obinger/Manfred G. Schmidt (Hrsg.), Handbuch Sozialpolitik, Wiesbaden 2019, S. 645–668.
13 Vgl. Colombo et al. (Anm. 4), S. 86 ff.
14 Vgl. OECD Health Statistics, Long-Term Care Resources and Utilisation Dataset.
15 Vgl. John Creighton Campbell/Naoki Ikegami/Mary Jo Gibson, Lessons from Public-Long-Term Care Insurance in Germany and Japan, in: Health Affairs 1/2010, S. 87–95.
16 Vgl. Colombo et al. (Anm. 4), S. 86–89; Ricardo Rodrigues/Manfred Huber/Giovanni Lamura, Facts and Figures on Healthy Ageing and Long-Term Care. Europe and North America, European Centre for Social Welfare Policy and Research, Wien 2012, S. 61 f.
17 Für Österreich, Deutschland, Irland, Korea, Niederlande, Norwegen, Slowakei, Spanien, Schweden, Vereinigte Staaten (USA).
18 Vgl. OECD Health Statistics (Anm. 14).
19 Vgl. ebd.
20 Vgl. Rodrigues/Huber/Lamura (Anm. 16).
21 Vgl. Anneli Anttonen/Olli Karsio, Eldercare Service Redesign in Finland: Deinstitutionalization of Long-Term Care, in: Journal of Social Service Research 2/2016, S. 151–166.

22 Vgl. OECD Health Statistics (Anm. 14).
23 Vgl. Hilde Verbeek et al., Small, Homelike Care Environments for Older People with Dementia: A Literature Review, in: International Psychogeriatrics 2/2009, S. 252–264.
24 Vgl. ebd.
25 Vgl. Emily Freeman/Martin Knapp/Ami Somani, Long-Term Care Organization and Financing, in: Stella R. Quah/William C. Cockerham (Hrsg.), International Encyclopedia of Public Health, London 20172, S. 469–476.
26 Vgl. Colombo et al. (Anm. 4), S. 46.
27 Vgl. Costanzo Ranci/Emmanuele Pavolini (Hrsg.), Reforms in Long-Term Care Policies in Europe. Investigating Institutional Change and Social Impacts, New York 2013.
28 Vgl. Rothgang/Fischer (Anm. 12).
29 Öffentliche Finanzierung umfasst in der Statistik leicht abweichend von der oben genutzten Begrifflichkeit neben Staatsausgaben alle verpflichtend eingezahlten Versicherungsbeiträge, inklusive verpflichtender Beiträge an private Versicherungsträger.
30 Vgl. OECD, Social Spending (Indicator), https://data.oecd.org/socialexp/social-spending.htm.
31 Vgl. Tim Muir, Measuring Social Protection for Long-term Care, OECD Health Working Papers 93/2017.
32 Vgl. Rothgang/Fischer (Anm. 12).
33 Vgl. Joan Costa-Font/Christophe Courbage/Peter Zweifel, Policy Dilemmas in Financing Long-Term Care in Europe, in: Global Policy 4/8, 2017, S. 38–45.
34 Vgl. Joan Costa-Font/Christophe Courbage (Hrsg.), Financing Long-Term Care in Europe. Institutions, Markets, and Models, Basingstoke–Hampshire 2012.
35 Vgl. Muir (Anm. 31).
36 Vgl. Costanzo Ranci/August Österle/Marco Arlotti et al., Coverage versus Generosity: Comparing Eligibility and Need Assessment in Six Cash-for-Care Programmes, in: Social Policy & Administration 4/2019, S. 551–566.
37 Vgl. Muir (Anm. 31); Colombo et al. (Anm. 4).
38 Vgl. Cristiano Gori/Matteo Luppi, Regulating the Delivery of Cash-for-Care Payments across Europe, in: Social Policy & Administration 4/2019, S. 567–578.
39 Vgl. Gabrielle Meagher/Marta Szebehely (Hrsg.), Marketisation in Nordic Eldercare. A Research Report on Legislation, Oversight, Extent and Consequences, Stockholm 2013.

Marie-Kristin Döbler

Mehr als nur Pflege
Care in Alten(pflege)heimen

Pflege im Alter wird vielfach damit in Verbindung gebracht, dass jemand »gut aufgehoben« ist, was in alltäglichen wie massenmedialen Diskussionen oft auf »Waschen, Wickeln, Drehen, Füttern« reduziert wird. Doch auch ohne solch einen negativ-bewertenden Ton ist häufig eine Verkürzung auf Grund- und Behandlungspflege[1] zu rekonstruieren, die mit der Vernachlässigung vieler anderer Formen von Zuwendung, Fürsorge und Ähnlichem einhergeht. Um den Blick auf das gesamte Spektrum an Tätigkeiten und Praktiken zu lenken, die für das Wohlbefinden im Alter in Heimen notwendig erscheinen, bietet sich der Sammelbegriff »Care« an. Dieser wurde bereits breit theoretisch rezipiert, wird aber ambivalent gebraucht und ist nicht unumstritten. So betonen verschiedene, an der Care-Debatte beteiligte Disziplinen jeweils andere Aspekte und nutzen den Begriff für unterschiedliche Ziele. Philosophisch betrachtet, geht es um universelle anthropologische Rechte und Pflichten, pflegewissenschaftlich orientiert um Pflegeethiken oder Berufsethos, politischen, kapitalismuskritischen oder feministischen DenkerInnen um die Sichtbarmachung von Ungleichheiten, Ausbeutungen und Intersektionalität sowie um Positionierungen in Kämpfen um Gleichberechtigung.[2]

Trotz dieser Ambivalenz und der den verschiedenen Konzeptualisierungen entgegengebrachten Kritik[3] erweist sich der Begriff als hilfreich: Mit »Care« können sprachliche Verengungen und negative Assoziationen vermieden werden, die mit Alternativen wie Sorge (z. B. Angst) oder Pflege (z. B. Last, Mühe, Pflicht) verbunden sind, weil damit alles von Haushaltstätigkeiten über die händische Pflege von (kranken) Alten sowie emotionale und finanzielle Unterstützungsleistungen bis hin zu Formen der Selbstsorge angesprochen wird. Mit dieser Arbeitsdefinition von Care setze ich mich im Folgenden empirisch auseinander. Im Fokus stehen dabei die vielfach vernachlässigte Perspektive von HeimbewohnerInnen und die Frage: Was erwarten und brauchen HeimbewohnerInnen, um »gut aufgehoben« zu sein beziehungsweise damit ihre Care-Bedürfnisse erfüllt werden, und in welchem Verhältnis steht das zu der Care, die Heimpersonal leisten kann und will?

Zur Bearbeitung dieser Frage wird Material aus dem Projekt »Lebensqualität in bayerischen Alten(pflege)heimen« herangezogen.[4] Dem Prinzip des strukturierten Samplings folgend wurden in zwölf bayerischen Heimen unterschiedlicher Größe (30 bis 150 Betten), variierender Trägerschaft (privat/gemeinnützig/konfessionell) und geografischer Lage (Stadt/Land) mit jeweils acht bis zwölf BewohnerInnen halbstandardisierte Interviews geführt. Gesprochen wurde über das Leben im Heim, das Erleben von Pflege und Fürsorge sowie Erwartungen und Wünsche unter anderem hinsichtlich verschiedener Arten von Zuwendung. Ergänzend wurden die Heim- und/oder Pflegedienstleitungen der zwölf besuchten Einrichtungen als ExpertInnen für die Heimorganisation und die institutionellen Abläufe interviewt und unstrukturierte, aber dokumentierte Gespräche mit dem Personal geführt. Die Auswertung erfolgte nach qualitativ-inhaltsanalytischen (Grobanalyse) und hermeneutischen (Feinanalyse) Verfahren.[5]

Hinsichtlich der Reichweite und Gültigkeit der im Folgenden präsentierten Befunde ist die Freiwilligkeit der Teilnahme an der Studie und die eingeschränkte Befragbarkeit von Personen mit erheblichen kognitiven, aber auch körperlichen Einschränkungen zu berücksichtigen, weshalb Selektionen auf Ebene der BewohnerInnen und der Heime vorhanden sind. Es können daher keine empirisch fundierten Aussagen über das Care-Verständnis entsprechender BewohnerInnen, insbesondere von Menschen mit fortgeschrittener Demenz, getroffen werden. Bei befragten BewohnerInnen kann aber ein relativ klares Verständnis für das festgestellt werden, was aus analytischer Perspektive als »Care« bezeichnet wird, sowie eine recht genaue Vorstellung davon rekonstruiert werden, was an Care in Heimen nötig und möglich ist.

Was verstehen HeimbewohnerInnen unter Care?

BewohnerInnen differenzieren zwischen Care-Bereichen und -Formen, in denen Hilfe, Unterstützung und Sorge geleistet werden, sowie zwischen Akteuren, die aus ihrer Sicht für eine oder mehrere der Care-Tätigkeiten verantwortlich sind oder sein sollten: das Heim und das Personal, die Familie und sie selbst.[6]

Marie-Kristin Döbler

»Wie in einem Hotel«

Viele BewohnerInnen nehmen das Heim als Dienstleistungseinrichtung mit *All-inclusive*-Service wahr: Es würden hauswirtschaftliche Tätigkeiten übernommen, womit alles von der Reinigung von Kleidung über die Raumpflege bis hin zur Bereitstellung von Essen gemeint ist, und Möglichkeiten zur Beschäftigung angeboten. Der Einrichtung werden somit Care-Aufgaben zugeschrieben, die die Grundlagen des Lebens (re)produzieren.

Das Heimpersonal hingegen wird, oftmals durch die Erwähnung der Namen der zuständigen Pflegekräfte personifiziert und vielfach weiblich als »Schwester« markiert, für die händische, körperbezogene Pflege zuständig erkannt. Einige BewohnerInnen unterscheiden dabei Pflegeleistungen, die sie selbst oder andere BewohnerInnen empfangen, nach dem Grad der Selbstbeteiligung sowie der Bedarfsdauer: Zum einen geht es ihnen dabei um »Hilfe« und »Unterstützung« beispielsweise beim Waschen, Eincremen oder Ankleiden, selbst wenn aus einer BeobachterInnenperspektive der Eindruck entsteht, dass diese körperpflegerischen Tätigkeiten gänzlich durch eine Pflegekraft *übernommen* werden. Zum anderen verweisen BewohnerInnen auf die medizinische Versorgung sowie die Krankenpflege bei chronischen wie akuten Leiden. Sie erkennen damit gleichzeitig an, dass sich Bedürfnislagen mit vorübergehenden Erkrankungen oder durch die irreversible Verschlechterung des Gesundheitszustands verändern, dass Pflege zu unterschiedlichen Zeitpunkten oder für unterschiedliche BewohnerInnen verschiedene Formen und Umfänge annimmt sowie, dass das Pflegepersonal variierende Aufgaben zu erfüllen und differierende Unterstützungsbedarfe zu befriedigen hat.

Mit der Häufigkeit und Dauer des Kontakts zu den Pflegekräften scheinen sich auch Beziehungen zu verändern; sie werden offenbar persönlicher. Parallel dazu ist eine Erweiterung der dem Pflegepersonal zuerkannten Care-Tätigkeiten zu rekonstruieren: BewohnerInnen erklären, vom Pflegepersonal auch emotionale Zuwendung zu empfangen. Mit Personengruppen hingegen, die von Seiten des Heims für emotionale Unterstützung zuständig erklärt werden – Betreuungspersonal oder Seelsorger und psychologische Fachkräfte, die teilweise in die Einrichtungen kommen – scheint die Intensität des Kontakts nicht ausreichend oder das Zusammentreffen zu formalisiert, sodass BewohnerInnen sie nicht als AnsprechpartnerInnen für persönliche Belange wahrnehmen. Im Kontext der Zeitknappheit des Pflegepersonals stellt dies offenbar insbesondere für BewohnerInnen ein Problem dar, die keine Familie oder Freunde (vor Ort) haben. Sie meinen, der Kontakt zu Betreuungskräften oder Seelsorgern sei »zu selten« und »zu unauthentisch«, als dass sich hier eine persönliche Beziehung und damit die offenbar nötige Grundlage für emotionale Unterstützung entwickeln könne. Darüber hinaus teilen sie mit den »mit Angehörigen gesegneten« BewohnerInnen die Haltung, dass Kontakte mit Pflegekräften zwar freundschaftlich sein und in manchen Fällen sogar innig werden könnten, es aber nicht deren Aufgabe, sondern wenn dann »privates Engagement« sei, sich um emotionale Belange der BewohnerInnen zu kümmern. Stattdessen stünde die Grundpflege im Vordergrund und müsse dies angesichts des Zeitdrucks in der Pflege auch, während für Emotionales und Persönliches gelte: »Dafür ist die Familie zuständig.«

»Wichtig: Gesundheit, Besuch von der Familie«

BewohnerInnen beschreiben in Bezug auf Care durch ihre Angehörigen eine Mischung verschiedener Formen der emotionalen Zuwendung und persönlichen Unterstützung. BewohnerInnen wünschen sich, besucht zu werden, oder jemanden, dem sie sich in allen Belangen anvertrauen und mit dem sie Persönliches, Sorgen und Ängste besprechen können.[7] Darüber hinaus werden Angehörigen, allen voran (Schwieger-)Töchtern und Söhnen, entscheidende Funktionen im Kontext alltäglicher Fürsorge zugeschrieben. Primär männliche Angehörige scheinen mit den finanziellen Angelegenheiten betraut; über sie heißt es in den Gesprächen mit BewohnerInnen, sie kümmerten sich etwa um die Abrechnung mit dem Heim oder Anträge auf finanzielle Unterstützungsleistungen. Von (Schwieger-)Töchtern wiederum wird im Zusammenhang mit regelmäßig, dauerhaft oder alltäglich anfallenden Aufgaben gesprochen: die Besorgung von Dingen, die es im Heim nicht oder zu wenig gibt, die Organisation von und die Begleitung zu Friseur- und Arztbesuchen.[8]

In der Regel verbinden BewohnerInnen all diese Formen inter- und intragenerationaler Unterstützung mit Vorstellungen von Solidarität, Reziprozität und Verantwortung. Befragte erklären: »Das ist in Familien halt so. Eltern kümmern sich um die Kinder, ältere Geschwister um die Jüngeren und irgendwann kehrt sich das um.« Neben dem Verweis auf eine gewisse »Tradition« eines zeitversetzen Tausches innerhalb von Care-Beziehungen wird vielfach auch eine moralische Anspruchshaltung erkennbar: »Die *sollen* sich kümmern!«

In keinem Widerspruch zu dieser stark ausgeprägten Erwartung, dass die Familie weiterhin Präsenz zeigt und Care übernimmt, ist die Aussage vieler BewohnerInnen zu lesen, »niemandem zur Last fallen« zu wollen und daher in ein Heim gezogen zu sein. Stattdessen wird die Unterscheidung von Care-Bereichen und -Zuständigkeiten deutlich und sichtbar, dass aus Sicht der BewohnerInnen nicht alle Care-Leistungen abzugeben oder für Geld zu erbringen sind, während es klar, gegebenenfalls sogar vertraglich geregelte Dienstleistungsverhältnisse oder gerade eine gewisse persönliche Distanz beziehungsweise Fremdheit erleichtern, Pflege anzunehmen: Wird das Personal von BewohnerInnen für die Pflege und die Rund-um-die-Uhr-Betreuung für zuständig erklärt, sehen sie Angehörige hinsichtlich emotionaler Care-Bedarfe in der Pflicht – wollen Letzteren aber nicht die Körperpflege, eine 24-Stunden-Betreuung oder eine dauernde Sorge um alleinlebende Eltern zumuten. Auffallend ist in dieser Hinsicht eine ausgeprägte geschlechtsspezifische Unterscheidung von »erwartbaren Handlungen«. Eine Bewohnerin meint: »Meine Söhne sind liebevoll, aber diese Pflege oder auch das Kümmern – das kann man von Söhnen nicht erwarten.«

»Zuhause nicht mehr geschafft«

Nicht alle, aber doch viele BewohnerInnen erkennen die Notwendigkeit eines Umzugs ins Heim, während die Einsicht in die Abnahme ihrer eigenen Fähigkeit, für sich Care zu leisten, wachsende Hilfsbedürftigkeit bei täglichen Aufgaben oder der Körperpflege sowie Unsicherheiten, Ängste oder Einsamkeit »allein zuhause« viele zur Feststellung veranlasst: »Im Heim ist es in mancher Hinsicht besser.« Erkennbar wird dabei ebenfalls, dass sich Care durch den Umzug verändert. Die Äußerungen der BewohnerInnen verdeutlichen eindrücklich, dass dies eine Ausdifferenzierung oder Erweiterung der Care-Konstellationen und keine Verengung bedeuten sollte: Einerseits kommen Formen von Care hinzu (z. B. Hilfe bei der Körperpflege) und/oder werden im Kontext stationärer Unterbringung von anderen AkteurInnen, den Pflegekräften, übernommen. Andererseits unterstreichen BewohnerInnen in den Interviews, dass bestimmte, bislang bedeutende Care-AkteurInnen sich nicht gänzlich befreit fühlen oder ausgeschlossen werden sollten. Nicht nur das Engagement Angehöriger, auch die eigene Beteiligung an Care ist BewohnerInnen wichtig: Einige sehen ihre Möglichkeit zur Selbstsorge hinreichend darin erfüllt, dem Personal »Anweisungen zu geben«, damit dieses sie nach ihren Wünschen pflegen kann; anderen reicht es nicht, ausschließlich verbal Einfluss auf die sie betreffende Care zu haben. Allen scheint es aber wichtig, Selbstwirksamkeit zu erkennen, weshalb sie es offenbar weniger als Defizit empfinden, auf andere angewiesen zu sein, als auf ihre Hilfsbedürftigkeit und die passive EmpfängerInnenrolle reduziert zu werden; gelitten wird unter dem Gefühl, bevormundet und nicht als kompetente, mündige Erwachsene behandelt zu werden, und/oder *nur* Care-EmpfängerIn, keine Care-GeberIn sein zu können oder zu dürfen. Heim- und Pflegedienstleitungen halten es manchmal jedoch für notwendig, Care-Tätigkeiten der BewohnerInnen zu beschränken und andere für sie entscheiden zu lassen.

Was verstehen HeimleiterInnen und Personal unter Care?

Wie schon die BewohnerInnen-Interviews dokumentieren auch die Gespräche mit dem Heimpersonal ein ausdifferenziertes Care-Verständnis. Auch hier wird zwischen verschiedenen Tätigkeiten und Zuständigkeiten unterschieden. Die wichtigsten Akteure aus dieser Sicht sind die BewohnerInnen, die Angehörigen, das Pflege-/Betreuungspersonal und die Leitungsebenen.

»Manchmal sind uns die Hände gebunden«

In verschiedenen Gesprächen mit dem Heimpersonal wird formuliert, Care in Heimen bedeute neben Grundpflege und Betreuung, die Kompetenzen der BewohnerInnen richtig einzuschätzen, deren Selbstsorge soweit wie möglich zu fördern – unter Umständen aber auch zu beschränken, beispielsweise aufgrund sozialpolitischer und juristischer Vorgaben. So dürfen HeimbewohnerInnen in manchen Einrichtungen »aus versicherungsrechtlichen Gründen« keine Rollstühle schieben oder werden aus der Küche ausgeschlossen, selbst wenn sie gerne helfen würden und es kognitiv und körperlich auch könnten, weil das mit Hygienevorschriften nicht vereinbar sei. Anstelle dieser gerade von BewohnerInnen als sinnvoll verstandenen Aufgaben, blieben so oftmals nur die »hausintern angebotenen, altersgerechten Aktivierungen«, die in Gesprächen mit BewohnerInnen vielfach und vom Personal manchmal als sinnfrei, kindisch oder »bloßer Zeitvertreib« dargestellt werden. Davon wissen offenbar auch Heimleitungen: Überzeugt davon, dass es zur Aufgabe stationärer Einrichtungen gehört, »sinnstiftende Tätigkeiten anzubieten«, »nutzen [sie] den gegebenen rechtlichen Spielraum«. Indem sie etwa »mit BewohnerInnen gemeinsam Gärten anlegen« oder »Tiere im Heim erlauben«, bieten sie diesen nicht nur »sinnvolle Aktivitäten«, sondern ermöglichen BewohnerInnen auch, sich um etwas kümmern und damit ihr Bedürfnis befriedigen zu können, trotz Alter und stationärer Unterbringung weiterhin auch Care-GeberIn zu sein.

Allerdings begrenzen körperliche, vor allem aber kognitive Einschränkungen, beispielsweise in Form von Demenz oder Verwirrtheit, die Care-Tätigkeiten einiger BewohnerInnen. »Zu ihrem eigenen Wohl« würden daher manche BewohnerInnen von Care-Aufgaben entbunden und von Selbstsorge befreit.[9] Gemeint ist damit nicht nur die Übernahme von Körperpflege für jene BewohnerInnen durch die Pflegekräfte, die sich nicht mehr selbst waschen oder anziehen können, sondern auch die Aneignung oder Beanspruchung des Wissens über das, was BewohnerInnen brauchen beziehungsweise für ihr Wohlbefinden für notwendig erachtet wird. Manchmal wird eine solche Entscheidungskompetenz vom Heimpersonal aber auch Angehörigen zugeschrieben.[10]

»Manche Angehörige sind stärker involviert«

In den Gesprächen mit dem Personal heißt es, nur zusammen mit Angehörigen sei Care adäquat zu leisten. Angehörige gelten hierbei unter anderem als Mittelspersonen, die dem Personal helfen, einerseits neue BewohnerInnen kennenzulernen und zu erfahren, was diese wahrscheinlich brauchen; insbesondere bei Menschen, die sich selbst nicht mehr äußern können, wird diese Informationsquelle vom Personal als Schlüssel dargestellt, um Care-Leistungen individuell anzupassen. Andererseits unterstützten Angehörige das Heim, indem sie BewohnerInnen die Eingewöhnung erleichterten oder Heimrichtlinien und pflegerische Notwendigkeiten erklären würden, was die Arbeit der Pflegekräfte vereinfache.

Die Familie wird aber noch in vielerlei anderer Hinsicht als soziale Ressource präsentiert: Sie sorge dafür, dass Care-Leistungen des Heims bei BewohnerInnen (besser) ankommen und das gesamte, für das Wohlbefinden der BewohnerInnen nötige Spektrum an Care-Praktiken abgedeckt werden könnten. Angehörige würden BewohnerInnen erleichtern, mit den Veränderungen, die ein Heimeinzug mit sich bringt, umzugehen (z. B. Verlassen des bisherigen Zuhauses, Verlust von Aufgaben, neue Umgebung), würden BewohnerInnen die Teilnahme an Heimveranstaltungen und Ausflügen ermöglichen,[11] seien aufgrund der vorliegenden persönlichen Beziehung allein in der Lage, eine bestimmte Form emotionaler Zuwendung, etwa in Form der Anerkennung als Person, zu erbringen.

Ob zur familialen Care im Kontext stationärer Unterbringung auch »händische Pflege« gehören soll, wird vom Personal ambivalent betrachtet. Manche sehen die Familie auch in diesem Bereich als willkommene Unterstützung, die das Personal entlaste. Andere meinen, Angehörige sollten sich aus der Pflege raushalten, da ihnen das Fachwissen fehle, sie daher

»nicht richtig pflegen« könnten oder ihr pflegerisches Tun die »Ausbildung des Personals entwerte«. Wieder andere finden klare Trennungen von Tätigkeitsbereichen gut, weil BewohnerInnen »Angehörige nicht mit der Pflege in Verbindung setzen« sollen, sodass Angehörige »lieber was Schönes mit denen machen«.

In einigen Fällen werden Angehörige vom Personal aber auch als Problemfaktor wahrgenommen. Trotz eines ausgeprägten Verständnisses für Angehörige, die »auch ohne Pflege genug um die Ohren haben«, heißt es in Gesprächen mit dem Heimpersonal anklagend: »Es gibt solche, die wollen jegliche Verantwortung abgeben«, »die schieben ihre Eltern ab«. Oftmals wertend und BewohnerInnen bemitleidend, äußern Heimleitungen und Pflegekräfte, ein solches Verhalten von Angehörigen basiere auf der fälschlichen Annahme, die vom Heim zu leistende Grund- und Behandlungspflege sei für das Wohlbefinden im Alter hinreichend beziehungsweise es gehöre zur Aufgabe des Personals, auch emotionale Bedürfnisse der BewohnerInnen zu bedienen.

Eine andere vom Heimpersonal angesprochene Schwierigkeit mit Angehörigen ergibt sich ebenfalls aus Perspektiven- oder Verständnisdifferenzen hinsichtlich Care: Selbst wenn Angehörige die Breite des Care-Spektrums erkennen würden, übertrügen einige unreflektiert das eigene Verständnis von »gutem Leben« auf die BewohnerInnen oder setzten ihre Sicht auf »richtige Versorgung« mit der von BewohnerInnen gleich. Das sei jedoch problematisch, weil einige Angehörige beispielsweise Sicherheit mehr als Wohlbefinden schätzten und sich die Konsequenzen ihrer Forderungen nicht vorstellen könnten. Es sei schon vorgekommen, dass Angehörige »Fixierungen verlangen, damit auch ja jede Sturzgefahr ausgeschlossen ist«, ungeachtet dessen, was es bedeutet, »wenn man sich nicht rühren kann«.

»Man kriegt viel zurück vom Herzen«

Zu den Care-Aufgaben des Personals gehöre es daher manchmal auch, so die in den Gesprächen geäußerte Selbsteinschätzung, BewohnerInnen vor Angehörigen zu schützen, primär aber die medizinisch-gerontologisch angemessene Versorgung und Pflege der BewohnerInnen. Im Zuge dessen gelte es, die Grenzen der Selbstsorge von BewohnerInnen richtig einzuschätzen und die Fähigkeiten dazu nach Möglichkeit zu erhalten oder zu fördern. Emotionale Zuwendung hingegen sei vor allem von Angehörigen zu erbringen und wird insbesondere von einigen Heimleitungen explizit aus dem Tätigkeitsbereich des Heimpersonals ausgegliedert. Das Pflegepersonal sieht das etwas anders und meint, sie könnten die Familie zwar nicht ersetzen, aber aufgrund der körperlichen Nähe und des intensiven Kontakts entstünden vielfach persönliche Beziehungen zwischen Personal und BewohnerInnen. Sei ein solches Verhältnis gegeben, könnten auch Care-Dimensionen jenseits der Körperpflege oder medizinischen Versorgung bedient werden. Damit verbundene wechselseitige Anerkennung und zwischenmenschliche Wärme seien für sie einerseits Motivation, ihren Beruf auszuüben und sich »über den Dienst nach Vorschrift hinaus zu engagieren«. Andererseits erleichtere guter, persönlicher und vertrauter Kontakt die Pflege und sei notwendig, wenn keine Angehörigen präsent sind. Bei all dem gelte es aber, da sind sich Pflegekräfte und Leitungsebenen überwiegend einig, Grenzen zu ziehen. Zu enge Bindungen zwischen Personal und BewohnerInnen würden zu große Verlusterfahrungen produzieren, seien zu Kräfte zehrend und so sei es Teil der heiminternen Care-Verpflichtung, sich um sich selbst beziehungsweise die Angestellten zu kümmern und etwa zu raten, »eine Wand zwischen sich und BewohnerInnen« zu errichten.

Schutzwälle sowie emotionale Fürsorge müssten zunehmend aber nicht nur im Kontakt mit den BewohnerInnen, sondern auch mit deren Angehörigen zur Anwendung kommen. Denn es gebe zwar Fälle, in denen Angehörige nie im Heim auftauchen, »die Mehrheit ist [jedoch] präsenter als früher« und müsse daher »mitbetreut« werden; entsprechende Care-Leistungen für Angehörige kämen letztlich auch BewohnerInnen zugute, insbesondere, wenn es nicht um (Sonder-)Wünsche oder Beschwerden von Angehörigen, sondern um deren praktische Unterstützungen gehe.

Wie stehen diese Care-Verständnisse zueinander?

Es zeigt sich ein Spannungsverhältnis der hier rekonstruierten praxiswirksamen Care-Verständnisse und der erwähnten theoretischen Positionen zu Care einerseits, eine Auflösung darin anklingender Probleme andererseits: Angesichts der empirischen Pluralität wäre es verfehlt, die theoretische Ambivalenz und Uneindeutigkeit der Care-Debatte zugunsten einer einzigen Definition oder Position aufzugeben. Stattdessen sollte die Bandbreite an theoretischen Konzeptualisierungen als Mahnung verstanden werden, die dargestellte empirische Vielfalt zu berücksichtigen, die, unter Beibehaltung des Fokus auf die BewohnerInnen, in drei thesenhafte Antworten auf die Frage mündet, wie das, was in Alten(pflege)heimen geleistet wird und zu leisten ist, mit den Erwartungen, Wünschen und Bedürfnissen der BewohnerInnen an Care korrespondiert.

Erstens, alle befragten BewohnerInnen wollen ernst und als ExpertInnen ihres Selbst wahrgenommen werden. Überzeugt davon, dass sie selbst am besten wissen, was sie brauchen, wollen diese BewohnerInnen weiterhin Selbstsorge betreiben und aktiv in die sie betreffenden Care-Praktiken oder zumindest in die Entscheidungen eingebunden sein; das wird aus BewohnerInnensicht offenbar jedoch nicht immer hinreichend berücksichtigt und/oder ist angesichts der gegebenen Rahmenbedingungen nur eingeschränkt möglich.

Zweitens, die Pflegeausbildung oder die persönliche Beziehung zu BewohnerInnen weisen einerseits dem Personal, andererseits Angehörigen und/oder BewohnerInnen selbst Sonderwissen zu, das die Basis für Grund- und Behandlungspflege, emotionale Zuwendung beziehungsweise Selbstsorge darstellt. Dementsprechend differenzieren BewohnerInnen und Heimpersonal entlang von »ExpertInnenwissen« Care-Leistungen und -Bereiche.

Drittens, Familienangehörige bleiben auch im Heimkontext wichtige Care-Akteure, während insbesondere dort, wo es keine (präsenten) Angehörigen gibt, Pflegekräfte entsprechende Care-Lücken füllen müssen. Infolgedessen umfassen selbst institutionalisierte Formen von Care immer gleichzeitig bezahlte und unbezahlte sowie professionell und privat, vor allem von Frauen geleistete Arbeit; vielfach bleiben diese privat erbrachten Care-Tätigkeiten ungesehen und unbezahlt – ungeachtet, wie zentral oder essenziell sie für das Wohlbefinden der BewohnerInnen sind. Mindestens heimintern ist jedoch ein Konsens darüber festzustellen, dass Care in Alten(pflege)heimen weit mehr bedeutet als Grund- und Behandlungspflege.

Neben den Ähnlichkeiten der statusgruppenübergreifenden Sichtweisen sind somit verschiedene Akzentsetzungen festzuhalten und darauf zu verweisen, dass viele Themen und Bedeutungen, etwa der Selbstsorge für BewohnerInnen, nicht erkannt werden können, wenn nur *über* Pflege in Heimen und nicht mit Care-EmpfängerInnen geforscht wird. Das verweist gleichzeitig auf weiteren Forschungsbedarf, beispielsweise geeignete Verfahren zur Erfassung der Perspektive von Menschen mit Demenz zu finden, oder auch andere Settings, etwa häusliche Pflege, in den Blick zu nehmen.[12]

Marie-Kristin Döbler

Anmerkungen

1 Grundpflege umfasst regelmäßig, wiederholt auszuführende Tätigkeiten, die insbesondere die Körperpflege und die Ernährung, aber auch die Mobilisierung betreffen. Behandlungspflege wiederum bezeichnet Praktiken wie Medikamentengabe, Wundversorgung, Verbandwechsel oder Blutzuckermessung. Vgl. Ilka Köther, Altenpflege, Stuttgart u. a. 2016.
2 Vgl. z. B. Ilona Ostner, Care – eine Schlüsselkategorie sozialwissenschaftlicher Forschung?, in: Adalbert Evers et al. (Hrsg.), Handbuch Soziale Dienste, Wiesbaden 2011, S. 461–481.
3 Kritisiert wird etwa, dass die theoretisch entwickelten oder diskutierten Begriffe zu formalisierte Prozedere vorsehen, das Menschliche (Emotionalität, Betroffenheit, persönliche Involvierung etc.) genauso wie die Relevanz von Beziehungen vernachlässigen und zu idealisierte Prädispositionen (Gerichtetheit, Resonanzfähigkeit, bestimmte Formen von Empathie, Selbstaufgabe) bei Care-GeberInnen und -EmpfängerInnen voraussetzen würden. Vgl. z. B. Michael May, Auf dem Weg zu einem dialektisch-materialistischen Care-Begriff, in: Widersprüche: Zeitschrift für sozialistische Politik im Bildungs-, Gesundheits- und Sozialbereich 34/2014, S. 11–51; Helen Kohlen/Christel Kumbruck, Care-(Ethik) und das Ethos fürsorglicher Praxis (Literaturstudie), Bremen 2008.
4 Teilprojekt des Forschungsverbunds ForGenderCare (www.forgendercare.de), gefördert durch das Bayrische Staatsministerium für Wissenschaft und Kunst.
5 Vgl. Philipp Mayring, Qualitative Inhaltsanalyse, Weinheim 2010; Uwe Flick, Qualitative Sozialforschung, Reinbek 2017; Rainer Diaz-Bone/Christoph Weischer, Methoden-Lexikon für die Sozialwissenschaften, Wiesbaden 2015.
6 Alle in den folgenden zwei Abschnitten durch Anführungszeichen gekennzeichnete Formulierungen sind Zitate aus den Interviews mit BewohnerInnen und den Gesprächen mit dem Heimpersonal. In den Zwischenüberschriften sind Zitate aus platztechnischen Gründen verkürzt wiedergegeben.
7 Kontakte zu »Menschen, die man von früher kennt«, insbesondere zu Angehörigen, helfen bei der Pflege von Erinnerungen, fördern das Selbst(wert)gefühl oder ermöglichen den Erhalt der Identität, weil sie die Person im Idealfall nicht nur auf die Rolle eines alten, pflegebedürftigen Menschen, der im Heim lebt, reduzieren.
8 Voraussetzung hierfür sind die Existenz von Verwandten sowie räumliche und emotionale Nähe; Angehörige müssen auch zu Besuch kommen oder medial für BewohnerInnen erreichbar sein, um diese Aufgabe zu erfüllen. Das impliziert gleichzeitig die Relevanz der Präsenz des Personals und der Notwendigkeit von (emotionalen) Fürsorgeleistungen, die heimintern zu übernehmen sind, wenn jemand keine (präsenten) Angehörigen hat.
9 Erkennbar wird in einigen Personalgesprächen, dass Care-Aufgaben unter anderen Rahmenbedingungen länger von BewohnerInnen selbst ausgeübt werden könnten beziehungsweise das gänzliche Entbinden von Selbstsorge gar nicht oder erst deutlich später erfolgen müsste. Aber jemanden unter »Aufsicht und Anleitung etwas selbst machen zu lassen, bindet eben mehr personelle Ressourcen, als es geschwind selbst zu machen«.
10 Ob es berechtigt ist, BewohnerInnen von Selbstsorge zu befreien, und in welchem Umfang beziehungsweise in welchen Bereichen dies legitimiert ist, gilt es im Einzelfall zu prüfen.

11 Ausflüge etwa haben oft eine Teilnahmegebühr, mit der die Busfahrt, Eintritt oder Kaffee und Kuchen vor Ort gezahlt werden, oder erfordern zusätzliche BetreuerInnen, die beispielsweise Rollstühle schieben können. Ohne die Unterstützung von Angehörigen (oder Ehrenamtlichen) wären in vielen Heimen außeralltägliche Aktivitäten oft nicht möglich.
12 Auch wenn sich die Analysen auf Interviews mit HeimbewohnerInnen und -Angestellten stützen und es Gegenstand dieses Artikels war, das Care-Verständnis in diesem spezifischen Setting darzulegen, sind viele der Erkenntnisse sicherlich auch auf andere Care-Arrangements zu übertragen.

Historisches & Kulturelles

Karen Nolte

Sorge für Leib und Seele
Krankenpflege im 19. und 20. Jahrhundert

Noch heute ist die Pflege kranker und alter Menschen eng mit christlichen Werten verknüpft – jüngst endete der Imagefilm des Bundesgesundheitsministeriums mit dem Slogan »Pflege ist mehr als ein Beruf«[1] und betonte menschliche Zuwendung als wesentliches Merkmal von Pflege. Diese hervorgehobene altruistische Fürsorge, die von Pflegenden auch jenseits der Arbeitszeiten erwartet wird, ruft das christliche Ideal des »Liebesdienstes« am Nächsten im neuen Gewand auf.

In diesem Artikel werden »Pflegen« und »Sorgen« historisiert und am Beispiel der Krankenversorgung durch protestantische Pflegekräfte im 19. Jahrhundert analysiert, wie Pflege in jener Zeit konzipiert und gesellschaftlich situiert wurde. Im Weiteren wird aufgezeigt, wie Gepflegte und Ärzte auf die christlich motivierte Pflege reagierten und welchen Stellenwert diese in der damaligen Gesellschaft hatte. Aus gedruckten und handschriftlichen Quellen aus der Gründungszeit des Diakonissenmutterhauses in Kaiserswerth wird das damalige ideale Verständnis von Pflege und Sorge herausgearbeitet. Anhand der zahlreich überlieferten Schwesternbriefe, die Diakonissen regelmäßig von ihren Einsatzorten an das Vorsteherpaar des Mutterhauses schrieben, kann Einblick in die Pflegepraxis gegeben werden. Aus den von den Diakonissen beschriebenen »Fallgeschichten« ihrer Begegnungen mit verarmten Kranken lässt sich die Beziehung zwischen Pflegenden und Gepflegten im 19. Jahrhundert rekonstruieren. Wie sich das Pflegethos und das Selbstverständnis von Pflegenden im frühen 20. Jahrhundert weiterentwickelten, wird im zweiten Teil des Artikels dargelegt.

Die Kaiserswerther Diakonissen

Noch bis in die zweite Hälfte des 20. Jahrhunderts war in Deutschland das Berufsbild der Krankenpflege in starkem Maße religiös geprägt. Im 19. Jahrhundert wurde eine Vielzahl katholischer Frauenkongregationen gegründet, die sich der Krankenpflege widmeten.[2] Nach dem Vorbild der Barmherzigen Schwestern und mit Berufung auf Berichte über die ersten Diakonissen in den Gemeinden aus dem Neuen Testament schuf der protestantische Pfarrer Theodor Fliedner (1800–1864) mitten im katholischen Rheinland eine Ausbildungsstätte, die zugleich Mutterhaus protestantischer Krankenschwestern war. Diese erste deutsche Diakonissenanstalt in Kaiserswerth bei Düsseldorf sollte nach Fliedners Vorstellungen in erster Linie Töchter aus dem Bildungsbürgertum, insbesondere Pfarrtöchter, ansprechen und ihnen eine ihrem Stand angemessene Erwerbsmöglichkeit bieten. Doch kamen nicht etwa Töchter von Pastoren oder andere junge Frauen aus dem Bildungsbürgertum nach Kaiserswerth, um dort Teil der Diakonissengemeinschaft zu werden, sondern in der Regel wenig gebildete junge Frauen aus dem kleinbäuerlichen respektive kleinbürgerlichen Milieu.[3] Der Gründung in Kaiserswerth folgte die Einrichtung einer Vielzahl weiterer Diakonissenmutterhäuser innerhalb und außerhalb des Deutschen Reichs.

Das Diakonissenmutterhaus verstand die Arbeit der Schwestern als »Innere Mission«: Dieses bürgerlich-protestantische Konzept war eine Reaktion auf die Pauperisierung (Verarmung), die insbesondere in den Großstädten als Folge der Anfang des 19. Jahrhunderts einsetzenden Industrialisierung als drängendes gesellschaftliches Problem wahrgenommen wurde. Fliedner und andere aus der neupietistischen Erweckungsbewegung hervorgegangene Protagonisten der »Inneren Mission« waren der Ansicht, dass Krankheit, materielle und »geistliche Verarmung« ursächlich zusammenhingen.[4] Daher sorgten Krankenschwestern des Kaiserswerther Diakonissenmutterhauses nicht nur für das leibliche Wohl, sondern vor allem für das Seelenheil ihrer Kranken.

Im Folgenden wird die soziale Praxis der protestantischen Krankenpflege im 19. Jahrhundert in den Blick genommen. Dabei geht es nicht nur darum, alltägliche Routinen zu rekonstruieren, vielmehr soll gezeigt werden, welche Handlungsspielräume sich für die Diakonissen trotz vielfältiger äußerer und verinnerlichter normativer Zwänge auftaten und wie die Schwestern diese im Einzelnen nutzten. Die Kaiserswerther Diakonissen haben viele Selbstzeugnisse – Briefe an das Vorsteherpaar – hinterlassen,[5] in denen sie von ihren Einsatzorten aus – Krankenhaus, Gemeinde und

Karen Nolte

Privatpflege – dem Mutterhaus von ihrer pflegerischen Tätigkeit, ihren Erlebnissen, Erfahrungen und auch von alltäglichen Konflikten mit den Kranken, mit anderen Diakonissen und, seltener, mit Ärzten und Pfarrern berichteten. Diese durch den normativen Druck geprägten Selbstzeugnisse zeigen ebenfalls Brüche mit den Idealvorstellungen einer Diakonisse – insbesondere dann, wenn die Schwestern Konflikte aus ihrem sozialen Umfeld schilderten. Diese Brüche wie auch die Beschreibung von alltäglichen Routinen dienen als Ansatzpunkt für eine Geschichte der sozialen Praxis.

Normen, Ordnungen und »kollektive Identitäten«

Fliedner lehnte sein Konzept der Diakonissengemeinschaft an das zeitgenössische Modell der bürgerlichen Familie an, demzufolge der Mann die Geschlechtsvormundschaft innehatte. Für unverheiratete Frauen war es nach bürgerlichen Vorstellungen weder schicklich, sich allein in der Öffentlichkeit zu bewegen, noch war es dem Ansehen bürgerlicher Frauen zuträglich, wenn sie erwerbstätig waren. Nur wenige außerhäusliche Tätigkeiten wurden ehrbaren bürgerlichen Frauen zugebilligt. Zwar arbeiteten bürgerliche Frauen zuweilen als Lehrerinnen, diese bewegten sich jedoch auf einem schmalen Grat zwischen gesellschaftlicher Akzeptanz und Ablehnung.[6] Die Fürsorge für Arme gehörte zu den wenigen Aufgaben, die eine bürgerliche Frau in der öffentlichen Sphäre wahrnehmen konnte, ohne an Ansehen zu verlieren. Indem Fliedner also unverheirateten Frauen eine Gemeinschaft anbot, in der das Vorsteherpaar die Stelle der Eltern einnahm und so für Rechtssicherheit und gesellschaftliche Anerkennung sorgte, wollte er ein Lebensmodell jenseits der Ehe oder des unwürdigen Daseins einer unverheirateten Frau, die bei ihren Eltern oder Geschwistern sowie von deren Mitteln leben musste, schaffen.[7] Als sichtbares Zeichen, dass Diakonissen ehrbare Frauen waren, führte der Pastor eine Schwesterntracht ein, die der Kleidung einer verheirateten Frau entsprach: Das dunkelblaue bodenlange Kleid war aus teurem Tuch gearbeitet, das sich nur Frauen aus dem gehobenen Bürgertum leisten konnten. Auch die weiße Spitzenhaube wurde in der bürgerlichen Öffentlichkeit ansonsten nur von verheirateten Frauen als Zeichen dafür getragen, dass sie »unter der Haube« waren.

In dieser familiär-paternalistisch geprägten Diakonissengemeinschaft war die väterlich-strenge und bestimmende Rolle des Vorstehers zentral, um nach innen und außen dem Zusammenleben und -arbeiten unverheirateter Frauen gesellschaftliche Anerkennung zu verschaffen.[8] Wie die Historikerin Jutta Schmidt durch ihre Studie zur sozialen Zusammensetzung der Diakonissengemeinschaft zeigen konnte, ging das Konzept Fliedners in der Praxis nicht auf. Krankenpflege hatte im 19. Jahrhundert noch den gesellschaftlichen Status des Dienstbotenberufs und hätte daher für Frauen aus dem Bildungsbürgertum einen sozialen Abstieg bedeutet. Schmidt hat anhand der Schwesternakten aus Kaiserswerth die soziale Zusammensetzung der Diakonissengemeinschaft im 19. Jahrhundert untersucht und herausgestellt, dass die Diakonissen in erster Linie aus kleinbäuerlichen und -bürgerlichen Gesellschaftsschichten stammten und wenig Bildung hatten.[9]

Das Leben und Arbeiten der Diakonissen war strengen Regeln unterworfen, die in der »Haus-Ordnung und Dienstanweisung für die Diakonissen« festgelegt wurden. Eine Diakonisse sollte sich demnach als Dienerin Gottes und ihrer Pfleglinge, aber auch ihrer Mitschwestern verstehen. Eine Haltung, die durch Demut und Selbstverleugnung bestimmt war, wurde von den Schwestern unbedingt erwartet. Dienst, Demut und Selbstverleugnung bestimmten vor allem die strenge »Selbstprüfung«, der sich die Diakonissen mit einem Fragenkatalog möglichst täglich unterziehen sollten, um so nicht nur Frömmigkeit zu praktizieren, sondern auch die zentralen Regeln der Ordnung zu verinnerlichen.[10] Das Regelwerk sollte jedoch auch die soziale Ordnung im Diakonissenkrankenhaus sichern, indem einerseits von den Diakonissen gefordert wurde, sich dem Arzt und dem Pfarrer unterzuordnen, andererseits Diakonissen dazu angehalten wurden, den Kranken wie Lohnwärtern und Lohnwärterinnen gegenüber eine dominierende Position einzunehmen und sozialen Abstand zu wahren. Die häufigen Revisionen der »Hausordnungen und Dienstanweisungen« sind als Indiz für Differenzen zwischen gesetzten Ordnungen und der alltäglichen Praxis der Schwestern zu werten.[11] Die Vorsteherpaare des Diakonissenmutterhauses arbeiteten gemeinsam mit den Diakonissen an einer »kollektiven Identität«, um die Diakonissenanstalt nach innen zu festigen und nach außen für Mäzene und potentielle Anwärterinnen für das »Diakonissenamt« attraktiv werden zu lassen.[12]

Anfängerinnen wurden in Kaiserswerth gründlich in leiblicher Pflege und Seelenpflege ausgebildet. Die theoretische und praktische Ausbildung basierte auf den Lehrbüchern zur Krankenwartung der Ärzte Johann Friedrich Dieffenbach (1792–1847) und Carl Emil Gedike (1787–1867), die beide an der Berliner Charité arbeiteten und lehrten.[13] Aus einer Mitschrift des Unterrichts einer unbekannten Schwester um 1850 lassen sich die Ausbildungsinhalte detailliert ersehen. Als zentrale Eigenschaften einer

Schwester wurden gefordert: »Aufmerksamkeit sowohl auf die Erscheinungen der Krankheit und auf das, was in den Kranken vorgeht«, »Geistesgegenwart«, »Kaltblütigkeit ohne Härte und Gleichgültigkeit«, »Milde im Umgang mit den Kranken, aber ohne Empfindeley«, »Heiterkeit im rechten Sinne«, »Verschwiegenheit«, »Wahrhaftigkeit«, »Pünktlichkeit« und »Verträglichkeit«. Auch musste eine Schwester »körperliche Kraft« haben und sollte sich »Reinlichkeit und Sauberkeit« angewöhnen.[14] Aus der Mitschrift geht hervor, dass den Schwestern neben der Vermittlung anatomischen Grundwissens alle praktischen Tätigkeiten der Leibespflege genau erklärt wurden. Ein Blick in die Beschreibungen praktischer Tätigkeiten einer Schwester lässt aufschlussreiche Differenzen zu den Lehrbüchern der beiden Berliner Ärzte zu Tage treten: Neben Betten, Waschen, Wundversorgung und der richtigen Verabreichung von Arzneien gehörte auch die sogenannte kleine Chirurgie zu den Lehrinhalten. In Dieffenbachs »Anleitung zur Krankenwartung« von 1832 wurden alle Tätigkeiten, die zur »kleinen Chirurgie« gehörten, Pflegenden noch strikt untersagt. In Kaiserswerth hingegen lernten die Diakonissen das Schröpfen und Blutegel-Setzen ebenso wie das Legen einer Fontanelle. Bei Letzterem wurde die Haut eröffnet und ein Haarseil eingelegt, um eine »gute Eiterung« zu erreichen, mit deren Hilfe Krankheitsstoffe abgeleitet werden sollten. In der ersten Hälfte des 19. Jahrhunderts wurden diese chirurgischen Maßnahmen von nicht approbierten Handwerkschirurgen und Wundärzten vorgenommen – Diakonissen sollten jedoch diese therapeutischen Aufgaben nur dann übernehmen, wenn kein Chirurg verfügbar war. Beim »Zur-Ader-Lassen« durften Diakonissen hingegen in jedem Fall nur assistieren.[15] Dass Diakonissen diese ihnen in der Ausbildung vermittelten therapeutischen Maßnahmen nicht nur ausnahmsweise in der Praxis vornahmen, lässt sich aus den Briefen der Gemeindeschwestern ersehen, die aus Kleve an das Mutterhaus schrieben. Das Schröpfen und Blutegel-Setzen gehörten selbstverständlich zu ihren täglichen Verrichtungen bei den Kranken.[16]

Die Ausbildung dauerte in der Regel mindestens zwölf Wochen, konnte jedoch je nach individuellem Lernvermögen der Schwestern auch sehr viel mehr Zeit in Anspruch nehmen. Das Vorsteherpaar des Mutterhauses entschied, wann eine Probeschwester so weit war, um in ein nahes oder fernes Krankenhaus respektive in die häusliche Pflege in der Gemeinde entsandt zu werden. Nach der Ausbildung wurde die Probeschwester einer älteren erfahrenen Diakonisse, der sogenannten Probemeisterin, übergeben. Zunächst wurde die Probeschwester in der Küche, Haushaltung oder in der Wäscherei beschäftigt und in weiblichen Handarbeiten unterwiesen. Erst danach wurde sie in die Obhut einer Stationsschwester gegeben, um dort die Pflege leicht Erkrankter praktisch zu erlernen. Probeschwestern wurden in der Regel auf einer Station praktisch ausgebildet, indem sie mit erfahrenen Krankenschwestern mitliefen. Sie lernten nicht nur wichtige Pflegepraktiken, sondern bekamen dort auch das christliche Arbeitsethos vermittelt, das ihnen ältere Schwestern vorlebten. Die Ausbildung fand also in einer familienähnlichen Gemeinschaft statt.[17]

Fliedner gab »seinen« Diakonissen auch detaillierte »Instructionen für die Seelenpflege« der Kranken: Zwar sollte sich die Schwester zuerst dem leiblichen Leiden des Kranken widmen, doch schon gleich nach der Aufnahme ihres Pfleglings sollte sie »in aller Stille« sein Verhalten aufmerksam beobachten, um Aufschluss über seinen Seelenzustand zu erhalten. Erst nach einigen Tagen der Beobachtung sollte die Diakonisse nach der Konfirmation fragen und überprüfen, wie gut der Pflegling die zehn Gebote kannte und seine Übertretungen der Gebote zu reflektieren bereit war. Für die Seelenpflege galt die Grundannahme: Je mehr das Wesen eines Pflegings dem eines Kindes ähnele, desto aussichtsreicher seien die Bemühungen um dessen Seelenzustand. Nach zeitgenössischen bildungsbürgerlichen Vorstellungen waren demnach Ungebildete offener für die Seelenpflege als Gebildete, junge Kranke williger als ältere und Frauen zugänglicher als Männer.[18] Aus heutiger Sicht mag die Seelenpflege, besonders dann, wenn sie missionarische Züge annahm, als Eingriff in die persönliche Freiheit der Kranken erscheinen – aus der Perspektive der Diakonissen war die Sorge um das Seelenheil ihrer Pfleglinge hingegen ein Akt der Fürsorge, ohne den eine Genesung von einer ernsthaften Erkrankung unmöglich zu sein schien. Denn Krankheit wurde von den christlichen Pflegerinnen entweder als Folge eines sündigen Lebenswandels oder bei frommen Kranken als Prüfstein Gottes interpretiert.[19]

Die Seelenpflege war ein von ärztlichen Kompetenzen unabhängiger Bereich: Von Ärzten wurde erwartet, dass sie sich aus diesem Bereich heraushielten. Kam es zu Konflikten zwischen Ärzten und Schwestern in der Seelenpflege, so konnten die Schwestern mit der Unterstützung des Mutterhauses rechnen, um ihre »Seelenpflege« zur Not auch entgegen der ärztlichen Anweisung praktizieren zu können: So wollten beispielsweise Diakonissen mit Todkranken möglichst früh über ihren nahe bevorstehenden Tod sprechen. Ärzte hingegen lehnten dies in der Regel ab, da sie eine »Gemütserschütterung« mit schweren leiblichen gesundheitlichen Konsequenzen fürchteten.[20] Bei der Sorge um die Seele von Kranken waren Diakonissen demzufolge nicht dem Arzt, sondern dem Vorsteherpaar im Mutterhaus und letztlich dem »himmlischen Arzt«, das heißt Gott, verpflichtet.

Karen Nolte

Pflegealltag

Wie sich aus den überlieferten Quellen zur Ausbildung der Diakonissen ersehen lässt, nahm die leibliche Pflege in der Praxis zwar einen wesentlichen Stellenwert ein, doch stand in den Briefen der Schwestern an das Mutterhaus die Seelenpflege meist im Mittelpunkt. Die leibliche Pflege gehörte zur täglichen Routine, die vermutlich deshalb in den Schwesternbriefen nicht im Detail erwähnenswert erschien. Denn schließlich wussten die Ausbilder im Mutterhaus genau, wie einzelne Schritte in der Leibespflege zu vollziehen waren. Die protestantischen Pflegerinnen schilderten jeweils kleine Fallgeschichten von gelungenen oder auch gescheiterten Versuchen, den Seelenzustand eines Kranken zu heilen. Die idealtypisch verlaufenen Heilungen der Seelen wurden zuweilen in der hauseigenen Zeitschrift »Der Armen- und Krankenfreund« abgedruckt – dieser Umstand motivierte die Schwestern offenbar, ihre »Fälle« in der Seelenpflege besonders sorgfältig zu beschreiben. Da also die Geschichten einer erfolgreichen Seelenpflege topischen Charakter haben, erlauben die geschilderten konflikthaften Begegnungen mit Kranken eher eine Annäherung an den Pflegealltag.

Aus den Erzählungen über Konflikte mit Pfleglingen ist zu ersehen, wie die frommen Schwestern bei Pfleglingen vorgingen, die sich einer religiösen Unterweisung widersetzten. Gemäß der »Instructionen« boten die Schwestern den Kranken zunächst an, ihnen aus der Bibel oder aus erbaulichen Schriften vorzulesen, Psalme mit ihnen zu beten oder gemeinsam Choräle zu singen. Kranke, die nicht mit Gott und dem Glauben behelligt werden wollten, wurden von den Diakonissen mehr oder weniger sanft unter Druck gesetzt.[21] Besonders bei Schwerkranken sahen Diakonissen dringenden Handlungsbedarf. Sterbenden hielten sie deren nahes Ende vor Augen und fragten sie, ob sie »vor dem Richterstuhl Gottes« bestehen könnten.[22] Bestimmte Kranke galten bei den Diakonissen infolge zeitgenössischer moralisierender Krankheitskonzepte per se als sündig. In den Briefen der Kaiserswerther Schwestern finden sich viele Klagen über Schwindsüchtige, denen sie einen »unmäßigen Lebenswandel« unterstellten. Bei ihnen empfanden sie die Seelenpflege als besondere Herausforderung.[23] Mit frommen Kranken hingegen identifizierten sich die Diakonissen und durchlebten zuweilen sogar mit ihnen gemeinsam Glaubenskrisen. So las eine Schwester ihrer Patientin, die sie im Endstadium einer Krebserkrankung im Unterleib pflegte, »einiges aus Hiob« vor. Sie bot der Kranken und ihrem Mann an, sich mit dem frommen Hiob, der von Gott mit einem schweren Leiden geprüft worden war, zu identifizieren und bewältigte so auch ihren eigenen Zweifel.[24] Besonders bei Schwerkranken und Sterbenden nahmen Diakonissen die Pflege der Seele besonders ernst, war dies doch die letzte Gelegenheit, sie zum christlichen Glauben zurückzuführen.

Diakonissen begriffen die Pflege von Leib und Seele als »Liebesdienst« am Nächsten. In der Diakonissengemeinschaft wurden sie ein Leben lang im Falle von Krankheit und im Alter versorgt. Ärzte werden in den Briefen der Diakonissen nur selten erwähnt. Zentrale Autoritäten waren für die protestantischen Schwestern das Vorsteherpaar des Mutterhauses. Bis in die zweite Hälfte des 20. Jahrhunderts waren Ärzte nicht in der Direktion konfessioneller Krankenhäuser vertreten und spielten daher im hierarchischen Gefüge dieser Häuser eine untergeordnete Rolle.[25]

Entwicklung der Pflege bis ins 20. Jahrhundert

Bereits 1860 war mit der Badischen Rotkreuzschwesternschaft eine nicht konfessionelle Organisation für Pflegende gegründet worden, die dem Mutterhaus-Prinzip folgte. Die Schwestern trugen zudem eine einheitliche Tracht und orientierten sich am christlichen Pflegeethos, ohne jedoch an eine Konfession gebunden zu sein.[26] Diesem Vorbild folgten weitere Schwesternschaften des Roten Kreuzes, etwa die Schwesternschaft Clementinenhaus e.V., die 1875 in Hannover von der Frauenrechtlerin Olga von Lützerode gegründet wurde. Von Lützerode war selbst für die Kriegskrankenpflege ausgebildet worden. Sie fasste Krankenpflege als Beruf auf, der »der weiblichen Natur« entsprach, jedoch legte sie großen Wert auf eine medizinisch fundierte Ausbildung der Pflegeschülerinnen, die unter anderem in den Göttinger Universitätskliniken eingesetzt wurden. Die spätere Reformerin der Krankenpflege, Agnes Karll (1868–1927), war im Clementinenhaus ausgebildet und geprägt worden.[27] 1894 wurde als Reaktion auf mangelnden Nachwuchs in den Diakonissenmutterhäusern der »Evangelische Diakonieverein e.V.« gegründet, der sich als »Pflegerinnenverein« verstand, der den Pflegerinnen, die sich nicht an ein Mutterhaus binden wollten, eine Absicherung bei Krankheit und im Alter bot. Die Grundidee des Gründers Friedrich Zimmer (1855–1919) war es, bürgerliche Frauen für ihre Aufgaben als Pfarrfrau und Gemeindediakonisse auszubilden. Pflegerinnen aus dem Bildungsbürgertum, die dem genossenschaftlich organisierten Verein angehörten, engagierten sich jedoch auch für eine Verberuflichung der Krankenpflege und standen der bürgerlichen Frauenbewegung nahe.[28] Auch die alternativ zu den konfessionellen Schwesternschaften gegründeten Pflegeorganisationen waren immer noch stark von dem christlichen Pflegeethos geprägt, das sich mit dem Konzept der »geistigen Mütterlichkeit« der bürgerlichen Frauenbewegung verband, demzufolge Frauen die ihnen angeblich »angeborene Mutterliebe« alternativ zur leiblichen Mutterschaft im Bereich der sozialen Arbeit ausleben konnten.[29]

Als Karll 1903 die Berufsorganisation der Krankenpflegerinnen Deutschlands (B.O.K.D.) gründete, gehörten noch rund die Hälfte aller Krankenpflegerinnen zu katholischen Orden, Kongregationen oder zu evangelischen Diakonissenmutterhäusern. Die Organisation, die sich als Sammelbecken für die freien Schwestern begriff, wollte Elemente konfessioneller Schwesternschaften in Einklang mit dem »modernen Leben« bringen. Als Berufsbezeichnung wurde weiterhin »Schwester« gewählt, das Pflegethos formulierte Krankenpflege als »dienende Liebe«. Herzliches Erbarmen und inniges Mitleid mit den Kranken, Freundlichkeit, Demut, Sanftmut, Geduld, Zucht und Selbstbeherrschung waren die zentralen Eigenschaften, die eine Krankenschwester haben sollte. Der Leitspruch der Berufsorganisation »Ich dien'« war angelehnt an die Losung der Kaiserswerther Diakonissen »Dienen will ich«. Somit knüpfte die Berufsorganisation einerseits an die christliche Tradition von Pflege als »Liebesdienst« an, andererseits deutete das verkürzte Verb auf das militärische »Dienen«, den »Dienst« am Vaterland hin. Sie bezog sich mit ihrem Pflegeethos ebenfalls auf das Konzept der »geistigen Mütterlichkeit«. Die visuell an das Nonnenkleid angelehnte Tracht sollte als Uniform dieser Berufsgruppe dienen sowie den Anforderungen des Pflegeberufs in Hinblick auf Bewegungsfreiheit und Hygiene gerecht werden. Im Gegensatz zur Tracht konfessioneller Schwesternschaften wurde die Uniform der B.O.K.D. als Dienstkleidung verstanden, die nach dem Dienst abgelegt werden konnte. Pflege wurde als Beruf aufgefasst, daher forderte Karll eine staatlich anerkannte Ausbildung und die Begrenzung der Arbeitszeit. 1907 wurde in den meisten deutschen Ländern eine einjährige Ausbildung in staatlich anerkannten Pflegeschulen eingeführt.[30]

Ebenso wie die B.O.K.D. orientierte sich auch die Rotkreuzschwesternschaft trotz eines überkonfessionellen Anspruchs an christlichen Werten. So zitierte Anna von Zimmermann, Oberin dieser Schwesternschaft, das »Hohelied der Liebe«,[31] um die selbstlose Liebe zu unterstreichen, mit der eine Krankenschwester ihren »entsagungsreichen« Dienst in der Krankenpflege zu versehen habe.[32] Die Arbeit in der Pflege könne »kein eigentlicher Broterwerb« sein, da das, »was von einer Schwester (...) an körperlicher Anstrengung, an Hingabe aller persönlichen Lebensansprüche, an Aufopferung, an Selbstüberwindung« verlangt werde, sich nicht bezahlen lasse.³³ Krankenpflege definierte die Oberin klar als ärztliche Hilfstätigkeit. Die Schwester müsse sich ihrer Grenzen bewusst sein, die letztlich der Arzt bestimme.³⁴ Rotkreuzschwesternschaften, die in den 1860er Jahren entstanden waren, um mit ihren dezentralen Vereinen Hilfspflegerinnen für die Versorgung von Kriegsverwundeten auszubilden und zu organisieren, folgten der hierarchischen Struktur des Militärs. Im Vorfeld des Ersten Weltkriegs formulierte von Zimmermann daher die hierarchische Beziehung zwischen Arzt und Pflegerinnen mit entsprechender militärischer Metaphorik: Der Arzt arbeite wie »ein Feldherr mit seinen Truppen (...) mit seinen ihm unterstellten Schwestern«.³⁵ Der bedingungslose Gehorsam sollte das Verhältnis von Krankenschwestern zu den Ärzten wesentlich bestimmen. Während für die Krankenpflegerinnen in den Diakonissenmutterhäusern die Vorsteherin und der Vorsteher zentrale Autoritäten waren, sahen sich Schwestern konfessionell ungebundener Organisationen eher gezwungen, sich in die Hierarchie des Krankenhauses ein- beziehungsweise dem Arzt unterzuordnen, der ihnen in der häuslichen Privatpflege eine Pflegestelle zuwies.

Schlussbemerkung

Ein deutlicher Nachwuchsmangel in den konfessionellen Mutterhäusern hatte bereits in der zweiten Hälfte des 19. Jahrhunderts zur Gründung alternativer Ausbildungs- und Organisationsformen in der Krankenpflege geführt. Um 1900 boten sowohl der »Evangelische Diakonieverein e.V.« als auch die B.O.K.D. alternative organisatorische Strukturen für Pflegerinnen, die sich nicht an ein Mutterhaus binden wollten und sich nicht einer religiösen Gemeinschaft verpflichtet sahen. Dennoch prägten christliche Werte das Selbstverständnis dieser Krankenschwestern, die mit dem Modell bürgerlicher Frauenrechtlerinnen der »geistigen Mütterlichkeit« verknüpft wurden und auf diese Weise letztlich zu einer Verfestigung von Vorstellungen einer Geschlechterdifferenz in der Krankenpflege beitrugen.

Erst durch den Transfer christlicher Werte in das Selbstverständnis überkonfessioneller Schwesternschaften wurden »Selbstverleugnung« und Demut, die in der protestantischen Pflege Kaiserswerther Prägung auf die Vorsteher der Gemeinschaft und auf Gott bezogen waren, auf das Verhältnis von Pflegenden zu Ärzten übertragen. Aus ihnen wurde »Selbstaufopferung« und »Gehorsam«. Auch die »Seelenpflege«, die von den Diakonissen als ein von Ärzten unabhängiger Kompetenzbereich verstanden worden war, der ihr Selbstverständnis von Pflege wesentlich bestimmt hatte, war nun einem eher an Belangen der naturwissenschaftlich ausgerichteten Medizin orientierten Verständnis der Krankenpflege gewichen. Somit wurde Pflege nun als ärztlicher Hilfsberuf verstanden, der die Unterordnung und »Selbstaufopferung« der Krankenpflegerin forderte. Dieses um 1900 »modernisierte« christliche Selbstverständnis von Krankenpflege als selbstloser »Liebesdienst« und ärztlicher Hilfsberuf hat lange das Selbstverständnis von und die gesellschaftliche Erwartung an Pflegende geprägt und erschwert bis heute Professionalisierungsbestrebungen von Pflegenden.

Anmerkungen

1 Vgl. www.bundesgesundheitsministerium.de/themen/pflege/pflege-ist-mehr-als-ein-beruf.html.
2 Vgl. Relinde Meiwes, »Arbeiterinnen des Herrn«. Katholische Frauenkongregationen im 19. Jahrhundert, Frankfurt/M.–New York 2000.
3 Vgl. Jutta Schmidt, Beruf: Schwester. Mutterhausdiakonie im 19. Jahrhundert, Frankfurt/M.–New York 1998, S. 167–182.
4 Zur Geschichte der inneren Mission vgl. Arnd Götzelmann, Die soziale Frage, in: Ulrich Gäbler (Hrsg.), Der Pietismus im neunzehnten und zwanzigsten Jahrhundert, Göttingen 2000, S. 272–307.
5 Schwesternbriefe, Archiv der Fliedner Kulturstiftung (AFKSK).
6 Vgl. Elke Kleinau/Claudia Opitz (Hrsg.), Geschichte der Mädchen- und Frauenbildung Bd. 2, Frankfurt/M.–New York 1996, S. 85–202.
7 Vgl. Claudia Bischoff, Frauen in der Krankenpflege. Zur Entwicklung von Frauenrolle und Frauenberufstätigkeit im 19. und 20. Jahrhundert, Bd. 2, Frankfurt/M.–New York 1997, S. 82 f.
8 Vgl. Schmidt (Anm. 3); Silke Köser, Denn eine Diakonisse darf kein Alltagsmensch sein. Kollektive Identitäten Kaiserswerther Diakonissen 1836–1914, Leipzig 2001.
9 Vgl. Schmidt (Anm. 3), S. 244.
10 Haus-Ordnung und Dienstanweisung für die Diakonissenanstalt zu Kaiserswerth 1852, AFKSK, Sign: Rep II Fc1.
11 Vgl. Köser (Anm. 8), S. 191.
12 Vgl. ebd.
13 Vgl. Johann Friedrich Dieffenbach, Anleitung zur Krankenwartung, Berlin 1832; Carl Emil Gedike, Handbuch der Krankenwartung. Zum Gebrauch für die Krankenwart-Schule der K. Berliner Charité-Heilanstalt sowie zum Selbstunterricht, Berlin 1854; vgl. zur Ausbildung in Kaiserswerth auch Ruth Felgentreff, Das Diakoniewerk Kaiserswerth 1836–1998. Von der Diakonissenanstalt zum Diakoniewerk – ein Überblick, Düsseldorf–Kaiserswerth 1998, S. 21–24.
14 Vgl. Medicinischer Cursus 1850, Heft I, § 20, AFKSK, Sign: Rep.II: Fd.
15 Vgl. Medicinischer Cursus 1850, Heft II, § 61, AFKSK, Sign: Rep.II: Fd.
16 Vgl. Schwesternbriefe Kleve Gemeinde 1845–1854, AFKSK, Sign: 1337.
17 Vgl. Eva-Cornelia Hummel, Krankenpflege im Umbruch. Ein Beitrag zum Problem der Berufsfindung »Krankenpflege«, Freiburg/Br. 1986, S. 14 f.
18 Vgl. Instructionen für die erste Seelenpflege der Kranken, AFKSK, Sign. Rep II: Fb; Susanne Kreutzer/Karen Nolte, Seelsorgerin »im Kleinen« – Krankenseelsorge durch Diakonissen im 19. und 20. Jahrhundert, in: Zeitschrift für medizinische Ethik 56/2010, S. 45–56.
19 Vgl. Karen Nolte, Todkrank. Sterbebegleitung im 19. Jahrhundert: Medizin, Krankenpflege und Religion, Göttingen 2016, S. 205–222.
20 Vgl. hierzu auch dies., Telling the Painful Truth - Nurses and Physicians in the Nineteenth Century, in: Nursing History Review 16/2008, S. 115–134.
21 Vgl. Kreutzer/Nolte (Anm. 18).

22 Brief von Schwester Louise 1847, in: Schwesternbriefe Kleve Gemeinde 1845–1854, AFKSK, Sign: 1337.
23 Vgl. Karen Nolte, Schwindsucht – Krankheit, Gesundheit und Moral im frühen 19. Jahrhundert, in: Medizin, Gesellschaft und Geschichte 29/2010, S. 47–70.
24 Brief von Schwester Sophie 1893, in: Schwesternbriefe, Privatpflege 1888–1893 (1894), AFKSK, Sign: DA 201; Karen Nolte, Pflege von Sterbenden im 19. Jahrhundert. Eine ethikgeschichtliche Annäherung, in: Susanne Kreutzer (Hrsg.), Transformationen pflegerischen Handelns. Institutionelle Kontexte und soziale Praxis vom 19. bis zum 21. Jahrhundert, Göttingen 2010, S. 87–108.
25 Vgl. Hans-Walter Schmuhl, Ärzte in konfessionellen Kranken-und Pflegeanstalten (1908–1957), in: Frank-Michael Kuhlemann/Hans-Walter Schmuhl (Hrsg.), Beruf und Religion im 19. und 20. Jahrhundert, Stuttgart 2003, S. 176–194.
26 Vgl. Horst-Peter Wolff/Jutta Wolff, Geschichte der Krankenpflege, Basel-Eberswalde 1994, S. 158–164.
27 Vgl. Traudel Weber-Reich, »Wir sind die Pionierinnen der Pflege…«. Krankenschwestern und ihre Pflegestätten im 19. Jahrhundert am Beispiel Göttingen, Bern u. a. 2003, S. 123–138.
28 Vgl. Ulrike Gaida, Bildungskonzepte der Krankenpflege in der Weimarer Republik. Die Schwesternschaft des Evangelischen Diakonievereins e.V. Berlin Zehlendorf, Stuttgart 2011, S. 39–47.
29 Vgl. zur »geistigen Mütterlichkeit« Christoph Sachße, Mütterlichkeit als Beruf: Sozialarbeit, Sozialreform und Frauenbewegung; 1871–1929, Frankfurt/M. 1986.
30 Vgl. Brigitte Kerchner, Beruf und Geschlecht. Frauenverbände in Deutschland 1848–1908, Göttingen 1992, S. 170–174.
31 Bibel, Neues Testament, 1. Kor. 13,1–3.
32 Anna von Zimmermann, Was heißt Schwester sein? Beiträge zur ethischen Berufserziehung, Berlin 1911, S. 11–15.
33 Ebd., S. 8.
34 Vgl. ebd., S. 22.
35 Ebd., S. 37.

Edgar Bönisch/Birgit Seemann

Jüdische Pflegegeschichte am Beispiel Frankfurt am Main

Wer nach den religiösen Überlieferungen jüdischer Pflege forscht, die zeitlich vor der christlichen und islamischen entstand,[1] stößt auf den hebräischen Begriff »Bikkur Cholim«[2] (Krankenbesuch): Diese heilige Pflicht (»Mitzwa«) erfüllt mehrere Gebote der Tora und spiegelt für Rebbetzin Noemi Berger »die primäre biblische Tugend: ›Und du sollst deinen Nächsten lieben wie dich selbst‹ (3. Buch Mose 19,18)«.[3]

Bikkur Cholim gilt dem jüdischen Medizinhistoriker Samuel S. Kottek zufolge »nicht nur für Israeliten (...), der Besuch ist auch bei Nicht-Israeliten auszuführen, um gute gesellschaftliche Beziehungen zu bewahren. Ein Erwachsener hat die Pflicht auch kranke Kinder zu besuchen, ein Gelehrter soll auch einfache Leute, ein Frommer auch Unfromme besuchen«.[4] Bikkur Cholim ist eng verbunden mit Wohltätigkeit (»Zedaka«, von »Zedek«: Gerechtigkeit, Recht) und Nächstenliebe (»Gemilut Chessed«: Wohltat, auch: Werke der Nächstenliebe;[5] Plural: »Gemilut Chassadim«). Für den orthodoxen Rabbiner Wilhelm Lewy (1876–1949) steht Gemilut Chessed »in der persönlichen Teilnahme an dem Schicksal der Notleidenden« sogar über der Zedaka – hierzu gehört die »Schonung und Pflege der Kranken (Bikkur cholim)«.[6]

Die jüdische Sozialethik[7] schließt stets auch die Nichtjuden mit ein, besagt doch der universale Gehalt des Judentums – hier aus der Sicht des liberalen Berliner Rabbiners Julius Lewkowitz (1876–1943 deportiert) –, dass vor Gott alle Menschen gleich seien.[8] »Tikkun Olam«[9] (Wiederherstellung, Reparatur, Korrektur der Welt) spiegelt die globale Perspektive von Zedaka und Gemilut Chassadim. In der religiös-jüdischen Therapie und Pflege sind dabei die rituellen Speisevorschriften von Bedeutung: Mit der Kaschrut[10] (von »kascher«, im rechten Zustand, tauglich; aschkenasisch: »koscher«) streben jüdische Gläubige nach seelisch-körperlicher

Edgar Bönisch/Birgit Seemann

Hygiene und »Reinheit«. Auch die hier von dem neo-orthodoxen Kölner Rabbiner Benedikt Pinchas Wolf (1875–1968) angesprochene soziale und gesellschaftliche Dimension der Kaschrut betrifft trotz ihrer identitätsstiftenden Wirkung[11] keineswegs nur das Judentum: »Als wenn überhaupt von der universalistisch denkenden und kosmopolitisch wirkenden Bibel angenommen werden könnte, daß sie nur für [sic] die Gesundheit des kleinsten Völkchens besorgt wäre, die übrige Welt sie aber gar nichts anginge.«[12]

Jewish Places: Institutionen der Medizin und Pflege

Aus der Sicht der jüdischen Stadt- und Regionalforschung strukturieren Krankenhäuser und Pflegeheime einen soziokulturellen Raum (»Space«[13]), und einen Ort (»Place« bzw. »Makom«[14]) der Verwirklichung jüdisch-religiöser Sozialethik. Im 19. Jahrhundert förderte die Gleichstellung der deutsch-jüdischen Bevölkerung eine Modernisierung ihrer Spitäler,[15] wie in Berlin, Breslau, Frankfurt an der Oder, Fürth, Gailingen, Hamburg, Hannover, Köln, Leipzig, München und Würzburg.[16] Auch in Frankfurt am Main schufen die beiden jüdischen Gemeinden – die reformorientierte Israelitische Gemeinde mit einem konservativen Flügel (Gemeinde-Orthodoxie) sowie die kleinere oppositionelle neo-orthodoxe Israelitische Religionsgesellschaft (Austrittsgemeinde) – ein innovatives Medizin- und Pflegenetz.[17] Bereits 1829 entstand das Krankenhaus der Israelitischen Krankenkassen, dessen Wurzeln bis in das Frankfurter Judenghetto (1462–1796) zurückreichten.[18] 1870 und 1886 gründete das Stifterpaar Hannah Mathilde (1832–1924) und Wilhelm Carl von Rothschild (1828–1901) für bedürftige Glaubensgenossinnen und -genossen das Rothschild'sche Hospital und Rothschild'sche Kinderhospital als Institutionen der Israelitischen Religionsgesellschaft. Im Umfeld der Gemeinde-Orthodoxie errichtete Betty Gumpertz (1823–1909) zur Langzeitversorgung jüdischer Armer mit chronischen Leiden das überregional bekannte Kranken- und Pflegeheim »Gumpertz'sches Siechenhaus«[19] (1888–1941). Dank hoher Spenden aus der Frankfurter jüdischen Bevölkerung wurde 1914 in der Gagernstraße 36 das neue hochmoderne Krankenhaus der Israelitischen Gemeinde in Betrieb genommen, das auch viele nichtjüdische Erkrankte versorgte.[20] Wie nahezu alle deutsch-jüdischen Krankenhäuser und Pflegeheime wurde in der Shoah auch diese Klinik vernichtet.

Entstehung einer eigenständigen jüdischen Krankenpflege

Industrialisierung, Kriege und die medizinischen Fortschritte des 19. Jahrhunderts sowie die Bestrebungen der bürgerlichen Frauenbewegung[21] bedingten die Entwicklung der Krankenpflege zu einem Beruf[22] mit planmäßiger Ausbildung und bezahlter Tätigkeit. Wollten sich jedoch jüdische Frauen zur Krankenpflegerin ausbilden lassen, mussten sie entweder ihre Religionszugehörigkeit aufgeben,[23] oder sie waren in den seltenen Fällen, in denen sie einen Ausbildungsplatz fanden, massiven antisemitischen Anfeindungen ausgesetzt.[24] 1882 handelten die Ärzte des Hospitals der Israelitischen Gemeinde in Frankfurt am Main, Simon Kirchheim (1843–1915) und Theophil Jaffé (1850–1919), und bildeten Rosalie Jüttner zur wohl ersten jüdischen Krankenpflegerin in einem jüdischen Krankenhaus aus.[25]

Zu dieser Zeit diskutierten Vertreter/innen der Jüdischen Gemeinden Deutschlands im Deutsch-Israelitischen Gemeindebund (DIGB) die Notwendigkeit einer eigenen jüdischen Pflege.[26] Kritiker/innen betonten die Bestimmung der jüdischen Frauen zur ehrenamtlichen Pflege und dass eine Unterbringung der Schwestern in Mutterhäusern nach dem Vorbild der christlichen Einrichtungen nicht möglich sei, da der Gehorsam gegenüber der Kirche und den Kirchenvertretern dem Judentum nicht entspräche. Ziel der Fürsprecher/innen war, alleinstehenden jüdischen Frauen eine Einkommensquelle zu ermöglichen und die Versorgung jüdischer Kranker außerhalb der Großstädte zu sichern.[27] Die Zustimmung überwog: 1883 sagte der DIGB finanzielle Unterstützung für die jüdische Pflegeausbildung zu. Politisch setzte er damit ein Zeichen, um »das Judentum [zu] repräsentieren und Anerkennung durch das deutsche Bürgertum [zu] erwerben (…,) jüdische Krankenschwestern [sollten] die Besten sein, mit dem neuesten medizinischen Wissensstand, mit persönlich untadeligem Verhalten, mit ständiger Bereitschaft zum Einsatz und ständiger Verkörperung positiver jüdischer Normen.«[28]

In der Folgezeit gründeten sich selbstorganisierte jüdische Pflegevereine mit je eigenen Ausbildungsordnungen, etwa in Frankfurt am Main (1893), Berlin (1894), Breslau (1899), Köln (1899), München (1900) und vielen anderen Orten. Neben dem DIGB förderte das Vorhaben ab 1900 die jüdische Großloge Unabhängiger Orden Bne Briss (UOBB) in Berlin, federführend für die jüdischen Logen in Deutschland.[29] Angestrebt wurde eine zentral gesteuerte, gemeinsame Ausbildungsordnung.[30] So entstanden, meist durch die Initiative lokaler Logen, Ausbildungsplätze in Dortmund (1903), Worms (1906), Mannheim (1906), Heidelberg (1909) und weiteren Orten.

Edgar Bönisch/Birgit Seemann

Der Verein für jüdische Krankenpflegerinnen zu Frankfurt am Main

1893 organisierten sich die in Frankfurt ausgebildeten Krankenschwestern Minna Hirsch (1860–1938),[31] Frieda Brüll (1866–1942), Klara Gordon (1866–1937), Lisette Hess (1867–1913) und Thekla Mandel (1867–1941) im Verband jüdischer Krankenpflegerinnen. Gemeinsam mit dem Förderverein einiger Ärzte des 1875 eröffneten jüdischen Gemeindehospitals und dem Bankier und Logenbruder der Frankfurt Loge Meier Schwarzschild (1830–1897) gründeten sie am 23. Oktober 1893 den Verein für jüdische Krankenpflegerinnen zu Frankfurt am Main.[32] Ziel war die Ausbildung jüdischer Krankenpflegerinnen und die Stärkung der kostenlosen Armenpflege. Durch die Privatpflege der ausgebildeten Schwestern von Kranken aller Konfessionen sollten Einnahmen generiert werden.[33]

Von Beginn an war die Ausbildung streng und fürsorglich zugleich. Einerseits forderte der Verein absoluten Gehorsam gegenüber den Ärzten und der Oberin, andererseits waren die Schwestern frei in der Religionsausübung, sie erhielten Freizeit zur Erholung, für ihre Altersvorsorge war gesorgt.[34] Ausbildungsvoraussetzungen waren die jüdische Konfession, ein Alter zwischen 21 und 36 Jahren, ein tadelloser Ruf sowie vollständige Gesundheit und Arbeitsfähigkeit, ebenso mindestens Elementarschulkenntnisse und Übung in »gewöhnlichen häuslichen Verrichtungen«.[35] Nach der einjährigen Ausbildung in einem jüdischen Krankenhaus, bei freier Kost, Wohnung und einem Taschengeld, folgten eine hausinterne Prüfung und die Ernennung zur Vereinsschwester.

1914 weihte die Jüdische Gemeinde Frankfurt am Main ein neues Krankenhaus mit hellen Räumen, hygienisch vorbildlich und mit neuester medizinischer Technik (wie Isolationsstation, Röntgenapparate), in der Gagernstraße 36 im Frankfurter Osten ein. In der Bornheimer Landwehr 85, neben dem Krankenhaus, baute der Verein ein neues Schwesternhaus für 60 Schülerinnen, Schwestern und Hauspersonal. Es gab Gemeinschaftsräume, separate Schlafabteilungen für die Nachtwachen und eine eigene Wohnung für Schwestern der Isolationsstation.[36] Bereits kurz nach dem Bezug des Schwesternheims wurden alle Pflegenden für den Kriegssanitätsdienst zur Verfügung gestellt, das Heim selbst stand zur Hälfte als Lazarett bereit. Die Schwestern dienten auch in Frontnähe oder im Lazarettzug.

Der Frankfurter Verein zeichnete sich durch viele Kooperationen mit anderen vor allem jüdischen Pflegeeinrichtungen aus. Mit dem Kölner Verein gab es eine gemeinsame Ausbildung, dem Hamburger Krankenhaus stand eine Frankfurter Schwester als Oberin zur Verfügung, in Breslau, Hannover, Davos, Straßburg und anderen Orten arbeiteten Krankenschwestern aus Frankfurt. 1933 erreichten die Anzahl der aktiven Schwestern mit 47 und die der Schülerinnen mit 13 den Höchststand in der Vereinsgeschichte.

Nach der Machtübergabe an die Nationalsozialisten stieg die Zahl der jüdischen Patientinnen und Patienten im Frankfurter jüdischen Krankenhaus, in nicht jüdischen Kliniken wurden sie nicht mehr behandelt. Ab 1938 mussten die Krankenschwestern sich »Jüdische Krankenschwester« nennen. Mit der Enteignung (»Arisierung«) der Liegenschaften durch die Stadt Frankfurt am Main ab 1939 wurde 1940 auch der Pflegeverein zwangsweise aufgelöst. Das Schwesternhaus wurde Ende 1940 beschlagnahmt und der Uni-Klinik zugeschlagen, 1943 wurde es durch Bomben zerstört.[37]

Die Pflegehistorikerin Hilde Steppe überprüfte für die Zeit zwischen 1933 und 1945 die Auszüge von 258 Pflegenden aus dem Schwesternheim. Sie konnte daraus schließen, dass »99 [der Fälle] eindeutig auf die nationalsozialistische Verfolgung und Vernichtung zurückzuführen« sind.[38] Viele der Betroffenen wurden in den Vernichtungslagern umgebracht.

Jüdische Pflegegeschichte und Holocaust: Rahel Seckbach und Jonas Neuberger

Jüdische Pflegende, die nicht mehr rechtzeitig aus Nazideutschland flüchten konnten, wurden in die Todeslager deportiert.[39] Ein Beispiel unter vielen ist Oberin Rahel (Spiero) Seckbach[40] (1876–1949), die drei Jahrzehnte lang die Pflege des Frankfurter Gumpertz'schen Siechenhauses geleitet hatte. Im März 1939 vertrieben die Nationalsozialisten ihren Ehemann, den langjährigen Verwalter des Siechenhauses, Hermann Seckbach (1880–1951), nach England. Am 7. April 1941 ließen die NS-Behörden das Siechenhaus binnen 24 Stunden zwangsräumen und die Oberin mit ihren zum Teil bettlägerigen 46 Gepflegten in das letzte Frankfurter jüdische Krankenhaus Gagernstraße einweisen. Am 18. August 1942 wurde Rahel Seckbach gemeinsam mit ihren Schützlingen nach Theresienstadt verschleppt. Im Februar 1945 entkam sie mit einem Rettungstransport[41] in die Schweiz. Nach Kriegsende folgte Rahel Seckbach ihrem Ehemann und der gemeinsamen Tochter Ruth Rosalie Seckbach in das englische Exil. 1949 erlag sie im Victoria Memorial Jewish Hospital Cheetham zu Manchester mit 72 Jahren den gesundheitlichen Folgen ihrer KZ-Haft. In Theresienstadt hatte sie vielen Mithäftlingen geholfen: »(…) und das Ghetto rühmte ihr Wirken, die Arbeit von ›Schwester Rahel‹.«[42]

Jonas (Jona) Neuberger (1916–1942) überlebte die Shoah nicht. Seine Berufsgruppe – Männer in der deutsch-jüdischen Krankenpflege[43] – ist bislang kaum erforscht. Jonas Neuberger wuchs im frommen Milieu der Berliner jüdischen Neo-Orthodoxie (Adass Jisroel) auf. Nach dem NS-bedingten Verlust seines Arbeitsplatzes als kaufmännischer Angestellter in einem jüdischen Metallbetrieb ließ er sich im Israelitischen Krankenheim von Adass Jisroel[44] zum diplomierten Krankenpfleger ausbilden. Im Oktober 1940 wechselte er nach Frankfurt am Main und pflegte im Rothschild'schen Hospital, musste aber nach dessen NS-Zwangsauflösung im Mai 1941 in das Krankenhaus Gagernstraße ziehen. Mit 25 Jahren wurde Jonas Neuberger am 25. Juli 1942 im Vernichtungslager ermordet, später auch seine Eltern und vier seiner Geschwister.

Jüdische Pflegegeschichte und Exil: Rosa Spiero und Thea Levinsohn-Wolf

Rosa Spiero (1885–1977), eine jüngere Schwester von Oberin Rahel Seckbach, begann 1906 ihre Ausbildung in Frankfurt am Main und wechselte danach in die Privatpflege nach Hamburg.[45] Ab 1911 pflegte sie im Israelitischen Krankenhaus in Straßburg. Im Ersten Weltkrieg war sie Operations- und Narkoseschwester »in der Etappe«, also unmittelbar hinter der Front. Um 1919 wurde sie Oberschwester an der Israelitischen Lungenheilanstalt Etania in Davos.[46] In einem Bericht über ein Lawinenunglück heißt es: »(…) Schwester Rosa, die am ganzen Körper blaue Flecken hat, und bis zuletzt aufopferungsvoll auf dem Platze arbeitete«.[47] Danach pflegte sie in einem jüdischen Genesungsheim in Oberursel und ab 1921 in Frankfurt als Oberschwester in der Chirurgie.[48] 1941 flüchtete sie aus Nazideutschland und traf am 25. April auf der »Nyassa« aus Lissabon in New York ein. Sie kam bei ihrer Cousine Rachel Wolff Safran (1878–1944) in South Amboy, New Jersey unter, deren Familie bereits seit dem 19. Jahrhundert dort lebte. Rosa Spiero arbeitete noch lange als Krankenschwester und starb im März 1977.[49]

Thea Wolf (1907–2005) begann ihre Ausbildung zur Krankenschwester in Frankfurt 1927.[50] Als erfahrene Operations- und Narkoseschwester ging sie im Auftrag des Vereins im Mai 1932 nach Alexandria in Ägypten an das neue Krankenhaus der dortigen jüdischen Gemeinde. Diese Klinik entwickelte sich während der Nazizeit zu einer Anlaufstelle für jüdische Flüchtlinge, auch Thea Wolf konnte hier überleben. Sie verlor fast alle Angehörigen in der Shoah. »Ich fühlte mich (…) verlassen, allein, ohne Familie, rang mit mir selbst und klagte mich an (…), daß ich nicht energisch genug gewesen sei, um meine Eltern und meine Schwester zu retten«.[51] Sie ging nach Palästina, um »beim Aufbau des Landes zu helfen« und arbeitete als Krankenschwester in Tiberias. 1954 kam sie mit ihrem Ehemann, dem Juristen Julius Levinsohn (1895–1965), nach Deutschland, um bei der Bearbeitung von Entschädigungsanträgen (»Wiedergutmachung«) in Essen mitzuwirken. Als Witwe kehrte sie 1965 nach Jerusalem zurück und arbeitete bis 1977 im Verteidigungsministerium. Nach der Pensionierung wirkte sie als Freiwillige in einem Tagesheim für ältere Menschen. Erschöpft von vielen Kriegen, die sie miterlebt hatte, remigrierte Thea Levinsohn-Wolf 1995 nach Deutschland. Sie fühlte sich wie bei einer »Fahnenflucht«, hatte aber angesichts des Golfkriegs das Gefühl: müsste sie eine Gasmaske aufsetzen, würde sie sofort ersticken.[52] In Deutschland setzte sie alles daran die Geschichte ihrer Verwandten zu erforschen und zu veröffentlichen, um die Erinnerung zu bewahren und auf das Geschehene aufmerksam zu machen. Ihre Publikationen erschienen auf Deutsch, Englisch, Französisch, Hebräisch und Arabisch. Schwester Thea Levinsohn-Wolf starb 2005 in Frankfurt am Main.

Forschungsstand und Erinnerungsarbeit

Derzeit ist unser Forschungsprojekt »Jüdische Pflegegeschichte/Jewish Nursing History – Biographien und Institutionen in Frankfurt am Main« an der Frankfurt University of Applied Sciences das einzige in Deutschland, das dieses Teilgebiet der historischen Pflegeforschung in den Fokus stellt. Beiträge in wissenschaftlichen Sammelbänden und Fachzeitschriften behandeln die berufliche jüdische Pflegegeschichte in weiteren Städten.[53] Das Projekt Jüdische Pflegegeschichte publiziert seine Ergebnisse auf der Website www.juedische-pflegegeschichte.de. Die Internetseite präsentiert ein virtuelles Denkmal der Sozialgeschichte der jüdischen Pflege, sie dient der Erinnerung und Aufarbeitung. Als eines der vielen Gedenkprojekte in Deutschland entstanden aus der Forschung zur Frankfurter jüdischen Pflegegeschichte auch Erinnerungsorte. Am Campus der Frankfurt University of Applied Sciences würdigt der Hallgarten-Hof den Philanthrop und Sozialreformer Charles L. Hallgarten (1838–1908). Am früheren Standort des Gumpertz'schen Siechenhauses erinnert ein Denkmal mit dem Konterfei der Mit-Stifterin Minka von Goldschmidt-Rothschild (1857–1903) an diesen einzigartigen Frankfurter Jewish Place der Pflege.[54] In Hamburg ist die »Gordonkehre« nach Oberin Klara Gordon benannt, in München mahnt ein Denkmal an das zerstörte Israelitische Kranken- und Schwesternheim. Dank engagierter lokalhistorischer Initiativen wurden an vielen Orten »Stolpersteine« auch für jüdische Pflegende verlegt.

Zur Wiedererrichtung jüdischer Kliniken kam es nach der Shoah nicht; einzig das Jüdische Krankenhaus Berlin konnte 2006 sein 250-jähriges Bestehen feiern, das Israelitische Krankenhaus Hamburg lebt nur namentlich fort. Auch in Frankfurt am Main sind religiös-jüdische Patientinnen und Patienten auf nichtjüdische Kliniken angewiesen. Die jüdische Krankenpflege in Deutschland ist wieder ein Ehrenamt geworden – mit Perspektiven: »Das Beste, was das Judentum der in unserer Gesellschaft häufig genannten Ursache psychosozialer Belastung, nämlich der Sorge, für andere eine Last zu sein, entgegensetzen kann, ist Bikkur Cholim mit der in ihm verankerten Grundhaltung und seinem antiökonomischen Ansatz.«[55] Zudem formten die jahrhundertelangen jüdischen Erfahrungen von Migration, Vertreibung und Exil (»Galut«) Bikkur Cholim zu einem Vorreiter überkonfessioneller und interkultureller Pflegekompetenz, die Versorgung traumatisierter Menschen eingeschlossen. Die berufliche jüdische Krankenpflege in Deutschland ist jedoch Geschichte. An ihre Grundpfeiler erinnert Thea Levinsohn-Wolf: »(…) hohes medizinisches Niveau, gute Pflege, menschliche Wärme und Verständnis den Patienten gegenüber, gegenseitige Hilfsbereitschaft und enge Zusammenarbeit des gesamten Personals zum Wohle der Kranken, Behandlung jedes Pflegebedürftigen, der an unsere Pforte klopfte, egal welcher Hautfarbe und Nationalität, sei er arm oder reich, Jude, Christ oder Araber.«[56]

Anmerkungen

1 Vgl. Silvia Käppeli, Die Anfänge der jüdischen Krankenpflege, in: dies., Vom Glaubenswerk zur Pflegewissenschaft, Bern u. a. 2004, S. 117–126; Edgar Bönisch/Birgit Seemann, Judentum und Krankenpflege, in: Sylvelyn Hähner-Rombach (Hrsg.), Quellen zur Geschichte der Krankenpflege, Frankfurt/M. 2017, S. 33–65.
2 Zu beachten sind verschiedene Schreibweisen hebräischer Begriffe, so Bikkur Cholim – Bikur Cholim – Bikur holim.
3 Noemi Berger, Bikur Cholim, in: Jüdische Allgemeine, 22.7.2013, www.juedische-allgemeine.de/glossar/bikur-cholim.
4 Samuel S. Kottek, Wohlfahrtspflege in der jüdischen Gemeinde: der Krankenbesuch, in: Caris-Petra Heidel (Hrsg.), Jüdische Medizin – Jüdisches in der Medizin – Medizin der Juden?, Frankfurt/M. 2010, S. 35. Vgl. auch Birgit Seemann, Der jüdische Krankenbesuch (Bikkur Cholim), 2017, www.juedische-pflegegeschichte.de (Beiträge); Stephan M. Probst (Hrsg.), Bikur holim. Die Begleitung Kranker und Sterbender im Judentum, Berlin 2017.
5 Stephan M. Probst, Jüdische Spiritualität in Palliative Care, in: Spiritual Care 2/2018, S. 187–189.
6 Wilhelm Lewy, Wohltätigkeit, in: Georg Herlitz/Bruno Kirschner (Hrsg.), Jüdisches Lexikon, Bd. V/2, Frankfurt/M. 1987 (1927), Sp. 1475–1479.
7 Vgl. Michael Brocke/Paul Jobst (Hrsg.), Gotteserkenntnis und Menschenbild, Köln u. a. 2011; dies. (Hrsg.), Nächstenliebe und Barmherzigkeit, Köln u. a. 2015.
8 Vgl. Julius Lewkowitz, Nächstenliebe (Lev. 19,18), in: Herlitz/Kirschner (Anm. 6), Bd. IV/1, Sp. 374–375.
9 Vgl. Isidor Kaminer, Tikun Haolam – Wiederherstellung der Welt. »Über-Leben« nach der Schoah, in: Forum der Psychoanalyse 2/2006, S. 127–144; Elvina Gavriel, Für ein besser funktionierendes Miteinander, in: Bet Debora Journal, Tikkun Olam – Der Beitrag jüdischer Frauen zu einer besseren Welt, Berlin 2014, S. 26–31.
10 Vgl. Max Joseph, Speisegesetze, in: Herlitz/Kirschner (Anm. 6), Bd. V/2, Sp. 539–543; Robert Jütte, Leib und Leben im Judentum, Berlin 2016, S. 251–261.
11 Vgl. Shai Lavi, Kashrut, in: Enzyklopädie jüdischer Geschichte und Kultur, Bd. 3, Stuttgart–Weimar 2012, S. 330–333.
12 Benedikt Wolf, Die Speisegesetze. Erster Teil, Cöln 5672 (1912), S. 5, https://sammlungen.ub.uni-frankfurt.de/freimann/content/titleinfo/409867.
13 Barbara E. Mann, Space and Place in Jewish Studies, New Brunswick 2012. Siehe auch Julia Brauch/Anna Lipphardt/Alexandra Nocke (Hrsg.), Jewish Topographies, Abingdon–New York 2016.
14 Michal Kümper et al. (Hrsg.), Makom, Hildesheim u. a. 2007.
15 Vgl. Dieter Jetter, Zur Geschichte der jüdischen Krankenhäuser, in: Deutsche Gesellschaft für Krankenhausgeschichte e. V., Zur Geschichte der jüdischen Krankenhäuser in Europa, Historia Hospitalium, Sonderheft, Düsseldorf 1970, S. 29–59; Axel Hinrich Murken, Vom Hekdesch zum Allgemeinen Krankenhaus, in: Historia Hospitalium 19/1993, S. 115–142.
16 Vgl. z. B. Andreas Reinke, Judentum und Wohlfahrtspflege in Deutschland. Das jüdische Krankenhaus in Breslau 1726–1944, Hannover 1999; Barbara Becker-Jákli, Das jüdische Krankenhaus in Köln, Köln 2004; Elke-Vera Kotowski/Julius H. Schoeps

(Hrsg.), Vom Hekdesch zum Hightech. 250 Jahre Jüdisches Krankenhaus im Spiegel der Geschichte der Juden in Berlin, Berlin 2007; Harro Jenss et al. (Hrsg.), Israelitisches Krankenhaus in Hamburg – 175 Jahre, Berlin 2016.

17 Vgl. Birgit Seemann, Jüdische Krankenhäuser in Frankfurt am Main (1829–1942), 2017, www.juedische-pflegegeschichte.de (Beiträge).
18 Vgl. dies., Spitäler im Frankfurter Judenghetto, 2017, www.juedische-pflegegeschichte.de (Beiträge).
19 Vgl. Birgit Seemann, Gumpertz'sches Siechenhaus (1888–1941) – jüdische Pflege für die »Aermsten der Armen« im Frankfurter Ostend, 2019, www.juedische-pflegegeschichte.de (Beiträge); dies., Judentum und Pflege, in: Historia Hospitalium 30/2017, S. 13–40.
20 Vgl. Edgar Bönisch, Das Krankenhaus der Israelitischen Gemeinde in der Gagernstraße 36, 2014, www.juedische-pflegegeschichte.de (Beiträge).
21 Vgl. Eva-Maria Ulmer, Der Beginn der beruflich ausgeübten Pflege im 19. Jahrhundert, 2009, www.juedische-pflegegeschichte.de (Beiträge).
22 Vgl. den Beitrag von Karen Nolte in diesem Band.
23 Vgl. Hilde Steppe, »… den Kranken zum Troste und dem Judenthum zur Ehre …«. Zur Geschichte der jüdischen Krankenpflege in Deutschland, Frankfurt/M. 1997, S. 303.
24 Vgl. Gustav Feldmann, Jüdische Krankenpflegerinnen. Eine Entgegnung, in: Illustrirte Monatshefte für die gesammten Interessen des Judenthums, 8 (Febr. 1902) 2, S. 87.
25 Vgl. Steppe (Anm. 23), S. 198.
26 Vgl. Birgit Seemann/Edgar Bönisch, »… sei er arm oder reich, Jude, Christ oder Araber.« – Jüdische Pflegegeschichte und ihre grenzüberschreitenden Perspektiven, in: Vlastimil Kozon/Elisabeth Seidl/Ilsemarie Walter (Hrsg.), Geschichte der Pflege. Der Blick über die Grenze, Wien 2011, S. 56 f.
27 Vgl. Steppe (Anm. 23), S. 91 f.
28 Ebd., S. 306.
29 Die Großloge wurde 1843 gegründet, 1888 beispielsweise ein Ableger in Frankfurt am Main. Vgl. »Unseren Idealen und Werten treu geblieben«. Ralph Hofmann über 130 Jahre Arbeit und Tradition, 15.11.2018, www.juedische-allgemeine.de/unsere-woche/unseren-idealen-und-werten-treu-geblieben.
30 Vgl. Bne Briss, Bericht der Großloge für Deutschland. U.O.B.B., Nr. 6, Mai 1900, S. 59–61.
31 Vgl. www.juedische-pflegegeschichte.de (Recherche/Personen).
32 Vgl. Edgar Bönisch, Die Geschichte des Vereins für jüdische Krankenpflegerinnen zu Frankfurt am Main, 2009, www.juedische-pflegegeschichte.de (Beiträge).
33 Vgl. Populär-wissenschaftliche Monatsblätter zur Belehrung über das Judenthum für Gebildete aller Confessionen. Organ des Mendelssohn-Vereins in Frankfurt a. M. 11/1893.
34 Vgl. Ulmer (Anm. 21).
35 Steppe (Anm. 23), S. 202; Populär-wissenschaftliche Monatsblätter (Anm. 33).
36 Vgl. Bönisch (Anm. 32).
37 Vgl. ebd.
38 Steppe (Anm. 23), S. 244.
39 Vgl. zum Themenkomplex jüdische Pflegegeschichte und Holocaust beispielsweise Claire Zalc/Tal Bruttmann (Hrsg.), Microhistories of the Holocaust, New York-Oxford 2017.

40 Vgl. Birgit Seemann, Seckbach (geborene Spiero), Rahel Sara (1876–1949), in: Hubert Kolling (Hrsg.), Biographisches Lexikon zur Pflegegeschichte, Bd. 8, Nidda 2018, S. 258–262; dies., »Geschick, Pflichttreue und große Herzensgüte« – Rahel (Spiero) Seckbach, Oberin des Gumpertz'schen Siechenhauses, 2018, www.juedische-pflegegeschichte.de (Beiträge).
41 Vgl. Manfred Flügge, Rettung ohne Retter oder: ein Zug aus Theresienstadt, München 2004.
42 Leopold Neuhaus, [Nachruf auf Rahel Seckbach], in: Aufbau, 23.9.1949, S. 41.
43 Vgl. Birgit Seemann, Minderheit im Frauenberuf: jüdische Krankenpfleger in Frankfurt am Main, Juni 2019 (in Vorbereitung für www.juedische-pflegegeschichte.de; Recherche: Neuberger, Jonas). Siehe auch Sylvelyn Hähner-Rombach, Männer in der Geschichte der Krankenpflege. Zum Stand einer Forschungslücke, in: Medizinhistorisches Journal 1–2/2015, S. 123–148.
44 Vgl. Israelitische Synagogen-Gemeinde (Adass Jisroel) zu Berlin, Das Krankenheim der Adass Jisroel, o. J., www.adassjisroel.de/das-krankenheim-der-adass-jisroel.
45 Vgl. Steppe (Anm. 23), S. 228.
46 Vgl. Rechenschaftsbericht für die Jahre 1913 bis 1919 des Vereins für jüdische Krankenpflegerinnen zu Frankfurt am Main 1920, S. 63.
47 Das Lawinenunglück in Davos, in: Allgemeine Zeitung des Judenthums. Der Gemeindebote, 16.1.1920, S. 3.
48 Vgl. Institut für Stadtgeschichte Frankfurt am Main, Hausstandsbuch, Sign. HB 655.
49 Vgl. U.S. Social Security Death Index.
50 Vgl. Thea Levinsohn-Wolf, Stationen einer jüdischen Krankenschwester. Deutschland – Ägypten – Israel, Frankfurt/M. 1996.
51 Ebd., S. 99.
52 Vgl. ebd., S. 148.
53 Vgl. in Auswahl Becker-Jákli, Jenss et al., Reinke (alle Anm. 16); Susanne Rueß, Die Bedeutung der jüdischen Krankenpflege im Ersten Weltkrieg am Beispiel des Stuttgarter jüdischen Schwesternheims, in: Robert Jütte (Hrsg.), Medizin, Gesellschaft und Geschichte 29, Stuttgart 2011, S. 71–96; Mathilde Hackmann, »Guter Ruf wegen der Betreuung seiner Patienten«. Die Entwicklung der jüdischen Pflege in Hamburg, in: Pflegezeitschrift 1/2012, S. 40 ff; Andrea Lorz, »…primo et uno loco als Oberin fuer unser Haus empfohlen…« – Eine Spurensuche nach dem Wirken von Angela Pardo, Oberin im Israelitischen Krankenhaus zu Leipzig von 1928 bis 1938, in: Caris-Petra Heidel (Hrsg.), Jüdinnen und Psyche, Frankfurt/M. 2016, S. 195–211; Birgit Seemann, »Die jüdische Schwester ist längst heimisch geworden in unserer Stadt«. Der Verein für jüdische Krankenpflegerinnen zu Nürnberg (1900–1938), in: Mitteilungen des Vereins für Geschichte der Stadt Nürnberg 106/2019 (i. E.).
54 Vgl. Birgit Seemann/Edgar Bönisch, Das Gumpertz'sche Siechenhaus – ein »Jewish Place« in Frankfurt am Main. Geschichte und Geschichten einer jüdischen Wohlfahrtseinrichtung, Frankfurt/M. 2019, Kap. 7.
55 Stephan M. Probst, Bikkur Cholim im heutigen Gesundheitssystem, in: ders. (Anm. 4), S. 42.
56 Levinsohn-Wolf (Anm. 50), S. 38, S. 40.

Susanne Kreutzer

Der Pflegenotstand der 1960er Jahre
Arbeitsalltag, Krisenwahrnehmung und Reformen

Klagen über einen Mangel an Personal kennzeichnen die Geschichte der Pflege. Gleichwohl lassen sich Phasen verdichteter Krisenwahrnehmung identifizieren, in denen mitunter länderübergreifende Pflegenotstände ausgemacht wurden. Dazu zählt der Pflegenotstand der 1960er Jahre, der in Westdeutschland eine pflegegeschichtlich bedeutsame Umbruchsphase markiert: Aus der bis dato christlich konzipierten Pflege als zölibatärer aufopferungsvoller »Liebesdienst« am Nächsten wurde ein moderner, arbeitsrechtlich verfasster Frauenberuf. Im Folgenden wird die Bedeutung des Pflegenotstands der 1960er Jahre als Motor zur Reform des Berufsbildes Krankenpflege untersucht. Die Ausführungen stützen sich auf zwei abgeschlossene Studien zur Geschichte der Gewerkschaftspolitik in der Pflege einerseits und zur Geschichte evangelischer Krankenpflege am Beispiel des Diakonissenmutterhauses der Henriettenstiftung in Hannover andererseits.[1]

Pflegeverständnis Anfang der 1950er Jahre

Noch Anfang der 1950er Jahre prägten die großen katholischen und evangelischen Mutterhaus-Schwesternschaften das pflegerische Berufsfeld in Westdeutschland. Mit dem Eintritt in die Gemeinschaft verpflichteten sich die Frauen, ihr Leben in den Dienst am kranken und bedürftigen Menschen zu stellen. Die Mutterhäuser gewährten ihnen dafür eine Ausbildung und lebenslange Versorgung. Die Schwestern arbeiteten zum Teil in den mutterhauseigenen Einrichtungen; häufig wurden sie aber auch in andere soziale Einrichtungen, mitunter weltweit, entsandt.

Die Schwesternschaften vertraten ein dezidiert unberufliches Konzept von Krankenpflege als christlichen »Liebesdienst« am Nächsten. Eine

»gute« Schwester verstand ihre Tätigkeit folglich nicht als Beruf, sondern als *Berufung*; nicht als Arbeit, sondern als *Dienst*. Damit war die Pflege keinesfalls als medizinischer Assistenzberuf konzipiert, sondern in hohem Maße als religiöser Auftrag.

Die Berufungsvorstellung korrespondierte mit einem spezifischen Pflegekonzept, das neben dem Leib auch die Seele der Kranken berücksichtigte. Jenseits der im engeren Sinne pflegerischen Aufgaben hatten die Schwestern deshalb auch seelsorgerische Funktionen zu erfüllen. Zu den wichtigen Aufgaben einer christlichen Schwester gehörte es, den Kranken zuzuhören, mit ihnen zu beten und ihren Glauben zu stärken. Inbesondere die Vermittlung von »Geborgenheit« galt als entscheidender Heilungsfaktor, der die hohe Bedeutung pflegerischer Arbeit ausmachte. Der große Stellenwert der sogenannten Seelenpflege sicherte den Schwestern einen von den Ärzten unabhängigen Kompetenzbereich.[2]

Das pflegerische Ziel war also, einen persönlichen Kontakt zwischen Schwestern und Patienten herzustellen. Eine 70- bis 80-Stunden-Woche gehörte Anfang der 1950er Jahre zur Normalität in der Pflege – dies galt gleichermaßen für christliche wie öffentliche Krankenhäuser. Auch unter den gewerkschaftlich organisierten Schwestern galt das Diktum »Eine Schwester schaut nicht auf die Uhr« als selbstverständlich. Die Schwestern arbeiteten im geteilten Dienst, das heißt, sie begannen morgens gegen 5:30 Uhr, machten eine längere Mittagspause und arbeiteten dann abends bis 20 Uhr, je nach Arbeitsanfall auch deutlich länger. Sie lebten in den Unterkünften der Krankenanstalten. Die Stationsschwestern wohnten sogar häufig auf der Station.

Die Pflege war in der Regel als sogenannte Ganzheitspflege organisiert. Jede Schwester war für eine bestimmte Anzahl von Patienten zuständig und übernahm deren gesamte pflegerische Versorgung. Die Patienten wurden also während ihres gesamten Krankenhausaufenthaltes meist von ein und derselben Schwester betreut. Dieser enge Kontakt zwischen Schwestern und Patienten wurde durch den geringen Spezialisierungsgrad der Stationen und die lange Verweildauer der Kranken zusätzlich verstärkt. Diese lag in den Allgemeinen Krankenhäusern Anfang der 1950er Jahre noch bei durchschnittlich 25 Tagen.[3] Die stete Betreuungssituation galt als wesentliche Voraussetzung dafür, dass die Schwestern die Kompetenz der Krankenbeobachtung erlernten.

Susanne Kreutzer

Berufsbild unter Druck

Das tradierte Pflegeverständnis geriet ab der zweiten Hälfte der 1950er Jahre massiv unter Druck, und das Thema »Schwesternmangel« rückte auf die gesundheitspolitische Tagesordnung. Der Wiederaufbau der Krankenhäuser nach dem Zweiten Weltkrieg war abgeschlossen, und mit dem zunehmenden Wohlstand der bundesdeutschen Gesellschaft entstanden neue Krankenhäuser, darunter viele Großkliniken, aber auch spezialisierte Fachkrankenhäuser.[4] Dies erhöhte den Bedarf an Arbeitskräften.

Darüber hinaus versiegte der Nachwuchs der Mutterhäuser. Das Ideal der Selbstaufopferung passte immer weniger in die sich entwickelnde Konsumgesellschaft, und kaum noch eine junge Frau war bereit, sich einem Mutterhausverband anzuschließen. Dabei war der Schwesternmangel nicht auf ein grundsätzlich sinkendes Interesse am Pflegeberuf zurückzuführen. Ganz im Gegenteil belegen die Statistiken der Berufsberatungsstellen, dass der Krankenpflegeberuf nach wie vor zu den gefragtesten Ausbildungsberufen zählte.[5] Allerdings waren die jungen Frauen nicht mehr bereit, ihr gesamtes Leben dem Dienst am Kranken zu widmen. Die Verweildauer im Beruf nahm dramatisch ab. Während die mutterhausgebundenen Schwestern im Allgemeinen 40 oder 50 Jahre in der Krankenpflege tätig waren, schieden die freien Schwestern häufig schon nach wenigen Jahren wieder aus dem Beruf aus. Solange das Berufsbild keine Verbindung von Familie und Erwerbstätigkeit zuließ, mussten die Frauen zwangsläufig ihre Arbeit im Krankenhaus aufgeben.

Diese Entwicklung traf die konfessionellen Schwesternschaften hart. So gingen in der Henriettenstiftung ab Anfang der 1960er Jahre aus den Krankenhäusern zunehmend alarmierende Berichte ein. Aus einem ostfriesischen Krankenhaus in Leer etwa schrieb die Diakonisse Schwester Auguste 1961: »Zur Zeit weiß ich einfach nicht mehr ein noch aus. (…) Dauernd muß ich den Schwestern sagen, daß ich ihre Urlaubswünsche nicht erfüllen kann, das erdrückt einen fast und kostet so viel Kraft.«[6] Im Kinderhospital Lüneburg vermeldete die leitende Diakonisse 1964, dass eine einzige Schwester insgesamt 40 Säuglinge versorge: »Sie kann auch nicht mehr, stand heute morgen um 3 Uhr auf. Die Treue u. das Pflichtbewußtsein ist außergewöhnlich aber sie wird es so nicht lange schaffen.«[7] Die dauerhafte Arbeitsüberlastung begann die Gesundheit der Schwestern ernsthaft zu bedrohen. Dies galt neben dem Krankenhausbereich in besonderem Maße für die ambulant tätigen Gemeindeschwestern, die vor allem in ländlichen Regionen ohne Schichtwechsel rund um die Uhr für die Versorgung der ihnen anvertrauten Menschen zuständig waren.

Rückzug aus den Arbeitsgebieten

Vor diesem Hintergrund begann die Henriettenstiftung – wie andere Mutterhäuser auch –, ab der zweiten Hälfte der 1950er Jahre erste Arbeitsgebiete aufzugeben. Dabei handelte es sich zunächst um kleinere Krankenhäuser und Gemeindestationen, für die der Abzug der Diakonissen eine dramatische Entscheidung war, weil die Einrichtungen damit häufig ihr gesamtes Pflegepersonal verloren. Denn die Gestellungsverträge zwischen dem Mutterhaus und den verschiedenen Einrichtungen sahen üblicherweise vor, dass die Diakonissen den gesamten Pflegebereich übernahmen.[8] Wenn sich die Diakonissen zurückzogen, musste also das gesamte Pflegepersonal durch freies Personal ersetzt werden. Dieses Personal war jedoch nur sehr schwer zu finden. Dies galt insbesondere in ländlichen Regionen, in denen es keine Krankenpflegeschule gab, die Nachwuchs ausbildete.

Erschwerend kam hinzu, dass das freie Pflegepersonal zu der Zeit noch nicht als gleichwertig anerkannt wurde. Die Krankenhausleitungen fürchteten deshalb um den guten Ruf ihrer Einrichtung, wenn die Diakonissen abgezogen wurden. Es begannen häufig harte Verhandlungen darum, die Diakonissen im Arbeitsgebiet zu halten. Auch die Henriettenstiftung tat sich mit den Kündigungen sehr schwer. In vielen Einrichtungen waren die Diakonissen jahrzehntelang tätig gewesen. Es bestanden oft enge soziale Beziehungen, und die Schwestern fühlten eine Verantwortung vor Ort. Vor diesem Hintergrund entschied sich die Stiftung für eine Strategieänderung, die zu einer Diversifizierung des Pflegepersonals in den Krankenhäusern führte. Das Mutterhaus kündigte nicht mehr ganze Einrichtungen, sondern vereinbarte, dort nur noch Schlüsselfunktionen – vor allem leitende und lehrende Tätigkeiten – zu übernehmen. Damit zog sich die Stiftung sukzessive aus der unmittelbaren pflegerischen Tätigkeit zurück und konzentrierte sich verstärkt auf die Heranbildung der nachkommenden Schwesterngeneration und den Versuch, eine evangelische Prägung der Krankenhäuser aufrechtzuerhalten. So konnten die Krankenhausträger weiterhin ihr christliches Profil herausstellen, obwohl ein Großteil der Arbeit – vor allem in der direkten Patientenversorgung – von freien Pflegekräften übernommen wurde. Diese Konstellation führte im Arbeitsalltag zu massiven Konflikten. Die Diakonissen hatten in der Regel wenig Verständnis für die anders gearteten Arbeits- und Lebensvorstellungen der freien Schwestern und beklagten das wachsende »gewerkschaftliche Denken«. Stellvertretend für viele schrieb Diakonisse Schwester Emma 1964 an die Oberin: »Fast die halbe Zeit im Jahr ist wirklich Freizeit. Es kommt nicht viel dabei heraus, die Interesselosigkeit wächst. Die Arbeitszeit ist rum und sie sind draußen!«[9] Die freien Schwestern wiederum litten darunter, nicht als gleichwertige Arbeitskräfte betrachtet zu werden und lange Zeit kaum Chancen auf berufliche Aufstiegsmöglichkeiten zu haben.[10]

Insgesamt zielte dieser Versuch zur Begegnung des Personalmangels eher auf eine Verwaltung des Mangels denn eine Lösung des Personalproblems, das sich in den 1960er Jahren immer weiter zuspitzte. Mitunter sahen sich die Krankenhäuser gezwungen, ganze Stationen zu schließen, weil nicht genügend Pflegepersonal zur Verfügung stand. Die Tatsache, dass aufwändig modernisierte Krankenhäuser ihre neu eröffneten Stationen nur kurze Zeit später wegen Schwesternmangels wieder schließen mussten, dokumentierte eindrucksvoll und höchst öffentlichkeitswirksam das Ausmaß, das der Pflegenotstand mittlerweile angenommen hatte.

Initiativen zur Personalgewinnung

Die in den 1950er Jahren gestarteten Initiativen zur Personalgewinnung standen noch ganz im Zeichen des alten »Liebesdienst«-Konzeptes. Dazu gehörte unter anderem die Mobilisierung ehrenamtlicher Hilfskräfte. Pfarrer, Religionslehrer oder Gemeindeschwestern warben ab Mitte der 1950er Jahre für einen sonntäglichen Hilfsdiensteinsatz, in dem Jugendliche teilweise von morgens 6:30 Uhr bis abends 19 Uhr auf den Stationen mitarbeiten. Diskutiert wurde auch die Einrichtung eines Pflichtjahres für die weibliche Jugend. Dieser Vorschlag stieß zwar mit Verweis auf die nationalsozialistische Vergangenheit auf weitgehende Ablehnung. Freiwillige Angebote wurden jedoch in den folgenden Jahren zunehmend ausgebaut. So organisierte die Innere Mission der Evangelischen Kirche (aufgegangen im Diakonischen Werk) ab 1954 ein diakonisches Jahr für Frauen, das 1960 auch auf Männer ausgedehnt wurde.[11] 1964 wurde das freiwillige soziale Jahr gesetzlich verankert.

Die Mutterhäuser setzten außerdem große Hoffnungen in den Ausbau von Ausbildungsstätten, um mehr Nachwuchs gewinnen zu können. Bis dahin hatte die Henriettenstiftung – wie andere Mutterhäuser auch – ein Ausbildungsmonopol beansprucht. Das heißt, der Nachwuchs wurde im Mutterhaus ausgebildet und von dort aus entsandt. Dieses Monopol gab die Stiftung Mitte der 1950er Jahren auf, und sie eröffnete Krankenpflegeschulen in den Außenkrankenhäusern, um mehr potenziellen Nachwuchs erreichen zu können. Dieser Versuch erwies sich als wenig hilfreich, nicht nur weil die Schulen vergleichsweise klein blieben, sondern auch weil nur wenige Schülerinnen nach dem Examen in den Ausbildungskrankenhäusern weiterarbeiten. Die Schulen brachten vor allem Arbeitskräfte für die Zeit der Ausbildung, anschließend, so die regelmäßigen Klagen, heirate ein großer Teil oder wechsle den Arbeitsplatz.[12]

Anwerbung von Krankenschwestern aus dem Ausland

Nur geringe Erfolge verzeichneten auch die bundesweiten Bemühungen um die Anwerbung von Krankenschwestern aus dem Ausland. Die Versuche, im Rahmen der in den 1950er Jahren abgeschlossenen Anwerbeabkommen mit südeuropäischen Ländern wie Griechenland, Italien und Spanien Schwestern zu gewinnen, zeigten wenig Effekte. Auch in den Entsendeländern herrschte ein Mangel an Pflegepersonal. Darüber hinaus waren südeuropäische Pflegekräfte offenbar kaum bereit, in ein bundesdeutsches Krankenhaus zu wechseln. So erklärte die Präsidentin der spanischen Schwesternorganisation bereits 1961,»daß von den deutschen Schwestern im Vergleich zu den spanischen Krankenpflegerinnen zu viel praktische Arbeit verlangt wird«, und wies »eindeutig darauf hin, daß keine Spanierin als Dienstmädchen in deutschen Krankenhäusern Haus- und Küchenarbeit übernehmen würde«.[13] Damit erwiesen sich die im internationalen Vergleich erheblich differierenden Konzepte von Pflegearbeit als zentrale Schwierigkeit bei der Anwerbung ausländischer Schwestern. Eine »Ganzheitspflege«, wie sie noch Anfang der 1960er Jahre in vielen westdeutschen Krankenhäusern praktiziert wurde, erschien in anderen Ländern als »Dienstmädchen«-Tätigkeit.

Dieses Problem wiederholte sich, als sich die Bemühungen ab Mitte der 1960er Jahre verstärkt auf die Anwerbung asiatischer Schwestern richteten. So waren philippinische Schwestern erheblich besser – im Sinne von akademisch – ausgebildet und genossen als »Little doctors«[14] ein sehr hohes Ansehen in ihrem Heimatland. Um dem befürchteten dequalifizierenden Einsatz der Schwestern in westdeutschen Krankenhäusern vorzubeugen, machte die philippinische Regierung ihre Zustimmung zur Anwerbung davon abhängig, »daß den Schwestern entsprechend ihrer guten Ausbildung eine qualifizierte Tätigkeit übertragen (…) wird.«[15] Eine derartige Zusage konnte das Bundesarbeitsministerium »aus Gründen der Gleichbehandlung der in Deutschland tätigen Krankenschwestern«[16] aber nicht machen. Ein Abkommen zur Anwerbung philippinischer Schwestern kam deshalb nicht zustande.

Erfolgreicher gestaltete sich die Anwerbung von Schwestern aus Südkorea. Hier wurde darauf verzichtet, die Bundesanstalt für Arbeitsvermittlung und Arbeitslosenversicherung einzuschalten, um etwaige Probleme, die sich bei den Verhandlungen mit den koreanischen Regierungsbehörden ergeben könnten, von vornherein zu umgehen. Die Rekrutierung der Schwestern erfolgte teils über kirchliche Einrichtungen, teils über private Vermittler, die ein einträgliches Geschäft damit betrieben. 1966 traf die erste Gruppe koreanischer Schwestern in Frankfurt am Main ein. Ein Jahr später kamen von den insgesamt 2500 außereuropäischen Schwestern bereits 1500 aus Südkorea.[17] Doch auch hier ergab sich wieder das Problem, dass ein Drittel der Schwestern ein vierjähriges Studium an einer Hochschule in Südkorea absolviert hatte, also einen akademischen Bildungshintergrund hatte.[18] Die pflegerische Praxis in den bundesdeutschen Krankenhäusern war ihnen nicht nur fremd, sie fühlten sich auch weit unter ihrer Qualifikation eingesetzt.

Die bisher genannten Initiativen zur Begegnung des Personalmangels brachten zwar vereinzelt Linderung. Dem eklatanten Personalmangel im Pflegebereich konnte damit jedoch nicht angemessen begegnet werden. Wollten die Krankenhäuser Pflegepersonal gewinnen und halten, mussten sie die Arbeits- und Lebensbedingungen den Wünschen der nachkommenden (Frauen-)Generation anpassen. Das hieß vor allen Dingen, Freiraum für ein eigenes Privat- und Familienleben zu schaffen.

Reform der Arbeits- und Lebensbedingungen

Eine Vorreiterrolle bei der Reform der Arbeits- und Lebensbedingungen in der Krankenpflege nahm der öffentliche Dienst ein. 1957 und 1963 wurden die examinierten Schwestern im öffentlichen Dienst jeweils eine Vergütungsgruppe höher gestuft, um die Berufsausübung in materieller Hinsicht attraktiver zu gestalten.[19]

Dreh- und Angelpunkt der Reformen bildete jedoch die Frage der Arbeitszeit. Wollten die Krankenhäuser junge Frauen für den Pflegeberuf gewinnen und ein frühzeitiges Ausscheiden verhindern, mussten sie die Arbeitszeiten den Bedingungen in anderen »Frauenberufen« anpassen. 1956 führten die kommunalen Krankenhäuser die 54-Stunden-Woche für das Pflegepersonal ein. Es folgten weitere Arbeitszeitverkürzungen, bis schließlich 1974 – ebenso wie im übrigen öffentlichen Dienst – die 40-Stunden-Woche eingeführt wurde. Ab Anfang der 1960er Jahre gingen die Krankenhäuser außerdem verstärkt dazu über, Teilzeitarbeit in der Pflege einzuführen. Auf diese Weise sollten auch verheiratete Frauen im Beruf gehalten werden. Außerdem wurde der Schichtdienst eingeführt. Damit wurde die Pflege zu einem »normalen« Beruf ausgestaltet, der neben der Erwerbsarbeit auch Zeit für ein Privatleben zuließ.[20]

Dieser Entwicklung konnten sich auch die christlichen Häuser nicht verschließen. Wenn sie freies Pflegepersonal gewinnen und halten wollten, mussten sie die Arbeitszeiten den Regelungen des öffentlichen Dienstes anpassen. So erließ die Innere Mission 1957 erstmals Richtlinien zum Arbeitsschutz in den Krankenanstalten. Kern dieser Richtlinien bildete die 54-Stundenwoche. Die Arbeitszeitverkürzungen bezogen sich allerdings lediglich auf den stationären Bereich. Die ambulante Pflege blieb von den Bemühungen vollständig unberührt.[21]

Darüber hinaus war die Situation paradox. Einerseits mussten die Krankenhäuser Arbeitszeiten reduzieren, wollten sie dem Pflegenotstand begegnen und Nachwuchs gewinnen. Andererseits verschärfte jede Begrenzung der Arbeitszeiten den Personalmangel weiter. Häufig werden die Arbeitszeitverkürzungen deshalb nur auf dem Papier gestanden haben, weil die Umsetzung am Personalmangel scheiterte.

Folgen

Die Arbeitszeitverkürzungen hatten weitreichende Konsequenzen. Sie bildeten den Ausgangspunkt für umfassende Rationalisierungsmaßnahmen im Pflegebereich, denn Arbeitszeit entwickelte sich nun zu einem kostbaren Gut, mit dem rationell umgegangen werden musste. So teilte etwa der Verwaltungsleiter des hannoverschen Krankenhauses Annastift 1957 in der Zeitschrift »Die evangelische Krankenpflege« mit: »Bei der Einführung der Arbeitszeitverkürzung im Krankenhaus (…) wird ganz besonders deutlich, daß auch bei dem im Krankenhaus arbeitenden Menschen die ihm innewohnende Produktionsreserve voll ausgeschöpft werden muß.«[22]

Das Pflegeverständnis änderte sich damit fundamental. Aus der Schwester als »Dienerin Gottes« wurde ein Produktionsfaktor. Die Pflege wurde also aus dem religiösen Kontext in den Sinnzusammenhang industrieller Produktionsweise überführt. Damit öffnete sich das Berufsfeld für die Logik ökonomischer Kosten-Nutzen-Kalkulationen.

In den 1960er Jahren wurden die Arbeitsabläufe in der stationären Pflege der Henriettenstiftung nach zeitökonomischen Effizienzkriterien neu organisiert. So sollten »unnötige Wege und Leerlauf« im Pflegealltag vermieden werden, indem beispielsweise »Nebenarbeiten« nicht abends, sondern in Leerlaufzeiten zu erledigen waren.[23] Ein zentraler Botendienst sollte Wege im Krankenhaus erübrigen und eine drahtlose Suchanlage die

Schwestern von dem »ewigen Suchen«[24] entlasten. Damit entfielen bisher übliche Pausen und von den Anforderungen des Pflegealltags entlastete Phasen wie ein Gang über das Krankenhausgelände. Arbeitszeiten wurden also nicht nur verkürzt, sondern auch verdichtet. Bisher übliche Pausen und nicht unmittelbar funktionale Tätigkeiten fielen dem Rationalisierungsdruck zum Opfer.

Eine der folgenreichsten Rationalisierungsmaßnahmen war die Einführung der Funktionspflege, das heißt einer tätigkeitsbezogenen Arbeitsteilung. Es wurde eine neue Berufsgruppe der Pflegehilfskraft geschaffen, die vor allem Tätigkeiten in der Grundpflege der Patienten übernahm. Damit wurde die Pflege in einen höherwertigen – das heißt arzt- und techniknahen Bereich – und einen niederwertigen – das heißt hausarbeitsnahen Bereich – aufgeteilt. Das Verständnis von Krankenpflege änderte sich damit fundamental. Nicht mehr die Nähe zum Patienten, sondern die Orientierung an der medizinischen Profession rückte in den Mittelpunkt des pflegerischen Selbstverständnisses. Aus der »Betreuerin der Kranken« wurde die »Gehilfin des Arztes«, so lautete das zeitgenössische Vokabular.

Mit der Durchsetzung von Arbeitszeitreformen und der Einführung der Funktionspflege änderte sich die Beziehung zwischen Pflegenden und Patienten grundlegend. Die Kontinuität in der Versorgung der Kranken nahm massiv ab. Statt mit einer Hauptbezugsperson kamen die Patienten nun mit einer Vielzahl von Pflegekräften in Berührung, die jeweils nur noch für bestimmte Tätigkeiten zuständig waren und nach Schichtende die Station verließen. Auch die Kommunikation zwischen dem Stationspersonal musste neu organisiert werden. An die Stelle steter Präsenz und mündlichen Austauschs trat die Dokumentation. Die Fragmentierung der Pflegenden-Patienten-Beziehung erschwerte es den Pflegenden außerdem zunehmend, die Kompetenz der Krankenbeobachtung zu erlernen, die letztlich nur im Kontakt mit Patienten entwickelt werden kann.

Ambivalenzen des Reformprozesses

Der Pflegenotstand der 1960er Jahre markiert eine geschlechtergeschichtlich bedeutsame Umbruchsphase: Frauen sollten und wollten nicht mehr einer ausschließlichen Berufung folgen – weder als »Nur-Hausfrau« noch als »Nur-Schwester«.[25] Als wirkungsvolle Maßnahme zur Begegnung des Pflegenotstands erwies sich deshalb letztlich nur die Verbesserung der Arbeitsbedingungen und deren Anpassung an die veränderten weiblichen Lebensentwürfe. Alle anderen Maßnahmen – wie der Ausbau von Ausbildungsstätten, die Gewinnung ausländischer Pflegekräfte und ehrenamtlicher Hilfskräfte – brachten nur partielle Linderung. Diese historischen Befunde sollten heutiger Pflegepolitik zu denken geben.

Die Umgestaltung der Pflege vom »Liebesdienst« zum Erwerbsberuf eröffnete Pflegenden die wichtige Möglichkeit, eine Erwerbstätigkeit mit einem eigenen Privat- und Familienleben zu verbinden und auch Distanz zur Arbeit zu gewinnen. Arbeitszeitverkürzungen forcierten jedoch gleichzeitig eine Reorganisation des gesamten Pflegebereichs nach zeitökonomischen Effizienzkriterien sowie die Durchsetzung einer hochgradig arbeitsteiligen Versorgung der Patienten. Dies hatte nicht nur gravierende Folgen für die Patienten und deren persönliche Betreuung, sondern auch für das Pflegepersonal. Denn für die Beschäftigten in der Pflege war und ist das Bedürfnis, Kontakt mit den Patienten herzustellen und zu helfen, nach wie vor eine wichtige Berufsmotivation, das in den modernisierten Krankenhäusern immer weniger Raum erhielt. Wenn in der gegenwärtigen Diskussion zur Begegnung des Pflegenotstands bei der Kosten-Nutzen-Kalkulation von Reformen vorausschauend neben den intendierten auch die Möglichkeiten nicht intendierter Wirkungen einbezogen werden sollen, lohnt es deshalb, sich eingehend mit den historischen Erfahrungen zu befassen.

Die immer wiederkehrenden gravierenden Pflegenotstände belegen letztlich, auf welche Schwierigkeiten eine Verberuflichung bedürfnisorientierter Tätigkeiten stößt. Rückblickend erweist sich demnach der Pflegenotstand der 1960er Jahre als deutlicher Hinweis auf ein strukturelles gesellschaftliches Problem, das bis heute einer Lösung harrt.

Susanne Kreutzer

Anmerkungen

1 Vgl. Susanne Kreutzer, Vom »Liebesdienst« zum modernen Frauenberuf. Die Reform der Krankenpflege nach 1945, Frankfurt/M.–New York 2005; dies., Arbeits- und Lebensalltag evangelischer Krankenpflege. Organisation, soziale Praxis und biographische Erfahrungen, 1945–1980, Göttingen 2014. Ich danke der Hans-Böckler-Stiftung, der Volkswagenstiftung, der Robert Bosch Stiftung und der Deutschen Forschungsgemeinschaft für die finanzielle Förderung.
2 Vgl. dies./Karen Nolte, Seelsorgerin »im Kleinen«. Krankenseelsorge durch Diakonissen im 19. und 20. Jahrhundert, in: Zeitschrift für medizinische Ethik 56/2010, S. 45–56.
3 Vgl. Reinhard Spree, Quantitative Aspekte der Entwicklung des Krankenhauswesens im 19. und 20. Jahrhundert. »Ein Bild innerer und äußerer Verhältnisse«, in: Alfons Labisch/ders. (Hrsg.), »Einem jeden Kranken im Hospitale sein eigenes Bett«. Zur Sozialgeschichte des Allgemeinen Krankenhauses in Deutschland im 19. Jahrhundert, Frankfurt/M. 1996, S. 51–88, hier S. 65.
4 Vgl. Hartmut Krukemeyer, Entwicklung des Krankenhauswesens und seiner Strukturen in der Bundesrepublik Deutschland. Analyse und Bewertung unter Berücksichtigung der gesamtwirtschaftlichen Rahmenbedingungen und der gesundheitspolitischen Interventionen, Bremen 1988, S. 85, S. 98–99.
5 Vgl. Zur Nachwuchssituation in den pflegerischen Berufen, in: Berufskunde 1956, S. 381–385, hier: S. 382; Detlev Niederstadt, Offene Fragen zur Stellung der Krankenschwester in der Gesellschaft, in: Deutsche Schwesternzeitschrift 12/1959, S. 122.
6 Schwester Auguste Schneider an Schwester Martha Koch, 18.8.1961, Archiv der Henriettenstiftung, 1-09-173. Die Namen der Schwestern wurden verändert.
7 Schwester Emma Schmidt an Oberin Pfeiffer, 15.4.1964, Archiv der Henriettenstiftung, S-1-0039.
8 Vgl. Kreutzer 2014 (Anm. 1), S. 43.
9 Schwester Emma Schmidt an Oberin Florschütz, 23.10.1964, Archiv der Henriettenstiftung, S-1-0039.
10 Vgl. ebd., S. 109 ff., S. 227–231.
11 Vgl. Theodor Schober, Das Diakonische Jahr, in: Das Krankenhaus 50/1958, S. 97–102; Diakonisches Jahr auch für junge Männer, in: Das Diakonische Werk 1960, S. 12.
12 Vgl. Vorsteher Pastor Weber an den Vorstand des Krankenhauses Albertinenstiftung, 5.4.1963, Archiv der Henriettenstiftung, 1-09-61.
13 Landesarbeitsamt Hamburg an die Bundesanstalt für Arbeitsvermittlung und Arbeitslosenversicherung betr. Frauenarbeit, hier: Beschäftigung von Ausländerinnen, 17.8.1961, Bundesarchiv Koblenz (BAK) B 119/2307.
14 Deutsche Botschaft in Manila an das Auswärtige Amt, 23.6.1965, BAK B 149/22438.
15 Rundschreiben der Deutschen Krankenhausgesellschaft betr. Einsatz philippinischer Krankenschwestern in deutschen Krankenhäusern, 11.8.1965, BAK B 149/22438.
16 Ergebnisprotokoll über die Sitzung des Arbeitskreises für Fragen der Beschäftigung ausländischer Arbeitnehmer im Bundesministerium für Arbeit und Sozialordnung, 26.7.1967, BAK B 149/22408.

17 Vgl. Statistik über die in der Krankenpflege, Volkspflege und Fürsorge beschäftigten nichtdeutschen Arbeitnehmer aus außereuropäischen Ländern, Stichtag: 25.1.1967, BAK B 142/3462.
18 Vgl. Bericht des Landesarbeitsamts Hessen, Der Arbeitsmarkt der weiblichen Arbeitskräfte in Hessen im 1. Vierteljahr 1966, BAK B 149/2045.
19 Vgl. Kreutzer 2005 (Anm. 1), S. 206–229.
20 Vgl. ebd., S. 183–206.
21 Vgl. Kreutzer 2014 (Anm. 1), S. 145 f.
22 Arnstorf, Bericht über die Durchführung der Arbeitszeitverkürzung im Annastift, in: Die evangelische Krankenpflege 7/1957, S. 52–55.
23 Vgl. Vorsteher Pastor Weber, Oberin Florschütz, Maßnahmen zur Entlastung des Pflegepersonals im Krankenhaus der Henriettenstiftung vom 22.12.1965, Archiv der Henriettenstiftung, S-11-2-2.
24 Protokoll der Ausschusssitzung am 19.11.1965, Archiv der Henriettenstiftung, 2.03: Krankenhaus allgemeiner Schriftwechsel 1954 bis 1975.
25 Vgl. Christine von Oertzen, Fräulein auf Lebenszeit? Gesellschaft, Berufung und Weiblichkeit im 20. Jahrhundert, in: WerkstattGeschichte 27/2001, S. 5–28.

Maria Keil

Heterotopische Pflegeorte und die Gesten des Bette(n)s

Das Bett steht symbolisch für Krankheit und Leiden, die Tradition der Darstellung als solches geht bis ins Mittelalter zurück.[1] Als Signet auf Straßenschildern zeigt es vielerorts heute noch den Weg ins Krankenhaus. Als materieller Gegenstand ist es dort und in Pflegeheimen zugleich der wichtigste Aufenthaltsraum der zu Pflegenden und der Arbeitsplatz der Pflegekräfte; es ist der zentrale Ort sowohl für die zu pflegenden Individuen als auch für das System Krankenhaus/Pflegeheim. Das Bett hat daher auch eine Schnittstellen- und Übermittlerfunktion von medizinisch, planerisch, organisatorisch, ökonomisch, sozial und kulturell relevanten Informationen.

Krankenhäuser und Pflegeheime als Orte kultureller Operationen

Abstrakt und funktional betrachtet, lässt sich für die kulturelle Geografie westlicher Länder sagen, dass Krankenhäuser und Pflegeheime isolierte, in sich geschlossene Räume sind, die in ihrer Funktion auf medizinisch-pflegerische Aufgaben ausgerichtet sind. Die mit viel baulichem, technischem und personellem Aufwand ausgestatteten Häuser sind Versuche, Idealräume zu erschaffen mit dem Versprechen auf Besserung, Fortschritt und Sicherheit. Damit bilden sie utopische Gegenentwürfe zur »realen« Umwelt an einem tatsächlichen Ort. Obwohl sie anders sind als alltägliche Plätze, bestehen kontinuierliche Verbindungen zu den alltäglichen Räumen und (Un-)Ordnungen.[2] Architektur und Ausstattung sind augenscheinlich sehr stark reguliert, standardisiert und strukturiert. Dahinter steht die Intention, eine sichere und effiziente Behandlung planbar und kontrollierbar zu machen. Fast jede_r kennt dieses Gefühl beim Eintritt – oder im schlimmeren Fall bei der Einfahrt – in das Krankenhaus, sich einem System übergeben zu müssen: Nach der stationären Aufnahme wird den Patient_innen/Bewohner_innen ein Bett zugewiesen, er oder sie wird vom Alltagsleben, der bekannten Umgebung und den eigenen Gewohnheiten entfernt.

Orte für Menschen in Krisen- oder Abweichungszuständen, »die Heranwachsenden, die menstruierenden Frauen, die Frauen im Wochenbett, die Alten usw.« bezeichnete der Philosoph Michel Foucault als Heterotopien: »tatsächlich realisierte Utopien, in denen die wirklichen Plätze innerhalb der Kultur gleichzeitig repräsentiert, bestritten und gewendet sind«.[3] Heterotopien – so auch Krankenhäuser und Pflegeheime – schließen zwar aus, aber sie ermöglichen zugleich etwas, sie sind wirksam. Die speziell wirkenden Einrichtungen, die Behandlung und Fürsorge, dienen dabei nicht nur der körperlichen und seelischen Besserung/Milderung/Überwachung der Individuen, sondern haben zugleich eine gesellschaftliche, kulturelle, das heißt eine symbolische Funktion.[4] Diese Beobachtungen treffen auch auf das Bett als wortwörtliches »Widerlager«[5] zu – als eigener heterotopischer Ort.

Pflege im Krankenhaus, im Altersheim oder in anderen Institutionen wirkt stets gleichzeitig auf mehreren Ebenen, die zudem auch jene Ebenen sind, auf denen soziale und kulturelle Ordnungen ausgehandelt werden. Hier werden intersektionale Kategorien wie Klasse, ethnische Zugehörigkeit, Geschlecht und Körper verhandelt.[6] Die kategorialen Einordnungen betreffen dabei stets mindestens zwei beteiligte Subjekte: die Pflegekraft und den Patienten/die Patientin. Mitten in diesem Transformationsraum kategorialer Ein- und Zuordnungen, sozialer und symbolischer Migration, steht das Kranken- und Pflegebett.[7]

Das Bett als Organisator

Im Krankenhaus avancierte das Bett ab Mitte des 19. Jahrhunderts nicht nur zur Kontrollstelle und als Ablageplatz für zur Geduld verdammte Patient_innen, sondern auch zu einer ökonomischen und planerischen Einheit. Das Bett gilt als Betriebsmittel und soll als solches die Effizienz steigern sowie Zeit und Ressourcen einsparen. Dieses Potenzial besitzt es unter anderem, da es für die Verwaltung und das Management als eine Einheit betrachtet wird, an das die Rotation bestimmter Pflegekräfte sowie Reinigungsprozesse geknüpft sind.

Maria Keil

Das Bett steht im Mittelpunkt komplexer Organisationsstrukturen und wirkt dadurch selbst in viele verschiedene Bereiche hinein. Es strukturiert grundlegend Räume, indem in ihnen mithilfe des Bettes die Individuen verteilt werden und die Raumgrößen und Proportionen an die Rangierbarkeit von Betten angepasst werden. Es strukturiert Prozesse, wie die Visite, die Aufnahme der Patient_innen auf eine bestimmte Station und die Meldung an Behörden über deren Belegung. Das Bett bestimmt außerdem den Grad der Auslastung der Häuser und ist damit ein Wert für die Messbarkeit der Wirtschaftlichkeit. Nicht zuletzt strukturiert es auch Handlungen, insbesondere die Arbeitsschritte der Pflegekräfte auf sogenannten bettenführenden Stationen sind auf die Handhabung der Klinik- und Pflegebetten abgestimmt.

Spuren des Kontrollverlusts

Der aufrechte Gang – die Welterfahrung in der Vertikalen – wird als entscheidender Schritt für die Menschwerdung angesehen. Sobald wir uns zum Schlafen legen und träumen, verlassen wir diese Sphäre und begeben uns in die Welt des Unbewussten, des Kontrollverlusts.[8] Zur Abmilderung des Kontrollverlusts, zur Kultivierung des rein somatischen wurde erlernt, (allein) in Betten zu schlafen (nur Kinder und sehr Alte fallen heraus) und am Morgen das Bett wieder ordentlich zu machen. Schambehaftet sind die Spuren des gewollt oder ungewollt passierten: Schweiß, Urin, Sperma, Blut. Alle Angehörigen dieser, in »sauberen« Betten schlafenden Kulturen[9] wissen, dass es diese Zeugen des im Verborgenen unter der Bettdecke Stattgefundenen gibt, aber das ordentlich gemachte Bett vermittelt den Eindruck, als wäre dem nicht so.

Das Bett ist aber nicht nur ein gemütlicher Schlafraum oder Rückzug ins Private, es ist auch der Leidensraum vieler chronisch kranker, fettleibiger oder sehr alter Menschen. Die in Deutschland am schnellsten wachsende Gruppe von Menschen im Alter von 60 bis 80 Jahren gilt generell als potenziell von Bettlägerigkeit betroffen. Bettlägerige verbringen den größten Teil ihres Tages in einem Kranken- beziehungsweise Pflegebett. Spätestens dann reicht die Bedeutung des Bettes über die eines Möbelstücks oder eines kuscheligen Nestes hinaus. Im Bett zu liegen, bedeutet dann materiell, praktisch und symbolisch, sich in einem andauernden Zustand des Kontrollverlusts zu befinden.[10]

Die Hilfe beim Betten für jene, die krank liegen, ist ein wesentlicher Akt der Humanität, der sich als Programm zur Erziehung der Kranken und der Pflegenden sowie der Gestaltung der Betten Ende des 18. Jahrhunderts in Europa herausbildete und inzwischen als Selbstverständlichkeit verstanden wird, als eine Notwendigkeit, die aus natürlichen Gegebenheiten resultiert. Das Betten ist eine kulturelle Handlung, die im Zusammenspiel aus Bett, Bettzeug, im Bett Liegenden und Bettenden besteht. Das Betten wirkt sich zwar auch auf biologische Prozesse aus, aber es ist auch mehr als nur ein Zusammenspiel gerichteter Bewegungen, es ist eine Geste.

Die Gesten des Bette(n)s

Eine Geste lebt im Abdruck weiter. Der intentional erzeugte Abdruck, so der Philosoph und Kunsthistoriker Georges Didi-Huberman in seinem Buch »Ähnlichkeit und Berührung«, sei eine kulturelle Weiterentwicklung der Spur. Der Abdruck entsteht in einem formbaren Material (oder eben mit Farbe), in dem sich die Geste der mechanischen Einwirkung, des Druckes oder zumindest der Berührung, als Markierung erhält.[11]

Prähistorische Höhlenbilder, darunter Handabdrücke, gehören zu den frühesten überlieferten Zeugnissen menschlicher Kultur. Sie faszinieren heute, weil der Abdruck die Berührung eines Menschen bezeugt, der vor sehr langer Zeit seine Hände mit Farbe bestrich und dann an die Höhlenwand drückte. Der Unterschied zwischen dieser prähistorischen und der heutigen Welt ist unvorstellbar groß, jedoch lässt der Abdruck diesen zeitlichen Abstand verschwinden, denn die Berührung ist in ihm anwesend.[12] Spuren, die Menschen und Tiere – intendiert oder nicht – im Bett hinterlassen, können ebenfalls als Abdrücke, übermittelte Berührung/das Nachleben einer Geste, verstanden werden.

Gesten sind kommunikative Handlungen, der Philosoph Vilém Flusser hat sie als »Bewegung des Körpers oder eines mit ihm verbundenen Werkzeugs« definiert, »für die es keine zufriedenstellende kausale Erklärung gibt«[13]. Gesten werden interpretiert und zwar sogar sehr rasch, aber trotzdem kann man die Geste nicht auf vernünftige Gründe zurückführen. Flusser versteht sie als symbolische Bewegung, als eine Form kodifizierter Sinngebung. Selbst als Reaktion auf Schmerzreize reagieren wir selten nur einfach mit einem Reflex, sondern legen in die Bewegung noch einen Ausdruck, eine Stimmung. Damit wird der »Schmerz seinem absurden, bedeutungslosen und natürlichen Kontext« entrissen, »und durch seine Einzeichnung in den kulturellen Kontext« wird er künstlich.[14]

Im Anschluss an Marcel Mauss Konzept der Körpertechniken, in dem er explizit das Schlafen und Liegen einbezieht,[15] betrachte ich auch das Krankliegen als tradierte, eingeübte, wirksame Handlung – oder eben als

Geste – die einen Abdruck hinterlässt. Und ebenso wie Flusser verstehe ich die Geste als eine ästhetische Form und als symbolische Bewegung, die zwar gelesen werden kann, von der aber noch nicht ganz klar ist, wieso wir sie lesen können.

Mit der Geste der Berührung durch das Hinlegen erhält das Bett eine Art Bild. Dieses besteht oftmals aus lauter, die kulturelle Ordnung bedrohenden, Stoffen: Blut, Schweiß, Exkremente, Eiter. Für ein benutztes Bett und erst Recht ein benutztes Krankenbett sind Menschen sehr sensibel.[16] Matratze, Laken und Kissen zeugen von der Anwesenheit eines/einer Anderen, möglicherweise Kranken.

Die Aufgabe der Pflegenden ist es, dieses »zu nah dran«[17] des Abdrucks auszuhalten, es sogar genau anzusehen und daraus Handlungen abzuleiten. Während Ärzt_innen Röntgenbilder[18] analysieren, lesen Pflegende in den Abdrücken der Betten. Täglich bereiten sie zudem die Bedingungen für die Geste der Berührung zwischen Körper und Bett.[19]

Dass der Abdruck im Bett als Nachleben des dort krank oder gar sterbend Gelegenen angesehen wird, zeigt die Auseinandersetzung um die Hygiene des Bettes und Bettens, die Ende des 18. Jahrhunderts begann. Die Anstrengungen zur hygienischen Aufbereitung des Krankenhausbettes gipfeln im 20. Jahrhundert in zentralen Bettenaufbereitungsanlagen.

Das Ordnen von Eigenem und Fremdem sowie die gesundheitlichen Lebensregeln gehören in einen Diskurs der Hygiene, der im 18. Jahrhundert als Folge der Aufklärung Fahrt aufnahm. Die Sorge um die eigene Gesundheit war zunächst vor allem eine Übung für die Nase, sie soll die Unreinheit erkennen lernen.[20] Die Unreinheit, die von alten, benutzten Betten ausginge, sei gefährlich für die Gesundheit, so ein früher britischer Ratgeber Ende des 17. Jahrhunderts. Die Erfahrung zeige außerdem, dass Exkremente und (schlechter) Atem Würmer hervorriefen. Daher gehe es darum, die benutzten von den unbenutzten Betten unterscheiden zu können. In der Wertung fällt das Urteil eindeutig aus: Es gebe nichts besseres als sich in ein sauberes, »süßes« Bett zu legen. Das Bettzeug müsse darum häufig gewechselt werden, denn Läuse und anderes Ungeziefer entstünden »from the Breathings of the Body«.[21]

Die Ansichten über die Zusammenhänge um Infektion und die Vermehrung von Insekten änderten sich im Verlaufe der weiteren 200 Jahre. Der Fokus auf dem Bett, das nur von einer Person belegt werden darf und nicht stinken sollte, bleibt aber in Haushalts-, Hospital- und Pflegediskursen bestehen. Der Hospitalreformer Jacques Tenon (1724–1816) entwirft Ende des 18. Jahrhunderts neue Hospitäler für Frankreich und damit zugleich ein Bettenprogramm, das die Beschaffenheit, Anordnung, Positionierung und Belegung betrifft. Gerade Durchgänge, so Tenon, ermöglichten einen schnelleren Zugang zu den Betten, sodass keine Zeit verschwendet, die Pflege nicht behindert werde. Sauberkeit und Ordnung sei nahezu unmöglich zu erhalten, wenn fünf oder sechs Patient_innen in einem Bett lägen. »Kranke Gesundheit« allerdings resultiere aus schlechter Pflege, Schmutz und Würmern in den Betten und der Verwahrlosung der Patient_innen.[22]

Die Reinigung und Aufbereitung der Betten muss Reinigungs- und Lagerungsanforderungen erfüllen, beides hat aber neben hygienischen und medizinischen Gründen auch symbolische Dimensionen. Während im 17./18. Jahrhundert der Geruch als ausschlaggebendes Urteil über den Grad der Fremdbewohntheit des Bettes entscheidet, ist im modernen Hospital auch visuell der Eindruck eines unversehrten Bettes zu wahren: »Die im Grunde genommen notwendig unpersönliche Einrichtung des Krankenhauses soll zunächst einmal dem Kranken möglichst weitgehend das Gefühl nehmen, daß vor ihm viele andere Kranke dort gelegen haben. Die Einrichtung soll ihm deshalb neu und unbenutzt erscheinen.«[23]

Rationalisierungsbemühungen in Krankenhaus- und Pflegeeinrichtungen,[24] besonders in der zweiten Hälfte des 20. Jahrhunderts, machen deutlich, dass Pflege sich während der zwei vorangegangenen Jahrhunderte als Tätigkeit am Bett herausgebildet hatte. »Krankenschwestern« waren, so erscheint es häufig, angeblich vor allem mit dem Wechseln der Bettwäsche, dem Aufschütteln der Kissen und dem Straffziehen der Laken beschäftigt. Bettenmachen ist in den wissenschaftlichen, wirtschaftlichen und designtechnischen Überlegungen und Studien der Nachkriegszeit Frauenarbeit und wird als solche marginalisiert.[25]

Ein Design-Projekt des britischen National Health Service (NHS), das in den 1960er Jahren in Auftrag gegeben wurde, folgt genau dieser Logik. Das »King's-Fund-Bett-Projekt« zielte darauf ab, mit der gestalterisch-technischen Veränderung des Bettes die Arbeitszeit der Pflegekräfte zu verringern, um so dem Personalmangel entgegenzuwirken. Ein Missgriff unter den Design-Vorschlägen war, die Kissen der Patient_innen am Kopfende des Bettgestells anzuschnallen. Bei Zeitmessungen und Kategorisierungen der Pflegearbeit war den Ingenieuren aufgefallen, dass das Kopfkissen-Aufschütteln als eine der häufigsten Tätigkeiten in den Messungen auftauchte, und wurde als offensichtliche Zeitverschwendung interpretiert. Das Design der »King's-Fund-Bett«-Prototypen wurde ohne Mitwirkung von professionellen Pflegekräften entwickelt, erhielt von diesen aber zumeist schlechte Bewertungen in den Anwendungstests. Obwohl es schwierig war, einen Hersteller zu finden, wurde das »King's Fund Bett« dennoch als zu nutzender Typ durchgesetzt.[26]

Maria Keil

Der Zustand Krankenbett

Was passiert eigentlich, wenn niemand das Bett macht? Es gibt ein Beispiel aus der Kunst,²⁷ das heftige Reaktionen ausgelöst hat und sehr teuer verkauft wurde, obwohl es sich im Grunde nur um das ungemachte Bett einer Frau handelt, die darin krank gelegen hat. Was in dem Kunstwerk »My Bed« (1998) der britischen Künstlerin Tracey Emin zu sehen ist, ist im Grunde nur ein zerwühltes, schmutziges Bett.²⁸ Dennoch handelt es sich um ein schockierendes Bild. Denn es steht symbolisch für den Zustand, den die Künstlerin leidend darin erlebte. Der Abdruck, den das Bett zeigt, zeugt vom Leben in diesem Bett. Emin legt sich, nach jedem Aufbau des Bettes, beispielsweise beim Verleih an andere Galerien, wieder selbst hinein.²⁹ Sie frischt damit quasi den Abdruck wieder auf. Der Abdruck ist auch hier das Nachleben der Erfahrung, des Zustands, der als ein Zustand des Verlassenseins und der Hilflosigkeit gedeutet werden kann.

Emin ist es meiner Ansicht nach sehr gut gelungen, an dem Moment anzuschließen, wo das Bett eindeutig bewohnt war und dadurch unheimlich ist. Sie stellt genau das dar, was sich auch aus der Geschichte des Krankenbettes lesen lässt und im sich urbanisierenden Leben Ende des 18. Jahrhunderts in Europa so langsam im Bett suspekt wurde: die Anwesenheit Vieler, des Unbekannten, des Ungeordneten. Und bemerkenswerterweise ist dies, obwohl unausgesprochen, für jede_n sofort im Kunstwerk ersichtlich, die Geste ist lesbar.

Emins Kunstwerk »My Bed« und das Krankenhausbett haben gemeinsam, dass es sich um Betten handelt, die den Zustand des Krankseins im Abdruck einer Geste abbilden. Beiden Gegenständen wird zudem im Grunde Profanität unterstellt. »My Bed« provoziert, weil es sich einfach »nur« um ein Bett handelt und weil es sich »nur« um einen Abdruck handelt. Dass der Abdruck kein Kunstwerk sei, gehört zur traditionellen Ansicht in der Kunstgeschichte. Dennoch geht Didi-Huberman in der folgenden Reihe von Fragen mit großen Themen auf die Ambivalenz des Abdrucks los und gibt ihm damit die Bedeutung, die er seiner Meinung nach verdient hat, und die in der Geschichte der Kunst und des Bildes übersehen wurde: »Ist der Prozeß des Abdrucks die Berührung mit dem Ursprung oder der Verlust des Ursprungs? Bekundet er die Authentizität der Präsenz (als Prozess der Berührung) oder im Gegenteil den Verlust der Einzigartigkeit, der sich aus der in ihm angelegten Möglichkeit der Reproduktion ergibt? Erzeugt er das Einmalige oder das vielfach Verstreute? Das Auratische oder das Serielle? Das Ähnliche oder das Unähnliche? Die Identität oder das Unidentifizierbare? Die Entscheidung oder den Zufall? Den

Wunsch oder die Trauer? Die Form oder das Formlose? Das Gleiche oder das Veränderte? Das Vertraute oder das Fremde? Die Berührung oder die Distanz?«[30] Der Abdruck führt diese Fragen mit sich. Er kann mehr oder weniger heftige Reaktionen auslösen, die im Zusammenhang mit diesen Dialektiken stehen.

Im Abdruck treffen visuell verschiedene Arten des Ähnlichseins aufeinander, gemeinsam ist ihnen die Berührung. Didi-Huberman attestiert ihm eine »anthropometrische Beständigkeit« wie beim Messer, der Schnur, dem Hammer, der Falle, der Bestattung und Beschneidung, denn die volle Wirksamkeit war von Anfang an gegeben.[31] Während allerdings beim künstlerischen Werk, das aus dem Abdruck hervorgeht, die Offenheit für Komplexität, die ihm von Beginn an innewohnt, aufgenommen und modifiziert wird, gibt es beim Patient_innenbett diese den Abdruck bewahrende, intentionale Modifikation nicht.[32] Aber es gibt einen Übersetzungsprozess, der beim Abdruck beginnt. Und zwar immer dann, wenn die anthropometrische Spur im Bett erkennbar wird. Dieser kleine Moment des Nachlebens ist existent.

Spuren zu hinterlassen, so Didi-Huberman beim Nachdenken über frühe Jägerbilder von Tieren in Höhlen, bedeute Schwäche, Abdrücke lesen zu können, bedeute Macht.[33] Pathologische Abdrücke wiederum erzeugen ein »zu nah dran«, ein Als-ob des Kranken, der Krankheit, des Todes.[34] Was also an Emins Bett so sehr empört, ist nicht nur der Charakter des Ready-Mades – des Fertigen ohne schöpferisch produktiven Eingriff – sondern vor allem dieses »zu nah dran«, das an Urängste des Daliegens und Verlassenseins erinnert.

Im Anschluss an die Überlegungen zur Geste des Abdrucks, die ich am Beispiel von Tracey Emins »My Bed« als Geste des Bettes bezeichne, möchte ich zum heterotopischen Ort Pflegeheim oder Krankenhaus zurückkommen und feststellen, dass diese Einrichtungen aus der Perspektive des Bettes darauf ausgerichtet sind, diese Geste und das Nachleben der Berührung zu nivellieren. Es handelt sich dabei also sowohl um technische als auch um symbolische Operationen.

Fazit

Das Bett ist zwar ein Gegenstand, der in wesentlichen kulturellen Operationen einen Unterschied macht, indem mit ihm symbolische Handlungen ausgeführt werden können. Als ein solcher starker Akteur wird das Bett aber meistens übersehen. Stattdessen werden die symbolischen Operationen überlagert von Praktiken des Alltags, für die das Bett als einfaches Mittel zum Zweck verstanden wird.

Mitunter ist es der Kunst vorbehalten, darzustellen, was unvorstellbar war, zu sagen, was noch nicht einmal gedacht war. Im Kunstwerk »My Bed« von Tracey Emin wird die ästhetische Kraft der Geste des Bettes, die Stimmung des Zustands Krankenbett deutlich. Die zum Teil heftigen Reaktionen auf Tracey Emins Arbeit und die Anstrengungen im Krankenhaus für die Bettenaufbereitung – weil eine Nichtaufbereitung ebenfalls Entrüstung auslösen würde – zeigen, dass es in den Operationsketten der Übertragung und im Lesen der Gesten auf Nuancen ankommt.

Pflegearbeit gehört zu den wichtigsten menschlichen Tätigkeiten. Das Bett spielt historisch für die Pflege eine wichtige Rolle. Weder die Pflege noch das (sich) Betten lassen sich auf einfache Praktiken reduzieren, die im Wesen messbar, planbar und rationalisierbar sind, sondern sie bestehen auch aus Gesten und zeichnen das Menschsein wesentlich aus.

Anmerkungen

1 Es wird auch für andere Bedeutungen verwendet, z. B. als Visions- und Offenbarungsort, als Ort der Reue, des Trostes etc. Vgl. Karin Lerchner, Lectulus Floridus. Zur Bedeutung des Bettes in Literatur und Handschriftenillustration des Mittelalters, Köln 1993.
2 Vgl. Alice Street/Simon Coleman, Introduction: Real and Imagined Spaces, in: Space and Culture 1/2012, S. 4–17.
3 Abweichend von dem was als normal angesehen wird, also gesund, arbeitsfähig usw. Vgl. Michel Foucault, Andere Räume, in: Karlheinz Barck et al. (Hrsg.), Aisthesis. Wahrnehmung heute oder Perspektiven einer anderen Ästhetik, Leipzig 1992, S. 34–46.
4 Vgl. Street/Coleman (Anm. 2), S. 4.
5 Foucault (Anm. 3), S. 39.
6 Vgl. Kerstin Bronner/Stefan Paulus, Intersektionalität: Geschichte, Theorie und Praxis, Opladen -Toronto 2017, S. 15.
7 Vgl. Joanna Bornat/Parvati Raghuram/Leroi Henry, Geriatric Medicine and the Management of Transitions into Old Age: The Hospital Bed as a Site of Spatial Practice, in: Area 4/2011, S. 430–437.
8 Vgl. Hannah Ahlheim, Die Ambivalenz des Schlafens und die Geschichte der Moderne, in: dies. (Hrsg.), Kontrollgewinn – Kontrollverlust: Die Geschichte des Schlafs in der Moderne, Frankfurt/M. 2014, S. 7–23.
9 »Die Menschheit kann sehr gut in Menschen mit Wiegen und Menschen ohne Wiegen unterteilt werden. Denn es gibt Techniken des Körpers, die ein Instrument voraussetzen.« Marcel Mauss, Soziologie und Anthropologie, Bd. 2, Frankfurt/M. 1989, S. 211.
10 Die Fixierung auf das Bett in Krankenhäusern und Pflegeeinrichtungen gibt der immobilisierenden Kraft des Bettes Vorschub, wenn nicht aktiv dagegen gewirkt wird. Vgl. Nils A. Lahmann et al., Mobility Is the Key! Trends and Associations of Common Care Problems in German Long-Term Care Facilities from 2008 to 2012, in: International Journal of Nursing Studies 52/2015, S. 167–74; Angelika Zegelin, »Festgenagelt sein«: Der Prozess des Bettlägerigwerdens, Bern 2013².
11 Vgl. Georges Didi-Huberman, Ähnlichkeit und Berührung. Archäologie, Anachronismus und Modernität des Abdrucks, Köln 1999, S. 14.
12 Vgl. ebd.
13 Vilém Flusser, Gesten. Versuch einer Phänomenologie, Düsseldorf 1993², S. 7.
14 Vgl. ebd., S. 7 ff., Zitat S. 15.
15 Vgl. Mauss (Anm. 9), S. 212. Didi-Hubermann rekurriert ebenfalls Mauss' Körpertechniken. Mauss wiederum beschreibt, wie er für diese Beobachtungen Begriffe entwickelte. Dies soll hier erwähnt sein, weil es am gleichen Ort spielt: »Eine Art Erleuchtung kam mir jedoch im Krankenhaus. Ich war krank in New York. Ich fragte mich, wo ich junge Mädchen gesehen hatte, die wie meine Krankenschwestern gingen. Ich hatte genug Zeit, darüber nachzudenken.« Ebd., S. 202.
16 Zur Aneignung durch Blut, Exkrement, Urin einerseits und diese körperlichen »Daten« als Eigentum andererseits vgl. Michel Serres, Das eigentliche Übel. Verschmutzen, um sich anzueignen, Berlin 2009, S. 18 ff., S. 32 ff.
17 Der Gegenstand der Darstellung ist zugleich der physische Urheber seiner Konstituierung

als ein Objekt, das als »Berührung im Abdruckprozess (…) seine visuelle und phänomenologische Entsprechung in der taktilen Verdichtung [findet], die das visuelle Objekt unvermeidlich verlangt, wenn es die optische Distanz aufzuheben versucht und unseren Blick auf seine zufälligen morphologischen Eigenheiten lenkt.« Didi-Huberman (Anm. 11), S. 73.
18 Röntgenbilder benutze ich hier als Platzhalter für jegliche bildgebende Verfahren, die im medizinischen Alltag erzeugt und gelesen werden.
19 Reinigungsarbeiten im Krankenhaus verteilen sich je nach Patient_innennähe und Therapierelevanz auf verschiedene Personengruppen. Zahlreiche Arbeiten, die vormals von zum Haus gehörenden Pflegekräften übernommen wurden, wie auch die Bettenaufbereitung, werden zunehmend von externen Firmen erledigt, die Kräfte einstellen, die keine pflegerische Ausbildung besitzen. Verfügbare Zeit und Personal wird dort ebenfalls stetig verknappt. Vgl. Käthe von Bose, Klinisch rein: Zum Verhältnis von Sauberkeit, Macht und Arbeit im Krankenhaus, Berlin 2017. Praxisbeispiele zu Gesten des Bettens ebd., S. 151 f.
20 Vgl. Alain Corbin, Pesthauch und Blütenduft. Eine Geschichte des Geruchs, Frankfurt/M. 19955.
21 Thomas Tryon, A Treatise of Cleanness in Meats and Drinks of the Preparation of Food, the Excellency of Good Airs and the Benefits of Clean Sweet Beds also of the Generation of Bugs and Their Cure, London 1682, S. 7.
22 Vgl. Jacques Tenon, Memoirs on Paris Hospitals, Sagamore Beach 1996 (1788), S. 147–161.
23 Gustav Hassenpflug, Stahlmöbel für Krankenhaus und ärztliche Praxis, Düsseldorf 1963, S. 11.
24 Es bestehen Gemeinsamkeiten wie Unterschiede zwischen beiden Einrichtungsformen, die hier aus Platzgründen nicht verhandelt werden können.
25 Vgl. bspw. Henry McIlvaine Parsons, The Bedroom, in: Human Factors: The Journal of the Human Factors and Ergonomics Society 5/1972, S. 421–450, hier S. 428.
26 Vgl. Ghislaine Lawrence, Hospital Beds by Design: A Socio-Historical Account of the »King's Fund Bed«, 1960–1975, London 2001, S. 115–165.
27 Das Bett ist ein weit verbreitetes Sujet in der Kunst, wird jedoch selten explizit zum Thema, eine der Ausnahmen ist »The Century of the Bed«, Wien 2014.
28 Vgl. Jonathan Jones, Tracey Emin Makes Her Own Crumpled Bed and Lies in It, 16.9.2016, www.theguardian.com/artanddesign/2016/sep/16/tracey-emin-artist-1998-installation-my-bed-tate-liverpool-merseyside; Tate, Tracey Emin's My Bed at Tate Britain, 2015, www.youtube.com/watch?v=OD8yjJZdEOw; Liz Hoggard/Sarah Crompton, Does Tracey Emin's Bed Still Have the Power to Shock?, 4.4.2015, www.theguardian.com/commentisfree/2015/apr/04/tracey-emin-my-bed-power-to-shock.
29 Vgl. Jones (Anm. 28).
30 Didi-Huberman (Anm. 11), S. 10.
31 Vgl. ebd., S. 15 f.
32 Es sei denn, Patient_innen verbergen sie, was ihnen selten durchgehend gelingt, aber dennoch als Akt der Autonomiegewinnung, des Widerstands verstanden werden kann. Vgl. Diana Gibson/Maria F. Olarte Sierra, The Hospital Bed as Space, in: Medische Anthropologie 18/2006, S. 161–176.
33 Vgl. Didi-Huberman (Anm. 11), S. 24.
34 Vgl. ebd., S. 72.

Personelles & Professionelles

Ulrike Ehrlich

Familiäre Pflege und Erwerbsarbeit
Auf dem Weg zu einer geschlechtergerechten Aufteilung?

Mit der Einführung der gesetzlichen Pflegeversicherung 1995 wurde am Subsidiaritätsprinzip im deutschen *familialistischen* Care-Regime festgehalten. Wurde vorher die Pflegeverantwortung den Familien *implizit* zugewiesen und damit aufgrund des in (West-)Deutschland kulturell wie politisch stark verankerten *männlichen Ernährermodells* den zumeist nicht erwerbstätigen Frauen, wird familiäre Pflege nun *explizit* eingefordert.[1] In Paragraf 3 Sozialgesetzbuch (SGB) XI heißt es: »Die Pflegeversicherung soll mit ihren Leistungen vorrangig die häusliche Pflege und die Pflegebereitschaft der Angehörigen und Nachbarn unterstützen, damit die Pflegebedürftigen möglichst lange in ihrer häuslichen Umgebung bleiben können. Leistungen der teilstationären Pflege und der Kurzzeitpflege gehen den Leistungen der vollstationären Pflege vor«. Die Forderung nach familiärer Pflege spiegelt sich auch in den Zahlen zur Art der Versorgung von Pflegebedürftigen wider. Ende 2017 hatten 3,4 Millionen Menschen Anspruch auf Leistungen aus der gesetzlichen Pflegeversicherung. Davon wurden 2,6 Millionen (76 Prozent) in ihrem eigenen häuslichen Umfeld, vor allem von Angehörigen oder Freunden, betreut, während 800 000 (24 Prozent) aller pflegebedürftigen Menschen vollstationär in Pflegeheimen betreut wurden.[2] Der tatsächliche Bedarf an (familiärer) Pflege wird jedoch sehr viel höher eingeschätzt, da der Zugang zu den Leistungen aus der Pflegeversicherung auf Personen mit erheblichen Pflegebedarfen beschränkt ist.[3] Allein 2017 wurden 22 Prozent aller gestellten Anträge auf Feststellung von Pflegebedürftigkeit nicht bewilligt, da die Pflegebedarfe der Antragstellenden als zu niedrig eingestuft wurden.[4]

Aufgrund der steigenden Zahl älterer und hochaltriger Menschen in der Bevölkerung wird der Bedarf an (familiärer) Pflege weiter zunehmen.[5] Es ist allerdings mehr als fraglich, ob Frauen auch weiterhin die Hauptverantwortung in der Angehörigenpflege tragen können, da deren zeitlichen Ressourcen für familiäre Hilfe- oder Pflegetätigkeiten durch ihre in den vergangenen Dekaden erhöhte Erwerbsbeteiligung zunehmend begrenzt sind.[6] Darüber hinaus findet der Anstieg der Frauenerwerbsbeteiligung Unterstützung in der deutschen Arbeitsmarkt- und Sozialpolitik, die sich seit Beginn der 2000er Jahre – im Einklang mit der Europäischen Beschäftigungsstrategie – an den normativen Leitlinien des *adult worker model* orientiert. Demnach sollen alle Erwachsenen im erwerbsfähigen Alter, Frauen wie Männer, ihre Existenz durch eigene Erwerbsarbeit sicherstellen.[7] In Verbindung mit dem *explizit familialistischen* Care-Regime stehen Personen im erwerbsfähigen Alter vor der Herausforderung, zum einen die pflegerische Versorgung von hilfe- oder pflegebedürftigen Angehörigen sicherzustellen, zum anderen *adult workers* zu sein. Da das Angebot an professioneller Pflege für die Pflegebedarfe in der Bevölkerung nicht ausreichend ist (Stichwort »Pflegenotstand«) und die Pflegeversicherungsleistungen die Marktpreise für professionelle Pflege nur zu einem kleinen Teil decken, müssen pflegende Angehörige (im weiteren Textverlauf auch »Pflegepersonen« oder »Pflegende« genannt) die Vereinbarkeit von familiärer Pflege und Beruf zumeist ohne weitreichende professionelle Unterstützung meistern.[8] In diesem Nebeneinander von konträren politischen Zielsetzungen scheint die Vereinbarkeit von familiärer Pflege und Beruf nur umsetzbar, wenn sich auch Männer verstärkt in die Betreuung und Pflege für hilfe- oder pflegebedürftige Angehörige einbringen. Somit stellt sich die Frage, ob sich in Deutschland eine geschlechtergerechte Aufteilung von familiärer Pflege und Erwerbsarbeit über die Zeit etabliert hat.

Vor diesem Hintergrund werden in diesem Beitrag folgende Fragen beantwortet: Wie hoch ist die Bedeutung von Pflegepersonen, die selbst im erwerbsfähigen Alter sind? Dazu soll geklärt werden, zu welchem Anteil Hilfe- oder Pflegetätigkeiten von Personen im erwerbsfähigen Alter übernommen werden. Haben Männer im erwerbsfähigen Alter ihr Engagement in der familiären Pflege erhöht? Diesbezüglich soll gezeigt werden, wie sich die Zahl der Pflegepersonen im erwerbsfähigen Alter generell, aber auch im Geschlechtervergleich, über die Zeit entwickelt hat. Inwiefern schaffen es Pflegepersonen *adult workers* zu sein? Hierzu wird zum einen das Erwerbsverhalten, zum anderen aber auch die materielle Situation von Pflegepersonen und Personen, die keine Hilfe- oder Pflegetätigkeiten (im weiteren Textverlauf auch »Nicht-Pflegepersonen« genannt) ausüben, verglichen. Gibt es in Bezug auf diese Indikatoren Geschlechterunterschiede innerhalb der Gruppe der Pflegepersonen, und wenn ja, sind diese über

Ulrike Ehrlich

die Zeit konstant geblieben, haben sich diese über die Zeit verstärkt oder gar angeglichen? Zur Beantwortung dieser Fragen werden die Daten des Sozio-oekonomischen Panels (SOEP) von 2001 bis 2017 analysiert.[9]

Bedeutung von familiärer Pflege durch Personen im Erwerbsalter

Bisherige Berechnungen konnten zeigen, dass die Zahl aller Pflegepersonen zwischen 2001 und 2015 von 3,1 auf 4,6 Millionen gestiegen ist. *Abbildung 1* verdeutlicht die Bedeutung von Pflegepersonen im Erwerbsalter innerhalb der Gruppe aller Pflegepersonen.[10] Obschon Frauen und Männer im Rentenalter zu hohen Anteilen pflegen (zusammen 32 Prozent 2001 und 2017), wird ein erheblicher Teil der familiären Pflege von Personen im Erwerbsalter – insbesondere von Frauen – erbracht: Über 40 Prozent aller Pflegepersonen sind Frauen im Alter zwischen 17 und 64 Jahren (44 Prozent 2001 und 42 Prozent 2017). Die Gruppe der pflegenden Männer diesen Alters ist deutlich kleiner (23 Prozent 2001 und 26 Prozent 2017). Trotz der zahlenmäßigen Zunahme ist die Zusammensetzung von Pflegepersonen hinsichtlich Geschlecht und Altersgruppe über die Zeit relativ stabil geblieben. Einzig eine leichte Verschiebung ist auszumachen:

Abbildung 1: Zusammensetzung von Pflegepersonen nach Geschlecht, Altersgruppe und Jahr, Angaben in Prozent

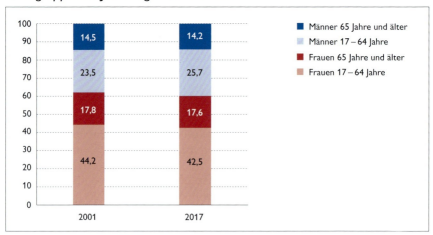

Quelle: SOEPv34. Gewichtete Ergebnisse. Eigene Berechnungen.

Die Gruppe der pflegenden Männer im erwerbsfähigen Alter ist – relativ betrachtet – etwas größer und die der pflegenden Frauen im erwerbsfähigen Alter ist etwas kleiner geworden.

Haben Männer im erwerbsfähigen Alter ihr Engagement in der familiären Pflege erhöht?

Auch bei der Bevölkerung im erwerbsfähigen Alter ist die Zahl der Pflegepersonen – trotz einiger Schwankungen – gestiegen: von 2,2 Millionen 2001 auf 2,7 Millionen 2017. Der Anteil weiblicher Pflegepersonen im erwerbsfähigen Alter an allen erwerbsfähigen Frauen betrug 2001 6 Prozent und 2017 7 Prozent, während der Anteil der männlichen Pflegepersonen an der Gesamtzahl von Männern im erwerbsfähigen Alter zwischen 2001 und 2017 um einen Prozentpunkt von 3 Prozent auf 4 Prozent gestiegen ist. Innerhalb der Gruppe der erwerbsfähigen Pflegepersonen liegt der Anteil der männlichen Pflegepersonen 2001 bei 33 Prozent und 2017 bei 38 Prozent, was darauf hindeutet, dass Frauen im erwerbsfähigen Alter zwar noch immer häufiger Hilfe- oder Pflegetätigkeiten übernehmen, Männer ihre Beteiligung in der familiären Pflege aber nicht nur absolut, sondern auch relativ betrachtet zwischen den beiden Messzeitpunkten erhöht haben.

Wenngleich die Anzahl von Pflegepersonen im Erwerbsalter gestiegen ist, ist die durchschnittliche Stundenanzahl, die Frauen und Männer im erwerbsfähigen Alter für familiäre Pflege an einem Werktag aufbringen, zwischen 2001 und 2017 gesunken. Haben Frauen 2001 täglich durchschnittlich 3,0 Stunden in Hilfe- oder Pflegetätigkeiten investiert, waren es 2017 nur mehr 2,5 Stunden. Männer pflegten 2001 durchschnittlich 2,2 Stunden pro Werktag, 2017 waren es durchschnittlich 2,0 Stunden. Wie im nächsten Abschnitt ersichtlich wird, könnte ein Grund für die im Durchschnitt gesunkene Zeitaufwendung für familiäre Hilfe- oder Pflegetätigkeiten die gestiegene Erwerbsbeteiligung der Pflegepersonen im Erwerbsalter sein und die damit einhergehenden geringeren zeitlichen Ressourcen zur Ausübung von familiären Hilfe- oder Pflegetätigkeiten.

Pflegepersonen = adult workers?

Zwischen 2001 und 2017 stieg die Erwerbstätigenquote von Pflegepersonen im erwerbsfähigen Alter von 49 auf 71 Prozent bei den Frauen und von

Ulrike Ehrlich

61 auf 70 Prozent bei den Männern in dieser Altersgruppe an *(Abbildung 2)*. Somit vereinbarte 2017 ein höherer Anteil von Pflegepersonen familiäre Pflege und Erwerbstätigkeit als 2001. Der 2001 bestehende Geschlechterunterschied in der Erwerbsbeteiligung von Pflegepersonen war 2017 nicht mehr erkennbar. Die Zahlen verdeutlichen aber auch die Tendenz, dass in dem 17 Jahre währenden Beobachtungszeitraum die Erwerbstätigenquote pflegender Frauen deutlicher gestiegen ist (22 Prozentpunkte) als die der pflegenden Männer (11 Prozentpunkte). Obwohl in beiden Pflegepersonengruppen der Anstieg der Erwerbstätigenquote zwischen 2001 und 2017 höher war als bei der jeweiligen Bevölkerung im erwerbsfähigen Alter ohne Hilfe- oder Pflegeverpflichtungen, waren sowohl weibliche als auch männliche Pflegepersonen seltener erwerbstätig als Personen ohne Hilfe- oder Pflegeverpflichtungen, auch wenn dieser Unterschied nicht in allen Jahren des Beobachtungszeitraums statistisch signifikant ist.

Abbildung 2: Erwerbstätigenquote von Frauen und Männern im Alter von 17–64 Jahren nach Pflegepersonenstatus und Jahr, Angaben in Prozent

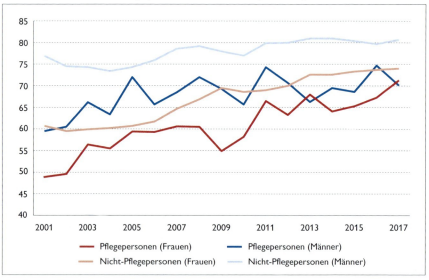

Quelle: SOEPv34. Gewichtete Ergebnisse. Eigene Berechnungen.

Obschon die Erwerbstätigenquote ein wichtiger Indikator dafür ist, um festzustellen, ob Personen am Erwerbsleben teilnehmen und ob sie Zugang zu Erwerbseinkommen haben, verdeckt dieser Indikator die zeitliche Eingebundenheit in die Erwerbstätigkeit. *Abbildung 3* zeigt zunächst, dass Frauen weniger Stunden erwerbstätig sind als Männer – unabhängig davon, ob familiäre Hilfe- oder Pflegetätigkeiten ausgeübt werden oder nicht. Dies rührt vor allem daher, dass Teilzeitarbeit unter Frauen weiter verbreitet ist als unter Männern.[11]

Abbildung 3 verweist aber auch darauf, dass Pflegepersonen geringere Wochenarbeitszeiten als Nicht-Pflegepersonen aufweisen. Pflegende Frauen im erwerbsfähigen Alter haben sowohl 2001 als auch 2017 signifikant weniger Zeit auf dem Arbeitsmarkt verbracht als nicht pflegende Frauen im erwerbsfähigen Alter (2001 wie 2017: 29 Stunden versus 33 Stunden). Dieser Unterschied ist vor allem darauf zurückzuführen, dass pflegende Frauen zu beiden Messzeitpunkten signifikant seltener in Vollzeit beschäftigt waren als nicht pflegende Frauen. Männliche Pflegepersonen waren 2001 genauso stark in den Arbeitsmarkt eingebunden wie männliche Nicht-Pflegepersonen. Beide Personengruppen gingen durchschnittlich 44 Stunden in der Woche einer Erwerbsarbeit nach. 2017 waren männliche Pflegepersonen im Durchschnitt signifikant weniger Stunden erwerbstätig als männliche Nicht-Pflegepersonen (40 Stunden versus 42 Stunden), was auf eine geringfügige Ausweitung der Teilzeiterwerbstätigkeit unter männlichen Pflegepersonen zurückzuführen ist.

Abbildung 3: Durchschnittliche Wochenarbeitszeit in Stunden von Pflegepersonen und Nicht-Pflegepersonen im Alter von 17 – 64 Jahren nach Jahr, Angaben in arithmetischen Mitteln

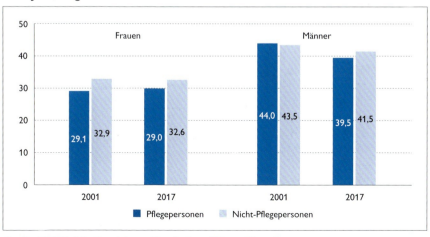

Quelle: SOEPv34. Gewichtete Ergebnisse. Eigene Berechnungen.

Auch wenn sich die Neigung, einer bezahlten Beschäftigung nachzugehen, von pflegenden Frauen zwischen 2001 und 2017 an die der pflegenden Männer angeglichen hat, bleiben die geschlechtsspezifischen Unterschiede im wöchentlichen Arbeitszeitvolumen zwischen weiblichen und männlichen Pflegepersonen über die Zeit bemerkenswert konstant.

Doch inwiefern gelingt es Pflegepersonen ihre Existenz durch eigene Erwerbsarbeit abzusichern? Die *Tabelle* bestätigt zunächst, dass – unabhängig davon, ob gepflegt wird oder nicht – Frauen sowohl 2001 als auch 2017 ein geringeres Erwerbseinkommen erzielten als Männer. Darüber hinaus bestehen innerhalb der Geschlechtergruppen nochmals Unterschiede zwischen Pflegepersonen und Nicht-Pflegepersonen. Der durchschnittliche monatliche Bruttolohn von weiblichen Pflegenden lag sowohl 2001 als auch 2017 signifikant unterhalb des durchschnittlichen Bruttomonatslohns nicht pflegender Frauen. Auch privat pflegende Männer erlangten sowohl 2001 als auch 2017 einen durchschnittlich geringeren monatlichen Bruttolohn als nicht pflegende Männer. Die beobachteten Unterschiede im Lohnniveau zwischen Pflegepersonen und Nicht-Pflegepersonen sind hauptsächlich auf das geringere Arbeitszeitvolumen von Pflegepersonen zurückzuführen. Darüber hinaus verdeutlicht die *Tabelle*, dass, auch wenn das durchschnittliche monatliche Erwerbseinkommen pflegender Frauen zwischen 2001 und 2017 leicht gestiegen ist und jenes der pflegenden Männer leicht gesunken, die durchschnittliche Brutto-Lohnlücke von 1000 Euro zwischen den Geschlechtern im Zeitvergleich substanziell bleibt.

Der Haushalt ist von enormer Wichtigkeit, die Unterschiede in der individuellen materiellen Existenzsicherung zwischen Pflegepersonen und Nicht-Pflegepersonen sowie zwischen weiblichen und männlichen Pflegepersonen auszugleichen. 2001 als auch 2017 unterschieden sich die Haushaltsnettoeinkommen zwischen weiblichen Pflege- und Nicht-Pflegepersonen als auch zwischen männlichen Pflege- und Nicht-Pflegepersonen nicht signifikant. Somit konnten in beiden Jahren sowohl weibliche als auch männliche Pflegepersonen auf ähnlich hohe Haushaltsnettoeinkommen zurückgreifen wie nicht pflegende Frauen oder Männer *(Tabelle)*. Darüber hinaus unterschieden sich 2001 sowohl weibliche als auch männliche Pflegepersonen nicht signifikant in der Armutsbetroffenheit von der jeweiligen nicht pflegenden Geschlechtergruppe. Und auch wenn der Anteil von Personen, die weniger als 60 Prozent des mittleren Haushaltsnettoeinkommens zur Verfügung haben, in allen untersuchten Personengruppen zwischen 2001 und 2017 gestiegen ist, waren weibliche und männliche Pflegepersonen auch 2017 ähnlich häufig von Armut betroffen wie die jeweilige nicht pflegende Geschlechtergruppe. Innerhalb

Tabelle: *Materielle Situation von Pflegepersonen (P) und Nicht-Pflegepersonen (NP) im erwerbsfähigen Alter (17–64 Jahre) nach Geschlecht und Jahr*

	Frauen				Männer			
	2001		2017		2001		2017	
	P	NP	P	NP	P	NP	P	NP
Monatlicher Bruttolohn in Euro (Mittelwert)	1771	1915	1825	2170	3170	3240	2977	3347
Haushaltsnettoeinkommen in Euro (Mittelwert)	1601	1633	1740	1989	1587	1696	1806	1966
Armutsrisikoquote (in Prozent)	11,1	10,5	17,6	16,7	12,4	10,2	18,9	17,2
Individueller Anteil am Gesamthaushaltserwerbseinkommen (Mittelwert)	32,1	36,0	43,1	45,6	53,6	62,2	57,3	61,8

Quelle: SOEPv34. Gewichtete Ergebnisse. Eigene Berechnungen.
Anmerkung: Der monatliche Bruttoverdienst ist inflationsbereinigt (Basisjahr: 2017). Das monatliche Haushaltsnettoeinkommen ist äquivalenzgewichtet unter Verwendung der neuen OECD-Äquivalenzskala (eine erwachsene Person erhält das Gewicht 1, alle anderen Mitglieder des Haushaltes im Alter von 15 und mehr Jahren 0,5 und alle Haushaltsmitglieder im Alter von 14 und jünger 0,3). Darüber hinaus sind die Angaben inflationsbereinigt (Basisjahr: 2017). Der hier verwendete Armutsbegriff beruht auf dem Konzept relativer Armut der Europäischen Union. Personen gelten als arm, wenn diese in einem Haushalt leben, dessen äquivalenzgewichtetes Haushaltsnettoeinkommen weniger als 60 Prozent des Medians der Einkommen in der gesamten Bevölkerung beträgt.

der Gruppe der Pflegepersonen fielen die Geschlechterdifferenzen in den Haushaltsnettoeinkommen als auch in der Armutsbetroffenheit sowohl 2001 als auch 2017 gering aus.

Insbesondere pflegende Frauen, die von allen untersuchten Personengruppen stets am geringsten in den Arbeitsmarkt integriert waren und das geringste Lohnniveau erzielten, sind auf die Umverteilungsleistung des Haushalts angewiesen. Dies ist darauf zurückzuführen, dass diese vergleichsweise anteilig am geringsten zum Haushaltserwerbseinkommen beitrugen, aber somit auch vergleichsweise häufiger auf andere Einkommensressourcen zurückgreifen konnten, am wahrscheinlichsten auf einen Partner in der Rolle des *Ernährers*.

Ulrike Ehrlich

Auf dem Weg, aber noch nicht am Ziel: Warum?

Pflegende Angehörige im erwerbsfähigen Alter waren und sind von enormer Bedeutung für die Aufrechterhaltung der Lebensqualität von hilfe- oder pflegebedürftigen Personen. Zwar haben Männer im erwerbsfähigen Alter ihr Engagement in der familiären Pflege erhöht. Frauen im erwerbsfähigen Alter übernehmen aber noch immer häufiger Hilfe- oder Pflegetätigkeiten und leisten diese auch im höheren Zeitumfang als Männer. Darüber hinaus schaffen es Pflegepersonen seltener als Nicht-Pflegepersonen, und weibliche Pflegepersonen seltener als männliche Pflegepersonen, *adult workers* zu sein. Zwar haben Pflegepersonen ihre Erwerbsbeteiligung im Beobachtungszeitraum deutlich gesteigert, jedoch waren sie zu allen Messzeitpunkten seltener und im geringeren Umfang erwerbstätig als Nicht-Pflegepersonen. Innerhalb der Gruppe der Pflegepersonen hat sich die Erwerbstätigenquote der Frauen über die Zeit jener der Männer angeglichen. Jedoch kam es zu keiner Annäherung der wöchentlichen Arbeitszeitvolumina. Somit überrascht es auch nicht, dass sowohl Pflegepersonen im Vergleich zu Nicht-Pflegepersonen als auch weibliche Pflegepersonen im Vergleich zu männlichen Pflegepersonen stets ein geringeres Lohnniveau erzielten und deren erwerbsbasierte Existenzsicherung am geringsten ausfällt, was perspektivisch auch negative Auswirkungen auf die erwerbsbasierte Existenzsicherung im Alter haben wird. Eine Existenzsicherung von Pflegepersonen, insbesondere von weiblichen Pflegepersonen, erfolgt nur abgeleitet über die monetäre Umverteilungsleistung des Haushalts. Diese Umverteilungsleistung führt allerdings zu kurz- als auch langfristigen individuellen ökonomischen Abhängigkeitsverhältnissen vom *Ernährer* des Haushalts. Darüber hinaus kann eine Pufferwirkung des Haushalts schnell verschwinden, wenn sich die Konstellation ändert, beispielsweise durch Trennung oder den Verlust des Partners oder wenn ein zusätzliches Einkommen anderweitig verloren geht.

Warum ist eine geschlechtergerechtere Aufteilung von familiärer Pflege und Erwerbsarbeit also noch nicht erreicht? Zum einen deshalb, weil sich die in Deutschland verankerten *explizit familialistischen* pflegepolitischen Maßnahmen stärker auf Frauen auswirken, da Fürsorgetätigkeiten qua Tradition eher in ihren Verantwortungsbereich fallen.[12] Zum anderen hat ein solches Care-Regime angesichts resistenter geschlechtsspezifischer Erwerbs- und Lohnunterschiede sowie immer noch bestehender politischer Maßnahmen zur Förderung einer *männlichen Ernähreehe* (beispielsweise Ehegattensplitting, beitragsfreie Mitversicherung von Ehepartnern in der gesetzlichen Krankenkasse)[13] stärkere negative Auswirkungen auf Frauen, da diese aus (haushalts-)ökonomischen Gründen eher familiäre Hilfe- oder Pflegetätigkeiten übernehmen als Männer und ihre Erwerbstätigkeit in Folge von Hilfe- oder Pflegetätigkeiten reduzieren oder sogar aufgeben.[14] Deshalb wird das deutsche Care-Regime auch als »geschlechtsspezifisch diskriminierende Variante des Familialismus« eingestuft, das eine geschlechtsspezifische Arbeitsteilung reproduziert.[15]

Wenn einerseits die Hauptverantwortung für die Versorgung hilfe- oder pflegebedürftiger Personen weiterhin bei den Familien liegen soll und andererseits Frauen wie Männer ihre Existenz durch eigene Erwerbsarbeit absichern sollen und auch immer häufiger wollen und müssen, müssen diese politische Zielsetzungen *zusammen gedacht* werden und Optionen geschaffen werden, die es ermöglichen, dass familiäre Pflege und Erwerbsarbeit geschlechtergerecht vereinbart werden können. Ein umfassenderes und kostengünstigeres Angebot professioneller Pflegedienstleistungen würde pflegende Angehörige bei der Vereinbarkeit von familiärer Pflege und Erwerbsarbeit entlasten und somit eine individuelle und erwerbsbasierte Existenzsicherung ermöglichen. Ist eine pflegebedingte Teilzeit- oder Vollzeiterwerbsunterbrechung dennoch nötig, sollte eine Lohnersatzleistung nach dem Vorbild des Elterngeldes gewährt werden. Diese würde nicht nur eine gewisse finanzielle Stabilität garantieren, sondern könnte auch ein vielversprechender Weg sein, eine geschlechtergerechtere Aufteilung von familiärer Pflege und Erwerbsarbeit zu erreichen, da so auch Männer zur Übernahme von familiären Hilfe- oder Pflegetätigkeiten motiviert werden könnten.

Ich bedanke mich bei den Mitarbeiterinnen und Mitarbeitern des DZA für ihre wertvollen Anmerkungen. Darüber hinaus möchte ich mich bei Sonja Drobnič und Lena Hipp bedanken, die frühere Versionen dieser Arbeit kommentierten.

Ulrike Ehrlich

Anmerkungen

1. Vgl. Sigrid Leitner, Varianten von Familialismus: Eine historisch vergleichende Analyse der Kinderbetreuungs- und Altenpflegepolitiken in kontinentaleuropäischen Wohlfahrtsstaaten, Berlin 2013.
2. Vgl. Statistisches Bundesamt, Pressemitteilung, 18. 12. 2018.
3. Vgl. Johannes Geyer/Erika Schulz, Who cares? Die Bedeutung der informellen Pflege durch Erwerbstätige in Deutschland, in: Deutsches Institut für Wirtschaftsforschung, DIW-Wochenbericht 14/2014, S. 294–301.
4. Vgl. Bundesministerium für Gesundheit, Soziale Pflegeversicherung, 2019, www.bundesgesundheitsministerium.de/fileadmin/Dateien/3_Downloads/Statistiken/Pflegeversicherung/Antragsstatistik/Erledigung-der-Antraege_1995–2017.pdf.
5. Siehe dazu den Beitrag von Diana Auth in diesem Band.
6. Vgl. Karl Brenke, Wachsende Bedeutung der Frauen auf dem Arbeitsmarkt, in: DIW-Wochenbericht 5/2015, S. 75–86.
7. Vgl. Diana Auth/Christina Klenner/Sigrid Leitner, Neue Sorgekonflikte: Die Zumutungen des Adult Worker Model, in: Susanne Völcker/Michèle Amacker (Hrsg.), Prekarisierungen, Arbeit, Sorge und Inklusion, Weinheim–Basel 2015, S. 42–58. In diesem Beitrag werden auch jene Politikfelder genannt, in denen erwerbsfördernde und -fordernde Maßnahmen umgesetzt wurden.
8. Für eine Übersicht der zu leistenden Gesamteigenanteile zur Finanzierung vollstationärer Pflege vgl. Heinz Rothgang et al., Barmer Pflegereport 2017, Siegburg 2017. Für eine Übersicht der geleisteten Eigenanteile bei einem häuslichen Pflegearrangement vgl. Volker Hielscher/Sabine Kirchen-Peters/Lukas Nock, Pflege in den eigenen vier Wänden, Düsseldorf 2017.
9. Das SOEP ist eine seit 1984 in West- und ab 1990 auch in Ostdeutschland vorgenommene jährliche Wiederholungsbefragung repräsentativ ausgewählter Privathaushalte und deren Haushaltsmitglieder ab 17 Jahren. Seit 2001 werden Informationen zu geleisteten Hilfe- oder Pflegetätigkeiten über folgende Frage erfasst: »Wie viele Stunden pro Tag entfallen bei Ihnen an einem durchschnittlichen Werktag auf die folgenden Tätigkeiten – Versorgung und Betreuung von pflegebedürftigen Personen?« Befragte, die angeben, mindestens eine Stunde werktäglich für Hilfe- oder Pflegetätigkeiten aufzubringen, werden als Pflegepersonen identifiziert. Damit basiert die hier verwendete Definition von Pflegepersonen auf der Selbsteinschätzung der befragten Personen. Somit werden Pflegepersonen betrachtet, die sowohl Hilfe- oder Pflegetätigkeiten für Personen mit Leistungsbezug aus der Pflegeversicherung erbringen als auch für Personen ohne Leistungsbezug. Allerdings impliziert die werktägliche Eingebundenheit in Hilfe- oder Pflegetätigkeiten von mindestens einer Stunde ein hohes Hilfe- oder Pflegeengagement. Vgl. Jan Goebel et al., The German Socio-Economic Panel Study (SOEP), in: Jahrbücher für Nationalökonomie und Statistik 2/2019, S. 345–360.
10. Vgl. Heinz Rothgang et al., Barmer Pflegereport 2017, Siegburg 2017. Diese verwendeten zur Erschließung der Pflegepersonenzahl ebenfalls SOEP-Daten. Im Unterschied zu der in diesem Beitrag verwendeten Pflegepersonen-Definition berücksichtigten sie

auch jene Pflegepersonen, die ausschließlich am Wochenende pflegten. Etwa 20 Prozent aller Pflegepersonen pflegen nur am Wochenende (eigene Berechnungen).
11 Vgl. Brenke (Anm. 6).
12 Vgl. Thomas Schmid/Martina Brandt/Klaus Haberkern, Gendered Support to Older Parents: Do Welfare States Matter?, in: European Journal of Ageing 1/2012, S. 39–50.
13 Vgl. Sigrid Leitner, Familienpolitik, in: Herbert Obinger/Manfred G. Schmidt (Hrsg.), Handbuch Sozialpolitik, Wiesbaden 2019, S. 739–760.
14 Vgl. Leitner (Anm. 1); Nadiya Kelle, Combining Employment and Care-Giving: How Differing Care Intensities Influence Employment Patterns Among Middle-Aged Women in Germany, in: Ageing & Society 2018 (online first).
15 Leitner (Anm. 1), S. 126.

Verena Rossow/Simone Leiber

Kein Schattendasein mehr
Entwicklungen auf dem Markt für »24-Stunden-Pflege«

»Magda macht das schon« ist der Titel einer von RTL ausgestrahlten Fernseh-Soap, die die alltäglichen Probleme einer im Haushalt arbeitenden polnischstämmigen Pflege- und Betreuungskraft aufgreift. Als Unterhaltungsformat funktioniert das deswegen, weil vermutlich jedem/r ZuschauerIn die angesprochene Form der Pflege- und Betreuungsarbeit durch »Polinnen« (auch »24-Stunden-Pflege« genannt) ohnehin bekannt ist. Damit kann die Serie, ebenso wie die Tatsache, dass die Institution Stiftung Warentest Vermittlungsdienstleister in diesem Bereich testet,[1] als Ausdruck einer Etablierung eines Phänomens gewertet werden, das bis heute rechtlich nicht eindeutig geregelt ist und somit im »grauen« Bereich zwischen einem Schwarzmarkt und legalen Angeboten existiert. Dieser Beitrag bietet auf der Basis einer Literaturanalyse sowie des Ende 2018 abgeschlossenen Forschungsprojekts »EuroAgencyCare«[2] eine aktuelle Bestandsaufnahme der sogenannten 24-Stunden-Pflege durch mittel- und osteuropäische Arbeitskräfte in Deutschland.

Entwicklung des Marktes

Mittlerweile hat sich der ehemalige Schwarzmarkt deutlich erweitert und zu einem gewissen Grad formalisiert. Das zeigt sich unter anderem anhand eines relativ jungen Geschäftsfeldes an privaten Vermittlungs- und Entsendeunternehmen. Implizit haben sich die MigrantInnen neben den sorgenden Angehörigen, ambulanten und stationären Diensten zu einer tragenden Säule der pflegerischen Versorgung (in einem weiten Begriffsverständnis von Pflege) entwickelt, ohne dass dies bislang politisch-regulativ eine adäquate Beachtung gefunden hat.

In der wissenschaftlichen Literatur wird seit einigen Jahren nicht mehr von der »24-Stunden-Pflege« gesprochen, um nicht weiterhin ein Bild mitzutransportieren, das den Einsatz rund um die Uhr normalisiert. Hingegen ist nun die Rede von »Live-ins«, dem englischen Ausdruck für Personen in häuslichen Dienstleistungen, die permanent im Privathaushalt anwesend sind, da sie dort nicht nur arbeiten, sondern vorübergehend auch wohnen. Diese Arbeitsverhältnisse existieren bereits seit den 1990er Jahren, als mit dem Fall der Mauer und der anschließenden großen gesellschaftlichen Transformation in den Ostblockstaaten dort viele Arbeitsplätze verloren gingen. Informelle Migrationsbewegungen waren eine Strategie der Menschen dieser Regionen, die auf einen stetig wachsenden Bedarf an häuslicher Betreuung und Pflege in Haushalten in den einkommensstarken westlichen Staaten der Europäischen Union stießen.[3] Ein informeller Markt bildete sich heraus. Die Live-ins verdienen hierzulande monatlich zwischen grob 1000 und 1500 Euro, was in der Regel das Durchschnittseinkommen in ihren Herkunftsländern deutlich übersteigt. Da sie im Wechsel längere Aufenthalte auch in ihrem Heimatland haben, wird ihre räumliche Mobilität als »transnational« beschrieben, was durch die relative räumliche Nähe zwischen Deutschland und vielen mittel- und osteuropäischen Staaten ermöglicht wird.

Charakteristisch für diese Gruppen an (vorwiegend weiblichen) ArbeiterInnen ist, dass sie über private Netzwerke oder professionalisierte Vermittlungsunternehmen mit deutschen KundInnen in Kontakt gebracht werden, die in der Regel auf Grundlage von Portfolios dem Arbeitsverhältnis zustimmen. Nachdem Ankunftsort und -zeit, Dauer des Einsatzes und Vergütung vereinbart sind, verbringen die Live-ins in der Regel einige Wochen bis Monate in einem einzigen Haushalt und kümmern sich dort um die alltäglichen Belange im Sinne von Hauswirtschaft, (Grund-)Pflege, Mobilisation und Ansprache.[4] Darauf folgt eine ähnlich lange Unterbrechung des Arbeitseinsatzes im Heimatland, meistens nicht oder nur sehr geringfügig bezahlt. Die Rund-um-die-Uhr-Versorgung im deutschen Haushalt wird im Rotationsmodell von zwei oder mehr MigrantInnen geleistet.

Ein Großteil der Pflegebedürftigen, die durch Live-ins unterstützt werden, ist auch als pflegebedürftig im Sinne des Sozialgesetzbuchs (SGB) XI anerkannt. Sie beziehen somit Pflegegeld aus der Pflegeversicherung, das nicht selten Teil der Finanzierungsstruktur für die Live-ins ist. Daher wird oftmals von Live-ins im Sinne von »Pflege« gesprochen. Ihr Tätigkeitsspektrum ist allerdings auch stark von Aufgaben der Hauswirtschaft und Betreuung geprägt, weshalb der Pflegebegriff hier weit gefasst wird. Zunehmend sind Live-ins auch mit demenziellen Krankheitsbildern konfrontiert. Die genannten Einsatzbereiche in ihrer Gesamtheit zeigen, welch immenses Potenzial für eine strukturelle physische und psychische Überforderung in diesen häuslichen Arbeitsverhältnissen liegt, weswegen die Frage der Regulierung der Arbeitszeiten so wichtig ist.[5]

Da diese Form der häuslichen personenbezogenen Dienstleistungen lange Jahre im informellen Markt gehandelt wurde und bis heute keine Registrierung der tatsächlichen Arbeitsverhältnisse dieser Art erfolgt, bleiben zur Erfassung der Größe des Phänomens nur Schätzungen. Diese liegen im Mittel bei etwa 300 000 Mittel- und Osteuropäerinnen. Dabei ist zu beachten, dass durch den Wechsel der Live-ins pro Haushaltsstelle mit in der Regel mindestens zwei Live-ins zu rechnen sind, wovon immer nur eine gerade anwesend ist. Verglichen mit der Anzahl der im Haushalt betreuten und nach SGB XI anerkannten Pflegebedürftigen im Jahr 2014 in Deutschland, würde demnach gut jeder zwölfte Pflegehaushalt eine Live-in beschäftigen.[6] In Zukunft wird die Bedeutung des Sektors sehr wahrscheinlich weiter zunehmen.

Rechtlicher Rahmen

Derzeit bedeutet die ständige Anwesenheit von Live-ins im Privathaushalt in Deutschland immer auch Konflikte mit den geltenden Gesetzen zum Schutz von ArbeitnehmerInnen.[7] Bestehende Gesetze wie das Arbeitszeitgesetz, aber auch die Europäische Arbeitszeitrichtlinie und das Übereinkommen 189 der Internationalen Arbeitsorganisation (ILO) über menschenwürdige Arbeit für Hausangestellte sehen einen solchen ausgedehnten Arbeitseinsatz grundsätzlich nicht vor; formelle Ausnahmen gibt es wenige – die dann auch für Live-ins sehr umstritten sind.[8] Des Weiteren ist nach der Rechtsprechung des Europäischen Gerichtshofs Bereitschaftszeit als Arbeitszeit zu werten und zu vergüten, wobei die Grenzlinie zwischen Bereitschafts- und Freizeit im häuslichen Setting einer Live-in-Konstellation nur allzu leicht verschwimmt. Hinzu kommt, dass die ArbeiterInnen grenzüberschreitend tätig sind. Zwar bietet die EU mit ihren vier Grundfreiheiten für einen gemeinsamen Binnenmarkt verschiedene Möglichkeiten für die grenzüberschreitende Arbeitskräftemobilität an, doch die Rechtslage für eine legale Beschäftigung ist komplex. Zudem gibt es aufgrund des besonderen grundgesetzlichen Schutzes der Häuslichkeit kaum

Kontrollen. Auch die Gewerkschaften tun sich schwer damit, transnational tätige Arbeitskräfte zu mobilisieren.

Ohnehin ist die Gruppe der Live-ins zu sehr unterschiedlichen rechtlichen Bedingungen hier tätig.[9] Alle derzeit genutzten rechtlichen Modelle beruhen auf unterschiedlichen Vertragsverhältnissen, teilweise auch zwischen verschiedenen Rechtspersonen, doch bleibt in jeder Variante die Frage des Umgangs mit Bereitschafts- und Arbeitszeiten ungeklärt, ebenso wie die Frage der Angemessenheit der Aufgaben im Privathaushalt. Hinzu kommen strukturelle Überforderungen und Isolation der Live-ins in den Haushalten. Das komplexe Geflecht von Rechtsmodellen erzeugt einen bestenfalls »grauen« Arbeitsmarkt, der es erlaubt, dass sich neue profitorientierte Akteure etablieren. Im Folgenden skizzieren wir die gängigen Rechtsmodelle.

Im Arbeitgebermodell ist die rechtliche Anbindung an das deutsche Arbeitsrecht und Arbeitszeitgesetz am eindeutigsten. Dieses ist zuständig für die Live-ins als im Privathaushalt angestellte Haushaltshilfen, deren Vergütung ebenfalls seit Januar 2017 dem allgemeinen Mindestlohn unterliegt. Es müssen Arbeits-, aber auch Ruhezeiten vertraglich vereinbart und formal eingehalten werden.[10] Die tägliche Höchstarbeitszeit von acht, im Ausnahmefall von zehn Stunden darf beispielsweise nicht überschritten, Pausenzeiten müssen umgesetzt werden. Nach Beendigung des Arbeitseinsatzes ist eine ununterbrochene Ruhezeit von elf Stunden einzuhalten. Der Arbeitgeber behält im Übrigen das Weisungsrecht, das heißt, die Betreuungskraft unterliegt dessen Arbeitsanweisungen. Auch muss dieser sich um Formalia der An- und Abmeldung bei den Sozialversicherungsträgern bemühen. Aufgrund der Arbeitszeitbegrenzungen sowie des bislang damit verbundenen hohen bürokratischen Aufwandes für die Familien als Arbeitgeber wird dieses Modell in der Praxis nur selten genutzt. Seit einigen Jahren bieten allerdings zwei regional begrenzte Projekte der großen Wohlfahrtsverbände, FairCare und CariFair, dieses Modell an und begleiten die Familien von der Anbahnung bis zum Betreuungsverhältnis in der Praxis. Zentral ist in diesem vergleichsweise »fairen« Modell, dass die Live-in-Pflege als Ergänzung und explizit nicht als Ersatz der Pflege durch die Familie angeboten wird. Zudem wird die Arbeit in ein Netz unterstützender (etwa haushaltsnaher) Dienstleistungen eingebunden.

Die Möglichkeit der innereuropäischen Entsendung von Arbeitskräften auf Grundlage der Entsenderichtlinie 96/71/EG hat in den vergangenen Jahren eine zunehmende Anzahl der Anbieter sogenannter 24-Stunden-Pflege genutzt. In diesem Rechtsmodell sind die Live-ins bei einem Arbeitgeber im Heimatland angestellt[11] und sozialversichert und weisen dies mit einer sogenannten A1-Bescheinigung im Zielland nach. Bei diesem Weg hängen Umfang und Höhe der Sozialversicherung, aber auch die vertragliche Qualität des entstandenen Arbeitsverhältnisses von den Konditionen eines Unternehmens im Heimatland ab. Wichtig ist weiterhin, dass der Haushalt in Deutschland nicht als Arbeitgeber auftritt und nicht weisungsbefugt ist. Zudem ist die Entsendung aufgrund ihrer Komplexität und Verortung in der Rechtsprechung im Ausland für die beteiligten Haushalte und MigrantInnen schwer nachzuvollziehen und generell nicht leicht überprüfbar. Auch in diesem Modell greifen bestimmte Mindeststandards des deutschen Arbeitsrechtes, etwa in Bezug auf Mindestruhezeiten und Höchstarbeitszeiten.[12] Das Modell baut jedoch wesentlich darauf auf, dass im Haushalt fast keine Kontrollen stattfinden und hier die Grenzen zwischen Arbeits-, Bereitschafts- und Ruhezeit verschwimmen. So mag offiziell in diesen Verträgen zwar sogar eine 40-Stunden-Woche vereinbart sein. Gleichzeitig werben die entsprechenden Agenturen auf ihren Homepages mit einer Betreuung rund um die Uhr. Des Weiteren gibt es Hinweise auf »kreative Praktiken«, um die Voraussetzung zu erfüllen, dass die Entsendeunternehmen einer nennenswerten Geschäftstätigkeit (in der Regel definiert als Umsatzanteil von 25 Prozent) im Heimatland nachgehen. Neben dem Risiko der Scheinselbstständigkeit kann somit auch im Bereich der Entsendung oft von *Scheinentsendung* ausgegangen werden. Dennoch ist dieses Modell abgesehen vom Schwarzmarkt in der Praxis derzeit am weitesten verbreitet.[13]

Im Selbstständigenmodell ist das Weisungsrecht des arbeitgebenden Haushaltes aufgehoben zugunsten der freien Aufgaben- und Zeiteinteilung durch die selbstständigen Betreuungskräfte. Ort, Zeit und Ausführung der Dienstleistungserbringung müssen diese frei wählen, was genauso zu Konflikten mit der Gesetzgebung führt: Denn liegt nicht entsprechend viel Handlungsspielraum bei den selbstständigen Betreuungskräften vor, handelt es sich um *Scheinselbstständigkeit*, für die hohe Bußgelder fällig sind. Zwar besagt ein Gerichtsurteil, dass die sogenannte 24-Stunden-Betreuung durchaus als selbstständige Tätigkeit ausführbar ist, doch maßgeblich bleibt der Einzelfall und damit bestehen Risiken für Vermittlungs- und Entsendeunternehmen wie auch für Haushalte. Dieses Modell ist zwar nicht ganz so verbreitet wie die Entsendung, gewinnt aber für die Branche zunehmend an Bedeutung.[14]

Schließlich ist das informelle Arbeitsverhältnis (»Schwarzarbeit«) zu nennen, in dem keinerlei schriftliche Vertragsgrundlagen auf die juristischen Rechte und Pflichten der Beteiligten hinweisen, weswegen dieses offensichtlich das risikoreichste ist. Dennoch geht die Branche davon aus, dass weiterhin ein Großteil der bestehenden Arbeitsverhältnisse dem informellen Segment zuzuzählen ist.

Forschungsperspektiven

Die Anzahl von Forschungsarbeiten zu Live-ins hat in den vergangenen Jahren deutlich zugenommen, und viele Facetten der Migrations- und Arbeitsrealitäten sind mittlerweile bekannt. Dennoch ist nicht zu unterschätzen, dass es sich um einen Arbeits- beziehungsweise Dienstleistungsmarkt handelt, der über Jahre entlang von nationaler und EU-Gesetzgebung seine Erscheinung auch stark verändert hat.[15] Hingegen scheinen die Arbeits- und Lebensrealitäten in den Privathaushalten selbst tendenziell nur geringen Veränderungen zu unterliegen.

Den Anfang dieses grauen Live-in-Marktes als Schwarzmarkt und als Teil einer entstehenden innereuropäischen (Pendel-)Migrationsbewegung von Ost nach West noch vor dem EU-Beitritt vieler mittel- und osteuropäischer Staaten 2004 beschreiben frühe Publikationen.[16] Live-in-Arbeitsverhältnissen wurde in den folgenden Jahren dann zunehmend wissenschaftliche Aufmerksamkeit zuteil, wobei die strukturelle Prekarität dieser Form der häuslichen Sorgearbeit teilweise auch von Gewerkschaftsseite erkannt und kritisiert worden ist.[17] Live-in-Pflege steht mit systemischen Defiziten der pflegerischen Versorgungslandschaft im Sinne des Pflegeversicherungsgesetzes in Verbindung. Vor diesem sozialpolitischen Hintergrund stellt Live-in-Betreuung eine privat organisierte Versorgungsform dar, die scheinbar optimal auf die Situation und Bedarfe von Pflegehaushalten zugeschnitten ist und eine Versorgungslücke des Pflegesystems adressiert.

Ein weiterer Forschungsstrang, der auch an internationale Debatten zu in Privathaushalten verrichteten Arbeitsverhältnissen *(domestic work)* anschließt, beleuchtet die Arbeitsrealitäten der Live-ins und beschreibt eine im Zuge der vergeschlechtlichten internationalen Arbeitsteilung entstandene strukturelle Prekarität in sowohl der rechtlichen als auch der tätigkeitsbasierten Bilanz dieser Form von häuslichen Arbeitsverhältnissen. Befunde dieser Art weisen Überschneidungen zu anderen Sorge-Arbeitsverhältnissen in Privathaushalten wie Reinigungskräften oder Au Pairs auf[18] und verdeutlichen in ihrer Gesamtheit die Problematik, im Privathaushalt verpflichtende Arbeitsstandards durchzusetzen. Diese existieren sogar in Form internationaler Konventionen, und eine wachsende auch organisationelle und institutionelle Aufmerksamkeit bezüglich solcher Arbeitsverhältnisse wird durch eine internationale wissenschaftliche, gewerkschaftliche und zivilgesellschaftliche Debatte am Leben gehalten.

Das Phänomen Live-ins in Deutschland ist auch in einem größeren globalen Zusammenhang der Weitergabe von Sorgearbeit an Dritte zu sehen: »Versorgungsketten« (ursprünglich im Englischen als *care chains* benannt) spannen sich rund um den Globus und produzieren neben dem reinen Lohnerwerb für die ArbeiterInnen, der in Form von Remissionen (Geldzahlungen) an die Herkunftsländer der MigrantInnen zurückfließt und zum Teil deren Volkswirtschaften zugutekommt, gleichsam enorme soziale Kosten, die von den MigrantInnen und ihren Familien allein getragen werden müssen.[19] Wenn Live-ins in Deutschland wochen- bis monatelang am Stück arbeiten, bedeutet dies somit immer auch eine Verlagerung von Sorgeressourcen von einem Land in das andere. Des einen Gewinn kann unter Umständen im Herkunftsland Entbehrung bedeuten.

Neue Akteure

Jüngere Forschungen wenden sich insbesondere dem neuen Markt privater Vermittlungs- und Entsendeunternehmen zu. Die EU-Osterweiterung brachte die Möglichkeit mit sich, dass Arbeitskräfte aus EU-Mitgliedstaaten wie Polen, Bulgarien oder Rumänien in Deutschland arbeiten können. Insbesondere zwischen Deutschland und Polen ist in diesem Zuge eine regelrechte »Entsende-Industrie« rund um die Live-in-Betreuung entstanden: Private Vermittlungs- und Entsende-Unternehmen für Live-ins aus Mittel- und Osteuropa sind neue Akteure auf einem transnationalen Sorgemarkt.[20]

Studien gehen inzwischen von rund 300 privatwirtschaftlichen Vermittlungsagenturen allein in Deutschland aus, die trotz gegenwärtig offensichtlicher Regulierungslücken versuchen, ein »legales« Geschäftsmodell zu etablieren. Das unternehmerische Feld ist dabei eher heterogen, sowohl was die Unternehmensgröße, das für die Vermittlung genutzte Rechtsmodell, damit verbundene weitere Geschäftsfelder, insbesondere aber, was die unternehmerisch-strategische Ausrichtung betrifft. Einer Gruppe von *Pionieren* der Branche,[21] die sich selbst als »Qualitätssegment« platziert und Billigkonkurrenz aus dem Schwarzmarktbereich eindämmen möchte, ist die rechtliche Regelung der Branche ein zentrales Anliegen. Wichtiges Vorbild dafür ist Österreich. Dort ist Live-In-Betreuungsarbeit seit 2006/7 als selbstständige Tätigkeit der »Personenbetreuung« legalisiert, wurde in ein eigenes Gesetz gefasst und wird durch das öffentliche Pflegesystem sogar finanziell gefördert.[22] Das Grundproblem besteht aber auch dort: Der Arbeitsplatz Privathaushalt ist sehr schwer zu kontrollieren und missbrauchsanfällig für unethische Praktiken. Zudem unterliegen die auch dort zentralen Vermittlungsagenturen für diese Beschäftigungsverhältnisse nur sehr wenigen Anforderungen im Hinblick auf Qualifikation der Betreiber und weitere Qualitätsstandards, obwohl sogar ein Qualitätszertifikat für Agenturen eingeführt wurde.[23]

Diesem Grundproblem versuchen in Deutschland wie in Österreich einige Regionalstellen der kirchlichen Wohlfahrtsverbände entgegen zu wirken, indem sie in Deutschland im Rahmen des Arbeitgebermodells, in Österreich im Rahmen der dort gültigen Selbstständigkeit Live-in-Betreuungskräfte vermitteln und diese sowie die Familien für die Zeit der Anstellung bestmöglich vorbereiten und begleiten (CariFair, FairCare und Caritas Wien). Aber auch hier sind den Kontrollen der geleisteten Arbeit Grenzen gesetzt, wenngleich deutlich mehr Supervisionsangebote und Ansprechpersonen erreichbar sind.

Damit werben allerdings auch die an Qualität orientierten Vermittlungsdienstleister und ihre Verbände VHBP (Verband für häusliche Betreuung und Pflege) und BHSB (Bundesverband häusliche Seniorenbetreuung), die sich über Selbstverpflichtungen und eigene »Qualitätsstandards« als legale Alternative zum Schwarzmarkt darstellen und den Live-in-Markt umkrempeln wollen. Sie haben nationale und transnationale Unternehmensverbände gegründet und versuchen, über Lobbyarbeit und politische Aufklärung Rechtssicherheit für die Live-in-Branche zu erwirken.[24] Es handelt sich dabei um einen Zusammenschluss von etwa 50 Marktanbietern, die Live-ins vermitteln und im Vergleich zu den Rahmenbedingungen der einzelnen Projekte der Wohlfahrtsverbände mit deutlich geringerem Organisations- und Verwaltungsaufwand für die KundInnen werben, und somit eine lukrative Marktnische erschlossen haben.

Ausblick: Zeit für politische Antworten

Auch wenn ein kleiner Teil der Unternehmen sich als Vorreiter über Verbände für eine bessere Rechtssicherheit und gewisse Qualitätsstandards durch unternehmerische Selbstverpflichtungen einsetzt, gibt es mannigfaltige Hinweise darauf, dass Kernprobleme der Überlastung und Überforderung von migrantischen Pflegekräften – und damit einhergehend auch Risiken für die Pflegebedürftigen – durch zaghafte Ansätze der »Selbstregulierung« nicht zu lösen sind. Es sind also politische Antworten gefragt, doch keine der in der Diskussion befindlichen Optionen vermag vollständig zu überzeugen.

Soll Deutschland den österreichischen Weg der regulierten Selbstständigkeit gehen, wie die deutschen Agenturverbände sich dies wünschen?

Mehr Rechtssicherheit ist zwar positiv für alle Beteiligten. Die Forschung zu Österreich zeigt jedoch auch: Das Kernproblem überlanger, ethisch nur schwer vertretbarer Arbeitszeiten und unzureichender Qualifikationen, die zu Versorgungsrisiken beitragen, bekommt man dadurch nicht in den Griff. Stattdessen werden ethisch prekäre Konstellationen möglicherweise sogar noch mit einer staatlichen Förderung belohnt.[25]

Alle anderen Optionen, ob sie nun auf einer stärker regulierten und kontrollierten Entsendung oder auf einem (bürokratisch vereinfachten) Anstellungsverhältnis beruhen, bedeuten jedoch, von der Idee einer Rundum-die-Uhr-Betreuung durch eine einzige Person – und damit nicht nur vom Begriff, sondern auch vom Konzept der »24-Stunden-Pflege« – dezidiert Abstand zu nehmen. Denn auf legale Weise gibt es im Angestellten- und Entsendemodell keinen Weg, die Einhaltung von Arbeitszeitmindeststandards zu umgehen.[26] Dies bedeutet jedoch nicht, dass migrantische Kräfte nicht im Haushaushalt weiterhin *ergänzende* Betreuungsleistungen erbringen können. Die Modelle CariFair und FairCare gehen hier bereits den Weg, Live-in Konstellationen *ausschließlich in Kombination mit weiteren Diensten* (die auch der Qualitätskontrolle dienen) *als komplementäre Lösung im Rahmen eines gemischten Pflegearrangements* anzubieten. Ein solcher Pfad würde auch im Einklang damit stehen, professionelle ambulante wie stationäre Dienstleistung (sowie Angebote, die diese starren Sektorengrenzen aufzubrechen suchen) künftig parallel weiter auszubauen.

Eine jüngst diskutierte Option liegt auch darin, ausschließlich (solche) relativ »faire(n)« Konstellationen mit einer staatlichen Förderung zu versehen und an weitere Qualitätsanforderungen zu knüpfen. Dies würde Schwarzmarktlösungen vergleichsweise weniger attraktiv machen. Es gibt im Rahmen des SGB XI durchaus erste Ansatzpunkte (insbesondere über den § 45a SGB XI, der Angebote zur Unterstützung im Alltag regelt) unter bestimmten Voraussetzungen, die auf Landesebene konkretisiert werden,[27] Pflege- und Betreuungsdienstleistungen durch Live-ins über die Pflegeversicherung zu finanzieren. Prinzipiell lägen in einer solchen sozialrechtlichen Einbettung auch Potenziale für die Verknüpfung mit gewissen Qualitäts- und Qualifizierungsstandards. Derzeit stecken diese jedoch allenfalls in den Kinderschuhen.[28]

Eine dritte Möglichkeit besteht schließlich darin, den Markt weiter sich selbst zu überlassen, da keine einfache Regulierungslösung auf der Hand liegt. Da der Pflegebedarf und damit die Nachfrage sehr hoch ist, ist davon auszugehen, dass der graue Markt sich weiter ausdehnen und aufgrund des knapper werdenden Arbeitskräfteangebots »weiter nach Osten«, auch in Nicht-EU-Länder verlagern wird. Für die Pflegebedürftigen und die für sie sorgenden MigrantInnen wäre dies aus einer nachhaltigen Perspektive vermutlich die schlechteste, für die privaten Vermittlungs- und Entsendeunternehmen mit den schlechtesten Praktiken vermutlich die beste Option.

Anmerkungen

1 Vgl. Stiftung Warentest, Trautes Heim, da will ich sein, in: Test 5/2017, S. 86–95.
2 Das Projekt wurde gefördert von der Deutsch-Polnischen Wissenschaftsstiftung, www.uni-due.de/biwi/sozialpolitik/euroagencycare.php.
3 Vgl. Helma Lutz, Vom Weltmarkt in den Privathaushalt: Die neuen Dienstmädchen im Zeitalter der Globalisierung, Opladen 2008, S. 19 f., S. 29–41.
4 Vgl. Andrea Neuhaus/Michael Isfort/Frank Weidner, Situation und Bedarfe von Familien mit mittel- und osteuropäischen Haushaltshilfen (moH), Studie im Auftrag des Deutschen Instituts für angewandte Pflegeforschung, Köln 2009.
5 Vgl. Bernhard Emunds, Damit es Oma gutgeht: Pflege-Ausbeutung in den eigenen vier Wänden, Frankfurt/M. 2016.
6 Vgl. Volker Hielscher/Sabine Kirchen-Peters/Lukas Nock, Pflege in den eigenen vier Wänden: Zeitaufwand und Kosten. Pflegebedürftige und ihre Angehörigen geben Auskunft, Studie im Auftrag der Hans-Böckler-Stiftung, Düsseldorf 2017.
7 Vgl. Barbara Bucher, Rechtliche Ausgestaltung der 24-h-Betreuung durch ausländische Pflegekräfte in deutschen Privathaushalten, Baden-Baden 2018.
8 Vgl. Kirsten Scheiwe/Verena Schwach, Das Arbeitszeitrecht für Hausangestellte nach Ratifizierung der ILO-Konvention 189, in: NZA – Neue Zeitschrift für Arbeitsrecht 2013, S. 1116–1120; Deutscher Bundestag, Ruhezeiten in der 24-Stunden-Pflege im Lichte des ILO-Übereinkommens C 189, Berlin 2016.
9 Vgl. Verbraucherzentrale Nordrhein-Westfalen, Ausländische Haushalts- und Betreuungskräfte in Privathaushalten, Düsseldorf 2018.
10 Zur aktuellen Rechtsauslegung insbesondere des § 18 Abs. 1 Nr. 3 Arbeitszeitgesetz vgl. Deutscher Bundestag (Anm. 8).
11 Speziell zwischen Deutschland und Polen wird zudem häufig die besondere Konstellation einer Entsendung auf Basis eines in Polen zivilrechtlich verankerten, werkvertragsähnlichen Dienstleistungsauftrags (umowa zlecenie) verwendet, das noch anfälliger für flexible und tendenziell prekäre Praktiken ist.
12 Mit der jüngst beschlossenen Reform der EU-Entsende-Richtlinie gelten, wenn diese in Kraft tritt, in der Regel nach zwölf Monaten sogar die gesamten verbindlichen Arbeits- und Beschäftigungsbedingungen im Aufnahmeland.
13 Vgl. Simone Leiber/Kamil Matuszczyk/Verena Rossow, Private Labor Market Intermediaries in the Europeanized Live-in Care Market between Germany and Poland: A Typology, in: Zeitschrift für Sozialreform Special Issue: Companies and Social Policy (i. E.).
14 Vgl. ebd.
15 Vgl. Verena Rossow/Simone Leiber, Zwischen Vermarktlichung und Europäisierung: Die wachsende Bedeutung transnational agierender Vermittlungsagenturen in der häuslichen Pflege in Deutschland, in: Sozialer Fortschritt 66/2017, S. 285–302.
16 Vgl. Dobrochna Kałwa, »So wie zuhause«. Die private Sphäre als Arbeitsplatz polnischer Migrantinnen, in: Magdalena Nowicka (Hrsg.), Von Polen nach Deutschland und zurück. Die Arbeitsmigration und ihre Herausforderungen für Europa, Bielefeld 2007, S. 205–225.

17 Vgl. Marta Böning/Margret Steffen, Migrantinnen aus Osteuropa in Privathaushalten – Problemstellungen und politische Herausforderungen, Ver.di 2014.
18 Vgl. Barbara Ehrenreich/Arlie Russel Hochschild, Global Woman. Nannies, Maids, and Sex Workers in the New Economy, New York 2002.
19 Vgl. Helma Lutz/Ewa Palenga-Möllenbeck, Das Care-Chain-Konzept auf dem Prüfstand. Eine Fallstudie der transnationalen Care-Arrangements polnischer und ukrainischer Migrantinnen, in: Gender – Zeitschrift für Geschlecht, Kultur und Gesellschaft 3/2011, S. 9–27.
20 Vgl. Johanna Krawietz, Pflege grenzüberschreitend organisieren. Eine Studie zur transnationalen Vermittlung von Care-Arbeit, Frankfurt/M. 2014.
21 Vgl. Leiber/Matuszczyk/Rossow (Anm. 13).
22 Vgl. August Österle/Gudrun Bauer/Andrea Hasl, Vermittlungsagenturen in der 24-h-Betreuung, in: WISO. Wirtschafts- und sozialpolitische Zeitschrift des Instituts für Sozial- und Wirtschaftswissenschaften 35/2013, S. 159–172.
23 Vgl. Brigitte Aulenbacher/Michael Leiblfinger/Veronika Prieler, Ein neuer Sorgemarkt im Wohlfahrtsstaat: 24-Stunden-Betreuung in Österreich und Dienstleistungsangebote von Wiener Vermittlungsagenturen, in: Ursula Filipič/Annika Schönauer (Hrsg.), Zur Zukunft von Arbeit und Wohlfahrtsstaat. Perspektiven aus der Sozialwissenschaft, Wien 2018, S. 47–56.
24 Vgl. VHBP/Labour Mobility Initiative, The Common Grounds for Cooperation Between VHBP and LMI, 2016, www.mobilelabour.eu/wp-content/uploads/2017/06/POSITION-The-common-grounds-for-cooperation-between-VHBP-and-LMI.pdf.
25 Vgl. Emunds (Anm. 5).
26 Eine Änderung der europäischen Rechtsgrundlagen wäre politisch hoch voraussetzungsvoll, da eine Zustimmung einer Mehrheit der EU-Mitgliedstaaten erforderlich wäre.
27 Vgl. z. B. die »Verordnung über die Anerkennung von Angeboten zur Unterstützung im Alltag und Förderung der Weiterentwicklung der Versorgungsstruktur in Nordrhein-Westfalen«/AnFöVO.
28 Vgl. Margret Steffen, Osteuropäische Haushalts- und Betreuungshilfen in Privathaushalten – Die »never ending story« in der häuslichen Versorgung?, Ver.di 2019.

Michaela Evans/Christine Ludwig

»Dienstleistungssystem Altenhilfe« im Umbruch

Arbeitspolitische Spannungsfelder und Herausforderungen

Das »Dienstleistungssystem Altenhilfe« ist im Umbruch. Die gegenwärtige Debatte zur Zukunft der Arbeit in der Altenpflege bleibt jedoch, so die These dieses Beitrags, häufig in der Fortschreibung tradierter Einsatz- und Berufsfelder, Aufgaben- und Tätigkeitsprofile verhaftet. In der Praxis differenzieren sich pflegerische, vorpflegerische und präventiv orientierte Leistungsfelder aus, gewinnen neue Berufe, Kompetenz- und Qualifikationsprofile an Bedeutung und verbreitet sich die digitale Techniknutzung. Im Folgenden wird zunächst der konzeptionelle Zugang zum »Dienstleistungssystem Altenhilfe« erläutert. Die Altenhilfe ist nicht nur ein sozial-, sondern auch ein wirtschafts- und beschäftigungsinvestives Feld, in dem nach intelligenteren Wegen der Versorgungs- und Arbeitsorganisation vor Ort gesucht wird. Auch aktuelle gesundheits- und pflegepolitische Reformen befördern neue Versorgungs-, Arbeits- und Produktivitätsarrangements, die zur Entgrenzung der Altenpflege in Richtung eines erweiterten Dienstleistungssystems Altenhilfe beitragen. Diese Entwicklung wird bislang nur unzureichend in ihren arbeitspolitischen Herausforderungen reflektiert. Ausgehend hiervon werden im Beitrag sich abzeichnende Spannungsfelder zwischen Pflege-, Professions- und Tarifpolitik thematisiert. Im Ausblick werden künftige Anforderungen an einen arbeitspolitischen Gestaltungspfad skizziert.

Erweiterte und neue Bedarfe

Die Zahl der pflegebedürftigen Menschen in Deutschland steigt. Sowohl der demografische Faktor als auch die Erweiterung des Pflegebedürftigkeitsbegriffes führen zu einer Ausweitung des anspruchsberechtigten Personenkreises. Pflegephasen werden kürzer, aber intensiver. Die Anforderungen in der professionellen Langzeitpflege steigen durch chronische und multimorbide Krankheitsbilder sowie durch demenzielle Erkrankungen.[1] Konstituierend für Leistungen der sozialen Pflegeversicherung ist, dass diese primär *ergänzend* zu familiären, nachbarschaftlichen oder ehrenamtlichen Hilfen ausgerichtet sind.[2] Mittelfristig ist gleichwohl mit einem steigenden Bedarf an professionellen Pflegeleistungen zu rechnen. Zudem verändern sich die Bedürfnisse der Menschen an Unterstützung, Begleitung und Versorgungssicherheit im Alter. Ausdruck dieses Wandels ist etwa der Wunsch nach vorpflegerischen und alltagsunterstützenden Hilfen, nach mehr Koordination und Vernetzung professioneller Unterstützungsangebote und der Wunsch nach gemeinschaftlichen Aktivitäten.[3] Kritiker*innen bezweifeln, dass selbst gut organisierte soziale oder nachbarschaftliche Netzwerke die wegbrechenden familiären Unterstützungsstrukturen künftig ersetzen können. Damit wandelt sich auch die Funktion professioneller und erwerbsförmig organisierter Dienstleistungen rund um die Pflege.

Es geht nicht nur um eine Absicherung des »Risikos Pflegebedürftigkeit« im Sinne kompensatorischer Unterstützung, sondern um die existenzielle Sicherung des Lebens im Alter: um die Weiterentwicklung vorhandener Infrastrukturen lokaler Daseinsvorsorge, um die Gewährleistung von Versorgungssicherheit und Versorgungsvertrauen. Damit geht es nicht nur um Alten*pflege*, sondern um Alten*hilfe* mit ihren vielfältigen direkten und indirekten Unterstützungsdiensten. Denn Altenhilfe zielt darauf, »Schwierigkeiten, die durch das Alter entstehen, zu verhüten, zu überwinden oder zu mildern und alten Menschen die Möglichkeit zu erhalten, selbstbestimmt am Leben in der Gemeinschaft teilzunehmen und ihre Fähigkeit zur Selbsthilfe zu stärken«.[4] Ziel ist die Verbesserung der Lebens- und Versorgungsverhältnisse älterer Menschen und ihrer Angehörigen, mehr Unterstützung im Vor- und Umfeld von Pflegebedürftigkeit und die Förderung sozialer Teilhabe.

Knapper »Faktor Arbeit«

Diese Bedarfsausweitung vollzieht sich vor dem Hintergrund eines Arbeitsmarktes, der in den vergangenen Jahren durch drei zentrale Entwicklungen geprägt war. *Erstens* führte der steigende Bedarf an Fach- und Arbeitskräften im Umfeld der Altenhilfe im Vergleich zu anderen Branchen zu

Michaela Evans / Christine Ludwig

überdurchschnittlichen Beschäftigungszuwächsen. *Zweitens* wird zunehmend deutlich, dass Fach- und Arbeitskräfte für die Altenhilfe fehlen, wobei sich die Knappheit in den vergangenen Jahren noch einmal deutlich verschärft hat.[5] So ist es nicht unüblich, wenn Pflegeeinrichtungen mittlerweile hohe An- und Abwerbeprämien für Fachkräfte zahlen. *Drittens* kommt hinzu, dass für eine Tätigkeit in der Altenhilfe mittlerweile alternative Beschäftigungsoptionen existieren: Leiharbeit, Soloselbstständigkeit, Arbeit als Kleinstunternehmer*in oder bei Plattformdiensten gehören vor allem für Pflege(fach)kräfte in dieses Spektrum.[6]

Die steigenden und zunehmend komplexeren Versorgungsanforderungen in Kombination mit dem knappen »Faktor Arbeit« ist in vielen Einrichtungen bereits durch Arbeitsverdichtung, unfreiwillige Mehrarbeit und steigende Arbeitsbelastungen spürbar. Die Versorgung, Betreuung und Begleitung älterer Menschen ist eine personalintensive Interaktionsarbeit, rund 80 Prozent der Gesamtkosten von Pflegeeinrichtungen entfallen auf die Personalkosten. Aktuelle Reformen drehen sich damit im Kern um die Frage, wie verfügbare Personalkapazitäten künftig besser eingesetzt werden können, die Arbeitsqualität verbessert und gleichzeitig erhebliche finanzielle Mehrbelastungen für die Pflegebedürftigen, ihre Angehörigen und die öffentlichen Haushalte vermieden werden können. Nicht zuletzt das »Trilemma der Dienstleistungsökonomie«[7] verweist darauf, dass die gleichwertige und gleichrangige Verfolgung der volkswirtschaftlichen Ziele Haushaltsdisziplin, Beschäftigungswachstum und Gleichheit der Einkommens- und Arbeitsbedingungen in der Dienstleistungsökonomie in einem Spannungsverhältnis stehen. Selbst wenn es künftig gelingt, mehr Personal verfügbar zu haben, und mehr öffentliche sowie private Mittel für die Altenhilfe investiert werden, bleiben die Ressourcen begrenzt. Es gilt also, die Versorgungs- und Arbeitsqualität zu erhöhen, neue attraktive Beschäftigungsoptionen zu schaffen und dabei öffentliche und private Mittel gleichermaßen verantwortungsvoll einzusetzen.

Re-Organisation und Neukombination

Die veränderten Bedarfe und Gestaltungsherausforderungen lenken den Blick auf jene Transformationsprozesse, die sich im Dienstleistungssystem Altenhilfe *insgesamt* abzeichnen: Neue Leistungsfelder und Kapitalstrukturen,[8] der Wandel von Beschäftigungs- und Personaleinsatzkonzepten, die Ausdifferenzierung von Arbeits-, Aufgaben- und Tätigkeitsfeldern sowie ein veränderter Technikeinsatz. Dies lässt sich als Re-Organisation und Neukombination (potenziell) verfügbarer Produktionsfaktoren und -ressourcen fassen, die zur Erstellung von Dienstleistungen für und mit älteren und/oder pflegebedürftigen Menschen erforderlich sind. Diese Neukombination ist sowohl eine sozioökonomische Herausforderung als auch eine Chance:

Ein leistungsfähiges Dienstleistungssystem Altenhilfe ist mehr als der »soziale Air Bag«[9] der Gesellschaft. Sie erzielt nachweisbar **gesellschaftliche und wirtschaftliche Mehrwerte**,[10] entlastet und unterstützt Versorgungsprozesse anderer Gesundheitseinrichtungen, hilft erwerbstätigen pflegenden Angehörigen und senkt betriebliche Folgekosten an der Schnittstelle Pflege/Beruf.

Die Altenhilfe ist kein Kostgänger der Wirtschaft, sondern ein **soziales wie wirtschaftliches Investitionsfeld**. Steigende Leistungsanforderungen unter knappen Ressourcen erfordern es, das Dienstleistungssystem Altenhilfe in seinen Strukturen, Angeboten und Leistungsprozessen neu zu denken und zu organisieren. Dabei geht es einerseits darum, stärker am individuellen Bedarf ausgerichtete Versorgungskonzepte vorzuhalten. Andererseits müssen durch Leistungskombinationen, durch neue Wege der Arbeitsorganisation und des Kompetenz- und Technikeinsatzes ungenutzte Produktivitätsreserven für Versorgungs- und Arbeitsinnovationen erschlossen werden.

Eine grundlegende Herausforderung besteht darin, das pflegepolitische **Ziel einer bedarfsgerechten Weiterentwicklung der Infrastruktur Altenhilfe in Einklang mit nachhaltigen Beschäftigungsperspektiven und guten Einkommens- und Arbeitsbedingungen** zu bringen. Arbeits- und Ausbildungsqualität, Arbeitsbedingungen und berufliche Entwicklungsperspektiven in der Altenhilfe müssen künftig als zentrale Determinanten der Re-Organisation gedacht werden. Produktivitätsreserven können nicht länger als Strategie der Arbeitsverdichtung, sondern nur als intelligentere und qualitätssteigernde Versorgungs- und Arbeitskonzepte realisiert werden.

Implikationen aktueller Reformen

Reformpolitiken und Anbieterstrategien haben den Umbau des Dienstleistungssystems Altenhilfe befördert. Beispiele hierfür sind die Erschließung neuer (quartiersnaher) Versorgungs- und Leistungsangebote, die Ausweitung von Kurzzeit- und Tagespflegeangeboten und speziellen Betreuungsangeboten in der Palliativ- und Demenzversorgung. Neue Anbieter kamen auf den Markt, und digitale Dienstleistungsplattformen rund um Unterstützungsdienste für das Leben im Alter gewannen an Bedeutung. Im Rahmen der »Konzertierten Aktion Pflege« wurde kürzlich eine Reihe von Maßnahmen vereinbart, die sowohl die Versorgungssituation verbessern als auch die Arbeit in der Altenhilfe aufwerten sollen.[11] So wichtig diese Maßnahmen auch sind, letztlich greifen auch sie die sich abzeichnenden Umbrüche, Gestaltungsherausforderungen und -chancen nur begrenzt auf. Im Folgenden wird an ausgewählten Beispielen explorativ erläutert, wo sich in der gegenwärtigen Reformpolitik Hinweise auf künftige Entwicklungspfade des Dienstleistungssystems Altenhilfe andeuten.

Neue Beratungs- und Unterstützungsangebote jenseits von Pflege: Mit dem Terminservice- und Versorgungsgesetz (TSVG) wurden erstmals reine Betreuungsdienste für die Leistungserbringung in der ambulanten Pflege zugelassen. Ziel ist es, die häusliche Versorgung zu verbessern und auch neue Berufsgruppen für die vorpflegerische Versorgung zu erschließen. Diese Dienste zielen etwa auf Hilfen bei der Haushaltsführung, auf häusliche Betreuungsleistungen, gedächtnisfördernde Beschäftigung oder die Begleitung bei Behörden- und Spaziergängen. Neue Leistungsfelder entstehen, die stärker auf präventive, vorpflegerische und unterstützende Dienste ausgerichtet sein werden. Dies ermöglicht den Pflegeanbietern eine Ausdifferenzierung ihres Leistungsspektrums, das auch zu neuen Aufgaben- und Tätigkeitsfeldern für die Beschäftigten führen wird. Anstelle einer verantwortlichen Pflegefachkraft können bei reinen Betreuungsdiensten anderweitig qualifizierte, fachlich geeignete und zuverlässige Fachkräfte eingesetzt werden. Erwartet werden kann, dass damit auch neue Anbieter*innen, Berufsgruppen und Kompetenzprofile (wie Plattformdienste, Medizinische Fachangestellte, Case-Manager*innen) die Altenhilfe vor Ort prägen werden.

Diversifizierte Qualifikationen und Aufgaben: Eine andere Entwicklung wird durch die Reform der beruflichen Bildung in den Pflegeberufen befördert. Mit dem Pflegeberufereformgesetz wurde nicht nur die fachschulische Berufsausbildung novelliert, sondern auch die hochschulische primärqualifizierende Pflegeausbildung gestärkt. Sowohl für die »Pflegefachmänner/Pflegefachfrauen« als auch für die akademisch qualifizierten Bachelorabsolventen*innen bestehen künftig erweiterte berufliche Wahlmöglichkeiten hinsichtlich ihrer Einsatz- und Aufgabenfelder. Das Gesetz behält Pflegefachmännern/Pflegefachfrauen zudem Tätigkeiten vor, insbesondere die Organisation, Gestaltung und Steuerung von Pflegeprozessen. Nach zwei Dritteln der Ausbildung erfolgt eine Zwischenprüfung zur Ermittlung des Ausbildungsstandes, deren Bestehen die Länder als vergleichbar mit einem Abschluss als Pflegeassistenz anerkennen können. Im Zusammenspiel mit neuen Leistungsangeboten sind von diesen Entwicklungen erhebliche Veränderungen in den betrieblichen Beschäftigungs- und Qualifikationsstrukturen sowie hinsichtlich der berufs- und qualifikationsspezifischen Aufgaben- und Tätigkeitsprofile zu erwarten.

Investitionen in Digitalisierung: Ein weiterer Schwerpunkt der aktuellen Gesundheits- und Pflegepolitik sind Versorgungsinnovationen durch Digitalisierung. Das Digitale Versorgungs-Gesetz (DVG), das im November 2019 im Bundestag verabschiedet wurde, soll den Einsatz digitaler Technik im Kontext innovativer Versorgungsformen auch in der Altenhilfe stärken. Unter anderem geht es darum, digitale Gesundheitsanwendungen (etwa Apps) und digitale Technikanwendungen (wie Dokumentation durch Spracherkennung, Assistenzsysteme, Rehabilitationsrobotik, ambulante und individualisierte Trainingsprogramme zur Pflegeprävention) zügig in die Versorgung zu bringen, Pflegeeinrichtungen in die Telematikinfrastruktur einzubinden sowie die Anwendung von Telemedizin, Telekonsilen und Videosprechstunden zu erleichtern. Leistungsprozesse sollen besser erfasst, Verwaltungsprozesse vereinfacht und den Krankenkassen mehr Möglichkeiten zur Finanzierung digitaler Innovationen gegeben werden. Damit digitale Technik in der Versorgung finanzierbar wird, zielt das Reformvorhaben nicht nur darauf, technologische Innovationen zu befördern, sondern hierfür auch neue Kapitalquellen und Kapitalbeteiligungen zu erschließen.

Spannungsfelder

Die skizzierten Reformen sind auf teilweise unterschiedliche Zielsetzungen zurückzuführen, werden in unterschiedlichen Kontexten von jeweils unterschiedlichen Akteuren vorangetrieben und folgen damit teilweise auch unterschiedlichen Logiken. Nicht zuletzt deshalb werden die politischen Reformen häufig als weitgehend voneinander entkoppelt wahrgenommen. Die Altenhilfe ist eingebettet in ein System politisch-verbandlicher Regulierung einerseits und marktwirtschaftlich-wettbewerblicher Steuerung andererseits, mit vielfältigen Arenen zur Aushandlung pflege-, professions- und tarifpolitischer Normen. Im Gegensatz zu anderen Branchen ist die Altenhilfe durch ein sehr zersplittertes System von Arbeitgeber-Arbeitnehmer-Beziehungen geprägt.[12] So existieren traditionell mehrere Arbeit- und Dienstgeberverbände und auch vielfältige Interessenvertretungsorganisationen für die beruflich Pflegenden. Erst kürzlich erfolgte mit der Gründung der Bundesvereinigung der Arbeitgeber in der Pflegebranche (BVAP) ein erster wichtiger Schritt zu einer gemeinsamen Interessenorganisation der Arbeitgeber*innen in der Altenhilfe. Für die Interessenorganisation der Arbeitnehmer*innen ist das Neben- und zum Teil auch Gegeneinander von Gewerkschaften, Berufsverbänden und neuerdings auch Kammerorganisationen eine große Herausforderung.[13] Prägend für die Altenhilfe sind damit unvollendete arbeitspolitische Governancestrukturen, in denen soziale und wirtschaftliche Veränderungen kaum integriert gestaltet werden können. Welche Spannungsfelder zwischen Pflege-, Professions- und Tarifpolitik zeichnen sich nun vor diesem Hintergrund ab?

Im November 2019 hat der Bundestag das Gesetz für bessere Löhne in der Pflege (Pflegelöhneverbesserungsgesetz) beschlossen, das einen allgemeinverbindlichen Tarifvertrag oder alternativ einen mehrstufigen Mindestlohn in der Pflegebranche ermöglicht. Durch die Deckelung der Leistungen der Pflegeversicherung führen Lohnerhöhungen bisher zu steigenden Eigenanteilen der Pflegebedürftigen. Den Interessen der Beschäftigten stehen also unter anderem die Interessen der Klient*innen an bezahlbaren Angeboten, die Interessen der Sozialhilfeträger an möglichst geringen Ausgaben für die Hilfe zur Pflege sowie das Ziel der Beitragssatzstabilität für alle Versicherten und der Finanzstabilität öffentlicher Haushalte gegenüber. Auffällig ist, dass höhere öffentliche Investitionen zur Refinanzierung der Löhne primär als Kostenfaktor und weniger als sozial- und wirtschaftsinvestive Chance debattiert werden. Kritisiert wird zudem, dass das Gesetz nicht mit der Tarifautonomie vereinbar sei. Da es jedoch in der Altenhilfe bis dato keine integrierten Verhandlungsstrukturen zwischen Arbeitgebern und Gewerkschaften jenseits der Pflegemindestlohnkommission gab, muss über eine ordnungspolitische Stärkung der Tarifpolitik in diesem Feld erst einmal die Grundlage für eine funktionsfähige Tarifautonomie geschaffen werden.[14]

Im Gesetzgebungsverfahren zur **Pflegeberufereform** konnten einzelne Berufs-, Fach- und Arbeitgeberverbände für die Altenhilfe politisch durchsetzen, dass es zunächst (nach sechs Jahren wird evaluiert) neben dem generalistischen Abschluss weiterhin die Abschlüsse in der Altenpflege und Gesundheits- und Kinderkrankenpflege geben wird. Als Argument für den Erhalt der Altenpflegeausbildung wurde unter anderem genannt, dass es das spezifisch sozialpflegerische Profil gegenüber einer stärker medizinisch orientierten Pflege zu erhalten gelte. 2018 wurde das Gesetz durch die Ausbildungs- und Prüfungsverordnung konkretisiert, die für den Altenpflegeabschluss im Ergebnis jedoch ein niedrigeres Kompetenzniveau vorsieht als für den generalistischen Abschluss. Mit Blick auf die Arbeitsmarktchancen erscheint es angesichts des sektorenübergreifenden Fachkräftemangels klüger, den generalistischen Abschluss zu erwerben. Kritisiert wurde, dass sich das Interesse der Arbeitgeber an günstigeren Fachkräften gegen die Professionalisierungserfordernisse des Berufes durchgesetzt habe.[15] Zurzeit verdienen Pflegefachkräfte im Pflegeheim im Median zudem 400 bis 800 Euro brutto weniger als ihre Berufskolleg*innen im Krankenhaus.[16] Ob sich die Altenhilfe im Fach- und Arbeitskräftewettbewerb künftig behaupten kann, hängt nun entscheidend davon ab, wie es gelingt, ein erweitertes Leistungsportfolio mit neuen Aufgaben- und Tätigkeitsfeldern, beruflichen Entwicklungschancen und attraktiven Verdienstmöglichkeiten zu kombinieren.

Bis Mitte 2020 soll ein wissenschaftlich fundiertes Verfahren zur **einheitlichen Bemessung des Personalbedarfs** in Pflegeeinrichtungen entwickelt und erprobt werden. Das Instrument soll die einheitlich geltende Fachkraftquote durch einrichtungsspezifische, von den Bedarfen der jeweiligen Bewohner*innen abhängige Personalmixe ersetzen. Die einrichtungsspezifische Anpassung ermöglicht ein Algorithmus, der die notwendige Personalausstattung ermittelt.[17] Hier wird es darauf ankommen, die Folgen eines neuen Personalmixes für Versorgungs- und Arbeitsqualität sowie für berufliche Einstiegs- und Entwicklungschancen zu erfassen. Mit Blick auf tarifpolitische Aufwertungsstrategien ist relevant, wie sich künftig Lohnentwicklung, -niveau und -verteilung in der Altenhilfe angesichts neuer Personalmixe darstellen werden.

Angesichts der skizzierten Umbrüche im System Altenhilfe ist eine arbeits- und tarifpolitische Fokussierung auf Pflege(fach)kräfte alleine nicht ausreichend. Mit Blick auf arbeitspolitische Strategien muss über tradierte Einrichtungs-, Berufs- und Tätigkeitsfelder hinausgedacht werden. Die Chance ist, dass durch die **Erschließung neuer Aufgaben- und Tätigkeitfelder** im präventiven, vorpflegerischen und häuslichen Bereich eine arbeits- und tarifpolitische Aufwertung der Altenhilfe in der Fläche sinnvoll unterstützt und neue Existenz- und berufliche Entwicklungsperspektiven eröffnet werden können. Dies erfordert aber auch, neue Modelle der Arbeitsorganisation und Qualifikationsmixe im Hinblick auf ihre Auswirkungen auf Versorgungsqualität, Arbeitsqualität und Produktivität valide zu erfassen. Zudem gilt es, Tendenzen der (De-)Professionalisierung, der Auf- und Abwertung im Kontext betrieblicher und beruflicher Arbeitsmärkte zu analysieren.

Investitionen in die **digitale Gesundheitsversorgung** werden die Transformation der Altenhilfe in den nächsten Jahren weiter beschleunigen. Diese Entwicklung wird stark von den Absatzchancen der industriellen Gesundheitswirtschaft, von branchenspezifischen und durchsetzungsstarken IT-Verbänden, von Kostenträgern sowie von professionsspezifischen Interessen jenseits der Pflege getrieben. Zweifellos liegt in der digitalen Techniknutzung die Chance, Produktivität und Qualität in der Versorgung zu erhöhen, Arbeit zu entlasten und Fachlichkeit im Arbeitsprozess zu stärken. Nicht zuletzt das DVG wird in der Altenhilfe einen Digitalisierungsschub befördern. Umso erstaunlicher ist jedoch, dass etwa bei den geplanten »Modellvorhaben zur Einbindung der Pflegeeinrichtungen in die Telematikinfrastruktur« die beruflich verfasste Pflege jenseits der politischen Ebene derzeit keine Rolle spielt. So gilt für eine Förderung die Maßgabe, dass die Maßnahmen in Abstimmung mit der Gesellschaft für Telematik (hier ist die beruflich organisierte Pflege bislang nicht vertreten) und der Kassenärztlichen Bundesvereinigung zu planen und umzusetzen sind.

Aus Technikeinsatz an sich erwächst noch kein Qualitäts-, Produktivitäts- oder Aufwertungsargument. Arbeit in der Altenhilfe ist personalintensiv und durch interaktive Arbeit geprägt. Wie sich hier künftig das **Zusammenspiel von Mensch und Maschine** darstellen wird, ist ein gesellschaftlicher, fachlicher und politischer Aushandlungsprozess, der von Erfahrungen in betrieblichen Experimentierräumen profitieren kann. Es gilt, die Auswirkungen auf die berufliche Identität, auf kompetenzspezifische Aufgaben- und Tätigkeitsprofile, auf Löhne und auf die Interessenorganisation beruflich Pflegender zu erfassen. Insbesondere dann, wenn – so das in Fachkreisen diskutierte Szenario – Fachkräfte in der Altenhilfe zunehmend technisch-gestützt organisierende, steuernde und kontrollierende Aufgaben und Entscheidungen übernehmen, während sozial-pflegerische Tätigkeitsanteile am Menschen von geringer qualifizierten Pflegekräften oder anderen Berufsgruppen übernommen werden. Hier kann digitale Technik die Funktion eines arbeits- und tarifpolitischen Katalysators haben. Die (digital gestützte) Aufspaltung der pflegerischen Arbeitsabläufe in Tätigkeiten, die von unterschiedlich qualifizierten Berufsgruppen übernommen werden, erscheint vielen Akteuren nach wie vor als (betriebswirtschaftlich) vernünftig. Aus pflegeprofessioneller Perspektive wurde lange Zeit in erster Linie der Verlust der Ganzheitlichkeit des Pflegeprozesses kritisiert. Vor dem Hintergrund steuernder Vorbehaltsaufgaben für höherqualifizierte Pflegefachkräfte rückt nun stärker in den Blick, dass eine digital gestützte Re-Organisation von Arbeitsprozessen, Qualifikations- und Tätigkeitsprofilen eine neue Ungleichheit innerhalb der Profession Pflege befördern beziehungsweise bestehende Ungleichheiten verstärken kann.

Anforderungen arbeitspolitischer Gestaltung

Die Altenhilfe ist ein gesellschaftliches und wirtschaftliches Investitionsfeld mit Zukunft, das künftig Produktivitätsfortschritte mit messbaren Verbesserungen für die Versorgungs- und Arbeitsqualität verbinden muss. Arbeitspolitische Strategien dürfen nicht nur die Situation in den Einrichtungen selbst thematisieren, sondern müssen auch Umbrüche im Dienstleistungssystem Altenhilfe insgesamt reflektieren. Veränderungen des Leistungsprofils sind in ihren Auswirkungen auf das Berufs-, Qualifikations- und Tätigkeitsgefüge zu analysieren. Dies gilt nicht nur mit Blick auf qualifikationsbezogene Auf- beziehungsweise Abwertungsszenarien, sondern auch hinsichtlich der lohnpolitischen Folgen. Der Umbau des Dienstleistungssystems Altenhilfe erfolgt auch jenseits der Pflegeberufe, womit sich das Feld relevanter Berufe und Qualifikationsprofile erweitert. Digitale Technik wird insgesamt zu einem Treiber und Katalysator für neue Leistungsfelder, Arbeitsorganisations- und Personaleinsatzkonzepte. Hier bedarf es einer arbeitspolitischen Nutzenbilanz. Dies erfordert auch Instrumente zur Wirkungsmessung, um den Diskurs über alternative Gestaltungsoptionen fachlich zu unterfüttern und praxisrelevantes Orientierungswissen für Betriebs- und Sozialpartner und zentrale Branchenakteure liefern zu können. Unstrittig ist, dass angesichts von Fach- und Arbeitskräfteengpässen und diversifizierten Versorgungsbedarfen Versorgungs- und Arbeitsqualität zentrale Determinanten der Umgestaltung des Dienstleistungssystems Altenhilfe sind. Ein solcher Modernisierungskurs ist eine große Chance für die Altenhilfe, sich in der vernetzten Versorgung mit attraktiven Aufgabenfeldern und Berufsprofilen zu positionieren. Voraussetzung hierfür ist ein organisierter Zukunftsdialog, der auf betrieblicher wie überbetrieblicher Ebene auch die Stärkung betriebs- und sozialpartnerschaftlicher Gestaltungskapazitäten fokussiert.

Michaela Evans/Christine Ludwig

Anmerkungen

1 Vgl. Antje Schwinger/Chrysanthi Tsiasioti, Pflegebedürftigkeit in Deutschland, in: Klaus Jacobs et al. (Hrsg.), Pflege-Report 2018, Berlin 2018, S. 173–204.
2 § 4 Abs. 2 Sozialgesetzbuch (SGB) XI.
3 Vgl. Techniker Krankenkasse Meinungspuls Pflege 2018, S. 34, www.tk.de/resource/blob/2042934/1a33145a8bb25620103fcddd64316f75/studienband-meinungspuls-pflege-2018-data.pdf.
4 § 71 Abs. 1 SGB XII.
5 Vgl. Bundesagentur für Arbeit, Berichte. Blickpunkt Arbeitsmarkt. Arbeitsmarktsituation im Pflegebereich, Mai 2019.
6 Vgl. Lena Schürmann/Claudia Gather, Pflegearbeit im Wandel, in: Andrea D. Bührmann/Uwe Fachinger/Eva M. Welskop-Deffaa (Hrsg.), Hybride Erwerbsformen, Wiesbaden 2018, S. 157–187.
7 Torben Iversen/Anne Wren, Equality, Employment, and Budgetary Restraint: The Trilemma of the Service Economy, in: World Politics 4/1998, S. 507–546.
8 So haben Private-Equity-Unternehmen die stationäre Langzeitpflege in Deutschland als Investitionsfeld entdeckt. Vgl. Christoph Scheuplein/Michaela Evans/Sebastian Merkel, Übernahmen durch Private Equity im deutschen Gesundheitssektor: eine Zwischenbilanz für die Jahre 2013 bis 2018, Institut Arbeit und Technik (IAT), IAT Discussion Paper 1/2019.
9 Luise Gubitzer/Katharina Mader, Care-Ökonomie. Ihre theoretische Verortung und Weiterentwicklung, in: Kurswechsel 4/2011, S. 7–21.
10 Vgl. Ena Pervan/Christian Schober/Claudia Müller, Studie zum gesellschaftlichen Mehrwert der stationären Pflege- und Betreuungseinrichtungen in Niederösterreich und der Steiermark mittels einer SROI-Analyse, Wien 2015.
11 Vgl. den Abschlussbericht unter www.bundesgesundheitsministerium.de/fileadmin/Dateien/3_Downloads/K/Konzertierte_Aktion_Pflege/0619_KAP_Vereinbarungstexte_AG_1-5.pdf.
12 Vgl. Michaela Evans, Arbeitsbeziehungen der Care-Arbeit im Wandel, WISO-Diskurs 23/2016.
13 Vgl. Wolfgang Schroeder, Interessenvertretung in der Altenpflege. Zwischen Staatszentrierung und Selbstorganisation, Wiesbaden 2018; Michaela Evans/Christine Ludwig, Zwischen Klasse, Profession und Betrieb – Herausforderungen der Interessenorganisation und -vermittlung in der Altenpflege, in: Olivia Dibelius/Gudrun Piechotta-Henze (Hrsg.), Plädoyer für eine menschenrechtsbasierte Pflege (i. E.).
14 Vgl. Internationale Arbeitsorganisation, Übereinkommen 98, Genf 1949, Artikel 4.
15 Vgl. Deutscher Pflegerat, Pressemitteilung, 24. 9. 2018, https://deutscher-pflegerat.de/presse/Pressemitteilungen/2121.php.
16 Vgl. Michaela Evans/Christine Ludwig, Zwischen Aufwertung, Abwertung und Polarisierung. Chancen der Tarif- und Lohnpolitik für eine arbeitspolitische »High-Road-Strategie« in der Altenpflege, Hans-Böckler-Stiftung/Forschungsförderung Working Paper 128/2019, S. 34 f.
17 Vgl. Heinz Rothgang, Personalbedarf in Pflegeeinrichtungen. Einheitliche Bemessung, in: Ersatzkasse Magazin 3–4/2018, S. 27–30.

Jutta Mohr/Gabriele Fischer/Nora Lämmel/
Tanja Höß/Karin Reiber

Pflege im Spannungsfeld von Professionalisierung und Ökonomisierung

Oder: Kann der Pflegeberuf wirklich attraktiver werden?

Das Jahr 2020 wurde von der Weltgesundheitsorganisation aus Anlass des 200. Geburtstags von Florence Nightingale – Pionierin der Pflege(wissenschaft) – zum »Jahr der Pflege und des Hebammenwesens« ausgerufen. Gleichzeitig läuft beim International Council of Nursing (ICN) die Kampagne »Nursing Now«. Damit will der ICN auf die entscheidende Rolle der Pflegefachkräfte für die Gesundheit aller Menschen weltweit hinweisen. Parallel und unabhängig davon wird in Deutschland derzeit ein öffentlicher und politischer Diskurs im Kontext des »Fachkräftemangels« in der beruflichen Pflege geführt, der stark vom Thema »Berufsattraktivität« dominiert ist. So wichtig sowohl die Diskussionen über Attraktivitätsfaktoren wie beispielsweise das Gehalt als auch die entsprechenden Reformanstrengungen sind, erscheinen sie doch verkürzt. Berufsattraktivität in der Pflege kann nicht ohne Betrachtung von Professionalisierungsprozessen und Ökonomisierungslogiken als relevante Entwicklungen in der Pflege sowie deren widersprüchlichem Spannungsverhältnis diskutiert werden. Sowohl in wissenschaftlichen als auch in politischen Diskursen werden diese beiden Prozesse meist unabhängig voneinander verhandelt. Sie stehen jedoch in einem für die Berufsattraktivität äußerst problematischen Wechselverhältnis. Dies zu berücksichtigen, erscheint für die Zukunft der beruflichen Pflege von hoher Relevanz. Dieser Beitrag erweitert den Diskurs um Fachkräftemangel beziehungsweise -bedarf in der Pflege um eine differenzierte Betrachtung des hochkomplexen wechselseitigen Spannungsverhältnisses zwischen Ökonomie und Professionalisierung sowie dessen Auswirkungen auf die Berufsattraktivität.

Um das Thema in seiner Komplexität darstellen zu können, erfolgt zunächst ein Abriss des Professionalisierungsprozesses der Alten- und (Kinder-)Krankenpflege in Deutschland. Anschließend werden die Ökonomisierung des Gesundheitswesens und deren Auswirkung auf den Berufsalltag dargestellt. Die Folgen der Ökonomisierung auf den Professionalisierungsprozess und schließlich auch für die Berufsattraktivität werden anhand empirischer Daten des Forschungsverbundes ZAFH care4care – Fachkräftebedarf in der Pflege im Zeichen von Alterung, Vielfalt und Zufriedenheit[1] analysiert. Daraus abgeleitet werden abschließend exemplarisch Ansatzpunkte für weitere Aushandlungsprozesse skizziert.

Professionalisierung der Pflegeberufe

Die Geschichte der Pflege lässt sich nicht unabhängig von ihrer religiösen Prägung und Konstituierung als weibliche Fürsorgetätigkeit betrachten, ausgeführt in selbstlosem Dienen mit einer Rund-um-die-Uhr-Verfügbarkeit.[2] Neben dem sich daraus ableitenden und noch lange vorherrschenden Berufsethos gab es spätestens seit Florence Nightingales Wirken auch Bestrebungen, das berufliche Pflegehandeln zu theoretisieren und zu verwissenschaftlichen. Die weitere fachliche Entwicklung im deutschsprachigen Raum war stark durch das medizinische (naturwissenschaftlich begründete) Handeln determiniert, und die Eigenständigkeit der Pflege war durch die Dominanz der Medizin ein stets fragiles Anliegen.

Erst seit den 1980er Jahren begann ein deutlich wahrnehmbarer Professionalisierungsprozess, der einerseits geprägt war von einem Paradigmenwechsel weg von einem krankheits- hin zu einem gesundheitsbezogenen Pflegeverständnis, womit auch neue rehabilitative und präventive Aufgaben für die berufliche Pflege verbunden waren.[3] Andererseits wurden Pflegemodelle und -theorien aus den USA rezipiert, und ihre Adaption führte zu einer Definition des Pflegeprozesses als originär pflegerischer Aufgabe; damit wurden pflegerische Tätigkeiten präzise beschreibbar.[4] Diese Entwicklung lässt sich als ein wesentlicher Schritt hin zu mehr Professionalisierung beschreiben, da sich damit die Kernkompetenz pflegerischen Handelns als systematisch plan- und evaluierbarer Problemlösungsprozess im Zuständigkeits- und Verantwortungsbereich beruflich Pflegender definieren ließ.

Einen weiteren Schritt auf dem Weg der Professionalisierung stellt der Beginn der Akademisierung dar. Während in anderen Ländern die Pflegeausbildung schon lange auf hochschulischem Niveau stattfand, begann in Deutschland Mitte der 1990er Jahre die Akademisierung der Lehr- und Leitungsfunktionen (Pflegemanagement und -pädagogik). Später wurden auch grundständige Pflegestudiengänge etabliert, die bereits im Rahmen der Erstausbildung einen Bachelorabschluss ermöglichen.[5] Mit dem Inkrafttreten des neuen Pflegeberufereformgesetzes (PflBRefG) werden diese grundständigen Studiengänge zukünftig eine die berufsfachschulische ergänzende Säule der Pflegeausbildung sein.[6] Den Beitrag der Akademisierung für die Versorgungsqualität formuliert beispielsweise die Robert-Bosch-Stiftung in ihrer Denkschrift »Mit Eliten pflegen«: Die Akademisierung der beruflichen Pflege könne nicht nur als indikatorisch zu erfüllendes Merkmal der Professionalisierung betrachtet werden, sondern als notwendige Voraussetzung, wissenschaftliche Kompetenz in den Versorgungsalltag zu integrieren.[7]

Mit dem PflBRefG wurde zudem der Grundstein für eine generalistische Ausbildung gelegt. Sie vereint erstmalig die Ausbildung der Kinder-, Alten- und Krankenpflege in einer gemeinsamen (generalistischen) Ausbildung. Zwar ermöglicht das Gesetz, weiterhin einen Abschluss in Altenpflege oder Kinderkrankenpflege zu machen, jedoch auf der Grundlage der generalistischen Grundausbildung. Der neue konsequent generalistische Ausbildungsweg zur Pflegefachfrau/zum Pflegefachmann ist der wichtigste Reformimpuls des Gesetzes. Zudem definiert das PflBRefG den Pflegeprozess als Vorbehaltsaufgabe, das heißt, diese Tätigkeiten dürfen ausschließlich von Pflegefachfrauen und -männern ausgeführt werden. Neben der Akademisierung sind auch das weitere Etappen in Richtung eines höheren Autonomiegrads und der Professionalisierung des Pflegeberufs.

Zeitgleich hat der Theorie- und Wissenschaftsdiskurs darum gerungen, was das Proprium der Pflege ist: Durch den Akademisierungsprozess wird die rationale Systematisierung des Wissens vorangetrieben, die Grundlage evidenzbasierten (auf empirische Belege gestützten) Handelns ist. Hilfebedarfe sind jedoch stets unterschiedlich. Professionelles Handeln in der Pflege zeichnet sich durch situatives individuelles Handeln aus, das ebenso analytischer Problemlösungskompetenz bedarf wie hermeneutischen Fallverstehens. Analytische Problemlösung bezieht sich auf die Auswahl geeigneter Maßnahmen anhand systematischer Kriterien, hermeneutisches Fallverstehen bedeutet das »Verstehen des Falles in der Sprache des Falles«[8] selbst. So können zwei äußerlich ähnlich betrachtete Situationen in der

Jutta Mohr/Gabriele Fischer/Nora Lämmel/Tanja Höß/Karin Reiber

Konsequenz unterschiedlicher Interventionen bedürfen. Ausbildung und Studium haben den Anspruch, die Grundlagen der dafür erforderlichen wissenschaftlichen und hermeneutischen Kompetenzen zu legen.

Parallel zu dem Prozess der Professionalisierung und der daraus resultierenden Entwicklung eines professionellen Selbstverständnisses in der Pflege ist die Pflege als Teil des Gesundheits- und Sozialsystems mit einer seit einigen Jahrzehnten zunehmenden Ökonomisierung konfrontiert. Der Prozess der Ökonomisierung wird im Folgenden nachgezeichnet, bevor auf das Spannungsfeld dieser Entwicklungen eingegangen wird.

Taylorisierung und Segmentierung als Folgen der Ökonomisierung

Im Zuge der Einordnung des Gesundheitssektors und öffentlichen Sozialwesens in eine marktliberale Systemlogik kann seit den 1980er Jahren von einer Ökonomisierung gesprochen werden, die eine Segmentierung von pflegerischem Handeln in Teilleistungen zur Folge hat. Ökonomisierung, verstanden als ein Prozess der Einführung von Marktlogik, Wettbewerbsmechanismen und Wirtschaftlichkeitskriterien, lässt sich sowohl innerhalb der Gesundheits- und (Kinder-)Krankenpflege als auch der Altenpflege beobachten, obwohl die jüngeren Entwicklungen in beiden Bereichen einen unterschiedlichen Verlauf nahmen. Immanent sind den Ökonomisierungsprozessen die Integration von Effizienzprinzipien in die System- und Handlungslogik einerseits und der Rückzug des Staates aus den Anbieterstrukturen andererseits (Outsourcing und Privatisierung sozialer Dienstleistungen).[9]

In der Altenpflege führte die Einführung der Pflegeversicherung 1995 zu einem Prozess der Standardisierung und Vereinheitlichung der Leistungen sowie der gezielten Konkurrenzsituation.[10] Pflegeleistungen werden seither in Punkt- oder Minutenwerten abgerechnet. Die Schaffung eines Anbieter-Wettbewerbs wurde damit begründet, dass nun die Pflegebedürftigen die qualitativ besten Angebote selbst auswählen könnten (Prinzip der Wahlfreiheit). Diese Annahme ist aufgrund des Fachkräftemangels bei gleichzeitiger Zunahme an Pflegebedürftigen ad absurdum geführt worden: Anstelle der Wahlfreiheit für die Nutzer*innen gibt es Versorgungsengpässe. Neben diesem induzierten Wettbewerb hat sich das Pflegesystem auch dadurch nachhaltig verändert, dass der aufstrebende Markt von (ausländischen) Investoren mitgestaltet wird, die eher an lukrativen Renditen als an der Erfüllung eines gesamtgesellschaftlichen Auftrags interessiert sind. Diese Entwicklungen haben Auswirkungen sowohl auf die Arbeitsbedingungen der Beschäftigten als auch auf die Pflegequalität.

In der (Kinder-)Krankenpflege lassen sich ähnliche Tendenzen beobachten, auch wenn die gesetzliche Grundlage eine andere ist. Mit der Einführung des German-Diagnosis Related Groups-Systems (G-DRG-System) 2003 wurden Gruppen von Patient*innen zu Abrechnungsfällen zusammengefasst, für die die Kostenträger eine pauschalisierte Summe zahlen. Marktwirtschaftliche Prinzipien sollten zu mehr Effizienz und damit zu einer bedarfsgerechteren Versorgung der Patient*innen führen. Diese Umstellung der Finanzierungsgrundlage hat für die Krankenhäuser und die Berufsgruppe der Pflege gravierende Folgen: Auch Krankenhäuser unterliegen nun dem Privatisierungstrend und werden interessant als Investitionsobjekte,[11] was den Effizienz- und Kostendruck nochmals erhöht. Personalkosten bilden – wie auch in der Altenpflege – den höchsten Anteil an den Kosten und werden im Hinblick auf Renditen als maßgebliches Sparpotenzial betrachtet. Der bereits zuvor begonnene Stellenabbau in der Pflege wurde mit der Einführung des G-DRG-Systems weiter verschärft. Die aktuelle Unterbesetzung in den Krankenhäusern kann auf etwa 100 000 Vollzeitstellen geschätzt werden.[12] Zeitgleich führen die kürzeren Liegezeiten und eine Zunahme hochaltriger Menschen sowie Neugeborener und Kleinkinder in den Krankenhäusern zu einer Arbeitsverdichtung bei den verbliebenen Pflegefachkräften.

Folgen von Ökonomisierung auf Professionalisierung und Berufsattraktivität

Die Ökonomisierung des Gesundheitswesens hat weitreichende Folgen für den Professionalisierungsprozess und die Berufsattraktivität, wie im Folgenden anhand von Datenmaterial illustriert wird. Die hier vorgestellten Ergebnisse resultieren aus Expert*innen-Interviews, multiperspektivischen Betriebsfallstudien sowie einer Befragung nach der sogenannten Delphi-Methode im Rahmen des ZAFH care4care-Teilprojekts der Hochschule Esslingen. Das ZAFH care4care ist ein multizentrischer Forschungsverbund, der die Umgangsweisen mit dem aktuellen Fachkräftemangel in der Pflege untersucht.[13]

Dass die Ökonomisierung unmittelbar Auswirkungen auf den Berufsalltag und die Berufszufriedenheit der Pflegefachkräfte hat, zeigt sich eindrücklich in den Interviewpassagen mit Pflegefachkräften. Eine Fachkraft der Altenpflege beschreibt ihren Alltag folgendermaßen: *»Man will wirklich* *auch in Ruhe arbeiten, in Ruhe pflegen. Mit Bewohnern in Ruhe umgehen, mit denen Gespräche führen. Aber manchmal ist das überhaupt nicht möglich, ja? Wir sind – also, ich persönlich, meine persönliche Meinung ist, dass ich mich manchmal wie bei einer Bandarbeit fühle. (…) ich komme zur Schicht und bekomme die Aufgaben gezielt, das muss jetzt bis heute Abend gemacht werden.«* Eine andere Fachkraft ergänzt: *»Weil sie gesagt hat so am Band, was ich manchmal mir auch so denke, dass ich es schade finde, dass du in der Schule so tolle Sachen eigentlich lernst, die du umsetzen könntest am Bewohner, aber eigentlich gar nicht so oft die Möglichkeit [hast] – oder so das gar nicht einfach schaffst, so wie man es gerne hätte.«* Der Arbeitsalltag wird mit Fließbandarbeit, vielleicht sogar mit Akkordarbeit – einem typischen Merkmal der Taylorisierung – verglichen. In beiden Aussagen wird deutlich, dass die eigene Fachlichkeit, die in der Ausbildung gelehrt und gelernt wird, unter diesen Bedingungen nicht zum Tragen kommen kann. Die eigenen berufsethischen Vorstellungen sind nicht mit dem Arbeitsalltag vereinbar. Handlungsautonomie ist nicht gegeben, standardisiertes Abarbeiten anfallender Aufgaben ist die Folge. Dieses Arbeitserleben ist nicht nur für die Altenpflege bezeichnend. Eine Fachkraft der Krankenpflege beschreibt ihre Arbeitssituation dergestalt: *»Und du bist halt der Kleinste unten. Du musst es umsetzen. Wie ist völlig egal. Ich sage immer, ihr gebt uns Mehl und ihr gebt uns Kirschen und ihr wollt eine Schwarzwälder. Das funktioniert nicht. Ich kann euch Mehlpappe mit ein paar Kirschen drauf dann anbieten.«* Die Pflegefachkraft erlebt sich am unteren Ende der Hierarchie. Die Folgen der Rationierungen und Einsparungen auf ihren Arbeitsalltag vergleicht sie mit dem Fehlen von Zutaten für die Schwarzwälder Kirschtorte. Auch ihr fehlen Gestaltungsmöglichkeiten. Fachlichkeit und Handlungsautonomie kommen nicht zum Tragen.

Die Analysen zeigen jeweils die Diskrepanz zwischen dem eigenen Anspruch der Pflegefachkräfte an professionelle Pflege und dem, was unter den gegebenen Bedingungen möglich ist. Das Arbeiten unter Zeitdruck und unter dem Druck, ökonomische Kennziffern einhalten zu müssen, stehen aus ihrer Sicht häufig im Widerspruch zum eigenen professionellen Pflegeverständnis und zur Pflegequalität. Trotz des Anspruchs an eine professionelle Versorgung ist der Arbeitsalltag geprägt von der ständigen Reaktion auf die Dringlichkeit anfallender Arbeiten, was gleichzeitig die (implizite) Rationierung von Pflegeleistungen für Pflegebedürftige zur Folge hat. Konsequenzen sind eine zunehmende Belastung der Fachkräfte, der krankheitsbedingte Ausfall bis hin zum Ausscheiden aus dem Beruf. Dieser Berufsalltag hat nicht nur Konsequenzen für die einzelnen Pflegefachkräfte, sondern auch für die Organisation pflegerischer Arbeit. Eine Pflegefachkraft, die als Praxisanleiter*in arbeitet, formuliert die Folgen des mit den Veränderungen einhergehenden Zeitdrucks für ihren Anspruch an Professionalität so: »*Oder auch die Tendenz, dass man halt viele Leute einfach im Bett lässt und sagt, ›komm, Pflege im Bett‹, bevor irgendwas kompliziert wird und man jemand in Bewegung bringen muss. Und natürlich finde ich auch, dass die Kompetenz natürlich abnimmt, auch der frisch Examinierten. Wenn die nie mehr erleben, dass man sagt, wir haben hier eine komplexe Situation der Bewegungsunterstützung, und die das real nicht mehr erleben, dann werden die das auch nicht lernen.*« Die Praxisanleiter*in erlebt in ihrem Alltag, dass aufgrund des Zeitdrucks nicht gemäß der Prinzipien einer aktivierenden Pflege gehandelt werden kann. Dieses Handeln widerspricht dem professionellen Selbstverständnis, da es einerseits die Immobilität der Pflegebedürftigen fördert und sich andererseits auf die Ausbildung der für eine aktivierende, ressourcenorientierte Pflege erforderlichen professionellen Kompetenzen negativ auswirkt – schlicht, weil die Auszubildenden diese professionellen Pflege-Prinzipien in ihren Praxiseinsätzen nicht als Berufsrealität erleben. Dies kann dazu führen, dass neu ausgebildete Pflegefachkräfte sich auf praktischer Handlungsebene Routinen angeeignet haben, die nicht dem professionellen Standard entsprechen.

Dabei hat die Ausbildung für das Fortbestehen des Pflegeberufs einen hohen Stellenwert: Um den eigenen Personalbedarf zu decken, wird die Ausbildung von den pflegefachlichen Leitungen als erfolgversprechendste Personalgewinnungsmaßnahme priorisiert. Jedoch zeigt sich auch hier eine Tendenz der Deprofessionalisierung: Mit dem Ziel, möglichst viele Auszubildende direkt nach der Ausbildung als neue Fachkräfte übernehmen zu können, werden Zugeständnisse bezogen auf deren Eigenständigkeit und Handlungskompetenz gemacht: Übernommen werden dann auch Ausgebildete, die in einem erhöhten Maß und für längere Zeit als sonst üblich von erfahreneren Fachkräften begleitet und betreut beziehungsweise anderweitig nachqualifiziert werden müssen. Dieser zusätzliche Aufwand ist von den bereits gut eingearbeiteten Fachkräften bei gleichzeitigem Mangel an Pflegepersonal zu leisten. Eine Führungskraft formuliert dies folgendermaßen: »*Ich habe am Ende dieser Jahre auf dem Papier Pflegefachkräfte, die aber natürlich nicht so qualifiziert und kompetent sind, wie ich sie eigentlich bräuchte. D. h., ich muss dann auch gucken, wie gestalte ich deren Arbeitsalltag so, (…) ich sage es auch wieder salopp, [damit sie] keinen Schaden anrichten*«. Dieser Kompromiss kann sich langfristig negativ auf die weitere Entwicklung der Pflege als Profession auswirken. Wenn Zugangsvoraussetzungen bei der Auswahl der Auszubildenden oder auch Anforderungen beim Berufseinstieg abgesenkt werden, zieht dies eine aufwändigere Betreuung der Auszubildenden und zusätzliche Unterstützungsangebote beim Berufseinstieg nach sich – bei gleichzeitigem Mangel an Fachpersonal. Die gesamte praktische Ausbildung steht im Zeichen des Personalmangels, unter anderem finden die vorgeschriebenen Praxisanleitungen nicht statt, und die Auszubildenden werden insgesamt im Arbeitsalltag zu wenig begleitet und betreut, mit negativen Folgen für die Entwicklung einer beruflichen Handlungskompetenz der Berufseinsteiger*innen. Da sie als neue Fachkräfte sehr schnell vollverantwortlich mitarbeiten müssen, kann dies Auswirkungen auf die Pflegequalität haben.

Hieraus können langfristige Konsequenzen im Hinblick auf die Professionalisierung erwachsen, wenn die beschriebenen Zusammenhänge zu Einschränkungen der beruflichen Fachlichkeit insgesamt führen. Dies stünde zum einen den Entwicklungen und Bestrebungen der Pflege der vergangenen beiden Jahrzehnte zu einer fachlich fundierten Profession entgegen. Zum anderen würde die Diskrepanz zwischen den hohen Erwartungen an die Kompetenzen beruflicher Pflege und der Realität qualitativ abnehmender Performanz größer. Dabei sehen die Leitungspersonen durchaus die Relevanz einer hohen Fachlichkeit für die Attraktivität des Pflegeberufs. Sie fordern, dass Tätigkeitsprofile definiert, die Handlungsautonomie gesteigert und Vorbehaltsaufgaben erweitert werden müssten. Zudem müssen die hohe Fachlichkeit und der professionelle Anspruch der Pflege in der öffentlichen Wahrnehmung markanter werden. Eine Führungskraft beschreibt dies dergestalt: »*Das ist eben kein Job wie – keine Hilfstätigkeit, sondern ist einfach eine FACHARBEIT, die (...) da gemacht wird. Deshalb lernt man da drei Jahre, deshalb macht man da zwei Jahre Fachweiterbildung, und deshalb studiert man eventuell noch ein paar Jahre hinterher. Dass das eben dann so in der Öffentlichkeit ankommt.*«

Professionalisierung und/oder Profitorientierung?

Die Ausführungen legen nahe, dass die bisher verhältnismäßig unabhängig voneinander verlaufenden Diskurse um Professionalisierung und Ökonomisierung durchaus in einem problematischen Zusammenhang stehen. Unter dem Ökonomisierungsverdikt verändert sich schleichend und irreversibel der Alltag des Pflegesystems entgegen aller bisherigen Professionalisierungsbemühungen. Die Bestrebung, Pflege hinsichtlich Fachlichkeit, Autonomie und Eigenverantwortlichkeit zu professionalisieren, wird zum Teil konterkariert durch Arbeitsbedingungen, die durch die Fokussetzungen im Kontext der Ökonomisierung geprägt sind. In der Praxis führt dies, darauf weisen die Analysen hin, zu einem Absenken der professionellen Standards. Diese daraus resultierenden reduzierten fachlichen Standards werden zur Normalität für die neu in den Pflegeberuf einsteigenden Fachkräfte – mit weitreichenden Folgen für deren weitere berufliche Sozialisation. Dem Professionalisierungsdiskurs steht somit eine Praxis der De-Professionalisierung gegenüber.

Die öffentliche Diskussion um Attraktivitätsaspekte des Pflegeberufs wie Entlohnung und Arbeitszeiten greifen vor dem Hintergrund der vorgestellten Analysen zu kurz. Erforderliche Handlungsansätze zur Steigerung der Berufsattraktivität benötigen eine tiefer gehende Debatte und weiterführende Aushandlungsprozesse, die auch Professionalisierung miteinschließen, denn berufliches Handeln entlang professioneller und berufsethischer Ansprüche ist nicht nur für die Erfüllung des gesellschaftlichen Auftrags notwendig, sondern ist Voraussetzung für die Attraktivität des Berufs und den Verbleib der Pflegefachkräfte in ihrem Beruf.

Grundsätzlich ist eine generelle gesellschaftliche Debatte darüber erforderlich, welchen Wert die Gesellschaft der Pflege von Menschen mit Unterstützungsbedarf beimisst und in Zukunft beimessen möchte beziehungsweise in welchem sozial- und wirtschaftspolitischen Kontext Pflege stattfinden soll. Es stellt sich einerseits die Frage, ob Einrichtungen der Gesundheitsversorgung gewinnorientiert arbeiten können und sollten. Andererseits steht der gesamtgesellschaftliche Beitrag zur Diskussion, den die Pflege sozial- und wirtschaftsinvestiv leisten kann.[14] Forderungen der befragten pflegefachlichen Leitungen unterstreichen die Notwendigkeit einer Grundsatzdebatte. Dazu gehört auch, die Fachlichkeit des Pflegeberufs verstärkt in der Öffentlichkeit hervorzuheben. Der Fokus sollte in den Medien nicht auf der Darstellung der Defizite liegen, und Pflege darf nicht länger als Negativbeispiel für schlechte Arbeitsbedingungen herangezogen werden. Schließlich ist grundsätzlich der Zentralwertbezug von Pflege und somit der eigenständige Beitrag, den berufliche Pflege im sozialen System leistet, zu diskutieren. Ob die Gesellschaft zu einer gesellschafts- und sozialpolitischen Neubewertung der Pflege wie auch aller anderen Careberufe bereit ist, beziehungsweise wie man sie dahingehend sensibilisieren kann, ist ungewiss.

Aktuell scheint sich der beruflichen Pflege ein Gelegenheitsfenster geöffnet zu haben, das Thema steht weit oben auf der politischen Agenda. Die »Konzertierte Aktion Pflege«, die als Antwort der Bundesregierung auf den aktuellen und zukünftigen Pflegefachkraftbedarf von den drei Bundesministerien für Gesundheit, für Arbeit und Soziales sowie für Familie, Senioren, Frauen und Jugend ins Leben gerufen wurde, ist Zeichen des aktuellen Tatendrangs und durchaus in seinen Ansätzen zu begrüßen.[15]

Doch auch hier bleibt abzuwarten, inwiefern die Verheißungen – auch in Bezug auf die Professionalisierung und die Wirkungen auf die Attraktivität des Pflegeberufs – konkretisiert und umgesetzt werden. Nachhaltige Bemühungen sind erforderlich, um die derzeit gegenläufigen Pfade der Professionalisierung, Ökonomisierung und Berufsattraktivität auf einen gemeinsamen Weg zu bringen, damit Pflege ihre Fachlichkeit professionell einsetzen und somit ihrer Rolle für die Gesundheit aller Menschen gerecht werden kann.

Anmerkungen

1 Zentrum für angewandte Forschung an Hochschulen care4care, weitere Informationen unter www.zafh-care4care.de.
2 Vgl. Anne Kellner, Von Selbstlosigkeit zur Selbstsorge. Eine Genealogie der Pflege, Berlin 2011, S. 91 ff.
3 Vgl. Doris Schaeffer/Klaus Wingenfeld, Entwicklung von Pflegewissenschaft in Deutschland, in: Doris Schaeffer (Hrsg.), Handbuch Pflegewissenschaft, Weinheim 2014, S. 9–15.
4 Vgl. Simone Moses, Die Akademisierung der Pflege in Deutschland, Bern 2015, S. 39.
5 Vgl. Karin Reiber, Eine Wissenschaft für sich – Pflegestudium 2.0, in: Padua. Pflege anders denken und ausbilden 1/2011, S. 54–57.
6 Vgl. Gesetz zur Reform der Pflegeberufe (Pflegeberufereformgesetz - PflBRefG), in: Bundesgesetzblatt 49, Teil I/2017, S. 2581–2614.
7 Vgl. Robert Bosch Stiftung (Hrsg.), Mit Eliten pflegen. Für eine exzellente, zukunftsfähige Gesundheitsversorgung in Deutschland, Stuttgart 2018.
8 Sabine Bartholomeyczik, Professionelle Pflege heute. Einige Thesen, in: Susanne Kreutzer (Hrsg.), Transformationen pflegerischen Handelns. Institutionelle Kontexte und soziale Praxis vom 19. bis 21. Jahrhundert, Göttingen 2010, S. 133–154, hier S. 135.
9 Vgl. Birgit Pfau-Effinger/Ralf Och/Melanie Eichler, Ökonomisierung, Pflegepolitik und Strukturen der Pflege älterer Menschen, in: Adalbert Evers/Rolf G. Heinze (Hrsg.), Sozialpolitik. Ökonomisierung und Entgrenzung, Wiesbaden 2008, S. 83–98.
10 Vgl. Diana Auth, Ökonomisierung der Pflege. Formalisierung und Prekarisierung von Pflegearbeit, in: WSI-Mitteilungen 6/2013, S. 412–422.
11 Vgl. Michael Simon, Die ökonomischen und strukturellen Veränderungen des Krankenhausbereichs seit den 1970er Jahren, in: Ingo Bode/Werner Vogd (Hrsg.), Mutationen des Krankenhauses. Soziologische Diagnosen in organisations- und gesellschaftstheoretischer Perspektive, Wiesbaden 2016, S. 29–45.
12 Vgl. ders., Unterbesetzung und Personalmehrbedarf im Pflegedienst der allgemeinen Krankenhäuser. Eine Schätzung auf Grundlage verfügbarer Daten, 2015, https://deutscher-pflegerat.de/Fachinformationen/Simon-2015-Unterbesetzung-und-Personalmehrbedarf-im-Pflegedienst-2.pdf.
13 Weitere Informationen zu den Erhebungsmethoden finden sich unter www.zafh-care4care.de/teilprojekte/teilprojekt-he.
14 Vgl. den Beitrag von Michaela Evans und Christine Ludwig in diesem Band.
15 Vgl. ebd.

Wolfgang Schroeder/Lukas Kiepe

Improvisierte Tarifautonomie in der Altenpflege

Zur Rolle von Gewerkschaften, Arbeitgeberverbänden und Staat

Fachkräftemangel und Pflegenotstand: Kaum eine Branche steht derzeit so im öffentlichen Fokus wie die Altenpflege. 1,15 Millionen Beschäftigte arbeiten laut Pflegestatistik[1] inzwischen in den ambulanten und stationären (Alten-)Pflegeeinrichtungen, weit mehr als in den meisten anderen Branchen der bundesdeutschen Wirtschaft. Im Unterschied zu diesen besteht in der Altenpflege derzeit noch keine eigene, belastbare Branchenordnung, weshalb der Staat »von oben« versucht, eine solche zu ermöglichen. Dazu gehören branchenspezifische Organisationen, wie Gewerkschaften, Berufsverbände und Arbeitgeberverbände, die die Interessen der unterschiedlichen Gruppen vertreten, um sektorale Normen, beispielsweise Tarifverträge, zu verankern.

Gegenwärtig besteht eine Asymmetrie zwischen den durchsetzungsstarken Interessen der Arbeitgeber/innen und den »schwachen Interessen«[2] der Beschäftigten, die in der Altenpflege kaum in Berufsverbänden oder Gewerkschaften organisiert sind. Durch diese organisatorische Schwäche können sie ihre Interessen im politischen Prozess nicht ausreichend artikulieren und somit keinen starken politischen Druck ausüben. Die beteiligungsorientierte Einbindung der Beschäftigten durch eigene, starke und kooperative Kollektivakteure unterbleibt. Es wird daher argumentiert, dass eine funktionierende Interessenvertretung der Beschäftigten in der Altenpflege »von unten«, also von den Betroffenen selbst getragen werden muss. Der Weg zu dieser authentischen Selbstorganisation und Selbstartikulation der beruflich Pflegenden wird zwar gegenwärtig durch viele Faktoren gehemmt, ist aber prinzipiell möglich.

In diesem Beitrag wird eingangs beschrieben, wie Beschäftigteninteressen gewerkschaftlich organisiert werden können und welche strukturellen Faktoren diese Organisation beruflich Pflegender hemmen. Anschließend werden die Interessen beruflich Pflegender charakterisiert, um dann zu erläutern, welche Organisationen für die authentische Vertretung der Pflegekräfte infrage kommen. Danach wird erklärt, warum wir es in der Pflege derzeit mit Organisationen der defekten Interessenvertretung zu tun haben, die in diesem Zustand keine hinreichende Basis für eine funktionierende Tarifautonomie bilden. Zugleich wird argumentiert, dass die aktuellen Entwicklungen im Schatten der Debatte um Pflegenotstand und Fachkräftemangel als Versuche des Staates gedeutet werden können, angesichts des Fehlens von handlungs- und verpflichtungsfähigen Akteuren, Tarifautonomie zu improvisieren. Schließlich wird reflektiert, inwieweit durch eine Politik der improvisierten Tarifautonomie in der Altenpflege Auswege aus dem »Teufelskreis der defekten Interessenvertretung« der Beschäftigten entwickelt werden können.

Interessenvertretung in drei Welten

Beschäftigten- und Arbeitgeberinteressen sind in Deutschland je nach Branche unterschiedlich organisiert, sodass wir es mit einem heterogenen System der Arbeitsbeziehungen zu tun haben. Eine Orientierung bildet das Konzept der drei Welten der Arbeitsbeziehungen.[3] In der »ersten Welt«, die durch das Prinzip der Sozial-/Konfliktpartnerschaft geprägt ist, gibt es relativ starke Gewerkschaften, verpflichtungsfähige Arbeitgeberverbände, Betriebsräte und Mitbestimmung. Darauf aufbauend bestehen attraktive Tarifverträge, meistens vermittelt über Flächentarifverträge. Diese »erste Welt« besteht in größeren Betrieben, in der exportorientierten Industrie und in weiten Teilen des Öffentlichen Dienstes. In der »zweiten Welt« der verarbeitenden Industrie und des Dienstleistungssektors ist die gewerkschaftliche Stärke regional, branchenspezifisch und nach Betriebsgröße sehr unterschiedlich und häufig nur situativ herstellbar. Außerhalb des Öffentliches Dienstes sind Betriebsräte und Mitbestimmung nicht obligatorisch, Gewerkschaften und Arbeitgeberverbände mitunter schwach vertreten und Tarifbindung häufig in Form von Haustarifverträgen oder Vergütung in Anlehnung an Tarifverträge vorhanden. In der »dritten Welt« sind Gewerkschaften schwach oder gar nicht vertreten.

Die Altenpflegebranche ist gegenwärtig Teil der »zweiten und dritten Welt« der Arbeitsbeziehungen. Während die Pflegeeinrichtungen der öffentlichen Träger und freigemeinnützigen Wohlfahrtsverbände meist in der »zweiten Welt« eingeordnet werden können, liegen die privat-gewerblichen Einrichtungen in der »dritten Welt«. Gremien zur Mitarbeitervertretung sind dort selten, oder Beschäftigte wissen aus unterschiedlichen Gründen nicht von diesen. In einer Umfrage[4] gaben nur 10,6 Prozent der befragten Altenpflegekräfte, die bei privaten Trägern arbeiten, an, es gebe in ihrer Pflegeeinrichtung einen Betriebsrat. Bei frei-gemeinnützigen (außer kirchlichen) Trägern waren es 36,4 Prozent. 29,9 Prozent der bei öffentlichen Trägern Beschäftigten wussten vom Personalrat, 38,5 Prozent der bei Caritas und Diakonie Beschäftigten gaben an, es gebe eine Mitarbeitervertretung.

Der Vergleich der Altenpflege mit anderen Branchen zeigt also, dass dort eine prekäre Akteurskonstellation vorherrscht. Die ökonomisierte, professionalisierte und zugleich kleinteilige Einrichtungsstruktur mit rund 14 100 ambulanten Pflegediensten und 14 500 stationären Pflegeheimen[5] zeichnet sich durch asymmetrische Marktverhältnisse aus, in der unternehmerische Risiken zunehmend auf Beschäftigte abgewälzt werden. Neben öffentlichen und frei-gemeinnützigen Trägern engagieren sich seit Einführung der Pflegeversicherung 1995 zunehmend gewerbliche Träger. Neben inhabergeführten Einrichtungen[6] steigen verstärkt private Equity-Investoren ins Pflege-»Geschäft« ein.[7]

Historisch betrachtet war die institutionalisierte Pflege eine größtenteils kirchlich-karitative Tätigkeit, die vielfach von Nonnen ausgeführt wurde. Aus dem ursprünglich unbezahlten »Liebesdienst« entwickelte sich erst durch späte Professionalisierung ein moderner Beruf.[8] Die Mentalität der Pflegekräfte ist zum Teil noch in dieser Struktur vom karitativen Liebesdienst verhaftet. Dem steht entgegen, dass die Pflege inzwischen stark ökonomisiert und die Arbeit sehr verdichtet ist. Das Nachwirken dieses Leitbildes, ein hoher Frauenanteil (86 Prozent), viele Teilzeitbeschäftigte (50,1 bis 72,9 Prozent) und gering Qualifizierte (17,6 bis 22,5 Prozent) lassen gewerkschaftliches Handeln erst einmal berufsfremd erscheinen. Seit Einführung der Pflegestatistik 1999 zeigen sich Prekarisierungstendenzen: Der Anteil der Vollzeitbeschäftigten und der Fachkräfte ist trotz gesetzlicher Vorgaben gesunken. Insgesamt erschwert ein unzureichend profiliertes Beschäftigtenbewusstsein kollektives Handeln über Betriebsräte und Gewerkschaften.

Beruflich Pflegende und ihre arbeitsbezogenen Interessen

Die Mehrheit der Pflegekräfte (86,7 Prozent) sieht den Staat in der Verantwortung, für Verbesserungen in der Altenpflege zu sorgen *(Abbildung)*. Interessanterweise werden die Vertretungen der Arbeitnehmer/innen (45,9 Prozent) seltener als die Arbeitgeber/innen (71,8 Prozent) adressiert. Tatsächlich könnten die Träger einiges tun, um die Attraktivität der Arbeitsplätze zu verbessern; zumal in der Altenpflege zum Teil hohe Renditen erwirtschaftet werden. Dennoch ist aus Sicht der Beschäftigten die Politik maßgeblich, weil diese den Rahmen absteckt. Für die Entwicklung kollektiver Arbeitsbeziehungen ist diese Sicht problematisch, weil die Auseinandersetzung mit den Arbeitgeber/innen vernachlässigt wird.

Abbildung: Zuschreibung der Verantwortung für Verbesserungen in der Pflege

	große Verantwortung	mittlere Verantwortung	geringe Verantwortung	keine Verantwortung
Staat	87,5	9,6	2,4	0,5
Arbeitgeber	72,5	22,9	4,2	0,5
Gesellschaft als Ganzes	62,6	26,8	8,1	2,5
Arbeitnehmervertretungen	49,5	34,6	13,1	2,8
Beschäftigte	40,7	37,0	17,2	5,1

Die Frage lautete: »Wen sehen Sie in der Verantwortung, sich für Verbesserungen im Pflegebereich einzusetzen?« Rundungsbedingte Abweichungen von Hundert.
Quelle: Wolfgang Schroeder, Interessenvertretung in der Altenpflege, Wiesbaden 2018, S. 181.

Maßgebliche Ursachen für diese Entwicklung sind, *erstens*, bereits ausgeführte, historische Gründe, die erst relativ spät zu einer Institutionalisierung und Professionalisierung des Arbeitsfeldes geführt haben; *zweitens* die enge Beziehung zwischen pflegebedürftigen Menschen und beruflich Pflegenden. *Drittens* geht der hohe Anteil an Teilzeitbeschäftigung mit einer geringen Berufsidentifikation einher, was offenbar keine gute Voraussetzung für kollektives Handeln in der Arbeitswelt ist. Und *viertens* gibt es einen »Teufelskreis der defekten Interessenvertretung«: Weil es wenige Gewerkschaftsmitglieder in der Altenpflege gibt, hat die Gewerkschaft auch wenige Ressourcen. Das ist eine Ursache dafür, dass kaum hauptamtliche Gewerkschafter/innen in diesem Bereich aktiv sein können. Also ist die Gewerkschaft dort nicht so präsent, wie es notwendig wäre. Den Pflegekräften bieten sich daher auch wenige Möglichkeiten, der Gewerkschaft zu begegnen.

Ein zentraler Befund ist: Viele beruflich Pflegende können sich grundsätzlich vorstellen, Mitglied der Gewerkschaft zu werden, doch sie hatten noch nie (80,3 Prozent) oder kaum Kontakt zu ihr. Sie haben gar keine Vorstellung davon, was Gewerkschaften machen und wie sie selbst aktiv werden könnten. Die häufigsten Gründe für die Nicht-Mitgliedschaft in Gewerkschaften sind der Mangel an relevanten gewerkschaftlichen Themen für die befragten Pflegekräfte, ein ungenügender Zusatznutzen, der fehlende Anlass, nie darüber nachgedacht zu haben, keine Erwartungen an Mitgliedschaft und zuletzt der Mitgliedsbeitrag.

Direkt nach den Präferenzen der Veränderungen in ihrem Arbeitsumfeld gefragt, wünschen sich beruflich Pflegende weniger Zeitdruck, an zweiter Stelle mehr Gehalt und an dritter Stelle andere Arbeitszeiten – allesamt klassische Themen von Gewerkschaften, die in Tarifverträgen geregelt werden können. Nach dem zentralen Akteur für die Vertretung dieser und weiterer Interessen von Pflegekräften gefragt, festigt die Beschäftigtenbefragung das Bild, dass die Politik als wichtigster Akteur für die Interessenvertretung gesehen wird (36,7 Prozent). Darüber hinaus wird den Betriebsräten beziehungsweise Mitarbeitervertretungen eine bedeutende Rolle zugeschrieben (25,1 Prozent). Mit deutlichem Abstand folgen Pflegekammern (13,3 Prozent), Berufsverbände (11,7 Prozent) und Gewerkschaften (9,4 Prozent). Augenscheinlich messen Pflegekräfte den Gewerkschaften als originärer Vertretung ihrer arbeitsweltlichen Interessen wenig Relevanz bei.

Gewerkschaftliche Interessenvertretungen beruflich Pflegender

Was sind die Angebote von Berufsverbänden, Pflegekammern und Gewerkschaften, um die Interessen der Pflegekräfte individuell oder kollektiv zu vertreten? Auf der überbetrieblichen Ebene ermöglichen Gewerkschaften, Berufsverbände sowie neuerdings Pflegekammern kollektives Handeln der Pflegekräfte. Ob Verdi, Deutscher Berufsverband für Pflegeberufe (DBfK) oder Deutscher Berufsverband für Altenpflege (DBVA), diese organisieren im Vergleich zur Beschäftigtenzahl wenige Mitglieder und verfügen über eingeschränkte personelle und finanzielle Ressourcen: Nur 4,9 Prozent der Befragten sind Mitglied eines Berufsverbandes, 12,3 Prozent sind Gewerkschaftsmitglied. Berufsverbände haben keinen direkten Einfluss auf die materiellen Arbeitsverhältnisse ihrer Mitglieder. Sie sind aber durchaus wichtige Akteure, um Fragen der beruflichen Entwicklung, Aus- und Weiterbildung zu unterstützen. In der Altenpflege gibt es über ein Dutzend Fachvereinigungen, die auf freiwilliger Mitgliedschaft beruhen und – im Gegensatz zur Pflegekammer – über kein Repräsentationsmonopol verfügen.

In der gegenwärtigen Diskussion um die Interessenvertretung von Pflegekräften nehmen Pflegekammern eine prominente Rolle ein. Mit der Einführung von Pflegekammern sind hohe Erwartungen[9] und eine polarisierte Debatte verbunden. In Verbänden und Wissenschaft stehen sich Unterstützer/innen[10] und Kritiker/innen[11] dieser Ideen (teils unsachlich) gegenüber. Die Kammeridee für Pflegeberufe ist in den Ländern unterschiedlich fortgeschritten: In Rheinland-Pfalz, Schleswig-Holstein und Niedersachsen gibt es diese bereits, in Bayern wurde ein Sonderweg beschritten,[12] Baden-Württemberg und Nordrhein-Westfalen planen die Einrichtung, anderswo ist die Gründung vorerst kein Thema beziehungsweise der Ausgang unklar.

Wie andere Berufskammern sind Pflegekammern Körperschaften des öffentlichen Rechts mit Selbstverwaltung und ermöglichen den Zwangsmitgliedern eine Selbstorganisation des Berufsstandes. Die gesetzlich geregelten Aufgaben einer Kammer umfassen in der Regel Funktionen der Standesvertretung, Standesförderung und Standesaufsicht. Besonders kontrovers diskutiert wird die These (und Antithese), dass Pflegekammern die Interessenvertretung der Pflegekräfte stärken (beziehungsweise schwächen) werden. Unterstützer/innen und Kritiker/innen tragen jeweils theoretisch fundierte Argumentationen vor, die nach der Gründung von drei Pflegekammern empirisch überprüft werden können. Ohne eine solche Überprüfung ist dem gegenwärtigen Disput kein neues Argument hinzuzufügen. Mit Blick auf die oben erläuterten arbeitsbezogenen Interessen beruflich Pflegender können Pflegekammern eine wichtige Erwartung nicht erfüllen: Sie sind keine Tarifvertragspartei, »Tarifangelegenheiten bleiben nach wie vor der Gewerkschaft überlassen«.[13]

Gewerkschaften sind Zusammenschlüsse von Arbeitnehmer/innen, die im Sinne des Paragrafen 2 Tarifvertragsgesetz (TVG) durch Tarifverträge mit Arbeitgeber/innen(-Vereinigungen) die arbeitsbezogenen Interessen (wie Entgelt, Arbeitszeit, Urlaub, Arbeitsbedingungen) zu regeln versuchen. Dafür, dass es bisher nicht gelungen ist, eine größere Zahl an Tarifverträgen in der Altenpflege zu fixieren, gibt es drei gewichtige Gründe: *Erstens* mangelt es an einer mitglieder- und durchsetzungsstarken Gewerkschaft. *Zweitens* fehlen kooperationswillige Arbeitgeberverbände im privatwirtschaftlichen Bereich, und *drittens* bewegen sich die kirchlichen Wohlfahrtsverbände Caritas und Diakonie mit ihrer Orientierung am sogenannten dritten Weg außerhalb der Tarifautonomie.

Mit Blick auf das eingangs geschilderte Drei-Welten-Modell lässt sich festhalten, dass die »zweite Welt« bei der verschwindend geringen Anzahl öffentlicher Träger (874 der 28 600 Pflegeeinrichtungen) vorherrscht. Der Tarifvertrag für den Öffentlichen Dienst gilt bei schätzungsweise 39 000 Beschäftigten.[14] Die tarifgebundenen Einrichtungen der nicht konfessionellen Wohlfahrtsverbände (Arbeiterwohlfahrt/AWO, Deutsches Rotes Kreuz/DRK, Deutscher Paritätischer Wohlfahrtsverband/DPWV) können mit Abstrichen der »zweiten Welt« zugeschlagen werden. Während es hier mitunter verpflichtungsfähige Arbeitgeberverbände (Arbeitgeberverband AWO, Paritätische Tarifgemeinschaft, Paritätischer Arbeitgeberverband, Bundestarifgemeinschaft des DRK) gibt, ist die Gewerkschaft Verdi schwach aufgestellt, trotzdem gelten Tarifverträge für schätzungsweise 50 000 Beschäftigte.

Von der Sondersituation in den konfessionellen Einrichtungen sind etwa 156 000 Caritas- und 188 000 Diakonie-Beschäftigte, also insgesamt rund 334 000 Altenpflegekräfte, betroffen. Auch wenn Caritas und Diakonie einer eigenen Rechtsordnung im Bereich des Arbeitsrechts und der Arbeitsbeziehungen (Tarifvertragsrecht) unterliegen, bestehen dort institutionell klar konfigurierte Repräsentanten der Arbeitgeber- und der Arbeitnehmerseite. Zudem liegt die Entlohnung in den kirchlichen Wohlfahrtsverbänden über dem branchenüblichen Niveau.[15] Der normativen Leitidee der »Dienstgemeinschaft« folgend, verhandeln Dienstnehmer/innen und Dienstgeber/innen in paritätisch besetzten Arbeitsrechtlichen Kommissionen (ARK)[16] verbindliche Arbeitsvertragsrichtlinien (AVR). Dies hat für die Beschäftigten und ihre Interessen den Vorteil, dass ihre Beteiligung institutionell verankert ist. Allerdings sind sie auf die Kooperation mit den Dienstgeber/innen angewiesen: Ohne deren Zustimmung gibt es keine Einigung. Mittel des Arbeitskampfes, beispielsweise der Erzwingungsstreik, sind den Dienstnehmer/innen im kirchlichen Arbeitsrecht verboten. Auch wenn es bei den kirchlichen Wohlfahrtsverbänden einige Besonderheiten und einen alternativen Modus der Konfliktaustragung gibt, kann man diese Struktur der »zweiten Welt« zuordnen. Auffallend ist aber auch, dass die ehemals starke Abgrenzung der konfessionellen Verbände gegenüber Gewerkschaften und Tarifverträgen langsam zu erodieren scheint.

Bei der Vielzahl an privat-gewerblichen Pflegeeinrichtungen mangelt es auf beiden Seiten an handlungsfähigen Tarifpartnern. Damit zählt der privat-gewerbliche Bereich zur »dritten Welt« der Arbeitsbeziehungen. Es existieren zwei unterschiedliche Arbeitgeberverbände, die jüngeren Datums sind. 2009 wurde der Arbeitgeberverband Pflege (AGVP) gegründet, der 14 Mitglieder mit einem Umsatz von zwei Milliarden Euro vereint.[17] Angaben zur Geltung von Tarifverträgen liegen nicht vor, der AGVP setzt sich für eine monatliche Lohnuntergrenze für Pflegefachkräfte in Höhe von 2500 Euro ein und ist an der Pflegekommission beteiligt, die den Pflegemindestlohn festlegt. 2015 wurde aus dem Bundesverband privater Anbieter sozialer Dienste (BPA) heraus ein Arbeitgeberverband gegründet (BPA-AGV), dessen Präsident gegenwärtig der FDP-Politiker Rainer Brüderle ist. Nach eigenen Angaben sind dort 4000 Unternehmen mit rund 190 000 Beschäftigten aus mehreren Bereichen der Sozialwirtschaft organisiert. Der BPA-AGV gibt an, dass seine »Arbeitsvertragsrichtlinien« für 30 000 Beschäftigte gelten. Hierbei handelt es sich nicht um wirksame Tarifverträge, sondern um einseitige Empfehlungen des Verbandes, die für seine Mitglieder freiwillig sind.

Zusammengenommen existieren also sektoral zersplitterte Arbeitgeberverbände für die Bereiche der Wohlfahrtspflege, der öffentlichen und der privaten Anbieter, deren Kollektivverträge schätzungsweise 460 000 der 1,15 Millionen Altenpflegekräfte erfassen. Dies entspricht 40 Prozent der Beschäftigten, wobei drei Viertel davon auf die kirchliche AVR entfallen und lediglich ein Viertel auf Tarifverträge und unverbindliche AVR. Selbst wenn hier nicht erfasste Haustarifverträge hinzukommen, gilt für die Mehrzahl der Altenpflegekräfte kein Tarifvertrag.

Neue Arbeitsbeziehungen für die Altenpflege?

Angesichts des seit Jahrzehnten in der sozialwissenschaftlichen Literatur diskutierten »Pflegenotstandes«,[18] des wachsenden Fachkräftemangels und höchster gesellschaftlicher und medialer Aufmerksamkeit versprachen CDU, CSU und SPD 2018 in ihrem Koalitionsvertrag eine bedarfsgerechte Weiterentwicklung der Pflege. Mit dem Pflegepersonalstärkungsgesetz (PpSG) wurde ein – bisher wenig wirksames – Sofortprogramm mit 13 000 neuen Stellen für Pflegefachkräfte gestartet. Im Rahmen der »Konzertierten Aktion Pflege« arbeiteten ein Jahr lang Vertreter/innen des Staates und der Verbände in fünf Arbeitsgruppen an perspektivischen Lösungen, um die vorhandenen Probleme in den Griff zu bekommen. Zentral für die arbeitsbezogenen Interessen beruflich Pflegender war die Arbeitsgruppe »Entlohnungsbedingungen in der Pflege«. Im Nachgang zur »Konzertierten Aktion Pflege« wurden im Herbst 2019 durch ein Pflegelöhneverbesserungsgesetz die Arbeitsbeziehungen in der Altenpflege neu justiert.

Die nachstehend beschriebenen Entwicklungen können als Versuch gedeutet werden, trotz der prekären Akteurskonstellation auf Seiten der Arbeitnehmer/innen und Arbeitgeber/innen in der Pflege eine Art Tarifautonomie zu improvisieren. In der »Konzertierten Aktion Pflege« befürwortete die »Mehrheit der Arbeitsgruppe [5]«[19] daher einen Vorschlag, der zwei Optionen zur improvisierten Tarifautonomie eröffnet: eine tarifvertragliche Perspektive sowie neue Formen staatlich garantierter Mindestlohnfestsetzungen. Option eins, die Etablierung der Tarifautonomie in der Altenpflege auf der Basis tarifvertraglicher Regelungen, wird insbesondere getragen von einer Verbändekoalition von Verdi und AWO – erweitert um einige Akteure der Freien Wohlfahrtspflege. Diese Option berücksichtigt zwar das kirchliche Selbstbestimmungsrecht, also den »dritten Weg«; zugleich hat sie den Makel, dass die Mehrheit der (privaten) Arbeitgeber/innen diese Lösung ablehnt.

Deshalb zielt die zweite Option[20] darauf ab, die seit 2009 bestehende Pflegekommission zu reformieren. Obwohl dem Gesetz nach berechtigt, Arbeitsbedingungen, wie Urlaub, Höchstarbeits- und Mindestruhezeiten und vieles mehr vorzuschlagen, konnte sich die Kommission bisher nur auf Pflegemindestlöhne einigen: Ab 1. Januar 2020 sind dies 11,35 Euro für West- und 10,85 Euro für Ostdeutschland. Künftig soll der Mindestlohn nach Art der Tätigkeit oder der Qualifikation der Beschäftigten differenzieren. Auf diese Weise soll durch eine Kommission aus Arbeitgeberverbänden und Gewerkschaften eine Lohnstruktur entwickelt werden, die auch bei einer schwachen Position der Sozialpartner darauf hinwirkt, dass eine flächendeckende Erhöhung der Löhne möglich wird.

Die erste Option, Tarifvertragslösung nach Paragraf 7a Arbeitnehmer-Entsendegesetz (AEntG) genannt, ist zwischen den Verbänden besonders umstritten. Das DRK trägt diesen Ansatz nicht mit, ferner äußern die privat-gewerblichen Arbeitgeberverbände BPA, AGVP und BDA »rechtliche bis hin zu verfassungsrechtlichen Bedenken gegen diesen Weg und lehnen diesen Weg ab«.[21] Vorbereitungen für eine Verfassungsklage wurden unter anderem durch ein Gutachten von einem ehemaligen Richter des Bundesverfassungsgerichtes initiiert.[22] Der AGVP spricht von »einem Kotau vor der schwindsüchtigen Gewerkschaft Verdi, schlecht gemanagten AWO Pflegeheimen und oft altertümlichen kirchlichen Einrichtungen«.[23] Der BPA-AGV kritisiert »dieses AWO-Verdi-Gesetz als reine Marketingveranstaltung zur Gesichtswahrung der Regierung«, das »Erstreckungsfantasien« habe.[24]

Bei der Umsetzung dieser Lösung bestehen verschiedene Hürden: Es braucht zwei Tarifparteien, um einen Tarifvertrag zu verhandeln, abzuschließen und auf gemeinsamen Antrag dem Bundesministerium für Arbeit und Soziales (BMAS) vorzulegen. Das BMAS kann die Rechtsnormen des Tarifvertrages durch Rechtsverordnung auf *alle* Arbeitgeber/innen und Arbeitnehmer/innen in der Altenpflege erstrecken. Vorher müssen aber mindestens zwei kirchliche Kommissionen[25] zustimmen.

Bisher gab es auf Seiten der Arbeitgeber/innen keine Tarifpartei, die ein solches Anliegen unterstützt. Am 14. Juni 2019, zehn Tage nach Abschluss der »Konzertierten Aktion Pflege«, gründeten unter anderem der Arbeiter-Samariter-Bund (ASB), die Diakonischen Dienstgeber in Niedersachsen und der Arbeitgeberverband AWO eine »Bundesvereinigung Arbeitgeber in der Pflegebranche« (BVAP). Ziel dieses Arbeitgeberverbandes ist ein repräsentativer Tarifvertrag in der Pflege. Hierfür will der Verband zeitnah Tarifverhandlungen mit der Gewerkschaft Verdi aufnehmen. Nach Abschluss könnte dieser Tarifvertrag dem BMAS vorgelegt und anschließend mittels dem eben beschriebenen Verfahren auf alle Pflegeeinrichtungen in Deutschland erstreckt werden. Schätzungen gehen davon aus, dass – abhängig von der Art des flächendeckenden Tarifvertrages – Kosten von 1,4 bis 5,1 Milliarden Euro pro Jahr entstehen, um die avisierten Lohnsteigerungen zu finanzieren.[26] Mit diesem Ansatz könnten schlagartig Vergütungsstrukturen aus der »zweiten« in die »dritte Welt« der Arbeitsbeziehungen übertagen werden, ohne dass die dafür notwendigen kollektiven Akteure dies selbst realisieren können.

Improvisierte Tarifautonomie braucht Engagement »von unten«

Der Status quo in der Altenpflege zeichnet sich durch eine defizitäre bis defekte Akteurskonstellation in den Arbeitsbeziehungen aus. Herausstechend ist, dass die Mehrheit der Pflegekräfte statt der Selbstorganisation im Rahmen der Tarifautonomie die schützende Hand des Staates präferiert. Dieser Staatsfixierung trägt der Staat Rechnung, indem er durch eigene Initiativen, beispielsweise in Gestalt der »Konzertieren Aktion

Pflege« und des Pflegelöhneverbesserungsgesetzes die Tarifautonomie in der Altenpflege erst improvisieren und schließlich etablieren will. Doch wie effektiv ist die Logik dieser Reformpolitik »von oben«? Sind solche politische Interventionen zielführend, um ein flächendeckendes System quantitativ und qualitativ guter Pflege zu befördern? Angesichts der prekären Akteurskonstellation ist die Reform unumgänglich, vor allem, weil die Akteure auf Seiten der Beschäftigten zu schwach und auf Seiten der Arbeitgeber zu widerständig sind, um ein System der branchenspezifischen Selbstorganisierung zu realisieren. Doch parallel ist ein Kulturwandel in den Einrichtungen selbst notwendig, der die Fähigkeit der betroffenen Pflegekräfte zur Selbstorganisation und Selbstregulierung im Rahmen der Arbeitsbeziehungen erhöht. Da die Interessenvertretung »von unten« bislang eher schwach ausgeprägt ist, steht die Frage im Fokus, ob der Versuch einer improvisierten Tarifautonomie wirklich zu einer wirksamen Tarifautonomie führt.

Die Skepsis gegenüber den staatlichen Aktivitäten, ohne dass diese durch eine Reformpolitik »von unten« ergänzt wird, kann wie folgt begründet werden: *Erstens*, selbst, wenn der Staat die Bedingungen für die Beschäftigten verbessert, werden gesetzliche Fortschritte angesichts der schwachen Primärmacht nicht unbedingt auf der betrieblichen Ebene umgesetzt. *Zweitens* entsteht daraus nicht automatisch eine stabile, selbstorganisierte Branchenordnung. Problematisch wird es, wenn die staatliche Rahmung an ihre Grenzen stößt, weil es keine belastbaren betrieblichen und überbetrieblichen kollektiven Akteure gibt, die dafür Sorge tragen, dass die vorhandenen Normen angewandt und umgesetzt werden, oder wenn durch die staatliche Rahmung gar das Wachstum der kollektiven Akteure verhindert wird. Insofern kann eine ausschließlich staatsbezogene Orientierung nicht nur unzureichend, sondern letztlich kontraproduktiv wirken. Für die Tarifautonomie würde das bedeuten, dass die Selbstorganisationskräfte bei den Beschäftigten weiter schwach blieben, die Arbeitgeber entlastet würden und der Staat möglicherweise sogar überfordert würde. Was die Arbeitsbeziehungen angeht, könnte die Platzierung der Altenpflege in der »zweiten und dritten Welt« zementiert werden, womit eine Attraktivitätssteigerung der Altenpflege weiter unwahrscheinlich bleibt. Somit könnte aus der gut gemeinten »Konzertierten Aktion Pflege« genau das Gegenteil resultieren.

Anmerkungen

1 Vgl. Statistisches Bundesamt, Pflegestatistik 2017, Pflege im Rahmen der Pflegeversicherung, 18.12.2018, www.destatis.de/DE/Publikationen/Thematisch/Gesundheit/Pflege/PflegeDeutschlandergebnisse5224001179004.pdf.
2 Thomas von Winter/Ulrich Willems, Die politische Repräsentation schwacher Interessen. Anmerkungen zum Stand und zu den Perspektiven der Forschung, in: dies. (Hrsg.), Politische Repräsentation schwacher Interessen, Opladen 2000, S. 9–36.
3 Vgl. Wolfgang Schroeder/Bernhard Weßels, Das deutsche Gewerkschaftsmodell im Transformationsprozess: Die neue deutsche Gewerkschaftslandschaft, in: dies. (Hrsg.), Die Gewerkschaften in Politik und Gesellschaft der Bundesrepublik Deutschland, Wiesbaden 2003, S. 11–37.
4 Alle nachstehenden Umfragedaten entstammen aus: Wolfgang Schroeder, Interessenvertretung in der Altenpflege, Wiesbaden 2018.
5 Vgl. Statistisches Bundesamt (Anm. 1).
6 Vgl. den Beitrag von Lena Schürmann in diesem Band.
7 Vgl. Rainer Bobsin, Finanzinvestoren in der Gesundheitsversorgung in Deutschland, 20 Jahre Private Equity – Eine Bestandsaufnahme, Hannover 2019^4.
8 Vgl. Susanne Kreutzer, Vom »Liebesdienst« zum modernen Frauenberuf. Die Reform der Krankenpflege nach 1945, Frankfurt/M. 2005, S. 8.
9 Vgl. Antje Schwinger, Pflegekammern – Fortschritt oder neue Bürokratie? Ein Blick nach Großbritannien und Schweden, G+S 1/2016, S. 44.
10 Exemplarisch: DBfK. Vgl. Jürgen Drebes/Ralf Otten/Ruth/Schröck, Pflegekammern in Deutschland. Entwicklung – Orientierung – Umsetzung – Perspektiven, Bern 2017.
11 Exemplarisch: Verdi. Vgl. Mario Martini, Die Pflegekammern – verwaltungspolitische Sinnhaftigkeit und rechtliche Grenzen, Berlin 2014.
12 Die Vereinigung der Pflegenden in Bayern besteht zwar als Körperschaft des öffentlichen Rechts, aber auf freiwilliger Mitgliedschaft.
13 Edith Kellnhauser, Der Gründungsprozess der Landespflegekammer in Rheinland-Pfalz. Vorgehensweise, Registrierung der Mitglieder & Wahl der Vertreterversammlung, Hannover 2016, S. 36.
14 Die Bundesregierung, Konzertierte Aktion Pflege. Vereinbarungen der Arbeitsgruppen 1 bis 5, 4.6.2019, S. 164 www.bundesgesundheitsministerium.de/fileadmin/Dateien/3_Downloads/K/Konzertierte_Aktion_Pflege/0619_KAP_Vereinbarungstexte_AG_1-5.pdf.
15 Vgl. Dietrich Creutzburg, Woran höhere Löhne in der Pflege bisher scheitern, in: Frankfurter Allgemeine Zeitung (FAZ), 19.7.2018, S. 20.
16 Vgl. Hermann Lührs, Die Zukunft der arbeitsrechtlichen Kommissionen. Arbeitsbeziehungen in den Kirchen und ihren Wohlfahrtsverbänden Diakonie und Caritas zwischen Kontinuität, Wandel und Umbruch, Baden-Baden 2010.
17 Vgl. Deutscher Bundestag, Aktuelle Fassung der öffentlichen Liste über die Registrierung von Verbänden und deren Vertretern, 25.10.2019, www.bundestag.de/resource/blob/189476/feca8c6dde9d386fa0a9f0a68ea6fc90/lobbylisteaktuell-data.pdf.

18 Elisabeth Liefmann-Keil, Dienstleistungen im Gesundheitsbereich. Gibt es einen Pflegenotstand?, in: Adolf Blind/Christian von Ferber/Hans-Jürgen Krupp (Hrsg.), Sozialpolitik und persönliche Existenz, Berlin 1969, S. 155–170.
19 Vgl. Bundesregierung (Anm. 14), S. 170.
20 Auf die ausführliche Darstellung der Kommissionslösung wird zugunsten der Tarifvertragslösung verzichtet.
21 Vgl. Bundesregierung (Anm. 14), S. 170.
22 Vgl. BPA Arbeitgeberverband, Zusammenfassung der Ergebnisse des verfassungsrechtlichen Gutachtens zum Thema »Erstreckung von Tarifvertragsnormen in der Pflege« von Prof. Dr. Dr. Udo Di Fabio, 27.3.2019, www.bpa-arbeitgeberverband.de/uploads/media/190327_Zusammenfassung_DiFabio.pdf.
23 AGVP, Alptraum Pflegelöhneverbesserungsgesetz, 26.9.2019, arbeitgeberverband-pflege.de/wp-content/uploads/2019/09/PM-Pflegelöhneverbesserungsgesetz-26092019.docx.pdf.
24 BPA Arbeitgeberverband, Geschäftsbericht 2018/2019, www.bpa-arbeitgeberverband.de/fileadmin/user_upload/MAIN-dateien/Organisation/Bericht_18_19_web.pdf.
25 Auch ohne namentliche Erwähnung wurde hier wohl an katholische Caritas und evangelische Diakonie gedacht.
26 Vgl. Thorsten Tisch/Brit Braeseke/Richard Ochmann et al., Quantifizierung der finanziellen Auswirkungen flächendeckender Tarife in der Altenpflege, März 2019, www.bundesgesundheitsministerium.de/fileadmin/Dateien/3_Downloads/K/Konzertierte_Aktion_Pflege/0619_KAP_Vereinbarungstext_AG_5_Anlage_4_IGES-Gutachten.pdf.

Lena Schürmann

Fürsorge aus Marktkalkül?
Handlungsmuster und Motive von Unternehmer*innen der ambulanten Altenpflege

In vielen Bereichen des Sozial- und Gesundheitswesen hat die Einführung wettbewerblicher Strukturen umfassende Veränderungen hervorgebracht, auch in der ambulanten Pflege. Neben die Angebote der freien Wohlfahrtspflege sind private Dienstleistungsanbieter gerückt, mit stetig wachsenden Marktanteilen.[1] In der Debatte über »Care« wird diese Entwicklung als »Vermarktlichung« von Sorgearbeit kritisch diskutiert. Angenommen wird einerseits, dass es unter den Bedingungen einer marktförmigen Organisation von Sorgearbeiten zu einer Kollision der ethischen Prinzipien fürsorglicher Praxis mit marktwirtschaftlichen Logiken komme. Die Ökonomisierung von Sorgearbeit durch privatwirtschaftliche Care-Angebote wird dabei als Ausdruck eines »neoliberalen Credo[s angesehen], möglichst alle Bereiche profitorientiert über den Markt abzuwickeln«.[2] Demgegenüber wird Sorgearbeiten eine nur begrenzte Kommodifizierbarkeit zugestanden. Es wird argumentiert, dass die Entfaltung von Fürsorge »eine nicht durch Marktlogiken dominierte Privatheit« voraussetzt.[3] Andere Positionen im Diskurs betonen die Erfordernis, Pflegearbeiten zu professionalisieren, oder fordern deren Einschluss in das System der Erwerbsarbeit und daran geknüpfte soziale Rechte.[4]

Dieser Beitrag ergänzt die bisherige Diskussion, in der vorrangig mit der Versorgungsqualität und den Arbeitsbedingungen in der Pflege argumentiert wird,[5] aus qualitativ empirischer Perspektive und mit Blick auf bislang wenig betrachtete Akteur*innen: den Inhaber*innen ambulanter Pflegedienste. Präsentiert werden Ergebnisse zweier Forschungsprojekte, in denen untersucht wurde, wie sich aus Sicht der Betriebsinhaber*innen Fürsorge- und Markterfordernisse zueinander verhalten und sich gestalten lassen.⁶ Formen vorrangig ökonomische Kalküle das Handeln der Pflegedienstinhaber*innen? Oder steht auch in der wirtschaftlichen Selbstständigkeit das Patient*innenwohl im Zentrum? Kurz: An welcher Relevanz und welchen Zielen ist die unternehmerische Praxis orientiert, und welche Motive liegen der Eröffnung eines Pflegedienstes zugrunde?

Die Befunde stützen sich auf 30 qualitative Leitfadeninterviews mit Inhaber*innen ambulanter Pflegedienste, die zwischen 2011 und 2016 in Berlin und zwei weiteren deutschen Großstädten geführt wurden.⁷ Die Auswertung erfolgte fallkontrastierend, wobei im Zentrum die Frage nach dem Selbstverständnis der Inhaber*innen, ihren Handlungsorientierungen und unternehmerischen Strategien stand. Aussagen über die von den Diensten realisierte Pflegequalität können anhand der vorliegenden Daten nicht getroffen werden, gleiches gilt für die Beschäftigungsbedingungen.

Nach einem kurzen Überblick über die Entwicklung der ambulanten Pflege und den spezifischen Rahmenbedingungen für die Unternehmensführung erfolgt eine typisierende Darstellung der in der empirischen Erhebung angetroffenen Motivstrukturen und Handlungsmuster von Inhaber*innen ambulanter Pflegedienste. Anschließend werden diese Ergebnisse vor dem Hintergrund der politisch gesetzten Rahmenbedingungen der ambulanten Pflege diskutiert.

Entwicklungstendenzen in der ambulanten Pflege

Ambulante Pflegedienste ermöglichen pflegebedürftigen Personen den Verbleib im häuslichen Umfeld, auch dann, wenn deren Angehörige die Versorgung nicht (alleine) übernehmen können. Wer sich nach einem ambulanten Pflegedienst umschaut, wird zumindest in den Großstädten auf eine erstaunliche Bandbreite stoßen, auf ein vielfältiges Angebot. Neben kulturspezifischen Pflegediensten mit und ohne religiöser Symbolik gibt es Dienste, die sich an das LGBTI*-Milieu richten, es gibt welche, deren reduziert-erlesene Webseitengestaltung eine vermeintlich wohlhabende(re) Klientel ansprechen soll, daneben solche, die stärker den herzlich-familiären Charakter der zu erwartenden Pflege vermitteln wollen. Es scheint, als habe der Prozess der Individualisierung von Lebensstilen nun auch das Alter und die Lebensphase der Pflegebedürftigkeit erreicht.

Der Pflegestatistik zufolge gab es 2017 etwa 14 100 ambulante Pflegedienste in Deutschland. Diese betreuen insgesamt 830 000 pflegebedürftige Personen.⁸ Die Mehrzahl der ambulanten Dienste befindet sich in privater Trägerschaft (66 Prozent). Die privaten Dienste decken mittlerweile einen großen Anteil an der ambulanten pflegerischen Versorgung ab: 51,6 Prozent der ambulant versorgten Pflegebedürftigen werden von den insgesamt 9243 privaten Pflegediensten versorgt.[9] Sichtbar werden zwei ineinander verzahnte Entwicklungen: *erstens*, ein allgemeiner Zuwachs der Pflegedienste. Seit 1999 ist deren Anzahl von 10 600 auf 14 100 angestiegen. In diesem Zusammenhang ist, *zweitens*, auch die Zahl der privaten Dienste kontinuierlich gestiegen, von 5504 im Jahr 1999 auf 9243 im Jahr 2019, wohingegen die Anzahl der durch freigemeinnützige Träger betriebenen Dienste kontinuierlich zurückgegangen ist, von 5103 auf 4615 im gleichen Zeitraum.[10]

Ohne eine Betrachtung der Betriebsgrößen würde jedoch ein verzerrter Eindruck von der Bedeutung der privaten Anbieter entstehen: Private Pflegedienste sind gemessen an der von ihnen betreuten Personenzahl kleiner als die Dienste freigemeinnütziger Träger. Sie versorgen im Durchschnitt 46 Pflegebedürftige, die Dienste freigemeinnütziger Träger hingegen durchschnittlich 84 Personen.[11]

Auch eine Betrachtung der Betriebsgröße anhand der Beschäftigtenanzahl (gemessen in Vollzeitstellen) unterstreicht diesen Unterschied: Die Dienste freigemeinnütziger Träger haben im Schnitt 20,1 Beschäftigte, Dienste in privater Trägerschaft durchschnittlich 15,4.[12] Werden die Betriebe nach Mitarbeiter*innenzahlen gruppiert, ergibt sich folgendes Bild: Dienste in privater Trägerschaft sind häufig kleiner als die Sozialstationen der freigemeinnützigen Träger: 45 Prozent der privaten Anbieter beschäftigen weniger als zehn Mitarbeiter*innen.[13] Die besondere Bedeutung der kleinbetrieblichen Struktur für den Bereich der privaten Anbieter wird auch daran ersichtlich, dass sich 85 Prozent der Dienste mit bis zu vier Beschäftigten in privater Hand befinden.[14] Vor dem Hintergrund einer steigenden Nachfrage nach ambulanten Pflegeleistungen und einem deutlichen Anstieg der Anbieterzahlen insgesamt zeigt sich in Bezug auf den Beschäftigungsumfang der ambulanten Dienste im Zeitverlauf folgende Entwicklung: 1998 wiesen die Dienste mit bis zu vier Beschäftigten einen Anteil von insgesamt 17 Prozent auf; dieser ist bis 2016 auf 9 Prozent abgesunken. Dagegen verzeichnen die größeren Dienste mit über 20 Beschäftigten einen Bedeutungszuwachs: von 19 Prozent 1998 auf 28 Prozent 2016.[15]

Rahmenbedingungen für ambulante Pflegedienste

Pflegedienste agieren auf einem Markt, der maßgeblich durch die Pflegegesetzgebung und die Vergütungsstrukturen der öffentlichen Kostenträger strukturiert ist.[16] In der Folge ist die unternehmerische Autonomie der Inhaber*innen ambulanter Dienste in zentralen Aspekten beschränkt. Wie auf professionellen Märkten üblich, ist der Marktzugang kontrolliert, zur Eröffnung eines Pflegedienstes und zum Abschluss eines Versorgungsvertrags mit dem Pflege- und Krankenkassenverband müssen bestimmte Standards in punkto Qualifikation und Beschäftigungsumfang erfüllt sein, ebenso wie eine gewisse Erreichbarkeit (Öffnungszeiten, Geschäftsräume). Die Vergütung erfolgt weitestgehend standardisiert anhand von Versorgungsverträgen, daher bestehen kaum Spielräume bei der Preissetzung, lediglich bei zusätzlichen und privat zu finanzierenden Leistungen. Auch die Grundsätze der Personalrekrutierung und des Arbeitskräfteeinsatzes werden durch die Regularien der Pflegegesetzgebung zur Sicherung der Versorgungsqualität weitgehend geordnet. Die Abrechnungsvorschriften sind kleinteilig und detailliert ausformuliert und umfassen Anforderungen des Qualitätsmanagements sowie Dokumentationspflichten nach jedem Einsatz in der häuslichen Umgebung des Pflegenehmers. Es gibt detaillierte Bestimmungen darüber, wie der zeitliche Umfang für einzelne Pflegeleistungen anzusetzen ist (und welche Ausnahmen hiervon, auch bezüglich des Personalschlüssels möglich sind), sodass Betriebe in Abhängigkeit von der Abrechenbarkeit der durch sie geleisteten Arbeit ihre Einsatzplanung weitestgehend an diesen Vorschriften ausrichten.

Unternehmerische Spielräume bestehen hingegen in der Ausrichtung des Leistungsangebots. Durch die Kombination von medizinischen – über die Krankenkassen zu finanzierenden – Leistungen, bei denen das Prinzip der bedarfsdeckenden Vollfinanzierung gilt (die aber verordnungspflichtig sind und durch den Medizinischen Dienst der Krankenversicherung (MDK) bewilligt werden müssen), und jenen nur als budgetierte Leistung abrechenbaren Pflegeleistungen nach Sozialgesetzbuch (SGB) XI, die einen Eigenanteil der Pflegenehmer erfordern, sind erstens die Spezialisierung auf bestimmte Marktsegmente und Kundenbereiche und zweitens unterschiedliche Ertragslagen möglich. Weitere Handlungsspielräume auf Seiten der Betriebe betreffen Fragen des Personaleinsatzes. Entlang der Differenzierung von hauswirtschaftlichen und pflegerischen Tätigkeiten bieten sich Spielräume zur internen Tätigkeits- und Entlohnungsdifferenzierung und eröffnen Möglichkeiten zur Arbeitsverdichtung und zum Lohndumping. Dennoch sind typische Unabwägbarkeiten und Unsicherheiten von Märkten, die das wirtschaftliche Handeln allgemein und den selbstständigen Erwerb typischerweise kennzeichnen, aufgrund der hohen Regulierungsdichte und der stabilen Nachfrage nach Pflegeleistungen hier nicht so stark gegeben. Es besteht eine hohe Informationsdichte bezüglich der betrieblichen Organisationsstrukturen und des Preisniveaus der Konkurrenz. Der Gesetzgeber hat neben dem Interesse am Wettbewerb zur Kostendeckelung der pflegerischen Versorgung ein Interesse an der Einhaltung von Standards zur Sicherung des Versorgungsniveaus. Der gesamte Pflegebereich unterliegt einem starken Kostendruck, der durch die politische Strategie der Kostendeckelung im Gesundheitssektor hervorgerufen wird. Für den selbstständigen Erwerb in der ambulanten Pflege ist insofern von ambivalenten Marktbedingungen auszugehen: Trotz der Existenz von qualifikationsbezogenen Zugangskontrollen besteht kein umfassender Konkurrenzschutz. Die Anbieter*innen verfügen mit den Versorgungsverträgen zwar über eine Dienstleistungskonzession, tragen selbst jedoch das unternehmerische Risiko der Auslastung. Diese ist vor dem Hintergrund der hohen Nachfrage nach ambulanten Pflegeleistungen aktuell nicht problematisch. Zudem zeichnet sich eine tendenzielle Abhängigkeit von den MDKs und deren Bewilligungspraxis ab. Wie wird unter den bestehenden Bedingungen die unternehmerische Praxis gestaltet?

Handlungsmuster von Pflegeunternehmer*innen

Als Ergebnis unserer qualitativen Studien ist festzuhalten: So vielfältig wie das Angebot ambulanter Pflegedienste erscheint, so wenig lässt sich ein einheitliches Handlungsmuster, das über das komplette Sample hinweg auftritt, identifizieren. Bezogen auf die von uns untersuchte Stichprobe[17] waren die folgenden drei Kategorien für die Ausdifferenzierung der von den Inhaber*innen ambulanter Dienste ausgebildeten Handlungsmuster relevant: Fürsorge, Marktprofessionalität und Wachstum.

Fürsorgeorientierung/Pflegeethik

Kennzeichnend für diese Kategorie sind eine hohe Orientierung am Pflegeethos, eine niedrige Marktprofessionalität und das Fehlen einer Wachstumsorientierung. Den Inhaber*innen, deren Handlungen am Ziel der Fürsorge ausgerichtet sind, ist eine ausgeprägte Orientierung am Patient*innenwohl zu eigen. Diese tritt hier gemeinsam mit einer nur niedrigen Marktprofessionalität auf. Dies äußert sich daran, dass dezidierte marktbezogene Strategien, beispielsweise gezieltes Marketing oder ein Leistungsangebot, das über die grundpflegerischen und hauswirtschaftlichen Leistungen hinausgeht, ausbleiben. Ursächlich hierfür ist ein Verständnis der ambulanten Pflege als ein durch die Sozialgesetzgebung geordnetes Handlungsfeld, das nur beschränkte unternehmerische Freiheiten und Risiken aufweist. Vor diesem Verständnis wird die Unternehmensgründung als wenig riskantes Vorhaben angelegt, mit einem nur niedrigen Finanzmitteleinsatz. Im Fokus der Selbstständigkeit steht die Verwirklichung pflegerischer Standards und eine klientenorientierte Perspektive. Jegliche Tätigkeiten, die nicht patientenorientiert erfolgen, werden als für die Unternehmensführung zwar notwendige, aber ihrem Kern nach fremde Tätigkeiten betrachtet. Die Betriebsinhaber*innen betrachten ihre Arbeit als einen Beitrag zur öffentlichen pflegerischen Versorgung. Es gibt keine Wachstumsorientierung und wenig Interesse an der Unternehmensentwicklung. Die hohe Regulationsdichte des Pflegemarktes wird von diesem primär berufsethisch motiviertem Teil der Anbieter*innen als Versprechen zur professionellen Autonomie interpretiert, als Möglichkeit, vorrangig klientenorientiert zu handeln.

Marktprofessionalität

Im Kontrast dazu handeln die Angehörigen der Kategorie »Marktprofessionalität« mit einem dezidierten Blick auf die Bedingungen und Herausforderungen des ambulanten Pflegemarktes. Pflege wird als eine anspruchsvolle, eine Berufsausbildung erfordernde Arbeit verstanden, weshalb eine genaue Kenntnis der die ambulante Pflege ordnenden rechtlichen Vorgaben und Finanzierungsbedingungen die Grundlage ihrer unternehmerischen Praxis bildet. Auch hier bildet das Patient*innenwohl den Anlass der Unternehmensgründung, hier wird es jedoch herangezogen, um die Verantwortung für die Unternehmensführung zu begründen. Die »Marktprofessionellen« kreisen, gleichwohl Angehörige der pflegerischen Berufe, in ihrem Handeln als Inhaber*innen um die betrieblichen Möglichkeiten, die Einhaltung von pflegerischen Qualitätsstandards unter den gegebenen finanziellen Spielräumen zu realisieren. Sie schlagen hierzu den Weg der doppelten Spezialisierung ein: einerseits erfolgt eine Spezialisierung des Angebots im Sinne einer Nischenstrategie, wobei es häufig Leistungen nach SGB V sind, mit denen der Großteil des Umsatzes gemacht wird, da diese über die Krankenkassen voll finanziert werden. Die Spezialisierung erfolgt zudem intern auf die Unternehmensführung bezogen, vorrangig bezogen auf das Personalmanagement. In diesen Betrieben gibt es bewusste Strategien für den Umgang mit der Belegschaft, über die gesetzlich geforderten Qualifizierungsstandards hinaus. Zentralen Unterschied zur ersten Kategorie bildet neben dem Betriebs- der Marktbezug: Wird innerhalb der Kategorie »Fürsorge« die marktförmige Organisation der ambulanten Pflege weitestgehend ausgeblendet, entwickeln die Angehörigen dieser Kategorie explizite marktbezogene Strategien. Diese betreffen neben der schon genannten Spezialisierung des Dienstleistungsangebots und der bewussten Positionierung des eigenen Betriebs mittels aufwändigem Marketing auch den Informationsaustausch und die Kooperation mit anderen Betriebsinhaber*innen zum Zwecke des Interessenhandelns, beispielsweise zur Stärkung der Verhandlungsposition der ambulanten Pflegedienste gegenüber dem Pflegekassenverband oder zur Verbesserung der gesellschaftlichen Zuschreibungen an die Pflegearbeit.

Wachstumsorientierung

Auch für dieses Handlungsmuster ist der Marktbezug zentral. Bereits der Eintritt in den Pflegemarkt erfolgt hier aus unternehmerischen Kalkül und ist von beachtlichen finanziellen Investitionen geprägt. Die steigende Nachfrage nach Pflegeleistungen aufgrund des demografischen Wandels bildet Anlass für ein unternehmerisches Engagement in der ambulanten Pflege, aufgrund der hohen Informationsdichte über das Verhalten der Konkurrenz wird die Unternehmensgründung und die Ausrichtung des Dienstleistungsangebot planerisch-kalkulierend in Bezug auf eine bestimmte Klientel von Pflegebedürftigen angelegt. Hier stoßen wir auf ein ausgeprägtes Interesse am Unternehmenswachstum, es geht weniger um das Erfüllen selbstgestellter pflegerischer Ansprüche. Gleichwohl dienen auch hier die durch den Gesetzgeber gesetzten Standards zur Sicherung der Pflegequalität als Richtschnur für die Personalbemessung. Die Ausrichtung auf Wachstumsziele geht hier einher mit der Bereitschaft beziehungsweise dem Vermögen zur flexiblen Anpassung des Dienstleistungsangebots an wechselnde Marktlagen, so wechselte beispielsweise ein im Untersuchungszeitraum wiederholt befragter Pflegedienst sein Spezialisierungsprofil, was auch mit einem Personalwechsel verbunden war.

Ambivalente Bedingungen für Fürsorge

Die Entwicklung der ambulanten Pflege ist durch Verschiebungen in der Anbieter*innenstruktur gekennzeichnet: In dem vormals von Trägern der freien Wohlfahrtspflege dominierten Sektor stellen mittlerweile die überwiegend kleinbetrieblich strukturierten privaten Anbieter*innen die Mehrheit. Dabei zeichnet sich ab, dass diese aus einer Zwischenstellung heraus agieren. Einerseits handeln sie auf Basis von Versorgungsverträgen und bieten die öffentliche Dienstleistung »Pflege« nach politisch definierten beziehungsweise verhandelten Standards und Bedingungen an. Andererseits befinden sie sich als Marktakteure im zwischenbetrieblichen Wettbewerb; ihre selbstständige Erwerbstätigkeit birgt die üblichen Risiken (Auslastung, Einkommenssicherung), wenn auch unter den Bedingungen eines hochgradig regulierten Marktes und einer wachsenden Nachfrage. Gegenüber den medizinischen Akteuren und den öffentlichen Kostenträgern befinden sich die ambulanten Pflegedienste in einer untergeordneten Position, sie können über den Umfang der angebotenen Leistungen und über die Ausgestaltung der Pflege nicht allein entscheiden. Hinzu kommt, dass Pflegeleistungen gesellschaftlich nach wie vor als familiäre Sorgearbeit gerahmt werden und als einfache Tätigkeit aus dem Spektrum des weiblichen Arbeitsvermögens gelten.

Wie die Interviews mit Inhaber*innen von ambulanten Pflegediensten zeigen, stellen die der ambulanten Pflege eigenen Ambivalenzen sowie insbesondere deren Finanzierungsbedingungen im System der Kranken- und Pflegekassen spezifische Herausforderungen an die Betriebsführung. Die Integration ökonomischer Kalküle ist auf dem Pflegemarkt notwendig; sie wird, wie die Untersuchung zeigte, jedoch nicht von allen privaten Akteur*innen in der gleichen Weise erfüllt. Während eine Gruppe privater Anbieter*innen die bestehenden Planungssicherheiten strategisch zur Angebots- und Betriebsentwicklung nutzt, wird von einer anderen Gruppe die Erfordernis, die Betriebsführung an kaufmännischen Aspekten auszurichten, als tätigkeitsfremd angesehen und weitestgehend abgelehnt. Es wäre jedoch verkürzt, die ausbleibenden Marktstrategien dieser Anbieter*innengruppe lediglich als individuelles Versäumnis zu betrachten. Ähnlich wie aus Untersuchungen zu Künstler*innen und Kreativen bekannt,[18] ist diese Demonstration von Marktferne Ausdruck und Code eines gesteigerten Berufsethos, sich der Unterwerfung unter Marktlogiken explizit zu verweigern.

Das Vorhandensein eines derartigen Handlungsmusters verweist auf die in der Pflegegesetzgebung angelegte Tendenz, die Pflegearbeit als etwas Außerökonomisches zu behandeln. So zielte die Einführung der Pflegeversicherung dem Politikwissenschaftler Florian Blank zufolge darauf ab, die Finanzierung von Pflege neu zu organisieren und mit dem Aufbau der formellen Pflege die informelle Pflege durch Angehörige zu unterstützen, aber keinesfalls letztere zu ersetzen. Die Pflege durch Angehörige bildet nach wie vor den zentralen normativen Bezugspunkt der Pflegepolitik.[19] Damit wird die gesellschaftliche Zuschreibung an Pflege als eine private, familiäre und weibliche »Arbeit aus Liebe«[20] fortgeschrieben.

Die Zuschreibung speist sich aus der »Herkunft« der professionellen Pflege aus der familialen Reproduktionsarbeit und verlängert die geschlechtsbezogene Be- und Entwertung des Pflegens in den Markt. Auch unter den Bedingungen der Kommodifizierung hat die Wahrnehmung der Pflegearbeit als »Liebesdienst« Bestand. Dies spiegelt sich im Selbstverständnis vieler Pflegender wieder und hat, auch wegen der Schwierigkeiten, diesen Arbeitsbereich arbeitspolitisch zu erschließen, die anhaltend geringe Entlohnung von Pflegearbeit zur Folge.

Lena Schürmann

Anmerkungen

1 In der ambulanten pflegerischen Versorgung beträgt der Anteil der privaten Dienste 51,6 Prozent. Vgl. Statistisches Bundesamt, Pflegestatistik. Pflege im Rahmen der Pflegeversicherung. Ländervergleich – Pflegebedürftige 2017, Wiesbaden 2018, S. 11.
2 Gabriele Winker, Soziale Reproduktion in der Krise – Care Revolution als Perspektive, in: Das Argument 3/2011, S. 333 – 344.
3 Karin Jurczyk, Care in der Krise? Neue Fragen zu familialer Arbeit, in: Ursula Apitzsch/Marianne Schmidbaur (Hrsg.), Care und Migration. Die Ent-Sorgung menschlicher Reproduktionsarbeit entlang von Geschlechter- und Armutsgrenzen, Opladen–Farmington Hills 2010, S. 60.
4 Vgl. u. a. Hildegard Theobald, Pflegepolitik, Sorgetätigkeiten und Ungleichheit: Europäische Perspektiven, in: Sozialer Fortschritt 2/2010, S. 31 – 39; Joan Tronto, Feminist Democratic Ethics of Care and Global Care Workers. Citizenship and Responsibility, in: Rianne Mahon/Fiona Robinson (Hrsg.), Feminist Ethics and Social Policy, Vancouver–Toronto 2011, S. 162 – 177. Kritisch zu den Pauschalisierungen der Care-Debatte auch Friederike Maier/Dorothea Schmidt, Das Gespenst der Care-Krise. Ein kritischer Blick auf eine aktuelle Debatte, in: Prokla 2/2019, S. 239 – 258.
5 Vgl. u. a. Hildegard Theobald/Marta Szebehely/Maren Preuß, Arbeitsbedingungen in der Altenpflege, Berlin 2013.
6 Das Forschungsprojekt »Der Erfolg selbständiger Frauen – Gründungsverläufe zwischen Familie und Ökonomie« wurde durch das Bundesministerium für Bildung und Forschung von 2011 bis 2014 gefördert. Die Projektleitung lag bei Prof. Dr. Claudia Gather, Hochschule für Wirtschaft und Recht Berlin. Das Forschungsprojekt »Berliner Forum ambulante private Pflegedienste« wurde von 2015 bis 2017 durch das Institut für angewandte Forschung als Forschungskooperation zwischen der Hochschule für Wirtschaft und Recht Berlin und der Alice Salomon Hochschule Berlin (ASH) gefördert. Neben Claudia Gather war auch Prof. Dr. Maria Castro Varela für die ASH in der Projektleitung. Susan Ulbricht und Heinz Zipprian waren gemeinsam mit der Verfasserin als wissenschaftliche Mitarbeiter*innen tätig.
7 Claudia Gather/Lena Schürmann, »Jetzt reichts. Dann machen wir unseren eigenen Pflegedienst auf«. Selbständige in der Pflegebranche – Unternehmertum zwischen Fürsorge und Markt, in: Feministische Studien 2/2013, S. 225 – 239.
8 Vgl. Statistisches Bundesamt, Pflegestatistik 2017. Pflege im Rahmen der Pflegeversicherung. Deutschlandergebnisse, Wiesbaden 2018, S. 16.
9 Vgl. Statistisches Bundesamt (Anm. 1).
10 Vgl. Lena Schürmann, Unternehmerische Akteure auf Wohlfahrtsmärkten: Private ambulante Pflegedienste im Spannungsfeld zwischen Fürsorge und Wettbewerb. in: AIS Studien 2/2016, S. 75 – 95, hier S. 83; Statistisches Bundesamt (Anm. 9).
11 Ebd., S. 22.
12 Vgl. Ulrich Schneekloth et al., Abschlussbericht. Studie zur Wirkung des Pflege Neuausrichtungs-Gesetz (PNG) und des ersten Pflegestärkungsgesetzes (PSG I) im Auftrag des Bundesministeriums für Gesundheit, München 2017, S. 176.
13 Vgl. ebd., S. 176.

14 Vgl. ebd.
15 Vgl. ebd., S. 175.
16 Vgl. Schürmann (Anm. 11).
17 Aufgrund der Freiwilligkeit an der Studienteilnahme sind keine repräsentativen Aussagen über die Motive der privaten Dienstanbieter*innen in ihrer Gesamtheit möglich.
18 Vgl. Alexandra Manske, Zwischen verzauberter und entzauberter Arbeit – Selbständige in der Designbranche. in: AIS Studien 2/2016, S. 6–21.
19 Vgl. Florian Blank, Aufschwung mit Hindernissen- professionelle Sorgearbeit in Deutschland, in: WSI Mitteilungen 3/2017, S. 173–179.
20 Gisela Bock/Barbara Duden, Arbeit aus Liebe – Liebe als Arbeit: Zur Entstehung der Hausarbeit im Kapitalismus, in: Gruppe Berliner Dozentinnen (Hrsg.), I: Frauen und Wissenschaft. Beiträge zur 1. Sommeruniversität für Frauen, Berlin 1977, S. 118–199.

Klaus-Dieter Neander

Probleme der ambulanten Pflege und Vorschläge zu einer Neugestaltung

Als Praktiker, der zurzeit in der ambulanten Pflege arbeitet, schildere ich zunächst die Situation aus Sicht der Klient_innen, Pflegefachkräfte und Pflegedienste. Bevor ich eigene Vorschläge zur Lösung der Problematik skizziere, beschreibe ich einige Ideen, die bereits erprobt beziehungsweise in der Erprobungsphase sind. Letztendlich fordere ich zu einem radikalen Umdenken in der Gesundheitspolitik auf, das notwendig wäre, um einerseits dem Anspruch nach einer menschenwürdigen Versorgung von Alten und Kranken gerecht zu werden, andererseits aber auch dazu beitragen könnte, den Pflegefachkräften die Kompetenz[1] und Verantwortung zuzugestehen, die in Sonntagsreden gerne beschworen werden.

Aktuelle Situation

Die ambulante Pflege in Deutschland steht vor großen Herausforderungen: Rund 350 000 Pflegekräfte (73 Prozent davon in Teilzeit) aus knapp 15 000 Pflegediensten[2] fahren von Wohnung zu Wohnung, um ältere und kranke Bürger_innen in der Häuslichkeit zu versorgen (§ 37 Sozialgesetzbuch, SGB V). Die professionellen Pflegekräfte unterstützen dabei die viel größere Zahl der pflegenden Angehörigen, die die meiste Betreuungsarbeit leisten. Auch wenn in der täglichen Diskussion um Personalmangel vorwiegend von Kliniken und Altenheimen gesprochen wird, darf die Situation in der ambulanten Pflege nicht unterschätzt werden: Die Pflegedienste müssen schon heute eine Vielzahl von Anfragen nach Unterstützung ablehnen, weil nicht genug Personal vorhanden ist. Pflegefachkräfte, die in der ambulanten Pflege arbeiten, stehen unter enormem Druck: Sie müssen in Großstädten während der Rushour mit dem Dienstwagen zu den Einsätzen fahren, einen Parkplatz finden, damit umgehen, dass sie von Klient_innen empfangen werden, die ungehalten sind, wenn sie es nicht pünktlich zum vereinbarten Termin geschafft haben, und sie müssen in vorgeschriebenen Zeitfenstern pflegerische Dienstleistungen[3] erbringen. Dabei erwarten die Klient_innen, dass die Pflegefachkraft fröhlich und empathisch ist und sich die Sorgen und Nöte der Klient_innen anhört und hilft. Ein typisches Beispiel: Ältere Menschen bitten nicht selten darum, den Abfall aus der Wohnung zur Mülltonne mitzunehmen: »Sie gehen doch dran vorbei, können Sie eben den Müll mit runternehmen?« Diese »Leistung« kann mit den Kostenträgern nicht abgerechnet werden, und sie kostet zusätzlich wenige Minuten Zeit, die die Pflegekraft nicht hat. Lehnt die Pflegefachkraft diese Bitte ab, sind die Klient_innen mindestens irritiert darüber. Nicht selten haben Klient_innen bei den Hausbesuchen zudem einen Wunsch, der vertraglich nicht vereinbart wurde: Die Pflegekraft kommt morgens und will das Frühstück bereiten, die Klientin hat sich dieses aber selbst bereitet und wäre froh, wenn die Mitarbeiterin stattdessen das Bett frisch beziehen würde: Da das aber eine andere – nicht vereinbarte – Leistung ist, kann diesem Wunsch nicht entsprochen werden. Die Klientin ist enttäuscht, die Pflegekraft betrübt, ihr hätte es nichts ausgemacht, das Bett zu beziehen. Der Preis für eine erbrachte Leistung entspricht dem Verfahren, das auch für die Leistungsabrechnung der Mediziner_innen gilt: Jährlich wird der Punktwert neu festgelegt, zusätzlich zu dem so ermittelten Preis kommen die Anfahrtspauschalen, sofern »nur« Grundpflege geleistet wird. Wird auch Behandlungspflege vorgenommen, gelten andere Sätze (Vertrag gemäß § 89 SGB XI vom 16.11.2018 über die Vergütung der Leistungen der häuslichen Pflegehilfe gemäß § 36 SGB XI).

Abbildung 1: Beispiel der Finanzierung einer Leistungsgruppe (LG) durch unterschiedliche Kostenträger

LG 1	Blutzuckermessung, Blutdruckmessung, Injektionen s.c., Richten von Injektionen, Auflegen von Kälte- und Wärmeträgern, Medikamentengabe, Kompressionsstrümpfe an-/ausziehen	AOK VDAK, TKK, Post LKK IKK/BKK	10,75 Euro 10,37 Euro 10,58 Euro 10,95 Euro

Quelle: www.pflegemobil.info/images/pdf/preise_pflege.pdf

Abbildung 2: Beispiel der Abrechnung einer Dienstleistung für einen Klienten

Fallbeispiel

Herr X, Pflegegrad 3, hat nach einem Schlaganfall folgenden Pflegebedarf: Tägl. Hilfe beim Aufstehen= 4 x kleine Morgentoilette, 3 x große Morgentoilette; tägl. Abends Hilfe beim Toilettengang und Teilwäsche (3050 Punkte); 7x wöchentlich Zubereiten von Frühstück und Abendbrot (1120 Punkte), tägl. An- und ausziehen von Kompressionsstrümpfen (2800 Punkte)

Gesamtpunktzahl/Woche:	6970
Punktwert 2019 in Euro:	0,0605
Summe pro Woche in Euro:	421,685
Summe pro Monat in Euro:	2108,41

Pflegefachkräfte sind über den zunehmenden Zeitdruck und die Pflegearbeit, die sich am Modell der Arbeitsteilung des Nationalökonomen Adam Smith orientiert,[4] häufig verärgert und stimmen mit den Füßen ab: Sie verlassen den Beruf. Die Arbeitsteilung stellt sich im Alltag der ambulanten Pflege wie folgt dar: Frau M. braucht Unterstützung bei der Körperpflege, sie muss Kompressionsstrümpfe tragen und die Wohnung wird zweimal die Woche gereinigt. Um diese Dienstleistungen zu erbringen, kommt eine Pflegekraft morgens zum Waschen, eine weitere Pflegefachkraft zieht der Klientin die Kompressionsstrümpfe an, und eine Hilfskraft putzt. Frau M. möchte eigentlich nicht so viele fremde Menschen in ihrer Wohnung haben, und alle drei Mitarbeiterinnen des Pflegedienstes begreifen, dass der Anspruch der »Ganzheitlichkeit« zwangsläufig auf der Strecke bleibt.[5] Die Einsatzleitung des ambulanten Pflegedienstes muss drei Personen einsetzen, es fahren drei Autos, und wertvolle Zeit wird bei den Fahrten und der Parkplatzsuche verschwendet.

Das derzeit praktizierte Modell der ambulanten Pflege[6] entmündigt den/die Klient_innen, weil sie ihre Lebensaktivitäten um die Termine des ambulanten Pflegedienstes herum organisieren müssen und weil sie nicht wirklich wählen können, was für sie selbst an bestimmten Tagen wichtig ist. Es frustriert die Mitarbeiter_innen in der ambulanten Pflege, weil sie unter enormem Zeit- und Dokumentationsdruck, im »Minutentakt« die Klient_innen versorgen müssen und dabei nicht auf die individuellen Wünsche der Klient_innen eingehen können.[7] Nicht zuletzt verschwendet das aktuelle Modell finanzielle Ressourcen des meritorischen Guts »Gesundheit«, etwa durch Kosten für mehrfache Anfahrten[8] und mehrere Mitarbeiter_innen, die sich um eine/n Klient_in kümmern müssen, sowie durch den Verlust der Attraktivität, in der ambulanten Pflege zu arbeiten.

Einige Modelle, um Pflege nachhaltig zu verändern

Versuche, die hier skizzierte Situation zu verbessern, gibt es durchaus. Häufig wird darauf abgezielt, das **soziale Umfeld des/r Klient_in mit in die Versorgung zu integrieren**. Das niederländische *Buurtzorg*-Modell (deutsch: Nachbarschaftshilfe) beispielsweise versucht, viele der notwendigen Hilfeleistungen durch Nachbarn und Freunde erbringen zu lassen und die professionell Pflegenden nur mit den Aufgaben zu betrauen, für die sie ausgebildet wurden: Ein Frühstück kann auch die Nachbarin bereiten, den wöchentlichen Lebensmitteleinkauf vielleicht der Neffe, den Verbandswechsel beim offenen Geschwür am Bein erledigt die Pflegefachkraft. Dieser Ansatz fördert vor allem die soziale Bindung des/der Klient_in an Nachbarn und Verwandtschaft und verhindert so die Vereinsamung, ohne dass die Qualität der Versorgung leiden würde. Zudem kann die/der Klient_in gegenüber den Helfenden aus der Nachbarschaft eher spontan einen Wunsch zur Unterstützung äußern als gegenüber den nach Leistungskomplexen arbeitenden Pflegefachkräften.[9]

Ansätze, verstärkt Angehörige und Nachbarn in die Versorgung einzubinden, klingen attraktiv; es wird sich allerdings zeigen müssen, ob er sich in einer Gesellschaft, die zunehmend aus Singlehaushalten besteht und in der sich Tendenzen zur Vereinsamung im Alter verstetigen, umsetzen lässt. Mit zur »Vereinsamung« tragen die »Trennung von Wohn- und Arbeitsstätte, Trennung der Generationen, Entstehung der Kleinfamilie, Kommunikationsarmut am Arbeitsplatz, anonymitätsfördernde Strukturen im Wohnungs- und Städtebau, hohe soziale Mobilität«[10] bei, und sie wird den in der ambulanten Pflege Tätigen täglich vor Augen geführt. Die »Allgegenwärtigkeit des Konzepts (die) Übernahme von Verantwortung und Selbstorganisation im nachbarschaftlichen Umfeld ermöglichen« zeichnet sich seit dem Jahrtausendwechsel auch in Deutschland ab, da der Bund, aber auch einzelne Bundesländer diese Entwicklung teilweise initiiert haben, zumindest aber mit diversen Programmen aktiv fördern.[11]

An diesen und ähnlichen Konzepten wird die politische Intention kritisiert, nämlich dass »die im PflegeVG (bewusst) eingelassene Pflege- bzw. Versorgungslücke zwischen Bedarf und refinanziertem Angebot (›Teilkasko-Prinzip‹) (...) durch die aktive Mitarbeit pflegender Angehöriger, Freunde oder Hilfen aus der Nachbarschaft (informelles Pflegepotential) im Sinne einer ›neuen Kultur des Helfens‹ (vgl. § 8 SGB XI) geschlossen werden [soll]. Salopp formuliert: Die Familie oder andere Mitglieder der sozialen Nahbereiche sollen es richten.«[12]

Dabei geht es – in dem hier diskutierten Zusammenhang – vor allem um die grundpflegerischen Maßnahmen (wie Frühstück bereiten) die von Menschen aus der Nachbarschaft oder dem Freundes- und Verwandtenkreis übernommen werden könnten. Gerade diese Leistungen werden im »Teilkaskoprinzip« der Pflegekasse nur unzureichend finanziert. Ältere Menschen haben häufig nicht die finanziellen Ressourcen, sich die Hilfeleistungen zukaufen zu können, was durch die viel diskutierte Altersarmut in Zukunft noch verstärkt werden dürfte. Zudem möchten ältere Menschen Nachbarn, Freunden und Verwandten nicht zur Last fallen, sodass die Hemmschwelle, ehrenamtliche Hilfe anzunehmen, entsprechend hoch ist.

Mit zunehmendem Alter nehmen kognitive Beeinträchtigungen, Stürze, Immobilität und andere Erkrankungen stark zu,[13] auch werden mehr Arzneimittel eingenommen.[14] Durch Polypharmazie (gleichzeitige Einnahme mehrerer Medikamente) kann es zu Wechselwirkungen zwischen den Medikamenten und entsprechenden Nebenwirkungen kommen: In meinen eigenen Untersuchungen[15] konnte nachgewiesen werden, dass 42 Prozent mehr Stürze bei den Klient_innen vorkamen, die mehr als sechs Medikamente aus der PRISCUS-Liste (Polypharmazie) einnahmen; andere Untersuchungen weisen ebenfalls signifikante Zusammenhänge zwischen Polypharmazie und Stürzen oder anderen Komplikationen nach.[16]

Die Beobachtung solcher Nebenwirkungen ist ein Argument dafür, eine Schnittstelle zu schaffen zwischen dem Hilfsangebot durch Nachbarn, Freunde und Familie einerseits (35 Prozent der untersuchten Klient_innen erhalten die Medikamente bereits von Nachbarn und Freunden[17]) und den professionellen Pflegekräften andererseits, die die medizinische Behandlungspflege sicherstellen sollen. Eine aktuelle Untersuchung des Zentrums für Qualität in der Pflege (ZQP) belegt, dass 63 Prozent der befragten Angehörigen »Aufgaben im Medikationsprozess (übernehmen), die sie als sehr schwierig oder eher schwierig erleben«.[18]

Für die medizinische Behandlungspflege (Krankenkasse) stellt sich die Diskussion um Nachbarschaftshilfe nicht, weil für diese Art der Unterstützung grundsätzlich medizinisches Fachpersonal gebraucht und bezahlt wird.

Mit der **Bündelung professioneller Ressourcen** wird – gerade in ländlichen Bereichen – der Versuch unternommen, die Versorgung zu verbessern, etwa durch telemedizinische[19] und/oder räumlich-organisatorische Einbindung[20] unterschiedlicher Leistungserbringer beziehungsweise durch die Ausstattung der Pflegedienste mit Tablets. Diese Ansätze sind grundsätzlich sinnvoll, ändern aber an der Situation der Klient_innen und der Pflegefachkräfte eher wenig.

Schaut man ins Ausland, wo eine ähnliche Situation in der ambulanten Betreuung von Alten und Kranken zu beobachten ist, wird dort einerseits die Professionalisierung der Pflegenden unterstützt, damit diese beispielsweise den Pflegebedarf vor Ort noch besser einschätzen können, gleichzeitig werden organisatorische Strukturen geschaffen (zentralisierte Ressourcen, etwa Nachtteams oder Acute Home Teams), die die Kooperation zwischen den Anbietern verbessern.[21]

Zukunft der ambulanten Pflege – eine Gedankenskizze

Die skizzierten Beispiele, die eine Verbesserung der Versorgung der Klient_innen in deren eigener Häuslichkeit erreichen sollen, greifen meines Erachtens zu kurz beziehungsweise erreichen die Zielgruppe nur bedingt.[22]

Das gegenwärtige System der ambulanten Versorgung entmündigt in weiten Teilen die pflegeabhängigen Personen, in dem der Pflegebedarf in »Leistungskomplexe« nach SGB XI unterteilt wird, über die hinaus eine weitere Betreuung nicht möglich ist (es sei denn, der/die Klient_in finanziert sie privat). Die Lebenswirklichkeit geht aber über die Leistungskomplexe hinaus, und Wünsche und Notwendigkeiten entwickeln sich gegebenenfalls tagtäglich neu – die Art, wie Pflegebedürftigkeit derzeit bemessen wird, ist zumindest umstritten.[23] Alte und Kranke haben das Recht auf Selbstbestimmung,[24] und unsere Gesellschaft täte gut daran, diese Selbstbestimmung zu unterstützen.

Will man auf die tatsächlichen Bedarfe der Pflegeabhängigen eingehen, wird man das Leistungsrecht flexibilisieren müssen,[25] was nicht zwingend mit einer Erhöhung der Kosten einhergehen muss. Es würde möglicherweise reichen, der Pflegekraft vor Ort zu gestatten, einen anderen als den geplanten Leistungskomplex erbringen zu lassen, der dann auch von den Kostenträgern finanziert würde.

Pflegegrade mit monatlichen Punkten bewerten und individuelle Betreuung sichern: Vorstellbar wäre, die Pflegestufen mit einer monatlichen Gesamtpunktzahl zu hinterlegen, sodass Klient_in und Pflegefachkraft täglich entscheiden, was »heute gebraucht wird«. Es versteht sich von selbst, dass sogenannte Behandlungspflege (medizinische Pflege, wie Verbandswechsel) unter eine solche Regelung nicht fallen kann. Allerdings muss auch in diesem Bereich konstatiert werden, dass viele der von Ärzten angeordneten Maßnahmen in praxi unsinnig sind: So werden beispielsweise Kompressionsstrümpfe häufig erst morgens gegen 10 Uhr angezogen, weil die Pflegekräfte nicht früher vor Ort sein können. Zu diesem Zeitpunkt sind viele Klient_in aber schon seit mindestens drei Stunden auf den Beinen, sodass der Effekt der Strümpfe hinfällig ist, insbesondere dann, wenn die Kompressionsstrümpfe bereits um 17 Uhr ausgezogen werden, weil der Pflegedienst keine späteren Zeiten garantieren kann.[26]

Nachbarschaftsbetreuung stärken: Wie bereits angedeutet, wird es zukünftig immer weniger Pflegekräfte bei gleichzeitig ansteigender Zahl derer, die eine ambulante Pflege benötigen, geben. Versorgungsengpässe sind also vorprogrammiert. Viele grund- und hauspflegerische Tätigkeiten, die heute von Pflegenden mit unterschiedlicher Qualifikation erbracht werden, könnten auch Nachbar_innen, Freunde und Bekannte erbringen, wenn, *erstens*, die Laien für die spezielle Tätigkeit gegebenenfalls eine Schulung erhalten, *zweitens* die erbrachte Leistung über eine Aufwandsentschädigung aus der Pflegekasse vergütet würde, *drittens* eine politische Lösung hinsichtlich der Haftungsfragen gefunden würde und, *viertens*, die Pflegefachkräfte im Sinne von Betreuung und Coaching regelmäßig (etwa einmal die Woche) die Klient_innen aufsuchen und somit kontrollieren könnten, ob die Betreuung durch Nachbarn und Verwandte ausreichend ist beziehungsweise ob fachpflegerische oder behandlungspflegerische Maßnahmen erbracht werden müssen, die von Pflegeprofis zu leisten sind.

Technische Entwicklungen einbinden: Die Überprüfung könnte mittels »Pflegevisite per Video« erfolgen und weitere Dienstleistungen eingebunden werden. So bieten heute etliche Apotheken das »Blistern« von Medikamenten an, das heißt, die Tabletten werden in kleinen Plastiktüten so angeliefert, wie sie ärztlicherseits verordnet sind: Hat der Hausarzt morgens drei, mittags eine und abends vier verschiedene Tabletten verordnet, werden diese genauso angeliefert, sodass die Nachbarin lediglich die Klient_in erinnern und gegebenenfalls die Tabletten aus der Tüte entnehmen und dem/der Klient_in geben muss. Zurzeit fahren Pflegekräfte wegen einer Tablette, die morgens genommen werden muss, durch die halbe Stadt, um sie der/dem Klient_in zu geben – ökonomisch und ökologisch sinnvoll kann diese Art der Versorgung nicht sein.

Mitarbeiter_innen motivieren und im Job halten: Das skizzierte Modell lässt deutliche Spielräume für den flexiblen Einsatz von Mitarbeitenden zu: Immer mehr Pflegende möchten Familie und Beruf (besser) vereinbaren. Sie schaffen es aber nicht, eine Vollzeittätigkeit in der ambulanten Pflege und ihre eigenen familiären Verpflichtungen gleichzeitig zu stemmen. Würden viele der pflegerischen Maßnahmen von Nachbarn/Angehörigen/Freunden (durch die Kostenträger finanziert) geleistet und die Pflegefachkräfte sich ausschließlich oder zumindest verstärkt auf die medizinische Behandlungspflege und die beschriebenen Kontrollen beschränken, wäre das nicht nur körperlich für die Pflegenden einfacher, sondern auch zeitlich mit anderen Aufgaben zu koordinieren. Ein Verband muss nicht zwingend morgens um 7 Uhr gewechselt werden, wenn die Pflegefachkraft sich privat darum kümmern muss, dass die Kinder rechtzeitig zur Schule kommen.

Qualifizierung der Pflegenden: Eine Tätigkeit, wie sie hier skizziert wurde, wäre auch für Pflegende interessant, die eine akademische Ausbildung[27] (Pflege- und Casemanagement oder Ähnliches) abgeschlossen haben, aber weiter in der direkten Pflege arbeiten wollen (Advanced Nursing Practice).[28] Die praktisch und theoretisch bestens ausgebildeten Pflegefachkräfte könnten sowohl die pflegepraktische Koordination der hier skizzierten Leistungen erbringen als auch die pflegewissenschaftliche Qualität sicherstellen.

Zusammenfassung

Die ambulante Pflege wird zukünftig nicht mehr zu stemmen sein, wenn die strukturellen Defizite nicht ausgeräumt werden. Sie krankt weniger an den finanziellen Ressourcen, die durch Umverteilungen schnell und effektiv zu mobilisieren wären, sondern an der zunehmenden Zahl der pflegebedürftigen Menschen einerseits und der abnehmenden Zahl derer, die unter den bisherigen Bedingungen in der ambulanten Pflege arbeiten können und wollen. Zaghafte organisatorische Veränderungen haben (noch) nicht den gewünschten Erfolg, weil – so meine Einschätzung – die gesellschaftspolitische Brisanz nicht erkannt wird beziehungsweise an Stellschrauben gedreht wird, die die eigentlichen Probleme nicht lösen.

Klient_innen wollen nicht auf Leistungskomplexe reduziert werden, sondern, soweit wie irgend möglich, am sozialen Leben teilhaben und selbstbestimmt entscheiden, welche Pflegeleistungen sie heute benötigen.

Pflegende möchten nicht im Minutentakt Leistungskomplexe abarbeiten und ständig mit schlechtem Gewissen herumlaufen, weil die psychosoziale Betreuung auf der Strecke bleibt.

Pflegedienste möchten zufriedene Klient_innen und Mitarbeitende haben, die ökonomisch-ökologisch und sozial für die Pflegearbeit eingesetzt werden können.

Die Gesellschaft möchte ihren Mitgliedern garantieren, dass sie auch im Alter und bei Gebrechen und Krankheit »gut umsorgt« und mindestens angemessen gepflegt werden.

Anmerkungen

1 Vgl. Michael Brater, Was sind »Kompetenzen« und wieso können sie für Pflegende wichtig sein, in: Pflege & Gesellschaft 3/2016, S. 197–213.
2 Vgl. Wolfgang Hien, Krank – und in der ambulanten Pflege arbeiten?, Hans-Böckler-Stiftung, Working Paper Forschungsförderung 55/2018, S. 7, www.boeckler.de/pdf/p_fofoe_WP_055_2018.pdf.
3 Vgl. Gemeinsamer Bundesausschuss (g-ba), Richtlinie des Gemeinsamen Bundesausschusses über die Verordnung von häuslicher Krankenpflege. (Häusliche Krankenpflege-Richtlinie), 22.2.2019, S. 12 ff., www.g-ba.de/richtlinien/11.
4 Vgl. Holger Rogall, Wirtschaftslehre für Sozialwissenschaftler, Berlin 2013^2, S. 43.
5 Vgl. Klaus-Dieter Neander, »…sich als Mann oder Frau fühlen …«, Brake 2014.
6 Vgl. Harald Kesselheim et al., Pflege zwischen Familie, Markt und Staat. Wie Pflegearbeit in Zukunft organisiert werden kann, Friedrich-Ebert-Stiftung, WISO-Diskurs, Dezember 2013.
7 Vgl. Michael Isfort et al., Mehr als Minutenpflege. Was brauchen ältere Menschen, um ein selbstbestimmtes Leben in ihrer eigenen Häuslichkeit zu führen?, WISO Diskurs, Dezember 2012.
8 Das Niedersächsische Sozialministerium legt derzeit ein Förderprogramm für ambulante Pflegedienste auf, da »die ambulante Pflege vor einem Kollaps stehe, weil unter anderem Wegepauschalen nicht ausreichend refinanziert werden«. Ärzteblatt, 27.5.2019, www.aerzteblatt.de/nachrichten/sw/Ambulante.
9 Vgl. Ute Burke, Im Team mit der Nachbarschaft, in: Heilberufe 1/2018, S. 52 f., hier S. 52. Siehe auch Katrin Bernateck/Heidrun Herzberg, Neue Strukturen ambulanter Pflege im ländlichen Raum. Die Perspektive der Profis, in: Pflegewissenschaft 11–12/2018, S. 540–545; Gerhard Habicht, Care Sharing. Von der Angehörigenpflege zur Selbsthilfe in sorgenden Gemeinschaften, Wiesbaden 2018; Natalie Nguyen et al., Familiäre Pflege stärken, in: Pflege Zeitschrift 4/2019, S. 54–57.
10 Horst W. Opaschowski, Einführung in die Freizeitwissenschaft, Wiesbaden 2008^5, S. 208.
11 Christian Reutlinger/Steve Stiehler/Eva Lingg, Die Nachbarschaft soll es richten – Allgegenwärtigkeit eines Konzeptes, in: dies. (Hrsg.), Soziale Nachbarschaften – Geschichten, Grundlagen, Perspektiven, Wiesbaden 2015, S. 11–22, hier S. 11.
12 Matthias Dammert, Angehörige im Visier der Pflegepolitik. Wie zukunftsfähig ist die subsidiäre Logik der deutschen Pflegeversicherung?, Wiesbaden 2009, S. 12.
13 Vgl. Nils Lahmann et al., Der Zustand der Pflegebedürftigkeit – Pflege und Versorgungsprobleme geriatrischer Patienten, in: Klaus Jacobs et al. (Hrsg.), Pflege-Report 2017, Stuttgart 2017, S. 187–194; Zentrum für Qualität in der Pflege (ZQP), Medikation in der häuslichen Pflege aus Sicht pflegender Angehöriger, Berlin 2019, S. 7.
14 Vgl. Bundesministerium für Bildung und Forschung (Hrsg.), Medikamente im Alter: Welche Wirkstoffe sind ungeeignet?, Berlin 2018, S. 9.
15 Vgl. Klaus-Dieter Neander, Sturzgefahr Rollator. Verhindern Rollatoren Stürze bei älteren Menschen?, Norderstedt 2017, S. 48.
16 Vgl. Michael Zieschang Sturzgefahr und Medikamente, in: Arzneimittelkommission der deutschen Ärzteschaft (Hrsg.), Arzneiverordnung in der Praxis 2/2015, S. 71 f.; Thomas

K. Bauer et al., Fall Risk Increasing Drugs and Injuries of the Frail Elderly – Evidence from Administrative Data, in: Pharmacoepidemiology and Drug Safety 21/2012, S. 1321–1327; ZQP (Anm. 13), S. 6.
17 Vgl. ebd., S. 19.
18 Vgl. ebd., S. 12.
19 Vgl. Asarnush Rashid/Albert Premer, Walzbachtaler Modell »Ambulante rund-um-die-Uhr Betreuung«, 2016, https://sozialministerium.baden-wuerttemberg.de/fileadmin/redaktion/m-sm/intern/downloads/Downloads_Pflege/Innovationsprogramm-Pflege_Bericht_Technik_Walzbachtaler-Modell.pdf.
20 Vgl. Thomas Klie/Michael Monzer, Kompetenzzentren – Innovationsstrategie für die Langzeitpflege, in: CaseManagement 16/2019, S. 9–19; dies., Regionale Pflegekompetenzzentren. Innovationsstrategie für die Langzeitpflege vor Ort, Heidelberg 2018; Barbara Stiegler, Gute Pflege – gute Arbeit. Das kommunale Dienstleistungszentrum für Bürgerinnen und Bürger, WISO direkt, September 2011.
21 Vgl. Kerstin Hämel/Janina Kutzner, Weiterentwicklung der häuslichen Versorgung pflegebedürftiger Menschen. Anregungen aus Finnland, in: Pflege & Gesellschaft 1/2015, S. 53–66.
22 Vgl. Rolf Hoberg/Thomas Klie/Gerd Künzel, Strukturreform und Teilhabe, in: Arbeitsgruppe Strukturreform Pflege und Teilhabe, Freiburg/Br. 2013.
23 Vgl. Johannes M. Bergmann/Albert Brühl, Dimensionen der Pflegebedürftigkeit – Eine empirische Analyse mit Hilfe der Multidimensionalen Skalierung, 2017, https://ojs.ub.uni-freiburg.de/klinische-pflegeforschung/article/view/953.
24 Vgl. Michael Zander, Psychologie der Selbstbestimmung – Konzepte subjektiver Kontrolle und die »Self-Determination Theory« am Beispiel der Autonomie von Pflegeheimbewohnern, in: Jahrbuch für Kritische Medizin und Gesundheitswissenschaften 2013, S. 98–114; Anja Dietrich, Krankenversorgung als Hilfe zur Selbsthilfe? Risiken und Nebenwirkungen von Idealvorstellungen eigenverantwortlicher Patient/-innen für die Versorgungsgestaltung, in: Jahrbuch für Kritische Medizin und Gesundheitswissenschaften 2010, S. 143–164. Siehe auch den Beitrag von Thomas Noetzel in diesem Band *(Anm. d. Red.)*.
25 Vgl. Thomas Klie, Das Leistungsrecht flexibilisieren, in: Häusliche Pflege 3/2019, S. 18 f.
26 Vgl. Klaus-Dieter Neander, Die Realität sieht anders aus … Beobachtungen aus der Praxis der ambulanten Pflege, in: Welt der Krankenversicherung 2–3/2019, S. 51 ff.
27 Nach wie vor ist der eigentlich erforderliche Anteil akademisch ausgebildeter Pflegekräfte von 10 bis 20 Prozent eines Jahrganges nicht erreicht. Vgl. Wissenschaftsrat, Empfehlungen zu hochschulischen Qualifikation im Gesundheitswesen, 2012, www.wissenschaftsrat.de/download/archiv/2411–12.pdf. Siehe auch Anke Simon/Bettina Flaiz, Der Bedarf hochschulisch qualifizierter Pflegekräfte aus Sicht der Praxis – Ergebnis einer Expertenbefragung, in: Pflege & Gesellschaft 2/2015, S. 154–172. Ein Großteil der akademisch ausgebildeten Pflegekräfte verlässt den Beruf und reduziert die Arbeitszeit erheblich. Vgl. Jürgen Zieher/Türkan Ayan, Karrierewege von Pflegeakademikern, in: Pflege & Gesellschaft 1/2016, S. 47–63.
28 Vgl. Doris Schaeffer, Advanced Nursing Practice – Erweiterte Rollen und Aufgaben der Pflege in der Primärversorgung in Ontario/Kanada, in: Pflege & Gesellschaft 1/2017, S. 18–35; Janie B. Butts/Karen L. Rich, Philosophies and Theories for Advanced Nursing Practice, Burlington 2015.

Spezielles & Vertiefendes

Hürrem Tezcan-Güntekin

Diversität und Pflege
Zur Notwendigkeit einer intersektionalen Perspektive in der Pflege

Diversität wird im Kontext der Pflegewissenschaft bislang zumeist im Sinne einer Kulturspezifität,[1] Kultursensibilität[2] oder einer Transkulturalität[3] verstanden. Diese zumeist auf einen essentialistisch ausgelegten Kulturbegriff rekurrierenden Ansätze verkürzen Merkmale von Diversität auf Sprache, Herkunft und zugeschriebenen Eigenschaften ganzer Bevölkerungsgruppen – auch wenn insbesondere der Begriff der Transkulturalität ursprünglich von flexiblen und fluiden Identitäten ausging. Pflegerische Bedürfnisse von Menschen mit unterschiedlichen Diversitätsmerkmalen, die Möglichkeiten, Selbstmanagementkompetenzen zu aktivieren, und ihr Verhalten bei der Inanspruchnahme von Angeboten werden durch den Blick auf nur ein Diversitätsmerkmal nur bedingt sichtbar beziehungsweise verständlich. Diversität in der Pflege wird in diesem Beitrag im Hinblick auf Pflegetheorien und pflegepraktische Konzepte, den Forschungsstand zu den ausgewählten Diversitätsmerkmalen Migrationshintergrund, sexuelle Orientierung und Identität sowie Trauma und Pflege erörtert. Anschließend wird ausgehend vom Critical-Diversity-Ansatz die Relevanz intersektionaler Perspektiven in der Pflegewissenschaft und den Gesundheitswissenschaften herausgearbeitet. Abschließend werden die Notwendigkeit einer Theorie der Diversität in der Pflegewissenschaft dargestellt und Handlungsansätze auf praktisch-organisationalen Ebenen bei der Transformation einer intersektionalen Perspektive in der Wissenschaft hin zur Etablierung einer Diversitätssensibilität in der Praxis diskutiert.

Heterogenität der Bevölkerung im Lichte des demografischen Wandels

Die Zahl pflegebedürftiger Menschen wird im Zuge des demografischen Wandels in den kommenden Jahren ansteigen.[4] Hierbei handelt es sich um eine sehr heterogene Bevölkerungsgruppe, mit Blick auf Herkunft, Berufsbiografien, sexuelle Orientierung und Identität, den sozioökonomischen Status und andere Differenzmerkmale.[5] Diese Differenzmerkmale bestimmen als soziale Determinanten die Gesundheit und den Umgang mit Pflegebedürftigkeit.[6] Ungleichheiten, denen Menschen in ihrem Leben ausgesetzt waren, bleiben auch im Alter weiter bestehen und beeinflussen den Zugang zu gesundheitlicher und pflegerischer Versorgung.[7] Neben den institutionellen und strukturellen Barrieren, die den Zugang bei unterschiedlichen Diversitätsmerkmalen und Ausprägungen sozialer Determinanten reglementieren, sind Auswirkungen auf die Wahrnehmung von Pflegebedürftigkeit, pflegerische Bedürfnisse und die Ausgestaltung der pflegerischen Versorgung zu erwarten. Dies geht mit veränderten Herausforderungen für die professionelle pflegerische Versorgung einher.[8] Bislang bildet sich diese Vielfalt weder in den Pflegetheorien und pflegepraktische Konzepten noch in den Curricula der Pflegeausbildungen ab.

Pflegetheorien und pflegepraktische Konzepte

Im Rahmen der Auseinandersetzung mit den Themen Migration, Pflegebedürftigkeit und Herausforderungen für die Institutionen der Altenpflege tauchen immer wieder die Begriffe »Kultursensibilität«, »kultursensible Pflege«, »interkulturelle Kompetenzen«, »interkulturelle Öffnung« und »transkulturelle Pflege« auf.[9]

Die Notwendigkeit einer kultursensiblen[10] oder transkulturellen Pflege[11] wird seit einigen Jahren im Kontext der Pflege diskutiert, und es wird teilweise versucht, eine kultursensible beziehungsweise transkulturelle Pflege auszugestalten. Diese Ansätze gehen zumeist – trotz der Flexibilität, die mit dem Präfix »trans-« verbunden ist – von einem essentialistischen Kulturbegriff aus, der Kultur auf Herkunft, Religion und Sprache reduziert und somit enggeführt wird.[12]

Ein Begriff, der sich in der Pflegewissenschaft und Pflegepraxis in den vergangenen Jahrzehnten findet, ist die »kultursensible Pflege«. Dieser wurde 1999 im Rahmen des Arbeitskreises »Charta für eine kultursensible Altenhilfe« weiterentwickelt und 2002 im Rahmen des »Memorandum für kultursensible Altenhilfe« veröffentlicht. Kultursensible Pflege leistet hiernach einen Beitrag dazu, dass »eine pflegebedürftige Person entsprechend ihrer individuellen Werte, kulturellen und religiösen Prägungen und Bedürfnisse leben kann«.[13] Kultursensibilität geht von einer Haltung aus, die »Unterschiede differenziert wahrnimmt, sich damit auseinandersetzt und respektiert (…), Wertvorstellungen, Deutungs-, Bewertungs-, Kommunikationsmuster und Handlungsmuster anderer Kulturen, Religionen und Milieus als gleichwertig behandelt (…) und auf die kulturell, sozial und religiös, geschlechtlich, altersgeprägten Bedürfnisse des Gegenübers sensibel eingeht«.[14]

Migrationssensibilität steht im Vordergrund der kultursensiblen Pflege, da Migration als zentraler »biografischer Einschnitt« verstanden wird.[15] Das Kennenlernen und das Verständnis der eigenen kulturellen Prägung verstehen auch Nicole Lieberam und Christoph Müller als Voraussetzung für kultursensibles Handeln. Dazu gehört zudem der reflexive Umgang mit Normen, Werten, Ritualen, Zeremonien, aber auch Scham und Beschämung – sowohl mit Blick auf Pflegepersonen als auch Pflegebedürftige.[16]

Der Diskurs zur Transkulturalität hat mit der Entwicklung der Theorie transkultureller Pflege durch die Pflegewissenschaftlerin Madeleine M. Leininger, die das sogenannte Sunrise-Modell entwickelte, einen frühen Ursprung. Ausgehend von ihrer Arbeit mit Kindern aus unterschiedlichen kulturellen Milieus in den USA entwickelte sie das Konzept »Cultural Care«.[17] Leininger versuchte mit diesem Ansatz, Ähnlichkeiten und Unterschiede pflegerischer Bedürfnisse durch das herkunftsgeprägte Verständnis von der Welt zu erklären. Zentral waren ihre Erkenntnisse zu kulturspezifischen Eigenheiten, die sie den von ihr untersuchten Herkunftsländern zuordnete. Gleichwohl sie in ihrer Theorie den Begriff »Diversity« benutzte, stand in der Umsetzung ihrer Forschung die Herkunft der Kinder und ein kulturspezifischer Ansatz im Vordergrund. Das Konzept der Transkulturalität wurde in den folgenden Jahren von unterschiedlichen Pflegewissenschaftler*innen kritisch gewürdigt, weiterentwickelt und angewandt.[18]

Dagmar Domenig differenzierte die Transkulturalität dahingehend aus, dass sie Voraussetzungen für transkulturelle Kompetenz formulierte. Diese sind beispielsweise die Fähigkeit der Selbstreflexion, die Aneignung eines Fundus an Hintergrundwissen und Erfahrungen zu Kultur- und Migrationszusammenhängen, migrationsspezifischen Lebensweisen, Rassismus, ethnologischen Gesundheits- und Krankheitskonzepten und weiteren migrationsspezifischen Aspekten. Darüber hinaus spricht sie von einer »narrativen Empathie«,[19] die durch aufmerksames Zuhören und das

Erzählen-Lassen von Erfahrungen durch die pflegebedürftige Person charakterisiert ist. In dieser Weiterentwicklung wird der Transkulturalität die Ressource zugeschrieben, »nicht nur Unterschiede, sondern auch Gemeinsamkeiten zu entdecken und durch ein gegenseitiges Aufeinanderzugehen und Verstehen Abgrenzungen und Ausgrenzungen zu verhindern«.[20] Ermöglicht werden soll dies durch die Flexibilität der Transkulturalität. Diese impliziert, keinen festgelegten Kulturgrenzen zu folgen, sondern den Raum zu eröffnen, dass zwischen zwei Menschen »transkulturelle Zwischenräume« entstehen.[21] Bereits 2007 konstatiert Domenig mit Verweis auf Wolfgang Welschs Ausführungen zur Transkulturalität,[22] dass dieser Begriff sich auf »Übergangsprozesse in den Vorstellungen der Menschen« bezieht und die Dekonstruktion des darin enthaltenen Begriffes »Kultur« eine schwer zu überwindende Herausforderung darstellt.[23] 2011 resümiert sie, dass der Begriff der Transkulturalität in der Praxis weiterhin essentialistisch und kulturalisierend angewandt wird, woraus abgeleitet werden kann, dass die Dekonstruktion des essentialistischen Kulturbegriffes gescheitert ist. Der Flexibilität versprechende Teil des Begriffes – das »trans-« – werde in der Praxis weniger als flexibel und fluide wahrgenommen, sondern der zweite Teil des Begriffes »-kulturell« weiterhin essentialistisch verstanden. Somit würde der Begriff eine kulturalisierende Wirkung entfalten, was zu einer »Entleerung« des Begriffes führe.[24]

Erol Yildiz wirft einen kritischen, postmigrantisch geprägten Blick auf den essentialistischen Kulturbegriff und konstatiert, dass die Reduzierung des Kulturverständnisses auf »einheitliche Blöcke« und Unterscheidung von Zugehörigen von eingewanderten Herkunftskulturen und der »heimischen« Mehrheitskultur überholt ist, die Konstruktion von »Wir« und den »Anderen« befördert und verhindert, das »Ungesagte, Unsichtbare und Marginalisierte« wahrzunehmen.[25] Patrick Brzoska, Yüce Yilmaz-Aslan und Stephan Probst warnen vor einem kulturalisierenden Blick auf Versorgung von Menschen mit unterschiedlichen Diversitätsmerkmalen und argumentieren ausgehend von Studien zur Palliativversorgung von Menschen mit Migrationshintergrund für eine Diversity-Management-Perspektive, die Chancen und Ressourcen wahrnimmt und eine nutzerorientierte Versorgung begünstigt.[26]

Zusammenfassen lässt sich, dass in der Pflegepraxis bislang von einer Notwendigkeit einer Versorgung ausgegangen wurde, die Kultur im Sinne von Herkunft, Religion und Sprache versteht, was sich auch in den interkulturellen Öffnungsmaßnahmen der gesundheitlichen und pflegerischen Einrichtungen abbildet.[27] Bereits bei Leininger wurde der Blick auf die Kulturspezifik aufgrund der starken Verallgemeinerung und Stereotypisierung kritisiert.²⁸ Auch eine Weiterentwicklung der transkulturellen und kultursensiblen Pflege mit Ansätzen, die die Reflexion der eigenen Kulturgebundenheit einbeziehen, konnte die Engführung von Kultur auf Religion, Sprache und Herkunft und eine damit zusammenhängende Kulturalisierung in der pflegerischen Praxis nicht verändern. Weitere Diversitätsmerkmale, die über Religion, Sprache und Herkunft hinausgehen, werden mit diesen theoretischen Ansätzen in der pflegerischen Versorgung bislang nicht abgebildet. In diesem Zusammenhang stellt sich die Frage, inwiefern sich die Transformation, die der theoretische Ansatz der Transkulturalität bei der Anwendung in der Praxis erfährt, in den empirischen Studien zu Diversität in der Pflege abbilden. Wie ist die pflegerische Situation von Menschen mit unterschiedlichen Diversitätsmerkmalen? Und welche Wissenslücken bestehen weiterhin?

Forschungsstand und -desiderate

Zur Diversität in der Pflege liegen bislang einige wissenschaftliche Erkenntnisse vor, die einzelne Diversitätsmerkmale in den Blick nehmen. Beispiele hierfür sind Lebensweisen von Menschen mit heterogenen sexuellen Orientierungen oder Identitäten im Alter[29] oder die Pflege von kriegstraumatisierten Menschen.[30] Zur Pflege von Menschen mit Migrationshintergrund liegen einige Studien speziell zur türkei- oder russischstämmigen Bevölkerung vor.[31]

Menschen mit Migrationshintergrund und Pflege

Die Pflege von Menschen mit Migrationshintergrund wird in diesem Kontext besonders fokussiert, da durch die wachsende Zahl von älteren und/oder pflegebedürftigen Menschen mit Migrationshintergrund in den vergangenen Jahrzehnten[32] die pflegepraktische Notwendigkeit eines kompetenten professionellen Umgangs mit unterschiedlichen pflegerischen Bedürfnissen deutlich wurde. Diverse Forschungsprojekte zur Pflege von Menschen mit Migrationshintergrund zeigen einen kleinen Ausschnitt der pflegerischen Versorgungsrealität.[33] Die Forschungsprojekte haben zumeist eine Bevölkerungsgruppe im Fokus, deren Auswahl durch ihren hohen Anteil in der Gesamtbevölkerung begründet wird. Die Ergebnisse dieser Studien stärken durch die Fokussierung auf spezifische Bedürfnisse als einheitlich konstruierter Bevölkerungsgruppen eine Stereotypisierung. Dies ist mit der Gefahr verbunden, dass aus diesen Erkenntnissen Handlungsempfehlungen abgeleitet werden, die in der Realität den Bedürfnissen der heterogenen Bevölkerungsgruppen nicht entsprechen und daher von diesen möglicherweise abgelehnt werden. Ohne eine Spezifizierung von pflegerischen Bedürfnissen auf einzelne Bevölkerungsgruppen auszudifferenzieren und der Tendenz der Kulturalisierung zu folgen, können vier zentrale Erkenntnisse aus dem Forschungsstand festgehalten werden: *Erstens* handelt es sich bei der Bevölkerung mit Migrationshintergrund um eine heterogene Bevölkerung mit ebenso heterogenen Bedürfnissen.[34] *Zweitens* ist der Wunsch groß, im eigenen Zuhause gepflegt zu werden.[35] *Drittens* ist die Inanspruchnahme professioneller pflegerischer Unterstützung im ambulanten, teilstationären und stationären Bereich gering.[36] Und *viertens* existieren vielfältige Barrieren bei der Inanspruchnahme pflegerischer Unterstützung, die in sprachlichen Kompetenzen, einer unterschiedlichen Wahrnehmung von Pflegebedürftigkeit, fehlendem Wissen zum Pflegesystem sowie Diskriminierungserfahrungen und Angst vor Institutionen begründet sind.[37]

Forschungsdesiderate bestehen sowohl im qualitativen als auch quantitativen Bereich sowie in der Mixed-Methods-Forschung, insbesondere in der Forschung zur Pflegesituation, zu Bedürfnissen und zur Evaluation von konkreten Maßnahmen. Es existieren bislang kaum Studien mit einer intersektionalen Perspektive, die mehr Differenzmerkmale als den Migrationshintergrund fokussieren, wie etwa die sozioökonomische Situation, die sexuelle Orientierung oder Identität und Rollenmodelle in Familien.

Heterogene sexuelle Orientierungen und Identitäten

Bislang liegen keine quantitativen Daten zu pflegebedürftigen LSBT*I-Menschen[38] vor, da die sexuelle Orientierung im Deutschen Alterssurvey oder der Pflegestatistik sowie anderen Surveys nicht erhoben wird. Es liegen insgesamt nur wenige Erkenntnisse zur Lebenssituation älterer LSBT*I-Menschen vor.[39]

Ältere LSBT*I-Menschen sind im gesellschaftlichen Leben kaum sichtbar. Viele von ihnen verschweigen ihre sexuelle Orientierung, da sie in ihrer Biografie diesbezüglich Diskriminierungserfahrungen gemacht haben.[40] Diskriminierungen, die vor Jahrzehnten aufgrund der eigenen sexuellen Orientierung erlebt worden sind, wirken auch im Alter nach, und die betroffenen Personen scheuen sich, darüber zu reden.[41] LSBT*I-Menschen sind häufiger kinderlos und alleinlebend und nehmen reguläre Versorgungsangebote der Altenhilfe aus Angst vor Diskriminierung selten an.[42] Die Inanspruchnahme von pflegerischen Angeboten ist bei LSBT*I-

Menschen ähnlich dem Bevölkerungsdurchschnitt: Es wird ambulante Pflege bevorzugt, da der Verbleib in der eigenen Häuslichkeit als zentral erachtet wird. Wenn die ambulante Pflege die Pflegeerfordernisse nicht bewältigen kann, werden Pflege-Wohngemeinschaften herkömmlichen Pflegeheimen vorgezogen.[43] Bedürfnisse von LSBT*I-Menschen bei Pflegebedürftigkeit sind die Akzeptanz schwuler Lebensweisen, Austausch zu Diskriminierungserfahrungen und der Wunsch nach rivalitätsarmen Räumen.[44] Darüber hinaus besteht der Wunsch nach einem offenen und akzeptierenden Umgang mit tabuisierten Themen, abweichenden Sexualpraktiken, dem verstärkten Verbalisieren von Sexualität und kultureller Diversität.[45]

Barrieren bei der Versorgung bestehen in der Anerkennung der Relevanz von sexueller Identität und Orientierung im Kontext Pflege und der fehlenden Sensibilität von professionellen Pflegefachpersonen für heterogene sexuelle Orientierungen und Identitäten. Die Heteronormativität, von der die Gesellschaft geprägt ist, findet sich auch im Kontext pflegerischer Versorgung wieder.

Forschungsdesiderate bestehen in Bezug auf unterschiedliche Lebenswelten von LSBT*I-Menschen zur Entwicklung bedürfnisorientierter pflegerischer Versorgungsangebote[46] und einer intersektionalen Perspektive zu einer Weiterentwicklung der kultursensiblen zu einer milieu- oder diversitätssensiblen Pflege.[47] Diese könnte die Auswirkungen unterschiedlicher Diversitätsmerkmale wie die sexuelle Orientierung und lebensweltlicher sowie biografischer Aspekte auf die Inanspruchnahme pflegerischer Versorgung und den Umgang mit erlebter Diskriminierung sichtbar machen.

Trauma und Pflege

Von Traumatisierungen sind in der Bevölkerung in Deutschland einer Untersuchung von Heide Glaesmer zufolge,[48] die auf mehreren großen bevölkerungsrepräsentativen Erhebungen basiert, 40 bis 50 Prozent der älteren Menschen betroffen. Kriegsbezogene traumatische Ereignisse spielen hierbei eine zentrale Rolle. Erfahrungen dieser Menschen wie Flucht, Vertreibung, Bombardierung und Beschuss, der Verlust von Angehörigen und die Konfrontation mit Sterbenden und Schwerverletzten, Hungersnot oder Vergewaltigungen können schwere Traumata verursachen.[49] Kriegstraumatisierungen betreffen nicht nur Menschen, die den Zweiten Weltkrieg erlebt haben, sondern können auch durch Erfahrungen in anderen Kriegen begründet sein. Die Aktualität von Kriegstraumatisierungen für die Versorgung wird durch die Zahl der geflüchteten Menschen deutlich, die in den vergangenen Jahren nach Deutschland gekommen sind. Bei geflüchteten Menschen in Deutschland liegt Studien zufolge eine Prävalenz von 40 Prozent[50] beziehungsweise 33,2 Prozent[51] der posttraumatischen Belastungsstörung vor. Die tatsächliche Zahl der traumatisierten Menschen mit Fluchterfahrung könnte weit über diesem Anteil liegen, da viele Traumata nicht thematisiert werden. Damit hat das Thema Trauma und Pflege auch in den kommenden Jahren eine hohe Relevanz.

Die Pflege traumatisierter Menschen ist für professionell Versorgende verbunden mit der Herausforderung zu unterscheiden, ob es sich bei den Erinnerungen einer Person um Symptome einer Demenzerkrankung oder um Re-Traumatisierungen handelt. Traumatische Erlebnisse können durch den Zustand der Pflegebedürftigkeit und der damit einhergehenden Ohnmacht und dem Kontrollverlust oder durch bestimmte Pflegepraktiken ausgelöst werden. Die Folge der Erinnerung an traumatische Erlebnisse können Angstzustände, Panikattacken, Albträume und depressive Symptome sowie posttraumatische Belastungsstörungen bewirken. Die betroffenen Personen können sehr erregt sein oder sich isolieren.[52]

Informierung und Sensibilisierung des Personals auch zu nonverbalem Erkennen und Ernstnehmen von Trauma sind zentral bei der pflegerischen Versorgung.[53] Als Unterstützung im pflegerischen Alltag können Biografiearbeit mit den Betroffenen,[54] Life Review[55] oder die Checkliste »Traumatrigger« dienen.[56]

Das Thema betrifft alle Bevölkerungsgruppen, sodass weiterführende Forschung in Bezug auf Traumatisierung und Pflege unterschiedliche Diversitätsaspekte berücksichtigen sollte.

Forschungsdesiderate existieren zur Pflegesituation kriegstraumatisierter Frauen, die sich in ihrem Leben nie damit auseinandergesetzt haben, und zu Auswirkungen von Faktoren wie sozioökonomische Lage, unterschiedliche Lebenslagen und Generationenbeziehungen auf die Ausgestaltung der Pflege im Alter bei traumatisierten Menschen.

Zusammenfassend wird deutlich, dass zur Pflegesituation und zu pflegerischen Bedürfnissen von Menschen mit unterschiedlichen, sich überkreuzenden Diversitätsmerkmalen bislang nur wenige Erkenntnisse vorliegen. Sie sind sowohl in der pflegepraktischen Versorgung als auch in der pflegewissenschaftlichen Forschung wenig sichtbar. Das könnte auf eine bislang fehlende intersektionale Perspektive in der pflegewissenschaftlichen Forschung zurückzuführen sein.

Hürrem Tezcan-Güntekin

Intersektionalität in den Gesundheits- und Pflegewissenschaften

Der weit verbreitete, auf betriebliche Optimierung ausgerichtete Diversity-Ansatz[57] steht in der Kritik, ausgrenzend zu wirken, da Differenzierungen innerhalb der einzelnen Merkmale und Machtverhältnisse nicht berücksichtigt werden. Der Ansatz würde normativ wirken und Fluiditäten zwischen Merkmalen und von Identitäten unberücksichtigt lassen. Der Critical-Diversity-Ansatz hingegen hinterfragt, wie Differenz durch wen konstruiert wird und inwiefern das von Machtstrukturen abhängt.[58]

Im Critical-Diversity-Diskurs ist die Intersektionalität ein zentrales Konstrukt. Dieser entstammt der Frauenbewegung der 1960er Jahre in den USA und bezieht sich auf die Mehrfachdiskriminierung von afroamerikanischen Frauen in der Berufswelt. Hier liegt der Fokus stärker auf *race*, *class* und *gender* sowie den definitorischen und methodischen Herausforderungen einer intersektionalen Perspektive in der Forschung.[59] In der Intersektionalitätsforschung selbst wird das Thema Alter bislang nur randständig behandelt.[60] Die Diskussionen um Intersektionalität und der Wirkung von Diversitätsmerkmalen, die – wie Katharina Walgenbach konstatiert – »nicht isoliert voneinander konzeptualisiert werden können, sondern in ihren ›Verwobenheiten‹ oder ›Überkreuzungen‹ (intersections) analysiert werden müssen«,[61] führte in der Pflegewissenschaft zu einzelnen Studien, die mehr als ein Diversitätsmerkmal in den Blick nehmen.

Verortet sind diese Studien thematisch im Bereich der 24-Stunden-Pflege durch Pflegefachpersonen aus dem Ausland[62] und der Situation pflegender Angehöriger.[63] Diese vereinzelten Forschungsansätze geben Hinweise auf Wirkungen von Intersektionalität in der Pflege aus Angehörigen- und Professionellenperspektive.

Gemeinsam haben die Studien mit unterschiedlichen Schwerpunkten, dass bisherige Erkenntnisse zu einzelnen Diversitätsmerkmalen durch die Betrachtung mehrerer, gleichzeitig vorhandener Merkmale relativiert werden. Beispielsweise wurde deutlich, dass der Migrationshintergrund bei der Gestaltung und Bewältigung der Pflegesituation eine untergeordnete Rolle spielt[64] oder die Aktivierung von Selbstmanagement-Kompetenzen vom Geschlecht und den Rollenkonstellationen innerhalb der Familie abhängt.[65] Durch den Blick auf nur ein Diversitätsmerkmal – wie in der bisherigen Forschung beispielsweise zu Migration und Pflege – blieb verborgen, welche Merkmalskombinationen sich in bestimmter Weise auf die Wahrnehmung von Pflegebedürftigkeit oder auf die Aktivierung von

Selbstmanagement-Kompetenzen auswirken. Weiterhin fehlen Erkenntnisse darüber, welche Merkmalskombinationen in welcher Weise vor allem bei sogenannten schwer erreichbaren Personen auf die Inanspruchnahme professioneller pflegerischer Unterstützung wirken. Eine intersektionale Perspektive auf Diversität in der pflegewissenschaftlichen Forschung und die Etablierung einer Theorie der Diversität in der Pflegewissenschaft erscheint künftig notwendig.

Theorie der Diversität und Handlungsansätze

Theoriebildung in einer Disziplin dient unter anderem dazu, dass in einem wechselseitigen Prozess einerseits die empirische Forschung davon geleitet wird und andererseits die Theorie durch die empirischen Erkenntnisse weiterentwickelt wird. Ein zirkulärer Prozess des Wissenstransfers zwischen intersektionaler Forschung und diversitätssensibler Versorgung würde ermöglichen, eine Theorie der Diversität ausgehend von der Empirie zu entwickeln, und im Gegenzug durch Implementierung in der Praxis dazu beitragen, Fehlversorgung zu verringern. Das Ziel in den kommenden Jahren ist es, Diversität als Querschnittsthema in pflegewissenschaftlichen Forschungs- und Modellprojekte einzubeziehen und in einem sich wiederholenden Prozess eine empiriebasierte Theorieentwicklung zu erreichen. Es gilt, einen nationalen Diskurs zu Diversität in der Pflege zu etablieren, der an den internationalen Diskurs anknüpft. Eine partizipative Herangehensweise ist hierbei notwendig, da insbesondere die Entscheidungen über zu fokussierende Merkmale durch potenziell privilegierte Wissenschaftler*innen in den Intersektionalitätsdebatten in der Kritik steht. Partizipativ angelegte Forschungsprojekte würden gewährleisten, dass bisher nicht wahrgenommene Merkmale in die Wahrnehmung der Wissenschaft und durch den Theorie-Praxis-Transfer auch in die pflegerische Praxis gelangen.

Dieser Prozess gestaltet sich mehrdimensional ab, da Veränderungen in der Pflege von mehr Faktoren abhängen als nur von einem Perspektivwechsel in der Wissenschaft.

Auf **pflegepolitischer Ebene** sollten Diversitätsaspekte stärker in der Weiterentwicklung der Pflegeversicherung berücksichtigt werden, etwa in Modellvorhaben nach Paragraf 8 Absatz 3 Sozialgesetzbuch XI, was bislang nur wenig erfolgt.

Auf **pflegedidaktischer Ebene** ist es notwendig, die Reflexion des Umgangs mit Diversität im Umgang mit Pflegebedürftigen, Angehörigen, aber auch Kolleg*innen in die Ausbildung/das Studium von Pflegefachpersonen explizit und über mehrere Ausbildungs-/Studienjahre hinweg einzubinden, da die Entwicklung einer diversitätssensiblen Haltung ein Prozess ist, der über längere Zeit hinweg wächst. Um diese Veränderungen herbeiführen zu können, bedarf es neben verlässlichen Forschungsergebnissen auch einer **diversitätssensiblen Gesundheits- und Pflegeberichterstattung**. Das Verbundprojekt »AdvanceGender«[66] entwickelt mit einer Intersektionalitätsperspektive erste Ansätze für eine diversitätssensible Gesundheitsberichterstattung. Vor diesem Hintergrund müsste auch die Pflegeberichterstattung weiterentwickelt werden.

Diese unterschiedlichen Bereiche sollten das Thema Diversitätssensibilität nicht nebeneinanderher aufgreifen, sondern es sollte eine Zusammenarbeit im Sinne einer Vernetzungsstruktur etabliert werden. Ziel ist es, den vielfältigen Bedürfnissen einer heterogenen Gesellschaft mit unterschiedlichen Diversitätsmerkmalen wie Alter, sexuelle Orientierungen und Geschlechtsidentitäten oder Bildungshintergründe gerecht zu werden und Pflege personenzentriert und diversitätssensibel zu gestalten. Dies kann mit der Modifizierung bereits bestehender Strukturen der pflegerischen Versorgung sowie Entwicklung innovativer Ansätze gelingen.

Anmerkungen

1 Vgl. Ulrike Lenthe, Transkulturelle Pflege. Kulturspezifische Faktoren kennen – verstehen – integrieren, Wien 2011.
2 Vgl. Gabriella Zanier, Altern in der Migrationsgesellschaft: Neue Ansätze in der Pflege – Kultursensible (Alten-)Pflege und interkulturelle Öffnung, 18.8.2015, www.bpb.de/g/211007.
3 Vgl. Madeleine M. Leininger, Culture Care Theory: A Major Contribution to Advance Transcultural Nursing Knowledge and Practices, in: Journal of Transcultural Nursing 3/2002, S. 189–192; Dagmar Domenig, Transkulturelle Kompetenz. Lehrbuch für Pflege-, Gesundheits- und Sozialberufe, Berlin 2007; dies./Sandro Cattacin/Antonio Chiarenza, Equity Standards for Healthcare Organisations: A Theoretical Framework in: Diversity and Equality in Health and Care 4/2013, S. 249–258.
4 Vgl. Robert Koch Institut, Gesundheit in Deutschland, 2015, www.rki.de/DE/Content/Gesundheitsmonitoring/Gesundheitsberichterstattung/GesInDtld/gesundheit_in_deutschland_2015.pdf?__blob=publicationFile.
5 Vgl. Statistisches Bundesamt, Bevölkerung und Erwerbstätigkeit. Bevölkerung mit Migrationshintergrund – Ergebnisse des Mikrozensus 2013, Fachserie 1, Reihe 2.2, Wiesbaden 2014; Bundesministerium für Familie, Senioren, Frauen und Jugend (BMFSFJ), Familienreport 2017. Leistungen, Wirkungen, Trends, Berlin 2017; Devrimsel Deniz Nergiz, I Long for Normality. A Study on German Parliamentarians with Migration Backgrounds, Berlin 2014; Isabel Sievers/Hartmut Griese, Bildungserfolgreiche Transmigranten. Eine Studie über deutsch-türkische Migrationsbiographien, Frankfurt/M. 2010; Melanie C. Steffens/Michael Bergert/Stephanie Heinecke, Doppelt diskriminiert oder gut integriert? Lebenssituation von Lesben und Schwulen mit Migrationshintergrund in Deutschland, München 2010.
6 Vgl. Christine Binder-Fritz, Kultursensible Pflege und transkulturelle PatientInnenbetreuung in Österreich: Erfahrungen – Konzepte – Perspektiven, in: Barbara Harold (Hrsg.), Wege zur transkulturellen Pflege. Mit Kommunikation Brücken bauen, Wien 2013, S. 13–34; Christine Binder-Fritz/Anita Rieder, Zur Verflechtung von Geschlecht, sozioökonomischen Status und Ethnizität im Kontext von Gesundheit und Migration, in: Bundesgesundheitsblatt 9/2014, S. 1031–1037; Diana Auth et al., Sorgende Angehörige als Adressat_innen einer vorbeugenden Pflegepolitik. Eine intersektionale Analyse, Düsseldorf 2018; Hürrem Tezcan-Güntekin, Stärkung von Selbstmanagement-Kompetenzen pflegender Angehöriger türkeistämmiger Menschen mit Demenz, 2018, https://pub.uni-bielefeld.de/record/2932147.
7 Vgl. Olaf von dem Knesebeck/Nico Vonneilich, Gesundheitliche Ungleichheit im Alter, in: Zeitschrift für Gerontologie und Geriatrie 6/2009, S. 459–464; Andreas Kruse/Erik Schmitt, Soziale Ungleichheit, Gesundheit und Pflege im höheren Lebensalter, in: Bundesgesundheitsblatt 2/2016, S. 252–258.
8 Vgl. Hürrem Tezcan-Güntekin/Jürgen Breckenkamp, Die Pflege älterer Menschen mit Migrationshintergrund, in: Gesundheit und Gesellschaft – Wissenschaft 2/2017, S. 15–23.
9 Vgl. Kurt Medlin/Hürrem Tezcan-Güntekin, Begutachtung von Pflegebedürftigkeit im

kulturellen Kontext, in: Anne Meißner (Hrsg.), Begutachtung und Pflegebedürftigkeit. Praxishandbuch zur Pflegebedarfseinschätzung, Bern 2017, S. 217–236.
10 Vgl. Gabriella Zanier, Gesundheitsversorgung in einer pluralen Gesellschaft: Barrieren, Herausforderungen, Handlungsansätze. Gesundheitskonferenz Kultursensibilität und gesundes Altern, Folien zum Vortrag, Kommunale Gesundheitskonferenz Kultursensibilität und gesundes Altern, Mannheim, 26.11.2015, S. 42.
11 Vgl. Domenig (Anm. 3).
12 Vgl. ebd.
13 Arbeitskreis Charta für eine kultursensible Altenpflege, Kuratorium Deutsche Altershilfe, Memorandum für eine kultursensible Altenhilfe, 2002, S. 12, www.bagso.de/fileadmin/Aktuell/Themen/Pflege/handreichung.pdf.
14 Vgl. Zanier (Anm. 10).
15 Arbeitskreis Charta für eine kultursensible Altenpflege (Anm. 13), S. 19.
16 Vgl. Nicole Lieberam/Christoph Müller, »Mehr Sensibilität wagen« – Scham und Schuld in der transkulturellen psychiatrischen Pflege, in: Iris Tatjana Graef-Callies/Meryam Schouler-Ocak (Hrsg.), Migration und Transkulturalität: Neue Aufgaben in der Psychiatrie und Psychotherapie, Stuttgart 2017, S. 326–334.
17 Vgl. Madeleine M. Leininger, Kulturelle Dimensionen menschlicher Pflege, Freiburg/Br. 1998.
18 Vgl. Lenthe (Anm. 1); Domenig (Anm. 3); Charlotte Uzarewicz, Kultur und Bildung – Lernen in einer transkulturellen Welt, Vortrag, Iku-Abschlusstagung, Deutsches Institut für Erwachsenenbildung, 24.9.2003.
19 Vgl. Domenig (Anm. 3), S. 178; Lenthe (Anm. 1), S. 163.
20 Vgl. Domenig (Anm. 3), S. 173.
21 Vgl. ebd., S. 174.
22 Vgl. Wolfgang Welsch, Transkulturalität. Zwischen Globalisierung und Partikularisierung, in: Andreas Cesana (Hrsg.), Mainzer Universitätsgespräche im Sommersemester 1998, Mainz 1999, S. 45–72.
23 Vgl. Domenig (Anm. 3).
24 Dies., Transkulturelle Kompetenz – die Entleerung eines Begriffs im Laufe der Zeit, November 2011, S. 1, www.redcross.ch/de/shop/transkulturelle-kompetenz-archiv/transkulturelle-kompetenz-die-entleerung-eines-begriffs-im.
25 Vgl. Erol Yildiz, Postmigrantische Perspektiven, in: Graef-Calliess/Schouler-Ocak (Anm. 16), S. 53–61.
26 Vgl. Patrick Brzoska/Yüce Yilmaz-Aslan/Stephan Probst, Umgang mit Diversität in der Pflege und Palliativversorgung am Beispiel von Menschen mit Migrationshintergrund, in: Zeitschrift für Gerontologie und Geriatrie 6/2018, S. 636–641.
27 Vgl. Hürrem Tezcan-Güntekin/Sarina Strumpen, Altenpflege in der Migrationsgesellschaft, in: Peter Bechtel/Ingrid Smerdka-Arhelger (Hrsg.), Pflege im Wandel gestalten – Eine Führungsaufgabe, Berlin–Heidelberg 2017², S. 103–114; Maria Droste et al., Das kultursensible Krankenhaus, 2015, www.bundesregierung.de/resource/blob/975292/729152/faf92058a4f377b8cb7c8ae889d677e5/das-kultursensible-krankenhaus-09-02-2015-download-ba-ib-data.pdf?download=1.
28 Vgl. Domenig (Anm. 3), S. 170 f.

29 Vgl. Ralf Lottmann/María do Mar Castro Varela, Altenpflege – die letzte weiße deutsche heterosexuelle Bastion? Eine Vielfaltskritik, in: Archiv für Wissenschaft und Praxis der sozialen Arbeit 2/2018, S. 80 – 89.
30 Vgl. Heide Glaesmer, Traumatische Erfahrungen in der älteren deutschen Bevölkerung. Bedeutung für die psychische und körperliche Gesundheit auf Bevölkerungsebene, in: Zeitschrift für Gerontologie und Geriatrie 3/2014, S. 194 – 201; Martina Böhmer, Mit traumatisierten alten Menschen umgehen, in: Fachzeitschrift für geriatrische und gerontologische Pflege 1/2012, S. 37 – 42.
31 Vgl. Nazan Ulusoy/Elmar Graessel, Subjective Burden of Family Caregivers with Turkish Immigration Background in Germany: Validation of the Turkish Version of the Burden Scale for Family Caregivers, in: Zeitschrift für Gerontologie und Geriatrie 4/2017, S. 339 – 346; Gudrun Piechotta-Henze, Kontoauszüge im Kühlschrank. Belastungen und Ressourcen von Angehörigen, in: Olivia Dibelius/Erika Feldhaus-Plumin/dies. (Hrsg.), Lebenswelten von Menschen mit Migrationserfahrung und Demenz, Bern 2016, S. 135 – 164; Olga Mayer/Irina Becker, Pflegeberatung von russischsprachigen Migranten aus der GUS: Empfehlungen am Beispiel des Pflegestützpunktes Berliner Freiheit, Hamburg 2011; Marcel Thum et al., Auswirkungen des demografischen Wandels im Einwanderungsland Deutschland, 2015, https://library.fes.de/pdf-files/wiso/11612.pdf; Hürrem Tezcan-Güntekin/Jürgen Breckenkamp/Oliver Razum, Pflege und Pflegeerwartungen in der Einwanderungsgesellschaft, 2015, www.svr-migration.de/wp-content/uploads/2015/12/SVR_Expertise_2015_11_27.pdf; Hürrem Tezcan-Güntekin/Oliver Razum, Pflege von Menschen mit Migrationshintergrund., in: Klaus Jacobs al. (Hrsg.), Pflege-Report 2017 – Schwerpunkt: Die Pflegebedürftigen und ihre Versorgung, Stuttgart 2017, S. 73 – 82.
32 Vgl. BMFSFJ, Sechster Familienbericht. Familien ausländischer Herkunft in Deutschland. Leistungen, Belastungen, Herausforderungen und Stellungnahme der Bundesregierung, Berlin 2000; Thum et al. (Anm. 31).
33 Vgl. Tezcan-Güntekin/Breckenkamp/Razum (Anm. 31).
34 Vgl. Olivia Dibelius/Peter Offermans/Stefan Schmidt, Palliative Care für Menschen mit Demenz, Bern 2016; Tezcan-Güntekin (Anm. 6); Peter Schimany/Stefan Rühl/Martin Kohls, Ältere Migrantinnen und Migranten. Entwicklungen, Lebenslagen, Perspektiven, 2012, www.bamf.de/SharedDocs/Anlagen/DE/Publikationen/Forschungsberichte/fb18- aeltere-migranten.pdf?__blob=publicationFile.
35 Vgl. Infratest, Daten aus der Studie zum Pflege-Weiterentwicklungsgesetz, 2011, www.bundesgesundheitsministerium.de/fileadmin/Dateien/Publikationen/Pflege/Berichte/Abschlussbericht_zur_Studie_Wirkungen_des_Pflege-Weiterentwicklungsgesetzes.pdf.; Martin Kohls, Migration und Pflege – eine Einführung, 18.8.2015, www.bpb.de/211005; ders., Pflegebedürftigkeit und Nachfrage nach Pflegeleistungen von Migrantinnen und Migranten im demographischen Wandel, 2012, www.bamf.de/SharedDocs/Meldungen/DE/2012/20120302-forschungsbericht12.html.
36 Vgl. Petra-Karin Okken/Jacob Spallek/Oliver Razum, Pflege türkischer Migranten, in: Hans-Ullrich Gebauer/Andreas Büscher (Hrsg.), Soziale Ungleichheit und Pflege. Beiträge sozialwissenschaftlich orientierter Pflegeforschung, Wiesbaden 2008, S. 369 – 422; Marieke Volkert/Rebekka Risch, Altenpflege für Muslime – Informationsverhalten und Akzeptanz von Pflegearrangements, 2017, www.bamf.de/SharedDocs/Anlagen/DE/

Publikationen/WorkingPapers/wp75-altenpflege-muslime.pdf?__blob=publicationFile.
37 Vgl. Gudrun Piechotta/Christa Matter, Die Lebenssituation demenziell erkrankter türkischer Migrant/-innen und ihrer Angehörigen. Fragen, Vermutungen Annahmen, in: Zeitschrift für Gerontopsychologie & -psychiatrie 4/2008, S. 221–230; Angelika Thiel, Türkische Migranten und Migrantinnen und Demenz – Zugangsmöglichkeiten, in: Christa Matter/Gudrun Piechotta-Henze, Doppelt verlassen? Menschen mit Migrationserfahrung und Demenz, Berlin 2013; Susanne Glodny/Yüce Yılmaz-Aslan, Epidemiologische Aspekte zur Pflegesituation von Migrantinnen und Migranten, in: Thomas Gaertner et al. (Hrsg.), Die Pflegeversicherung, Berlin 2014, S. 248–254; Sarina Strumpen, Ältere Pendelmigranten aus der Türkei. Alters- und Versorgungserwartungen im Kontext von Migration, Kultur und Religion, Bielefeld 2018.
38 LSBT*I steht für vielfältige sexuelle Orientierungen (z. B. lesbisch, schwul, bisexuell u. a.) und unterschiedliche sexuelle Identitäten (queer-, trans-, inter-Menschen) und allen Facetten sexueller Orientierungen und Identitäten, die sich in dem Sternchen wiederfinden lassen.
39 Vgl. Lottmann/Castro Varela (Anm. 29); Ralf Lottmann/Rüdiger Lautmann/María do Mar Castro Varela (Hrsg.), Homosexualität_en und Alter(n), Ergebnisse aus Forschung und Praxis, Wiesbaden 2016; Claudia Krell, Altersbilder lesbischer Frauen, in: ebd., S. 111–128; Bärbel Susanne Traunsteiner, Gleichgeschlechtlich l(i)ebende Frauen im Alter. Aspekte von lesbischem Paarbeziehungsleben in der dritten Lebensphase, in: ebd., S. 163–178; Heiko Gerlach/Christian Szillat, Kontaktgestaltung und Wohnformen im Alter. Schwule und bisexuelle Männer in Hamburg, in: ebd., S. 179–192.
40 Vgl. Ute Schröder/Dirk Scheffler, Bei uns gibt es dieses Problem nicht – Die gesellschaftliche Wahrnehmung von lesbischen, schwulen, bi* und trans* Senior_innen, in: Informationsdienst Altersfragen 1/2016, S. 3–11; Lottmann/Castro Varela (Anm. 29).
41 Vgl. Lottmann/Castro Varela (Anm. 29).
42 Vgl. Manon Linschoten/Ralf Lottmann/Frédéric Lauscher, The Pink Passkey – ein Zertifikat für die Verbesserung der Akzeptanz von LSBT*I-Pflegebedürftigen in Pflegeeinrichtungen, in: Lottmann/Lautmann/Castro Varela (Anm. 39), S. 227–242.
43 Vgl. Marco Pulver, Anders Altern. Zur aktuellen Lebenslage von Schwulen und Lesben im Alter, in: Friederike Schmidt/Anne-Christin Schondelmayer/Ute Schröder (Hrsg.), Selbstbestimmung und Anerkennung sexueller Vielfalt. Lebenswirklichkeiten, Forschungsergebnisse und Bildungsbausteine, Wiesbaden 2015, S. 303–318.
44 Vgl. Lottmann/Castro Varela (Anm. 29).
45 Vgl. ebd.
46 Vgl. Linschoten/Lottmann/Lauscher (Anm. 42).
47 Vgl. Ralf Lottmann/Ingrid Kollack, Eine diversitätssensible Pflege für schwule und lesbische Pflegebedürftige – Ergebnisse des Forschungsprojekts GLESA, in: International Journal of Health Professions 1/2018, S. 53–63.
48 Vgl. Glaesmer (Anm. 30).
49 Vgl. Frank Weidner et al., Alter und Trauma – Unerhörtem Raum geben. Abschlussbericht zum Projekt »Alte Menschen und Traumata – Verständnis, Erprobung und Multiplikation von Interventionen und Fortbildungsmaßnahmen«, 2016, www.dip.de/fileadmin/data/pdf/projekte/Abschlussbericht_Alter_und_Trauma-online.pdf.

50 Vgl. Ulrike Gäbel et al., Prävalenz der Posttraumatischen Belastungsstörung (PTSD) und Möglichkeiten der Ermittlung in der Asylverfahrenspraxis, in: Zeitschrift für Klinische Psychologie und Psychotherapie 1/2006, S. 12–20.
51 Vgl. Günter Niklewski/Kneginja Richter/Hartmut Lehfeld, Abschlussbericht im Verfahren Az.: Z2/0272.01-1/14 für »Gutachterstelle zur Erkennung von psychischen Störungen bei Asylbewerberinnen und Asylbewerbern – Zirndorf»«, Klinikum Nürnberg, 2012.
52 Vgl. Anke Nolte, Die langen Schatten des Krieges, in: Heilberufe 11/2008, S. 48 ff.; Weidner et al. (Anm. 49).
53 Vgl. Weidner et al. (Anm. 49); Udo Baer, Plötzlich ist wieder Krieg, in: Altenpflege, 2016, www.alterundtrauma.de/files/alter-und-trauma/mediathek/lesen/ap5-16-baer-udo-traumatisierung.pdf.
54 Vgl. Nolte (Anm. 52).
55 Vgl. Angela Affolter, Trauma im Alter. Umgang mit traumatisierten Menschen in Alters- und Pflegeheimen, in: Curaviva Schweiz (Hrsg.), Fachbereich Menschen im Alter, 2018, www.curaviva.ch/files/IPWP5NF/2018_09_faktenblatt_trauma_im_alter_de.pdf.
56 Baer (Anm. 53), S. 38.
57 Vgl. Lee Gardenswartz/Jorge Cherbosque/Anita Rowe, Emotional Intelligence for Managing Results in a Diverse World: The Hard Truth About Soft Skills in the Workplace, Mountain View 2008.
58 Vgl. Patrizia Zanoni et al., Unpacking Diversity, Grasping Inequality: Rethinking Difference through Critical Perspectives, in: Organization 1/2010, S. 9–29; Mike Noon, The Fatal Flaws of Diversity and the Business Case for Ethnic Minorities, in: Work Employment and Society 4/2007, S. 773–784.
59 Vgl. Patricia Hill Collins, Intersectionality's Definitional Dilemmas, in: Annual Review of Sociology 2015, S. 1–20; Gabriele Winker/Nina Degele, Intersectionality as Multi-Level Analysis: Dealing with Social Inequality, in: European Journal of Women's Studies 1/2011, S. 51–66.
60 Vgl. Friederike Enßle/Ilse Helbrecht, Ungleichheit, Intersektionalität und Alter(n) – für eine räumliche Methodologie in der Ungleichheitsforschung, Berlin 2018.
61 Vgl. Katharina Walgenbach, Intersektionalität – eine Einführung, 2012, http://portal-intersektionalitaet.de/theoriebildung/ueberblickstexte/walgenbach-einfuehrung.
62 Vgl. Almut Bachinger, 24-Stunden-Betreuung als Praxis: Identitätskonstruktionen, Arbeitsteilungen und Ungleichheiten – eine Intersektionalitätsanalyse, in: SWS-Rundschau 4/2014, S. 279–298.
63 Vgl. Auth (Anm. 6); Tezcan-Güntekin/Razum (Anm. 31).
64 Vgl. Auth (Anm. 6)
65 Vgl. Tezcan-Güntekin (Anm. 31).
66 Kathleen Pöge/Alexander Rommel/Emily Mena et al., AdvanceGender – Verbundprojekt für eine geschlechtersensible und intersektionale Forschung und Gesundheitsberichterstattung, in: Bundesgesundheitsblatt 1/2019, S. 102–107.

Nicola Döring

Sexualität in der Pflege
Zwischen Tabu, Grenzüberschreitung und Lebenslust

Pflege zielt darauf ab, Menschen mit Pflegebedarf zu betreuen,[1] Krankheiten zu lindern und Gesundheit zu fördern. Das umfasst die ganzheitliche Sorge um das Wohlbefinden und schließt somit – zumindest theoretisch – auch das sexuelle Wohlbefinden als wichtigen Gesundheitsfaktor und Beitrag zur Lebensqualität ein. Doch wie sieht die Praxis aus? In diesem Beitrag werden der aktuelle Forschungs- und Entwicklungsstand zum Umgang mit Sexualität in der Pflege beschrieben und Handlungsempfehlungen für die Politik abgeleitet.

Warum ist Sexualität wichtig?

Sexuelles Wohlbefinden ist für die meisten Menschen ein Grundbedürfnis. Denn Sexualität erfüllt vier wichtige Funktionen.[2]

Lustfunktion: Sexuelle Aktivitäten unterschiedlichster Art lassen körperliches und seelisches Vergnügen, Sinnlichkeit, Erregung und Entspannung empfinden, und zwar in einer Intensität und Qualität, wie sie andere Aktivitäten kaum vermitteln können.

Beziehungsfunktion: In der Partnersexualität werden zwischenmenschliche Nähe, Intimität, Verbundenheit und Geborgenheit auf einer existenziellen Ebene buchstäblich hautnah erfahrbar.

Identitätsfunktion: Sexualität vermittelt Bestätigung der eigenen geschlechtlichen und sexuellen Identität.

Fruchtbarkeitsfunktion: Sexualität ermöglicht biologische Fortpflanzung und umfasst darüber hinaus weitere schöpferische Dimensionen. So können sexuelle Aktivitäten transzendentes und spirituelles Erleben hervorbringen und stärken, etwa eine Verbundenheit mit allem Lebendigen oder mit einem göttlichen Prinzip.

Menschen unterscheiden sich darin, welche Aspekte der Sexualität für sie besonders wichtig sind und wie sie diese im Laufe ihres Lebens gestalten. Eine erfüllende Sexualität ist keinesfalls nur den jungen, gesunden, schönen und fitten Menschen vorbehalten, auch wenn das in den Medien oft so erscheinen mag. Empirische Studien zeigen, dass Sexualität für die meisten Menschen über die gesamte Lebensspanne hinweg bedeutsam ist und diese Bedeutung auch im hohen und höchsten Lebensalter sowie bei kurz- oder langfristigem Pflegebedarf besteht.[3] Dabei gehören zum gewünschten sexuellen Ausdruck neben Selbstbefriedigung und Geschlechtsverkehr vor allem *Zärtlichkeit* wie Streicheln, Küssen, Umarmungen und Massagen, *Rituale*, wie in einem Bett schlafen, Händchen halten, sich hübsch machen, aber auch Schwärmereien, Flirts, Komplimente, *sexuelle und romantische Gespräche*, Bücher, Filme, Erinnerungen und Fantasien.

Die große Bedeutung selbstbestimmt ausgelebter Sexualität wird nicht zuletzt von der Weltgesundheitsorganisation anerkannt, indem sie Wohlbefinden als Teil der Gesundheit und sexuelles Wohlbefinden als ausdrücklichen Bestandteil Sexueller Gesundheit definiert.[4] Sexuelle Gesundheit ist somit mehr als die Abwesenheit von sexuell übertragbaren Infektionen, sexuellen Funktionsstörungen, ungeplanten Schwangerschaften und sexueller Gewalt, sondern schließt das im Rahmen der Möglichkeiten erreichbare Höchstmaß an sexuellem Wohlbefinden mit ein.

Warum muss sich die Pflege um sexuelles Wohlbefinden kümmern?

Menschen, die kurz- und insbesondere langfristig auf Pflege angewiesen sind, haben vor dem Hintergrund der international anerkannten Menschenrechte sowie der UN-Behindertenrechtskonvention – genau wie alle anderen Menschen auch – ein Recht auf sexuelle Selbstbestimmung und Teilhabe.[5] *Sexuelle Menschenrechte* beziehen sich dabei sowohl auf Schutzrechte als auch auf Freiheitsrechte. Pflegekräfte und Pflegeeinrichtungen sind somit gefordert, für sexualfreundliche Rahmenbedingungen zu sorgen. Das bedeutet in der Theorie, dass Betreuten in der Pflege aktiv Möglichkeiten gegeben werden müssen, ihre Sexualitäten individuell selbstbestimmt auszuleben – das soll ohne Beeinträchtigung von Dritten geschehen, aber auch ohne Abwertung, Diskriminierung und moralische Sanktionierung durch Dritte.

Sex nicht als Tabu zu behandeln, sondern die professionelle Pflege bewusst an *sexualfreundlichen Werten* zu orientieren, ist durchaus mit kirchlichen, karitativen und humanistischen Werten vereinbar. Aktuelle Pflegekonzepte und Qualitätshandbücher von Einrichtungen der Behinderten- und Altenhilfe integrieren denn auch zunehmend sexualfreundliche Leitlinien zum Umgang mit Sexualität. So hält das »Qualitätshandbuch der Seniorenheime des Landkreises Oder-Spree« (dort anzufordern) ausdrücklich die Rechte der Betreuten auf selbstbestimmte Sexualität fest, benennt dabei konkret unter anderem Selbstbefriedigung, gegen- und gleichgeschlechtliche sexuelle Kontakte, Pornografie und Sexualassistenz. Gleichzeitig wird detailliert festgelegt, dass und wie die Intim- und Privatsphäre der Betreuten zu achten und wie damit umzugehen ist, wenn Pflegehandlungen ungeplant sexuelle Erregung auslösen.

Auch die Pflegeforschung treibt die Enttabuisierung von Sexualität stark voran.[6] Dabei werden übereinstimmend zwei Bündel von sexualbezogenen Ansprüchen pflegebedürftiger Menschen identifiziert. Diese decken sich mit den Forderungen, die in der politischen Alten- und Behindertenbewegung sowie in den entsprechenden Forschungsfeldern der Ageing Studies und der Disability Studies allesamt in einem menschenrechtsorientierten Rahmen formuliert werden.

Verbesserung der sexuellen Aufklärung und Beratung: Auch in einer medial scheinbar übersexualisierten Gesellschaft ist das Thematisieren individueller sexueller Erfahrungen und Bedürfnisse in allen gesellschaftlichen Bereichen nach wie vor ausgesprochen schwierig. Das betrifft auch Medizin und Pflege. Viele Menschen erhalten im Zuge von kurz- oder langfristiger Pflege bis heute nicht die notwendige sexualbezogene Aufklärung und Beratung. Egal ob es um Krebs oder Neurodermitis, um Depression oder Querschnittlähmung, um Autismus oder Risikoschwangerschaft, um Bluthochdruck, Diabetes oder Demenz geht: Welche Auswirkungen auf die Sexualität zu erwarten sind und wie mit diesen Effekten individuell sowie als Paar beziehungsweise als Familie erfolgreich umzugehen ist, welche Hilfsangebote es bei spezifischen sexuellen Problemen gibt, all das wird bis heute viel zu selten besprochen und/oder es fehlt der Zugang zu vorhandenen spezialisierten Sexualberatungsstellen. Dadurch entstehen vermeidbare Belastungen und Risiken und werden gleichzeitig Chancen auf sexuelles Wohlbefinden verpasst.

Verbesserung der praktischen Unterstützung für selbstbestimmtes Ausdrücken und Ausleben von Sexualitäten: Insbesondere Menschen mit langfristigem Pflegebedarf sind in ihrer Autonomie im Alltag stark eingeschränkt. Ihre sexuelle Selbstbestimmung und Teilhabe wird wesentlich durch die Bedingungen der Pflege definiert und nicht selten begrenzt. Denn selbst wenn sie gut aufgeklärt sind, können sie sexuellen Aktivitäten meist nur nachgehen, wenn ihnen in Pflegekontexten auf Wunsch aktive Unterstützung zur Verfügung steht, etwa beim Zugang zu Hilfsmitteln, Räumen und Kontakten, und wenn gleichzeitig für Schutz vor sexueller Gewalt und Grenzüberschreitungen gesorgt wird.

Sexualität in der Pflege als Grenzüberschreitung

Zum Menschenrecht auf selbstbestimmte Sexualität gehören Schutzrechte. Im Kontext der Pflege geht es vor allem um zwei Aspekte von Schutz: um den Schutz vor sexueller Gewalt und um den Schutz Anderer vor eigenem sexuell unangemessenen Verhalten.

Schutz vor sexueller Gewalt

In der Pflege- und Gewaltforschung ist empirisch belegt, dass Menschen mit Pflegebedarf einem deutlich erhöhten Risiko sexueller Viktimisierung ausgesetzt sind. Das gilt in besonders starkem Maße für *Mädchen und Frauen* mit körperlichen und sogenannten geistigen Behinderungen: Sie werden zwei- bis dreimal so oft sexuell viktimisiert wie Frauen der Allgemeinbevölkerung.[7] Ältere Frauen sind ebenfalls oft sexueller Gewalt ausgesetzt.[8] Die ohnehin erhöhte sexuelle Viktimisierung verstärkt sich bei Frauen mit Pflegebedarf, da sie sich aufgrund ihrer Beeinträchtigungen oft besonders schlecht zur Wehr setzen können, da ihnen bei Übergriffen nicht immer geglaubt wird, und da sie sich durch die Pflegebedürftigkeit häufiger in Abhängigkeitsverhältnissen und vulnerablen Situationen befinden. Täter sind überwiegend Männer, meist aus dem sozialen Nahraum, etwa Familienmitglieder, Partner, Mitbewohner in der Einrichtung, Arbeitskollegen in der Werkstatt und Pflegekräfte.

Besonders vulnerabel sind zudem *Kinder und Jugendliche* mit Pflegebedarf sowie vermutlich auch *geschlechter-diverse Personen*. Auch wenn Männer deutlich seltener sexuell viktimisiert werden als Frauen, berichten *Männer* mit Behinderungen in nennenswertem Umfang von widerfahrener sexueller Gewalt.[9] Zeitgemäße und gendersensible Schutzkonzepte sind für alle Pflegeeinrichtungen somit sehr wichtig.

Schutz Anderer vor eigenem sexuell unangemessenen Verhalten

Pflegebedürftige Menschen mit Entwicklungsstörungen und Lernschwierigkeiten haben häufig ein »normgerechtes« Sexualverhalten nicht gelernt und fallen deswegen durch unangemessen erscheinendes Verhalten auf. Auch Menschen mit Demenzerkrankungen werden nicht selten als sexuell enthemmt wahrgenommen:[10] Sie berühren Mitbewohner und Pflegende gegen deren Willen sexuell, bewegen sich unbekleidet in der Öffentlichkeit, masturbieren auf dem Flur oder im Speisesaal. Hier geht es im Sinne von Prävention darum, eine angemessene Nähe-Distanz-Regulation zu erlernen, gemeinsame Hausregeln zu beschließen und durchzusetzen, das Pflegepersonal zu geeigneten Interventionen zu schulen. Eine pharmakologische Behandlung zur Unterdrückung von sexuell unangemessenem Verhalten ist grundsätzlich möglich, aber schlecht erforscht, birgt gesundheitliche Risiken und ethische Probleme, weshalb *nicht-medikamentöse Lösungen* wie das Erlernen angemessenen Sexualitätsausdrucks zu bevorzugen sind. Die Fachliteratur ist sich relativ einig in der Sichtweise, dass ein Eingreifen bei sexuell unangemessenem Verhalten pflegebedürftiger Menschen zu ihrem eigenen Schutz und zum Schutz Dritter vordringlich ist, aber nicht in die Unterdrückung jeglichen sexuellen Ausdrucks münden darf.

Sexualität in der Pflege als Lebenslust

Sexualität in der Pflege zu enttabuisieren und für besseren Schutz vor Grenzüberschreitungen und Gewalt zu sorgen, ist das eine. Aktiv für eine sexualfreundliche Umgebung zu sorgen, in der sexuelle Bedürfnisse tatsächlich ausgedrückt und positiv im Sinne von Lebenslust ausgelebt werden können, ist das andere. Hier ist Assistenz gefordert, die im Pflegealltag ganz unterschiedliche Unterstützungsleistungen umfasst, und nicht gänzlich an externe Dienste ausgelagert werden kann.[11] Im Folgenden wird der Umgang mit vier sexuellen Freiheitsrechten von pflegebedürftigen Menschen skizziert: Recht auf Solosexualität, Recht auf Partnersexualität, Recht auf Vielfalt sexuellen Selbstausdrucks und Recht auf reproduktive Selbstbestimmung.

Recht auf Solosexualität

Solosexualität (Selbstbefriedigung, Masturbation) als lust- und liebevoller Umgang mit dem eigenen Körper und den eigenen sexuellen Gedanken und Gefühlen kann die eingangs beschriebenen Lust-, Identitäts- und Fruchtbarkeitsfunktionen von Sexualität erfüllen und über Erinnerungen und Fantasien indirekt auch die Beziehungsfunktion ansprechen.

In Pflegeeinrichtungen kann Solosexualität nur genossen werden, wenn die notwendigen *Rückzugsorte und -zeiten* im Pflegeplan berücksichtigt sind und gewünschte Hilfsmittel wie erotische und pornografische Materialien oder Sexspielzeuge beschafft und genutzt werden können. Im Sinne sexueller Selbstbestimmung sollten moralische Vorstellungen des Pflegepersonals nicht die Selbstbefriedigung der Gepflegten reglementieren, sofern diese in angemessenem Rahmen stattfindet. Sexualpädagogische Fachkräfte können hier begleitend tätig sein, die Pflegenden entlasten und mit den Gepflegten individuell passende Handlungsspielräume für die jeweiligen körperlichen Gegebenheiten erarbeiten.

Für Menschen, die körperlich nicht in der Lage sind, sich selbst sinnlich zu stimulieren oder zu befriedigen, kommen spezielle Assistenzkräfte und Assistenztechnologien infrage, um sexuelle Autonomie und Teilhabe zu sichern. So sind Fachkräfte für *Sexualbegleitung*[12] darauf spezialisiert, Menschen mit krankheits-, behinderungs- oder altersbedingten Einschränkungen unmittelbar sinnliche und sexuelle Erfahrungen zu ermöglichen, dazu gehört auch die Anleitung und praktische Hilfestellung bei der Selbstbefriedigung. Die Forschung zu *sexuellen Assistenztechnologien* für Menschen mit Pflegebedarf, zu denen auch Pflegeroboter zählen könnten,[13] steht noch ganz am Anfang.

Recht auf Partnersexualität

Bestehen für Menschen mit Pflegebedarf oftmals schon beträchtliche Hürden beim Ausleben von Solosexualität, so sind diese im Hinblick auf Partnersexualität meist noch sehr viel höher. Verschiedene Konstellationen sind zu unterscheiden, in denen Pflegekräfte gefragt sind, Barrieren und Hürden für die Betreuten aktiv abzubauen:[14]

Wenn der Pflegefall im Verlauf einer *bestehenden Paarbeziehung* eintritt, geht es darum, dem Paar die notwendige Sexualberatung für die Anpassung an die neue Situation bereitzustellen und in der Einrichtung ungestörte Zweisamkeit zu ermöglichen (etwa ein Übernachtungsbesuch).

Für Menschen mit Pflegebedarf, die alleinstehend sind (z. B. ältere Menschen nach Verwitwung; junge Menschen mit schweren Behinderungen), stellen *Wohneinrichtungen und Werkstätten* meist die wichtigsten Kontaktmärkte dar. Einrichtungen müssen wiederum für ein sexualfreundliches Klima sorgen (z. B. Bereitstellung von Pflegedoppelbetten und von einem »Snoezelraum«, der für sinnliche Erfahrungen allein oder zu zweit eingerichtet ist). Gleichzeitig ist die Einvernehmlichkeit der sexuellen Kontakte sicherzustellen. Es gilt, das Pflegepersonal zu schulen und sexuelle Bildung und Beratung für die Gepflegten anzubieten. Außerhalb von Einrichtungen der Alten- und Behindertenhilfe können, je nach geistigen und körperlichen Möglichkeiten, die *üblichen Wege der Offline- und Online-Partnersuche* beschritten werden, etwa über Tanzveranstaltungen, Singletreffs und Datingapps. Es gibt einige auf Menschen mit Beeinträchtigungen spezialisierte Online-Datingbörsen und Singletreffs.

Für Menschen mit Pflegebedarf, die sich dauerhaft keine sexuellen Kontakte organisieren können, ist *Sexualbegleitung* eine Option.[15] Fachkräfte werden unter anderem am Institut Selbst Bestimmung Behinderter (ISBB) Trebel ausgebildet. Sexualbegleitung umfasst neben der oben angesprochenen Hilfe bei der sinnlichen und sexuellen Selbststimulation auch partnersexuelle Aktivitäten wie gemeinsames Nacktsein, Umarmungen, Massagen und Streicheln. Geschlechtsverkehr ist aber in der Regel ausgeschlossen. Der Vorteil der Sexualbegleitung besteht darin, dass sie sich auf die Besonderheiten der jeweiligen Einschränkung einstellt, medizinische beziehungsweise pflegerische Kenntnisse mitbringt und zum sexuellen Empowerment beitragen will. Regelmäßige Besuche einer Sexualbegleitung können laut Praxiserfahrungen auf Menschen mit Pflegebedarf heilsam und beruhigend wirken und sexuell unangemessenes Verhalten reduzieren.

Manche Menschen mit Pflegebedarf bevorzugen anstelle von Sexualbegleitung die *reguläre Prostitution*. Die Branche wiederum stellt sich zunehmend auf den demografischen Wandel ein, akzeptiert Menschen mit Pflegebedarf und wirbt mit barrierefreien Tantra-Studios und Bordellen. Die Inanspruchnahme legaler Prostitution darf im Sinne gleichberechtigter sexueller Teilhabe Menschen mit Pflegebedarf nicht vorenthalten werden. Einrichtungen, Pflegeteams und pflegende Angehörige unterscheiden sich aber bislang stark darin, ob sie Besuche von Sexdienstleistenden erlauben beziehungsweise den Besuch entsprechender Betriebe unterstützen oder nicht. Dahinter stehen nicht selten infantilisierende Stereotype, denen gemäß Menschen im höheren Alter oder mit Behinderungen allenfalls ein Wunsch nach »Kuscheln« zugestanden wird, nicht aber das Verlangen nach dem gesamten Spektrum sexueller Verhaltensweisen.[16] Die Kontroverse darum, ob Prostitution generell als moralisch falsch und Ausdruck von Frauenunterdrückung einzuordnen ist, oder ob freiwillige Sexarbeit von Frauen, Männern und Trans*Personen als legitime Erwerbsarbeit anzuerkennen ist, beeinflusst ebenfalls die unterschiedlichen Haltungen innerhalb der professionellen und informellen Pflege.[17]

Recht auf Vielfalt sexuellen Selbstausdrucks

Wenn von sexualfreundlichen Bedingungen in der Pflege gesprochen wird, dann ist es wichtig, ein vielfältiges Bild von geschlechtlichen und sexuellen Identitäten vor Augen zu haben. Je nach kulturellem, religiösem, familiärem und lebensgeschichtlichem Hintergrund hat jeder Mensch ganz individuelle sexuelle Wünsche und Ausdrucksformen. Deswegen gilt es, bevormundende und rigide Vorstellungen von »richtiger Sexualität« zu vermeiden.

Besondere sexuelle Vorlieben und Fetische, die manche Menschen ein Leben lang begleiten, sind auch bei Pflegebedürftigkeit (weiterhin) präsent. Sie sind aus menschenrechtlicher Perspektive anzuerkennen und nicht moralisch zu verurteilen. Während eine akzeptierende und unterstützende professionelle Haltung gegenüber ungewöhnlichen sexuellen Spielarten in Psychologie und Medizin inzwischen als *kink friendliness* beziehungsweise *kink awareness* eingefordert und gefördert wird,[18] fehlt dieser wichtige Aspekt in der bisherigen Diskussion um Sexualität in der Pflege.

Die Pflegeprofession hat indessen bereits begonnen, Sexualität weiter zu denken als Heterosexualität und Cis-Geschlechtlichkeit und somit *queer friendliness* zu entwickeln: Lesbische, schwule, bisexuelle, trans* und intergeschlechtliche (LSBT*I) Menschen sind mit einem Bevölkerungsanteil von rund 10 Prozent eine nicht vernachlässigbare Bevölkerungsgruppe, die zudem besonders stark auf professionelle Pflege angewiesen ist.[19] Deswegen gibt es nun die ersten *diversitätssensiblen Pflegeeinrichtungen*, in denen pflegebedürftige LSBT*I-Personen sich ganz selbstverständlich angenommen und zu Hause fühlen können. Die Schwulenberatung Berlin betreibt mit »Lebensort Vielfalt Charlottenburg« und »Lebensort Vielfalt am Ostkreuz« zwei Pflegeeinrichtungen in Berlin für Schwule und Lesben und vergibt – nach entsprechender Begutachtung und Beratung – das »Qualitätssiegel Lebensort Vielfalt« an weitere Pflegeeinrichtungen, die diversitätssensibel arbeiten. Die Frankfurter »Initiative Regenbogenpflege« ist ein weiteres Good-Practice-Beispiel für diversitätssensible Pflege, die bislang in Deutschland noch nicht flächendeckend zur Verfügung steht.

Recht auf reproduktive Selbstbestimmung

Zum Recht auf sexuelle Selbstbestimmung gehört aus menschenrechtlicher Perspektive auch das Recht auf reproduktive Selbstbestimmung. Auch wenn dieses Menschenrecht durch die UN-Behindertenrechtskonvention nochmals ausdrücklich für alle Menschen bekräftigt wurde, wird

Menschen mit Behinderungen selbstbestimmte Familienplanung sehr oft immer noch vorenthalten:[20] Nur wenige Einrichtungen der Behindertenhilfe unterstützen und beraten beim Auftreten eines Kinderwunsches in ausreichendem Maße und sind offen für die Betreuung von Schwangeren und Familien im Rahmen des Konzepts der *Begleiteten Elternschaft*, das in Deutschland seit mehr als 20 Jahren existiert.[21]

Fazit und Handlungsempfehlungen für die Politik

Sexualität in der Pflege hat sich in den vergangenen Jahren vom Tabu zu einem in Forschung, Praxis und breiter Öffentlichkeit immer stärker beachteten und differenzierter reflektierten Themengebiet entwickelt. Dass aus menschenrechtlicher Perspektive alle Menschen mit Pflegebedarf dieselben sexuellen Schutzrechte und dieselben sexuellen Freiheitsrechte genießen wie andere Menschen auch, ist heute unbestritten. Dennoch besteht die dringende Notwendigkeit, bei der demografisch wachsenden Gruppe von Menschen mit krankheits-, behinderungs- oder altersbedingtem Pflegebedarf mehr für den Schutz vor sexueller Gewalt und mehr für die Freiheit zu selbstbestimmtem und vielfältigem sexuellen Ausdruck zu tun. Hierfür sind *nachhaltige und integrale Maßnahmen* bei den Diensten und Einrichtungen der Krankenpflege sowie der Alten- und Behindertenhilfe notwendig, und zwar auf drei Ebenen:[22]

Die **Institution** muss für sich ein einrichtungsspezifisch ausgestaltetes, sexualfreundliches Leitbild und Konzept erarbeiten, das die sexuellen Schutz- und Freiheitsrechte der von ihr Betreuten gleichermaßen berücksichtigt. Reine Schutzkonzepte, die nur auf die Gewaltprävention ausgerichtet sind, greifen zu kurz. Zu fordern sind Konzepte, die den Schutz vor sexueller Gewalt mit dem Recht auf sexuelle Selbstbestimmung vereinen.[23] Bei der Konzeptentwicklung ist externe Expertise vor allem aus dem Bereich der Sexualpädagogik hinzuzuziehen. Der Prozess der Konzepterarbeitung ist partizipativ innerhalb der Einrichtung unter Mitwirkung aller Stakeholder-Gruppen zu gestalten. Für die Umsetzung des Konzepts ist die langfristige Zusammenarbeit mit externen lokalen Diensten der Sexualberatung, Sexualtherapie und Sexualbegleitung notwendig und auch eine entsprechende Struktur in der Einrichtung selbst zu schaffen, einschließlich enger Zusammenarbeit mit Angehörigen.

Professionell Pflegende benötigen ausreichende und wiederholte Aus-, Fort- und Weiterbildung zu Fragen von Sexualität, damit sie ihre Moralvorstellungen und inneren Barrieren reflektieren lernen. Das wiederum ist notwendig, um die eigene Haltung zu klären, sexualfreundliche Handlungsweisen zu erlernen, sich selbst wahrnehmen und abgrenzen sowie sich fachlich sicher fühlen zu können. Zudem muss es in Supervisionen sowie in Team- und Fallbesprechungen regelmäßig die Gelegenheit geben, aufkommende sexuelle Fragen lösungsorientiert zu erörtern. Dabei geht es um die Fürsorge für die Gepflegten und einen respektvollen Umgang mit ihren sexuellen Grenzen und Bedürfnissen. Und es geht um die Selbstfürsorge der überwiegend weiblichen Pflegenden, die sich im Pflegealltag nicht selten vor sexuellen Grenzverletzungen schützen müssen. Ein sexualfreundlicher Ansatz beachtet die Rechte aller Beteiligten und spielt sie nicht gegeneinander aus.

Menschen mit Pflegebedarf bedürfen im Sinne von Empowerment flächendeckender inklusiver sowie migrations-, kultur- und diversitätssensibler sexueller Bildung, um ihre individuellen sexuellen Anliegen artikulieren und vertreten zu können. Je nach Grad der vorliegenden Autonomieeinschränkungen brauchen Menschen mit Pflegebedarf zudem spezialisierte sexuelle Assistenzkräfte und Assistenztechnologien, um erzwungener sexueller Abstinenz zu entgehen. In Einrichtungen sollte es darüber hinaus Partizipationskonzepte geben, damit eine Mitbestimmung über sexuelle und sonstige Lebensbedingungen möglich ist und nicht über die Köpfe der Betroffenen hinweg entschieden wird.

Es besteht kein Zweifel, dass dieses Vorgehen zweckmäßig ist, im Einklang mit der Rechtslage und dem bisherigen Forschungsstand steht sowie bei Pflegenden und Gepflegten prinzipiell auf Zustimmung stößt. Ergänzend zu den genannten Veränderungen in der professionellen Pflege ist auch eine Verbesserung der Fortbildungs- und Beratungsinfrastruktur für *informell Pflegende* notwendig, damit sie die Sexualitäten der von ihnen in häuslichen Settings Gepflegten sachgerecht begleiten können.

Politischer Gestaltungsbedarf besteht insofern, als all diese Maßnahmen nicht umsonst zu bekommen sind. Es müssen Rahmenbedingungen für die jeweilige *Finanzierung* in unterschiedlichen Politikfeldern geschaffen werden:

Institutionen sollten vor dem Hintergrund der sexuellen Schutz- und Freiheitsrechte pflegebedürftiger Menschen zur Entwicklung, Umsetzung und regelmäßigen Evaluierung eines jeweils einrichtungsspezifischen, umfassenden sexualpädagogischen Konzepts verpflichtet werden. Für diesen fortlaufenden Prozess, der Beratungen, Fortbildungen und Supervisionen einschließt, muss den Institutionen die entsprechende Finanzierung bereitgestellt werden.

Ausbildungsstätten und Hochschulen sollte es ermöglicht werden, das Thema Sexualität im Pflegekontext nachhaltig in den Rahmenlehrplänen für Pflegeberufe zu verankern. An Hochschulen muss zudem die Forschung in diesem Feld unterstützt werden, etwa durch Förderlinien für neue interdisziplinäre Professuren und Forschungsprojekte. Ein Ansatzpunkt ist die Schnittstelle von Sexual-, Pflege- und Technikforschung, beispielsweise für die menschengerechte Entwicklung sexueller Assistenztechnologien, die autonome Selbstbefriedigung ermöglichen und auch die Partnersexualität bei körperlichen Beeinträchtigungen unterstützen können.

Menschen mit Pflegebedarf sind zur Wahrnehmung ihrer sexuellen Schutz- und Freiheitsrechte auf umfassende sexuelle Bildung angewiesen. Der *Zugang zu entsprechenden sexuellen Bildungsangeboten* sowie zu sexuellen Beratungsangeboten muss dementsprechend organisatorisch und finanziell gesichert werden – und zwar unabhängig davon, ob sie zu Hause oder in Einrichtungen leben. Regelmäßige aufsuchende Sexualberatung ist bei Weitem nicht überall selbstverständlich und muss finanziert werden. Über Sexualberatung hinaus benötigen Menschen mit Pflegebedarf zur tatsächlichen sexuellen Teilhabe entsprechende finanzielle Mittel, etwa um sich Angebote aus dem Bereich der Sexualtechnologien, der Sexualbegleitung oder Sexarbeit leisten zu können. Insbesondere bei Menschen, denen ohne sexuelle Assistenzkräfte oder Assistenztechnologien keinerlei autonome sexuelle Aktivität möglich ist, und die gleichzeitig nicht über ausreichende eigene finanzielle Mittel verfügen, bedeutet die bisherige Verweigerung jeglicher Kostenübernahme,[24] dass faktisch keine sexuelle Selbstbestimmung möglich ist. Auf der Basis der Menschen- und Grundrechte lässt sich indessen durchaus eine staatliche Gewährleistungspflicht und *Grundsicherung für sexualbezogene Ausgaben* rechtlich ableiten.[25]

Trotz knapper öffentlicher Kassen und drohendem Pflegenotstand darf Sexualität in der Pflege nicht verdrängt oder als vermeintliches »Luxusproblem« abgetan werden. Denn: »Sex ist mehr als Sex«: Sexualität berührt mit ihren Lust-, Beziehungs-, Identitäts- und Fruchtbarkeitsdimensionen zentrale Aspekte des Menschseins und der Lebensqualität.

Sexualität in der Pflege

Anmerkungen

1 Menschen mit dauerhaftem Pflegebedarf sind vor allem Menschen mit schweren Behinderungen und Menschen mit starken altersbedingten Beeinträchtigungen. Diese Gruppen sind im Folgenden angesprochen. Nicht gemeint sind indessen Menschen mit Behinderungen oder mit hohem Lebensalter, die gar keinen Pflegebedarf haben.
2 Vgl. Uwe Sielert, Einführung in die Sexualpädagogik, Weinheim–Basel 2005.
3 Vgl. Erich Grond, Sexualität im Alter. Was Pflegekräfte wissen sollten und was sie tun können, Hannover 2011; Beate Schultz-Zehden, Sexualität im Alter, in: APuZ 4–5/2013, S. 53–56; Elaine White, Sexualität bei Menschen mit Demenz, Göttingen u. a. 2013.
4 Vgl. World Health Organization (WHO), Defining Sexual Health. Report of a Technical Consultation on Sexual Health 28–31 January 2002, Geneva 2006 www.who.int/reproductivehealth/publications/sexual_health/defining_sexual_health.pdf.
5 Vgl. Julia Zinsmeister, Hat der Staat den Bürger*innen Sexualität zu ermöglichen?, in: Ulrike Lembke (Hrsg.), Regulierungen des Intimen. Sexualität und Recht im modernen Staat, Wiesbaden 2017, S. 71–93.
6 Vgl. Lieslot Mahieu/Chris Gastmans, Older Residents' Perspectives on Aged Sexuality in Institutionalized Elderly Care. A Systematic Literature Review, in: International Journal of Nursing Studies 12/2015, S. 1891–1905; Esther Wiskerke/Jill Manthorpe, Intimacy Between Care Home Residents With Dementia. Findings From a Review of the Literature, in: Dementia 1/2019, S. 94–107; Grond (Anm. 3); Barbara Ortland, Behinderung und Sexualität. Grundlagen einer behinderungsspezifischen Sexualpädagogik, Stuttgart 2019; Ruth van der Vight-Klußmann, (Kein) Sex im Altenheim? Körperlichkeit und Sexualität in der Altenhilfe, Hannover 2014; White (Anm. 3); Jens Clausen/Frank Herrath (Hrsg.), Sexualität leben ohne Behinderung. Das Menschenrecht auf sexuelle Selbstbestimmung, Stuttgart 2012.
7 Vgl. Bundesministerium für Familie, Senioren, Frauen und Jugend (BMFSFJ), Lebenssituation und Belastungen von Frauen mit Behinderungen und Beeinträchtigungen in Deutschland. Ergebnisse der quantitativen Befragung. Endbericht, 20. 2. 2013, www.bmfsfj.de/blob/94206/1d3b0c4c545bfb04e28c1378141db65a/lebenssituation-und-belastungen-von-frauen-mit-behinderungen-langfassung-ergebnisse-der-quantitativen-befragung-data.pdf; Martina Puschke, Hat die UN-Behindertenrechtskonvention bewirkt, dass sexuelle Selbstbestimmung gelebt werden kann? Eine Annäherung aus Sicht von Frauen mit Behinderung, in: Forum Sexualaufklärung und Familienplanung 1/2017, S. 10–13, https://service.bzga.de/pdf.php?id=329b3d3103d482ff2ba9764b643b2fbb.
8 Vgl. Thomas Görgen et al., Sexuelle Viktimisierung im höheren Lebensalter in: Kriminalsoziologie und Rechtssoziologie 1/2006, S. 9–48.
9 Vgl. Ludger Jungnitz et al., Lebenssituation und Belastung von Männern mit Behinderungen und Beeinträchtigungen in Deutschland. Haushaltsbefragung. Abschlussbericht, 15.1.2013, www.bmas.de/SharedDocs/Downloads/DE/PDF-Publikationen/Forschungsberichte/fb435.pdf;jsessionid=80B2AC9E818D0CABB63D2F67FC395626?__blob=publicationFile&v=2.
10 Vgl. Grond (Anm. 3); Ortland (Anm. 6); Van der Vight-Klußmann (Anm. 6); White (Anm. 3).

11 Vgl. Gudrun Jeschonnek, Welche sexualitätsbezogene Assistenz unterstützt?, in: Jens Clausen/Frank Herrath (Hrsg.), Sexualität leben ohne Behinderung. Das Menschenrecht auf sexuelle Selbstbestimmung, Stuttgart 2012, S. 222–238.
12 Vgl. Gerhard Senf, Sexuelle Assistenz. Ein kontrovers diskutiertes Konzept, in: Psychotherapie im Dialog 2/2013, S. 68–71; Jeschonnek (Anm. 11).
13 Vgl. Nicola Döring, Sollten Pflegeroboter auch sexuelle Assistenzfunktionen bieten?, in: Oliver Bendel (Hrsg.), Pflegeroboter, Wiesbaden 2018, S. 249–267.
14 Vgl. Jeschonnek (Anm. 11).
15 Vgl. Lothar Sandfort, Empowerment im Institut zur Selbst-Bestimmung Behinderter, in: Forum Sexualaufklärung und Familienplanung 1/2017, S. 14–17, https://service.bzga.de/pdf.php?id=329b3d3103d482ff2ba9764b643b2fbb; Senf (Anm. 12).
16 Vgl. Jeschonnek (Anm. 11).
17 Vgl. Nicola Döring, Prostitution in Deutschland. Eckdaten und Veränderungen durch das Internet, in: Zeitschrift für Sexualforschung 2/2014, S. 99–137; dies., Das neue Prostituiertenschutzgesetz. Wie ist es aus fachlichen Perspektiven zu beurteilen? Eine Einführung, in: Zeitschrift für Sexualforschung 1/2018, S. 44–56; Cecilia Benoit et al., »The Prostitution Problem«. Claims, Evidence, and Policy Outcomes, in: Archives of Sexual Behavior 2018 (online first).
18 Vgl. Jessica Waldura et al., Fifty Shades of Stigma. Exploring the Health Care Experiences of Kink-Oriented Patients, in: The Journal of Sexual Medicine 12/2016, S. 1918–1929.
19 Vgl. Ralf Lottmann/Ingrid Kollak, Eine diversitätssensible Pflege für schwule und lesbische Pflegebedürftige – Ergebnisse des Forschungsprojekts GLESA, in: International Journal of Health Professions 1/2018, S. 53–63; Sabina Misoch, »Lesbian, gay & grey«. Besondere Bedürfnisse von homosexuellen Frauen und Männern im dritten und vierten Lebensalter, in: Zeitschrift für Gerontologie und Geriatrie 3/2017, S. 239–246.
20 Vgl. BMFSFJ (Anm. 7); Puschke (Anm. 7).
21 Vgl. Annette Vlasak, Sexuelle Selbstbestimmung – und dann? Mehr als 20 Jahre Begleitete Elternschaft in der Bundesrepublik Deutschland, in: Forum Sexualaufklärung und Familienplanung 1/2017, S. 26–28, https://service.bzga.de/pdf.php?id=329b3d3103d482ff2ba9764b643b2fbb.
22 Vgl. Ralf Specht, Hat die sexualfreundliche Zukunft schon begonnen?, in: Forum Sexualaufklärung und Familienplanung 1/2017, S. 6–9, https://service.bzga.de/pdf.php?id=329b3d3103d482ff2ba9764b643b2fbb.
23 Vgl. Arbeitsgruppe 33 des Landespräventionsrates Schleswig-Holstein (Hrsg.), Handlungsleitlinien. Das Recht auf sexuelle Selbstbestimmung und der Schutz vor sexualisierter Gewalt für Menschen mit Behinderungen, »Art. 16 der UN Behindertenrechtskonvention endlich umsetzen!«, April 2019, www.schleswig-holstein.de/DE/Fachinhalte/K/kriminalpraevention/Downloads/handlungsleitlinien_sexuelleSelbstbestimmung.pdf?__blob=publicationFile&v=5.
24 Vgl. Wissenschaftliche Dienste Deutscher Bundestag, Sexualassistenz für Menschen mit Behinderungen, Berlin 2018, www.bundestag.de/resource/blob/559826/06db0317f5a4a17221c4e1d374c87773/wd-6-052-18-pdf-data.pdf.
25 Vgl. Zinsmeister (Anm. 5).

Daniel Buhr/Markus Trämer

»Pflege 4.0«
Sozialer Fortschritt durch soziale Innovationen?

Angesichts steigender Lebenserwartungen, niedriger Geburtenraten sowie eines bereits heute bestehenden Fachkräftemangels werden die Herausforderungen in der Pflege künftig eher noch zunehmen. Die Alterung der Gesellschaft trifft sogenannte konservative Wohlfahrtsstaaten mit besonderer Wucht. Ihre Sozialsysteme basieren auf Sozialversicherungen und Umlagefinanzierung.[1] Durch den demografischen Wandel schrumpft einerseits die Anzahl der Einzahlenden (Rentenversicherung), andererseits steigen die Ausgaben durch eine zunehmende Anzahl der Leistungsempfänger (Kranken-, Pflegeversicherung). In der Pflegepolitik setzen konservative Wohlfahrtsstaaten im Großen und Ganzen den Schwerpunkt der Redistribution nicht auf Dienstleistungen (im Gegensatz zu den skandinavischen Ländern), sondern tendenziell auf Sozialtransfers und ein auf weibliche Pflegetätigkeit ausgerichtetes Ernährermodell.[2] Rund drei Viertel der Pflegearbeit erbringen die pflegenden An- und Zugehörigen;[3] zwei Drittel von ihnen sind Frauen.[4] Mehr als 2,5 Millionen der rund 3,4 Millionen anerkannt Pflegebedürftigen in Deutschland werden zu Hause versorgt. Hinzu kommen geschätzt fast 6 Millionen weitere hilfebedürftige Personen, die zwar in keiner offiziellen Statistik geführt werden, für deren Versorgung aber Tag für Tag viele Millionen Menschen im Bundesgebiet eingespannt sind.

Eine stärkere Digitalisierung der Pflege könnte für diese Menschen eine spürbare Entlastung liefern. Auch viele Bürgerinnen und Bürger setzen große Hoffnungen in die »Pflege 4.0«. Sieben von zehn Befragten in Deutschland sehen die Digitalisierung der Pflege als große Chance, und 54 Prozent würden einen verstärkten Einsatz von digitalen Anwendungen in der Pflege ausdrücklich begrüßen.[5] Dieser Einsatz wird in Deutschland aber im öffentlichen Diskurs meist auf eine Debatte um Pflegeroboter, Datenschutz und Datensicherheit verkürzt. Der Fokus liegt vor allem auf Technik und Hardware. Über konkrete Bedarfe, sinnvolle Dienstleistungen und soziale Innovationen wird weit weniger intensiv reflektiert.

Wie kann die künftige Pflege und Pflegepolitik in Deutschland gestaltet werden? Welche Werte sind uns dabei wichtig, und wie können wir diese vor dem Hintergrund der skizzierten Herausforderungen und der wohlfahrtsstaatlichen Rahmenbedingungen in unser Handeln einbringen? Dieser Artikel leistet einen Beitrag zur Debatte und Reflexion. Die Hauptthese des Artikels ist, dass die Digitalisierung bei allen Risiken auch viele Chancen bietet und im Sinne einer sorgenden Obhut sowohl die zu Pflegenden als auch die Pflegenden sinnvoll unterstützen könnte.

Auf dem Weg zu »Pflege 4.0«?

Als Chiffre für die digitale Transformation wird häufig »4.0« verwendet. Das Konzept der »Industrie 4.0« geht von vier Transformationsphasen aus: die im 18. Jahrhundert beginnende dampfgetriebene Mechanisierung, die fordistische Massenproduktion zu Beginn des 20. Jahrhunderts, die Automatisierung durch Computer ab den 1970er Jahren und die heute beginnende vierte industrielle Revolution.[6]

Die Wirtschaftswissenschaftler Erik Brynjolfsson und Andrew McAfee interpretieren die dritte und vierte Phase als den Beginn des »Zweiten Maschinenzeitalters«.[7] Durch die Verschmelzung von künstlicher Intelligenz und Robotik und die zunehmende Vernetzung könnten immer mehr Tätigkeiten durch digitale Technologien und Assistenzsysteme übernommen werden. Während die beiden Autoren von einer generellen Ersetzbarkeit menschlicher Arbeitsleistung ausgehen, zeigen aktuellere Untersuchungen, dass nur wenige Berufe vollständig von »intelligenten« Maschinen übernommen werden können.[8] Insbesondere die Pflege wird immer wieder als Beispiel aufgeführt, bei dem die Wahrscheinlichkeit der vollständigen Ersetzung als niedrig eingestuft wird.[9] Dennoch wird gerade die Robotik in der Pflege ambivalent gesehen. 41 Prozent der Befragten einer Umfrage des Digitalverbands Bitkom können sich vorstellen, von einem Roboter gepflegt zu werden (»ja«/»eher ja«), 57 Prozent antworteten mit »nein«/»eher nein« (Rest »weiß nicht«/keine Antwort).[10] Viele befürchten, dass durch den Einsatz solcher Technologien die Beziehungen zwischen Menschen in den Hintergrund rücken könnten.

Das Fundament für die digitale Transformation bilden *technische* Innovationen. Vor allem Basisinnovationen in der Informations- und Kommunikationstechnologie, wie der Computer, das Smartphone und neue

Übertragungsprotokolle (wie IPv6), sind hier zu nennen. Diese Neuerungen zeichnen sich durch einen hohen Grad der Durchdringung vieler Lebensbereiche, ihre ständige Verbesserung (neue Funktionen, höhere Rechenleistung) und die Eigenschaft aus, dass sie weitere Innovationen hervorrufen (Apps). Allerdings können wir erst dann von einer Innovation sprechen, wenn sich eine neue Dienstleistung oder ein neues Produkt im Markt beziehungsweise in der Gesellschaft durchgesetzt hat (Diffusion). Geschieht dies nicht, bleibt sie allein eine gute Idee (Invention). Damit geraten verstärkt auch die Akzeptanz und Nutzung sowie unser Verhalten beziehungsweise unsere (veränderten) sozialen Routinen in den Blick, was wiederum die Bedeutung *sozialer* Innovationen für den Bereich der Pflege betont.

Unter sozialen Innovationen verstehen wir mit den Sozialwissenschaftlern Jürgen Howaldt und Michael Schwarz eine »Neukonfiguration sozialer Praktiken in bestimmten Handlungsfeldern (…), mit dem Ziel, Probleme oder Bedürfnisse besser zu lösen bzw. zu befriedigen, als dies auf der Grundlage etablierter Praktiken möglich ist«.[11] Soziale Innovationen sind als solche nicht »fassbar« und beschreiben vereinfacht gesagt im weitesten Sinne soziales Verhalten, dessen Konfiguration und Veränderung. Das heißt, dass sie nicht automatisch »gut« im Sinne des sozial Erwünschten sind, sondern dass soziale Innovationen als analytische Kategorie betrachtet werden sollten. Sie sind im Sinne der Problemlösung zielgerichtet und intendiert; um jedoch sozial wirksam zu werden, erfordern sie eine relativ weite Verbreitung und Akzeptanz. Diese erreichen sie durch die Anpassung an neue Kontexte, oder anders gesagt, durch die Besiedelung neuer sozialer Situationen, wodurch sie institutionalisiert werden. Sie werden somit zu »alltäglichen« Erfahrungen und verlieren dadurch ihren Charakter des »Neuen«. Die Dynamiken sozialer Innovationen haben eine Eigengesetzlichkeit und bestimmen mit, wie erfolgreich eine technische Innovation wird. Erst wenn wir technische und soziale Innovationen zusammen denken, können wir die digitale Transformation wirklich begreifen, insbesondere innerhalb des Feldes der Pflege. Das übergeordnete Ziel sollte unserer Ansicht nach sein, den Patientinnen und Patienten selbst, aber auch den pflegenden Angehörigen und professionell Pflegenden eine würdige Pflege im Sinne einer sorgenden Obhut zu ermöglichen. Dabei kann digitale Technologie helfen, wenn sie strikt den Menschen in den Mittelpunkt stellt. Voraussetzung dafür ist der offene Ansatz einer ganzheitlichen Betrachtung von Innovationen, der auch die institutionellen Rahmenbedingungen sozialer Innovationen thematisiert. Um in der Lage zu sein, Institutionen und Strukturen zu verändern, sollte jedoch zuerst geklärt werden, welche Erwartungen einzelne Gruppen bezogen auf die Pflege haben. Nur so kann aus technischem Fortschritt auch sozialer Fortschritt entstehen – unsere Norm für die »Pflege 4.0«.

Werte für die »Pflege 4.0«

Es gibt bisher leider nur wenige Studien, die empirisch am Schnittpunkt zwischen Digitalisierung und Pflege ansetzen.[12] Im Folgenden stützen wir uns vor allem auf zwei Studien.[13] Diese zeigen: Pflegekräfte sind für digitale Technologien grundsätzlich aufgeschlossen. Es wird auch ein großes Potenzial gesehen, dadurch die Sicherheit und Gesundheit der Pflegenden zu verbessern – allerdings versprechen sich durch Digitalisierung nur wenige Befragte eine Linderung des Personalmangels in der Pflege. Dementsprechend erkennen professionell Pflegende vor allem Chancen in den Bereichen der digitalen Pflegedokumentation und in technischen Assistenzsystemen. Der Bereich der Robotik erfährt weniger Unterstützung, was einerseits auf fehlende Informationen bezüglich der möglichen Anwendungsszenarien zurückgeführt werden kann, andererseits jedoch auch auf Befürchtungen eines Qualitätsverlustes an sozialen Beziehungen. Technologien, die im Hintergrund unterstützend wirken (beispielsweise die Sammlung von Informationen zum Zustand der zu Pflegenden oder im Bereich der Logistik) und zu einer Förderung der »Arbeit am Patienten« beitragen, werden positiver betrachtet. Wir interpretieren dies als Ausdruck eines ganzheitlichen Berufsverständnisses im Sinne des Achtsamkeitsansatzes der Care-Ethik, der bewusst die soziale Beziehung als wesentlichen Bestandteil des emotionalen und physischen Wohlbefindens in den Mittelpunkt stellt. Entsprechend befürchten professionell Pflegende eine Rationalisierung der Arbeit durch den Einsatz digitaler Technologien sowie mehr Druck in Form von Zeitverknappung und Leistungskontrolle. Es ist demnach also eine grundsätzliche Neugier vorhanden, es kommt jedoch im Detail darauf an, wie digitale Technologien vor Ort eingebettet werden. Entscheidend ist, ob die Implementierung die oben genannten Befürchtungen zerstreuen, die Wünsche aufnehmen kann und der konkrete Nutzen somit klar wird.[14]

Weiten wir den Blick auf Befragungen der Gesamtbevölkerung, so ergibt sich mitunter ein disparates Bild. Studien stimmen zwar oft darin überein, dass ein großer Teil der Bevölkerung eine stärkere Nutzung der Technologie befürwortet und mehr Chancen als Risiken sieht, jedoch variieren die Zustimmungswerte zu einzelnen Technologien stark.[15] Nach Angaben des Technik-Radars 2019 hängt die Akzeptanz von den verfolgten Zielen des

Technikeinsatzes ab, sowie davon, ob den befürchteten Gefahren der Technik entschieden entgegengetreten wird. Beispielsweise sind in der Studie 80,8 Prozent der Deutschen der Ansicht, dass der Einsatz von Robotern zu einer Entmenschlichung der Pflege beitragen wird und »Pflegebedürftige weniger menschliche Zuwendung erhalten«.[16] Die dahinterliegende Befürchtung ist, »dass Pflegeroboter im Sinn einer an ökonomischen Effizienzkriterien orientierten Pflege eingesetzt werden«.[17] Dementsprechend befürworten deren Einsatz nur rund ein Drittel der Befragten. Natürlich geht es bei der Diskussion um Pflege 4.0 (zunächst) nicht um menschenähnliche Roboter, jedoch illustriert dieser Fall im Sinne eines *crucial case* unser Verhältnis zur Technik und was den Menschen dabei wichtig ist. Der Wirtschaftsinformatiker Oliver Bendel weist allerdings zurecht darauf hin, dass wir hier – und auch bei der ethischen Reflexion zu ihrem Einsatz – unterscheiden müssen, mit welchem Pflegeroboter wir es tatsächlich zu tun haben: »Solche, die etwas transportieren, solche, die uns informieren, und solche, die Hand an uns legen.«[18]

Daher variieren auch die Untersuchungsergebnisse. Eine Analyse des Zentrums für Qualität in der Pflege (ZQP) ergab beispielsweise, dass die Zustimmungswerte zum Einsatz von Robotern (51 bis 76 Prozent), altersgerechten Assistenzsystemen (74 bis 93 Prozent), Telemedizin (69 bis 74 Prozent) und Pflege-Apps (58 bis 71 Prozent) in der Gesamtbevölkerung recht hoch sind, und zwar tendenziell über alle Altersgruppen hinweg (globale Zustimmungswerte in Klammern). Selbst bei einem intimen Szenario gab hier die Hälfte der Befragten an, dass sie es eher oder sehr befürworten würde, wenn ein ausgereifter Roboter eine Person auf die Toilette begleitet. Diese Beispiele zeigen, dass es zum einen erheblich auf die bewerteten Szenarien und genauen Fragestellungen ankommt – und zum anderen, wer befragt wird.

Es gibt beispielsweise nur wenige Untersuchungen, die sich mit den Präferenzen und dem Bedarf pflegebedürftiger Menschen aufgrund von Alter und Krankheit beziehungsweise Beeinträchtigung/Behinderung befassen, obwohl der Handlungsdruck aufgrund des demografischen Wandels rapide zunimmt.[19] (Qualitative) Langzeitstudien zu Einstellungen dieser vulnerablen Gruppe, die die Lebensphase mit Pflegebedürftigkeit einfassen, wären hier wünschenswert. Wir sind gerade erst noch am Anfang zu verstehen, welche Auswirkungen die zunehmende Digitalisierung auf die Nutzung von Technologie innerhalb der Pflegedyade, also der pflegenden und zu pflegenden Personen, haben könnte. Wenn »Pflege 4.0« jedoch als Entlastung der Angehörigen und als Möglichkeit der Beibehaltung der Eigenständigkeit wahrgenommen wird, so könnte sich der subjektive Bedarf oder Wunsch nach digital unterstützten Angeboten vermutlich erhöhen.

Daniel Buhr/Markus Trämer

Visionen einer inklusiven Pflege …

Wie helfen uns diese Befunde auf dem Weg zu »Pflege 4.0«? Ein erster Schritt war es, den Blick zu schärfen und zunächst diejenigen zu Wort kommen zu lassen, die direkt an der Pflege beteiligt sind. Diese Erkenntnisse müssen anschließend auf die Makroebene getragen und durch die wohlfahrtsstaatlichen Rahmenbedingungen – auch vor dem Hintergrund von Finanzierbarkeit und gesetzlicher Regelungen – kontextualisiert werden.

Das bedeutet, vom subjektiv empfundenen Bedarf (im Gegensatz zu Begriffen wie Nachfrage oder Nutzung) auszugehen und so den Menschen zum Ausgangspunkt des Innovationsprozesses zu machen. Die Ausrichtung am Bedarf zwingt alle Beteiligten von der *Lebenswirklichkeit* und den Wünschen der betroffenen Individuen auszugehen. Es wendet sich zunächst gegen eine »objektive« Bestimmung des »vermeintlich Nötigsten« von außen.[20] Es geht auch nicht um von der Technikseite getriebene, reine Akzeptanzforschung, die sich fragt, welche Widerstände bei den betroffenen Menschen überwunden werden müssen, damit sich Techniken schließlich durchsetzen können.

Die Ergebnisse der genannten Bevölkerungsbefragungen zeigen auch, dass bei der Bewertung der Umfrageergebnisse ein Faktor stärker berücksichtigt werden sollte: das Vorhandensein eigener Erfahrungen in der Pflege. Neueste Forschungsergebnisse im Zusammenhang von Pflege mit digitaler Technik legen nahe, dass das Erleben einer eintretenden Pflegesituation ein sehr komplexer Vorgang ist, der sich mindestens im Zusammenspiel einer Pflegedyade mit den jeweiligen unterschiedlichen Technologien ergibt und zuvor signalisierte Akzeptanzmuster von Technik potenziell verändern kann.[21] Herausforderungen und Hemmnisse von informell Pflegenden sind beispielsweise das »unter einen Hut bringen« unterschiedlichster Erwartungen, das Zögern, überhaupt erst Hilfe anzunehmen, die eigenen Bedürfnisse wahrzunehmen und ihnen Raum gegenüber denen der zu pflegenden Person zu geben, sowie besonders in akuten Situationen an Informationen über Hilfsangebote zu gelangen. Anders gesagt sind informell Pflegende oft mit der Aufrechterhaltung eines möglichst normalen Lebens derart beschäftigt, dass sie sich und ihr eigenes emotionales und physisches Befinden vernachlässigen. Daraus lässt sich schließen, dass digitale Technologien unter anderem dann erfolgreich sein werden, wenn sie grundsätzlich die innere Lebenswelt und Befindlichkeiten der Pflegenden und zu Pflegenden ernst nehmen, anwendbar und praxistauglich sind (Finanzierung, Einarbeitungszeit, Design, Datenhoheit und -schutz) und einen Gewinn darstellen beziehungsweise Hemmnisse abbauen. Um dies zusammen zu bringen, benötigen wir jedoch mehr (qualitative) Forschung zu den Einstellungen informell Pflegender und den zu Pflegenden.[22]

... und wie Digitalisierung dabei helfen kann

Schon heute hat die Digitalisierung auch in Medizin und Pflege Einzug gehalten,[23] wenngleich ihr Einsatz im Vergleich zu anderen Sektoren noch eher gering ist. Ein Beispiel ist die elektronische Pflegedokumentation, die vielerorts und primär im professionellen Bereich eingesetzt wird, vom Krankenhaus bis zur ambulanten Pflege. Der Nutzen liegt potenziell in einem besseren Informationsfluss, bei der Sammlung und Bereitstellung verfügbarer Informationen aller Beteiligten (vor allem auch der niedergelassenen Ärztinnen und Ärzte). Sie erleichtert den Kampf gegen »Zettelwirtschaft« und unleserliche Schriften, vermeidet so Fehlerquellen und kann außerdem zur Qualitätssicherung und zu einer besseren Arbeitsorganisation beitragen. Ein Beispiel für solch ein System wäre die elektronische Pflegeakte, die beispielsweise sowohl die Zeit- als auch Leistungserfassung ermöglicht. Im ambulanten Dienst könnten somit individualisierte Pflegetouren mit realistischen Zeitansprüchen bei aufwändigeren Patienten geplant werden.

Telecare, also die pflegerische Versorgung über digitale Technologie, könnte beispielsweise das Zuschalten von Kollegen beziehungsweise Spezialistinnen vor Ort und den gemeinsamen Austausch in multiprofessionellen Teams sowie den Angehörigen über den Zustand der zu pflegenden Person über Bildtelefonie ermöglichen. Auch in Deutschland gab es hierzu bereits verschiedene (Pilot-)Projekte, auch zu hilfreichen Angeboten für informell Pflegende, die Kontakt zu Pflegekräften, beispielsweise zur Wundversorgung, über gesicherte Online-Kanäle aufnehmen konnten.[24] Gerade hier sehen wir große Potenziale für Dienstleistungen und soziale Innovationen, die Angehörige wirklich entlasten und zu mehr innerer Ruhe beitragen können. Telecare-Dienstleistungen könnten außerdem die Hemmschwelle senken, Hilfe anzunehmen, auch weil diese Angebote weniger als »Eindringen in die Privatsphäre« verstanden werden könnten.

Anwendungsfelder der Robotik beschränken sich heute noch auf die Unterstützung bei Routinetätigkeiten und die physische Entlastung. Wohin die Reise gehen wird, wissen wir in diesem Punkt nicht, Leitplanken des Einsatzes intelligenter Roboter sollten jedoch auch in Zukunft die ethischen Regeln sorgender Obhut und der Achtsamkeit in der Pflege sein, die der Interaktion von Mensch zu Mensch Priorität geben. Dieser Wunsch zog sich, wie gezeigt wurde, durch alle an der Pflege direkt beteiligten Gruppen.

Als letzter Bereich sind noch (umgebungsgestützte) »Altersgerechte Assistenzsysteme für ein gesundes und unabhängiges Leben« (Ambient Assisted Living, AAL) anzusprechen. Dies sind Systeme, die sich selbstständig an unterschiedliche Nutzungsszenarien und an die variierenden Bedürfnisse der Nutzerinnen und Nutzer anpassen.[25] Viele dieser Technologien werden unter dem Stichwort des »Smart Home« diskutiert, obwohl die Perspektive des AAL weiter reicht. Entsprechend vielfältig sind die Anwendungsmöglichkeiten in der Pflege, die ein selbstständiges Leben in den eigenen vier Wänden ermöglichen sollen. Das Spektrum reicht von vernetzten Feuermeldern und Smart-Metern, die Unregelmäßigkeiten bei Strom- oder Wasserverbrauch(smustern) an eine Leitstelle melden, »intelligenten« Schließsystemen, über spezielle Uhren mit Datums- und Tageszeitanzeige – aber auch GPS-Trackern – zur Unterstützung demenziell erkrankter Personen, bis hin zu komplexen Sturzpräventionssystemen und Pflegeaufstehbetten, die uns per Knopfdruck von der Liege- in eine Sitzposition und wieder zurück bringen.

Ein Fazit

Wie deutlich wurde, haben digitale Technologien das Potenzial, uns bei den demografischen Herausforderungen, die auf uns zukommen, zu helfen und die Folgen unter Berücksichtigung gesellschaftlicher Trends (zunehmende Erwerbstätigkeit von Frauen, die räumliche Distanz von Familien und ein sich erhöhender Anteil alleinlebender Menschen in hohem Alter) zu mildern. Das gilt es für die aktuelle Debatte um »Pflege 4.0« in Deutschland zu bedenken. Denn gerade in konservativen und mediterranen Wohlfahrtsstaaten mit stark familialistischer Prägung schlägt der demografische Wandel doppelt zu. Zum einen wächst die Gruppe der Hochaltrigen mit Pflegebedarf, zum anderen fehlen die formell wie informell Pflegenden. Es ist zu vermuten, dass vor diesem Hintergrund die Akzeptanz für beziehungsweise der Wunsch nach digital unterstützten Pflegearrangements steigen wird. Aus abstrakter Ablehnung könnte bei den betroffenen Pflegedyaden sehr schnell konkrete Zustimmung werden. Hier lohnt ein Blick nach Skandinavien, wo schon heute viele dieser Lösungen erfolgreich im Einsatz sind, obwohl diese Gesundheitssysteme viel weniger familialistisch geprägt und die Ansprüche an die pflegenden Angehörigen damit deutlich geringer sind. Mit Blick auf den Digital Economy and Society Index der Europäischen Kommission, den die skandinavischen Länder ebenfalls anführen, ist hier aber in Deutschland noch einiges zu tun,[26] genau wie in Österreich, Slowenien und Italien. Zugespitzt formuliert: Diejenigen Länder, deren Bewohnerinnen und Bewohner eigentlich den größten Bedarf an digitaler Unterstützung haben, scheitern meist schon an der notwendigen Bedingung, nämlich dem Netzausbau in der Fläche, dem passenden digitalen Angebot sowie der entsprechenden Qualifizierung der Anwenderinnen und Anwender. Es wurde außerdem klar, dass der Blick allein auf die Technologie nicht ausreichen wird, um eine Sicherung der Würde jedes Einzelnen zu gewährleisten. Ein neues Innovationsparadigma ist gefragt, das soziale Innovationen, die Beziehungen zwischen Menschen, deren individuelle Wünsche und Bedürfnisse ernstnimmt. Nur so setzen sich Innovationen nachhaltig durch und können dann auch für sozialen Fortschritt sorgen, sind sie doch von und für Menschen gemacht.

Anmerkungen

1 Vgl. Gøsta Esping-Andersen, Three Worlds of Welfare Capitalism. Princeton 1990.
2 Vgl. Daniel Buhr et al., Auf dem Weg zu Wohlfahrt 4.0? Die Digitalisierung des Wohlfahrtsstaates in den Politikfeldern Arbeit, Gesundheit und Innovation im europäischen Vergleich, Berlin 2016.
3 Vgl. Emilie Courtin/Nadia Jemiai/Elias Mossialos, Mapping Support Policies for Informal Carers Across the European Union, in: Health Policy 2014, S. 84–94.
4 Vgl. Matthias Wetzstein/Alexander Rommel/Cornelia Lange, Pflegende Angehörige – Deutschlands größter Pflegedienst, in: Robert Koch Institut Gesundheitsberichterstattung GBE kompakt 3/2015, S. 1–12; Sigrid Leitner, Varianten von Familialismus: Eine historisch vergleichende Analyse der Kinderbetreuungs- und Altenpflegepolitiken in kontinentaleuropäischen Wohlfahrtsstaaten, Berlin 2013; Ulrike Ehrlich, Familiäre Pflege und Erwerbsarbeit – Auf dem Weg zu einer geschlechtergerechten Aufteilung?, in: APuZ 33–34/2019, S. 49–54.
5 Vgl. Bitkom Research, Große Offenheit für digitale Helfer in der Pflege, 23.10.2018, www.bitkom-research.de/Presse/Pressearchiv-2018/Grosse-Offenheit-fuer-digitale-Helfer-in-der-Pflege.
6 Vgl. Dieter Spath et al., Produktionsarbeit der Zukunft: Industrie 4.0, Stuttgart 2013, S. 22f.
7 Vgl. Erik Brynjolfsson/Andrew McAfee, The Second Machine Age: Work, Progress, and Prosperity in a Time of Brilliant Technologies, New York–London 2014.
8 Vgl. Melanie Arntz/Terry Gregory/Ulrich Zierahn, Revisiting the Risk of Automation, in: Economics Letters 159/2017, S. 157–160.
9 Vgl. Katharina Dengler/Britta Matthes, Folgen der Digitalisierung für die Arbeitswelt: Substituierbarkeitspotenziale von Berufen in Deutschland, Institut für Arbeitsmarkt- und Berufsforschung, IAB-Forschungsbericht 11/2015.
10 Vgl. Bitkom Research (Anm. 5).
11 Jürgen Howaldt/Michael Schwarz, Soziale Innovation – Konzepte, Forschungsfelder und -perspektiven, in: Jürgen Howaldt/Heike Jacobsen (Hrsg.), Soziale Innovation, Wiesbaden 2010, S. 87–108, hier S. 89.
12 Zur Übersicht vgl. Meiko Merda/Kristina Schmidt/Bjørn Kähler, Pflege 4.0 – Einsatz moderner Technologien aus der Sicht professionell Pflegender, Hamburg 2017, S. 38.
13 Vgl. Ulrike Rösler et al., Digitalisierung in der Pflege – Wie intelligente Technologien die Arbeit professionell Pflegender verändern, Berlin 2018; Merda/Schmidt/Kähler (Anm. 12).
14 Vgl. Jannis Hergesell/Arne Maibaum, Assistive Sicherheitstechniken in der geriatrischen Pflege – Konfligierende Logiken bei partizipativer Technikentwicklung, in: Robert Weidner (Hrsg.), Technische Unterstützungssysteme, die die Menschen wirklich wollen, Hamburg 2016, S. 59–68.
15 Vgl. Simon Eggert/Daniela Sulmann/Christian Teubner, Einstellung der Bevölkerung zu digitaler Unterstützung in der Pflege, Zentrum für Qualität in der Pflege, ZQP Analyse 2018, https://www.zqp.de/wp-content/uploads/ZQP_Analyse_PflegeDigitalisierung.pdf; Acatech/Körber Stiftung, Technik-Radar 2019. Was die Deutschen über Technik denken, München-Hamburg 2019.

16 Ebd., S. 19.
17 Ebd.
18 Oliver Bendel, Überlegungen zur Disziplin der Maschinenethik, in: APuZ 6–8/2018, S. 34–38, hier S. 38; vgl. auch ders. (Hrsg.), Pflegeroboter, Wiesbaden 2018, https://link.springer.com/book/10.1007%2F978-3-658-22698-5.
19 Vgl. Karin Tiesmeyer, Unterstützung von älteren Menschen mit Behinderung und erhöhtem Pflegebedarf – Wissenschaftliche Herausforderungen, in: Pflege & Gesellschaft 2/2015, S. 241–262, hier S. 247; André Hayek et al., Langzeitpflegepräferenzen der Älteren in Deutschland – Ergebnisse einer bevölkerungsrepräsentativen Umfrage, in: Gesundheitswesen 8–9/2018, S. 685–692.
20 Vgl. Tiesmeyer (Anm. 19), S. 248 f.
21 Vgl. Natalie Heynsbergh et al., Caring for the Person with Cancer and the Role of Digital Technology in Supporting Carers, in: Supportive Care in Cancer 2019, S. 2203–2209.
22 Vgl. Eva Gjengedal et al., Patients' Quest for Recognition and Continuity in Health Care: Time for a New Research Agenda?, in: Scandinavian Journal of Caring Science 2019, S. 1–8.
23 Vgl. Rösler et al. (Anm. 13).
24 Vgl. aktuelle Forschungsprogramme zur Mensch-Technik-Interaktion, Pflege 2020 u. Ä.; zudem Daniel Buhr/Lisa Haug/Thomas Heine, Pflegeassistenz, in: Robert Weidner/Tobias Redlich/Jens Wulfsberg (Hrsg.), Technische Unterstützungssysteme, Berlin–Heidelberg 2015, S. 200 ff.
25 Vgl. Rösler et al. (Anm. 13), S. 33.
26 Europäische Kommission, Digital Economy and Society Index (DESI), https://ec.europa.eu/digital-single-market/en/desi.

Wolfgang Müller/Christoph Strünck

Potenziale für präventive Pflege
Wie Selbstständigkeit im Alter besser gefördert werden kann

Was verhindert oder verzögert Pflegebedürftigkeit? Eine allgemeine, aber auch treffende Erklärung lautet: Bewegung und Begegnung. Die wichtigsten physischen, kognitiven und sozialen Aspekte sind in dieser einfachen Erklärung miteinander verbunden. Wer sich bewegt, erhält seine Beweglichkeit und beugt dem Muskelabbau vor. Wer sich bewegt, bleibt mobil und begegnet anderen Menschen. Wer anderen Menschen begegnet, bleibt geistig aktiv, zufrieden und findet Unterstützung. Selbstständigkeit im Alter zu erhalten, ist eine der zentralen Herausforderungen in alternden Gesellschaften. Es ist keine rein medizinische oder pflegerische Herausforderung, sondern zugleich eine soziale und politische.

Seit der Einführung der Pflegeversicherung im Jahr 1995 gibt es einen breiten Konsens, dass Rehabilitation *vor* Pflege geht. Vor allem im Alter können rehabilitative Maßnahmen auch ihre präventiven Wirkungen entfalten. Allerdings findet Rehabilitation auch *durch* die Pflege und *neben* der Pflege statt. Konzepte wie »aktivierende Pflege« sind präventiv angelegt. Nach der jüngsten Reform bietet die Pflegeversicherung kreative Ansatzmöglichkeiten zur Prävention. Der neue Pflegebedürftigkeitsbegriff von 2016 stellt darauf ab, den Grad der Selbstständigkeit zu ermitteln. Daraus wird auch ein neuer Pflegebegriff abgeleitet, der die Förderung der Selbstständigkeit zum Ziel hat. In Paragraf 36 Absatz 2 SGB XI heißt es: »Häusliche Pflegehilfe wird erbracht, um Beeinträchtigungen der Selbstständigkeit oder der Fähigkeiten des Pflegebedürftigen soweit wie möglich durch pflegerische Maßnahmen zu beseitigen oder zu mindern oder eine Verschlimmerung der Pflegebedürftigkeit zu verhindern«.

Prävention im Alter erschöpft sich aber nicht in pflegerischen Konzepten. Um Selbstständigkeit im Alter zu erhalten, sind weitere Rahmenbedingungen nötig. So bedarf es integrierter Versorgungsmodelle, sozialer Netzwerke, altersfreundlicher Gemeinden und sorgender Gemeinschaften.[1] Die Weltgesundheitsorganisation propagiert in diesem Sinne ein Konzept des »gesunden Alterns«.[2] Wenn das Wohlbefinden im Alter das Ziel ist, müssen die dafür notwendigen funktionalen Fähigkeiten gefördert und externe Faktoren optimiert werden. Funktionale Fähigkeiten sind eine Kombination aus mentalen und physischen Ressourcen der Individuen. Wer zum Beispiel im Alter mobil bleiben will, benötigt dafür die eigene Beweglichkeit, aber auch förderliche räumliche, organisatorische und finanzielle Rahmenbedingungen. Wenn gesundes Altern unterstützt werden soll, bedarf es dazu dezidierter politischer Entscheidungen und auf Vorsorge ausgerichtete Sicherungssysteme.

Wir konzentrieren uns in unserem Beitrag darauf, welche Chancen der neue Pflegebedürftigkeitsbegriff für Prävention in der Pflege und durch die Pflege bietet. Zugleich skizzieren wir die sozialpolitischen Rahmenbedingungen, die eine wirkungsvolle Prävention im Alter nach wie vor nur unzureichend unterstützen.

Prävention im Alter: Chancen des neuen Pflege(bedürftigkeits)begriffs

Gesundes Altern mag manchen als ein paradoxer Begriff vorkommen. Denn die Leistungsfähigkeit reduziert sich im Alter unvermeidlich, wenn auch unterschiedlich stark. Aber wovon hängt es ab, auch in einem relativ hohen Alter eine objektiv und subjektiv zufriedenstellende Gesundheit zu haben? Erkrankungen sollten überwunden oder vermieden und funktionale Einbußen minimiert oder kompensiert sein – mit dem Ergebnis, dass die Selbstständigkeit im Alltag bewahrt und die Teilhabe am gesellschaftlichen Leben weiter möglich ist. Auch gute Pflege kann präventiv zum Erhalt der Gesundheit und zum Ausgleich der altersbedingten Beeinträchtigungen beitragen.

Im Sinne der Weltgesundheitsorganisation ist Pflege dann präventiv, wenn sie die funktionalen Fähigkeiten des Menschen umfassend erhält oder verbessert und damit selbstständiges Leben im Alter unterstützt. Daher ist eine präventive Pflege mehr als nur »aktivierende Pflege«, die bei einzelnen pflegerischen Verrichtungen unterstützt. Dem Erhalt der Selbstständigkeit dient es auch, informiert, trainiert, angeleitet, motiviert und mit anderen zusammen gebracht zu werden. Auch dies sind Leistungen, die professionell Pflegende erbringen sollten und können – sofern ein entsprechender Pflegebedarf attestiert wird. Die häusliche Pflege erreicht nur einen kleinen Teil der älteren und der chronisch kranken Menschen – durch die Zugrundelegung des neuen Pflegebedürftigkeitsbegriffs aber bereits deutlich mehr als in der Vergangenheit.

Betrachtet man die oben zitierte neue Definition von Pflegebedürftigkeit im SGB XI, so ergeben sich mehr Anknüpfungspunkte für eine präventiv ausgerichtete Pflege als bisher.[3] Relevant für die Einstufung in Pflegegrade ist der Grad der Selbstständigkeit, und zwar in sechs verschiedenen Lebensbereichen:
- Mobilität
- kognitive und kommunikative Fähigkeiten
- Verhaltensweisen und psychische Problemlagen
- Selbstversorgung
- Bewältigung von und Umgang mit krankheits- und therapiebedingten Anforderungen und Belastungen
- Gestaltung des Alltagslebens und sozialer Kontakte

Diese sechs Lebensbereiche sind leitend für den Medizinischen Dienst der Krankenversicherung, wenn er einen Pflegegrad ermitteln soll. Zwei weitere Lebensbereiche sollten pflegerisch berücksichtigt werden, auch wenn sie nicht in die Bewertung einfließen: außerhäusliche Aktivitäten und die Haushaltsführung; hier gibt es Schnittmengen mit dem vierten und sechsten Lebensbereich.

Für diese verschiedenen Bereiche (die alle Aspekte des Lebensalltags umfassen) sollen den Menschen durch Pflegedienste (und anerkannte Betreuungsdienste) persönliche Hilfen angeboten werden – und zwar so, dass ihre Selbstständigkeit dabei optimal gefördert wird. Zu den pflegerischen Aufgaben kann es auch gehören, die Patientenkompetenz (etwa gegenüber Ärzten oder Krankenkassen) zu stärken, oder auch außerhäusliche Aktivitäten zu unterstützen.

Pflegebedürftige haben die Möglichkeit, im Rahmen ihres jeweiligen Pflege-Budgets die Schwerpunkte frei zu setzen – ob sie einen Begleitdienst zum Konzertbesuch, oder ein Training zur Gangsicherheit wünschen, oder ob sie unter der Woche häufiger duschen möchten.

Die neue Definition von Pflege eröffnet der Fachpflege auch Möglichkeiten, die an den Ressourcen ansetzen und den Erhalt der Selbstständigkeit ins Zentrum stellen.[4] Was kann Pflege in dieser Hinsicht leisten?
- Krankheiten können verhindert oder verzögert werde;
- Kraft, Beweglichkeit und damit auch Selbstsicherheit können gefördert werde;

- die Fähigkeit zur Selbstversorgung kann gestärkt werden; die Wirksamkeit von Reha-Leistungen kann unterstützt werden, und
- die Lebensqualität kann erhöht werden, auch durch die Förderung von sozialen Kontakten.

Die jüngsten Gesetzesänderungen bieten die Möglichkeit, durch Bildung und Information, durch Anleitung und Motivation, durch Übungsgruppen oder auch durch bessere Koordination zwischen Trägern die Pflege präventiv auszugestalten. Das heißt vorhandene Ressourcen zu stärken, statt lediglich Einschränkungen zu kompensieren.

Am Beispiel von Mobilität lässt sich zeigen, was präventive Pflege bewirken kann. Für alle Alltagsaktivitäten sind Aspekte wie Muskelkraft, Balance und Standfestigkeit, Beweglichkeit, Ausdauer und Gehfähigkeit zentral. Dies betrifft zunächst die Funktionsfähigkeit der Beine. Aber auch alle anderen Körperteile müssen mobil, das heißt funktionsfähig gehalten werden – einschließlich der geistigen Fähigkeiten. Prävention heißt also, die Menschen zu befähigen, all ihre Kompetenzen zu erhalten, um ihren gesamten Alltag möglichst selbstständig bewältigen zu können.

Die positiven – präventiven oder rehabilitativen – Wirkungen von gezielten Aktivierungen sind für jedes Alter wissenschaftlich ausreichend belegt.[5] Diese Effekte sind auch in einem Protokoll zu einer aktuellen Studie abzulesen.[6] Die Teilnehmerinnen und Teilnehmer der Studie bekamen entweder Leistungen aus der Regelversorgung oder Regelversorgung plus einem zusätzlichen Interventionsprogramm. Dieses zusätzliche Programm umfasste unter anderem ein ausführliches Beratungsgespräch, Hinweise zum eigenen jeweils aktuellen Funktions- und Gesundheitszustand, Hinweise auf Programme anderer Anbieter sowie ein physiotherapeutisches Übungsprogramm, das sich zuhause absolvieren lässt. Die Unterschiede zu der Gruppe, die nur die Regelversorgung bekam, waren gravierend.

Im arbeitsteiligen deutschen Sozialstaat sind ausgebildete Therapeutinnen und Therapeuten für solche Leistungen verantwortlich, die die Mobilität und damit auch die Selbstständigkeit fördern, beispielsweise:
- bei Präventionskursen zur Sturzprävention im Rahmen von § 20 SGB V, die von vielen Krankenkassen angeboten werden; diese Angebote richten sich allerdings selten an bereits pflegebedürftige Menschen (außer bei einigen Modellmaßnahmen in Pflegeheimen)
- bei der Heilmittelerbringung (Krankengymnastik, Ergotherapie, Logopädie), die vom Arzt oder von der Ärztin verordnet und in der Regel zeitlich begrenzt wird – und auch in der Kurzzeitpflege häufig in Anspruch genommen wird

- in allen Reha-Einrichtungen beziehungsweise -Angeboten (stationär, ambulant, mobil)
- in den geriatrischen Kliniken und Tageskliniken

Diese Angebote sind allerdings nicht Teil einer Langzeitversorgung, sondern zeitlich beschränkt; Ausnahmen gibt es in der Behindertenhilfe. Hier zeigt sich eine der Achillesfersen des deutschen Gesundheitssystems, das mit der Pflege nicht systematisch verbunden ist: Es ist fokussiert auf episodische Kurzzeitbehandlung, weniger auf integrierte Langzeitversorgung. In einer alternden Gesellschaft ist jedoch die Langzeitversorgung der Lackmustest für ein modernes Gesundheitssystem.[7] Gerade in der Altenpflege gehen anfängliche Therapieerfolge häufig wieder verloren, wenn die Unterstützungsleistungen nicht zu Hause fortgesetzt werden, also keine Erhaltenstherapie erfolgt. Dabei sind dann die Menschen im Vorteil, die noch Angehörige haben, die sich um sie kümmern, mit ihnen spazieren gehen oder die sich von der Therapeutin haben einweisen lassen.

Nach der Logik des neuen Pflegebedürftigkeitsbegriffs und seiner Möglichkeiten wäre es also denkbar, solche Leistungen in die häusliche Pflege zu integrieren. Dies hätte den Vorteil, dass Leistungen kontinuierlich zur Wahl stehen und je nach individuellem Bedarf erbracht werden könnten. Zweifellos kommt man hier in den Grenzbereich zur Heilmittelerbringung. Eine bessere Prävention durch Pflege ist darauf angewiesen, interprofessionell und sektorenübergreifend zusammenzuarbeiten.[8] Ohne die Fachlichkeit von Therapeutinnen und Therapeuten bleibt Prävention wirkungslos. Andererseits können viele Bewegungsübungen – wie sonst von den Angehörigen – nach einer Einweisung auch durch Pflegehilfskräfte unterstützt werden. Die Herausforderung einer sinnvollen Delegation und Kooperation an der Nahtstelle zwischen Gesundheits- und Pflegesystem zeigt sich hier überdeutlich.

Es geht jedoch nicht nur um die Erweiterung individueller Leistungen. Angebote für Gruppen außerhalb der Wohnung bieten weitere Anreize, sich auszutauschen, Erfahrungen zu sammeln und sich gemeinsam zu motivieren.[9] Dies kann im Rahmen eines existierenden Tagespflegeangebots geschehen oder auch durch ambulante Dienste zusätzlich organisiert werden. Beispiele für die Vielfalt an Möglichkeiten zeigen die Programme »Bewegungswelten«[10] oder »Fit für 100«[11] sowie viele andere lokale Projekte, die vor allem unter dem Dach der BAGSO (Bundesarbeitsgemeinschaft der Seniorenorganisationen) zu finden sind. Die breitere, soziale Dimension beim Erhalt von Selbstständigkeit zeigt sich, wenn solche Gruppenangebote mit anderen Erlebnissen verknüpft werden, beispielsweise mit einem gemeinsamen Frühstück oder Mittagessen, mit dem

Erlebnis, mal wieder »in die Stadt«, ins Einkaufszentrum oder einfach nur »raus« zu kommen oder mit einem guten Zweck, der über das reine Sich-um-sich-selbst-kümmern hinausweist. Wenn das Ergebnis des Beschäftigungsangebots »Handarbeit« etwa nicht nur der eigenen Fingerfertigkeit, sondern auch einem Basar zugutekommen soll, dessen Erlöse wiederum einem guten Zweck dienen – dann werden sozusagen zwei Fliegen mit einer Klappe geschlagen. Den Menschen wird bewusst, dass sie immer noch einen aktiven Beitrag zum Gemeinwesen leisten.

Gebrechliche Menschen, die ihre Wohnung nur unter Mühen verlassen können, erreichen solche Angebote allerdings nicht. Aber das Leistungsspektrum der Pflegeversicherung kennt ja auch das Angebot »Personenbegleitung« – mit oder ohne PKW.

Auch Reha-Maßnahmen können im Alter eine maßgebliche Rolle als (sekundäre oder tertiäre) Prävention spielen. Jüngere Studien zeigen, wie wirkungsvoll Rehabilitation im Kontext der geriatrischen Versorgung ist.[12] Zudem steht der Grundsatz »Rehabilitation vor Pflege« seit Langem im Sozialgesetzbuch (§ 31 SGB XI). Nachdem er in der Praxis aber jahrelang ignoriert wurde, ist der begutachtende Medizinische Dienst der Krankenversicherung (MDK) mittlerweile verpflichtet worden, bei jedem Antrag auf Pflegeleistungen auch zum individuellen Reha-Bedarf Stellung zu nehmen. Ergänzende Haus- oder fachärztliche Stellungnahmen sind dabei kein Problem, da sie das Heilmittelbudget nicht belasten. Allerdings liegt die Messlatte hoch. Mobile oder ambulante Reha-Einrichtungen sind vor Ort oft nicht vorhanden und stationäre zu weit entfernt, gerade in ländlichen Räumen.

Dabei liegt der Hilfebedarf im Einzelfall oft unterhalb der Schwelle einer offiziellen Rehabilitations-Bedürftigkeit: Krankengymnastik oder Ergotherapie wären durchaus ausreichend. Dies aber ist ein wunder Punkt im Leistungsrecht des deutschen Gesundheitssystems: Für die Heilmittelverordnung ist und bleibt der niedergelassene Arzt oder die Ärztin zuständig – und diese/r hat ein begrenztes Budget, das nicht überschritten werden darf. Deshalb fehlen sowohl auf den Empfehlungslisten des MDK als auch der Pflegeberater (im Rahmen der Häuslichen Beratungsbesuche nach § 37.3 SGB XI) die Ankreuzoptionen »Krankengymnastik« und »Ergotherapie«. Die leistungsrechtlichen Rahmenbedingungen für eine integrierte, interprofessionelle Langzeitversorgung sind in Deutschland nach wie vor schlechter als beispielsweise in den nordischen Ländern.[13]

Bei denjenigen, die eine Reha-Maßnahme erhalten haben, verpufft außerdem häufig die Wirkung, weil es anschließend keine dauerhafte Mobilisierung mehr gibt. Auch Kassenvertreter fordern daher, dass niedrigschwellige pflegerisch-therapeutische Maßnahmen in die Pflegeversicherung integriert werden müssten.[14] Sicherzustellen wäre aber, dass diese Ausweitung des Leistungsspektrums nicht zu einer Reduzierung anderer Pflegeleistungen führt, da die Bedürftigen dies ja selbst aus ihrem fixen (chronisch knappen) Budget zu zahlen hätten.

Grundsätzlich gilt im deutschen Sozialstaat, dass die Krankenversicherung als Vollversicherung zunächst alle Möglichkeiten der Rehabilitation ausschöpfen muss, bevor die Pflegeversicherung als Teilkaskoversicherung auf den Plan tritt. In der Praxis findet hingegen oft das Gegenteil statt, da die Ausgaben in der Kranken- und Pflegeversicherung für die Kassen betriebswirtschaftlich jeweils unterschiedlich zu Buche schlagen und es einen Anreiz gibt, Kostenfaktoren von der Kranken- in die Pflegeversicherung zu verlagern.[15] Der Grundsatz »Reha vor Pflege« trifft in der Praxis auf ein fragmentiertes Sicherungssystem.[16] Angesichts solcher Rahmenbedingungen stehen auch die Pflegedienste vor einem Dilemma, wenn sie die Potenziale präventiver Pflege entfalten wollen.

Pflegedienste im Umsetzungsdilemma

Auch drei Jahre nach der gesetzlichen Verabschiedung des neuen Pflege(bedürftigkeits)begriffs ist dieser in der Pflegepraxis noch lange nicht angekommen. Es fehlt vor allem die Umsetzung in entsprechende Leistungs- und Vergütungsvereinbarungen auf Landesebene. Das lässt sich am bisherigen Umsetzungsdefizit ablesen, denn es gibt keine neuen Leistungskataloge/-beschreibunge. Nur in wenigen Regionen besteht die Möglichkeit, Pflegeleistungen nach Zeit abzurechnen. Es gibt (fast) keine Möglichkeit, ambulante Gruppenangebote anzubieten. Die Pflegedienste sind kaum motiviert, anspruchsvollere Pflegeziele anzustreben, weil es an Fachpersonal und angemessener Vergütung fehlt.

Im Gutachten »Strukturierung und Beschreibung pflegerischer Aufgaben auf der Grundlage des neuen Pflegebedürftigkeitsbegriffs« haben die Pflegewissenschaftler um Klaus Wingenfeld zwar die Richtung vorgegeben, in der zukünftig Ziele und Leistungen der Pflege zu verorten sind, einschließlich ihrer präventiven Aufgaben.[17] Auswirkungen auf die Praxis haben diese Überlegungen bisher allerdings nicht gehabt.

Den Pflegediensten und -einrichtungen bieten sich bislang zwei Ersatzmöglichkeiten: über das Präventionsgesetz, das zunächst stationären Pflegeeinrichtungen die Möglichkeit gibt, finanzielle Mittel für zusätzliche aktivierende Maßnahmen zu beantragen (§ 5 SGB XI) – warum die ambulante Pflege hier nicht berücksichtigt wird, bleibt verwunderlich. Die zweite Möglichkeit läuft über den »Entlastungsbetrag« (§ 41b SGB XI); diesen Betrag von 125 Euro monatlich können Pflegebedürftige bzw. ihre Angehörigen nutzen, um in der häuslichen Pflege zusätzliche Angebote zur Unterstützung im Alltag zu finanzieren. Allerdings können auch andere pflegerische Leistungen aufgestockt werden.

Was zusätzliche Finanzierungsmöglichkeiten über das Präventionsgesetz angeht, so wird suggeriert, dass Prävention die Pflege ergänzen müsse, ihr also »äußerlich« sei. Das widerspricht jedoch der Grundidee des neuen Pflege(bedürftigkeits)begriffs.

Das gut gemeinte Instrument des Entlastungsbetrags suggeriert wiederum, dass die Unterstützung im Alltag (für die ja sonst die Angehörigen zuständig sind) vorrangig über den Entlastungsbetrag aufgefangen werden soll und nicht über die reguläre Pflege. Abgesehen von der sehr niedrigen Summe steckt hierin ein möglicher Fehlanreiz, da die Förderung von Alltagsaktivitäten und der dafür nötigen Fähigkeiten integraler Bestandteil der Pflege sein sollte. Es ist auch erkennbar, dass leistungsrechtlich nicht klar definierte Tätigkeiten dann in den Entlastungsbetrag umgesteuert werden können.[18] Der Entlastungsbetrag mutiert so bestenfalls zu einer Restkategorie. Dabei ist gerade die Unterstützung bei Alltagsaktivitäten mit dem Ziel, dass Menschen diesen Alltag wieder so selbstständig wie möglich bewältigen können, ein Ausweis für ein nachhaltiges Pflegesystem.

Andererseits helfen solche Angebote vor allem den Angehörigen, was ebenfalls ein zentraler Aspekt präventiver Pflege ist: die Gesundheit und das Wohlbefinden der pflegenden Angehörigen zu fördern. Im jüngsten Pflegereport geben gerade belastete Angehörige am häufigsten an, dass ihnen Betreuungs- und Haushaltshilfen am meisten helfen.[19]

Zum Thema »Förderung der Mobilität« sind die Erfahrungen der Pflegedienste bislang ernüchternd. Der Gesetzgeber hat zwar die Weichen dafür gestellt, einen neuen Nationalen Fachstandard »Mobilität in der Pflege« zu etablieren. Doch die modellhafte Erprobung hat bislang wenig Evidenz für eine effiziente Mobilitätsförderung durch die Pflege ergeben. Die beteiligten Dienste führen das jedoch eher auf die defizitären Rahmenbedingungen und die schon bestehende Arbeitsverdichtung sowie eine fehlende Refinanzierung zurück.[20]

Der gleiche Mangel an Konkretisierung und Umsetzung betrifft die positiven Intentionen des 2016 erlassenen Präventionsgesetzes, das zusätzliche Leistungen insbesondere durch die Krankenkassen regelt. In § 20a SGB V sind Leistungen zur Gesundheitsförderung und zur »Prävention in Lebenswelten« durchaus auch für ältere Menschen vorgesehen – aber finanziell nicht ausreichend hinterlegt.

Die Potenziale für präventive Pflege durch Pflegedienste sind also noch nicht ausgeschöpft. Es kommt allerdings nicht nur auf die Anbieter und die gesetzlichen Rahmenbedingungen an, sondern auch auf das lokale *setting*. Ein Blick auf skandinavische Länder zeigt, welche Instrumente auf lokaler Ebene wirksam sein können. So sind in Dänemark die Kommunen verpflichtet, präventive Hausbesuche bei allen Bewohnerinnen und Bewohnern anzubieten, die älter sind als 75 Jahre und alleine leben.[21] Dabei werden sowohl der individuelle Gesundheitszustand, aber auch ein möglicher Wohnungsumbau oder die verfügbaren Unterstützungsangebote durch Dritte thematisiert. Prävention im Alter gehört hier gewissermaßen zur kommunalen Daseinsvorsorge. Der Senat der Stadt Hamburg hat im Juli 2019 beschlossen, die Hausbesuche als Angebot für alle 80-Jährigen auf das ganze Stadtgebiet auszuweiten.[22] Bremen hält seit Langem in allen Stadtteilen ein flächendeckendes Netz von Dienstleistungszentren vor, über die vor allem die Nachbarschaftshilfen organisiert und allgemeine Seniorenberatung angeboten werden.

Präventive Pflege im vorsorgenden Sozialstaat: Potenziale und Grenzen

Die Pflege kann ihre präventiven Wirkungen stärker entfalten, wenn die Potenziale des neuen Pflege(bedürftigkeits)begriffs erschlossen werden und ihre Sorgequalität sich mit einer präventiven Zielsetzung der lokalen Altenhilfe ergänzt, einschließlich niedrigschwelliger Dienstleistungen für Alltag und Hauswirtschaft. Das ist ein hehres Ziel, das dem Anspruch eines vorsorgenden Sozialstaats entspräche.[23] Im Bereich Gesundheit und Pflege älterer Menschen kann Vorsorge aber nur funktionieren, wenn die Versorgungsstrukturen integriert werden und Versorgungslücken abgebaut werden. Das ist angesichts der starken Fragmentierung von Kostenträgern, Leistungsanbietern und Professionen in Deutschland nicht einfach umzusetzen.[24] Bemerkenswert ist in dieser Hinsicht auch, dass der neue Pflegebegriff des SGB XI nicht in das SGB XII übernommen wurde und damit nicht einheitlich in allen Sozialgesetzbüchern verankert ist.

Dass die Pflege bislang nur bedingt präventiv wirken kann, liegt daran, dass sie lebensgeschichtlich recht spät zum Zuge kommt. Prävention und auch Rehabilitation müssten eigentlich bereits weit vor dem Eintreten von Pflegebedürftigkeit wirken. Seit der Einführung der Pflegeversicherung

1995 hat sich außerdem ein Leistungskatalog durchgesetzt, in dem präventive Leistungen nicht vorkommen und der Anbieter unter hohen Zeitdruck setzt. [25] Es gibt daher vor allem institutionelle Barrieren:
- eine fragmentierte Kostenträgerlandschaft (Kranken, Pflege-, Rentenversicherung, Landkreise und Gemeinden) und ein entsprechend zersplittertes Leistungsrecht erschweren »Hilfen aus einem Guss«;
- ein auf individuelle Ansprüche fokussiertes Leistungsrecht und kurzfristige Rentabilitätskalküle der Kostenträger erschweren strukturelle Konzepte und Investitionen in *Public-health*-Maßnahmen;
- die Koppelung der Heilmittelerbringung an ärztliche Verordnungen erschwert es Pflegediensten, selbst beispielsweise krankengymnastische Übungen anzubieten, und
- das anbieterbezogene Leistungsrecht erschwert ein übergreifendes Fallmanagement für eine wirksame Langzeitversorgung, für das es kaum Anreize und keine eigenständige Vergütung gibt.

Außerdem verhindert der hohe betriebswirtschaftliche Druck auf Seiten der Kostenträger wie auch der Leistungsanbieter, dass innovative Ansätze das gesetzlich Mögliche auch ausschöpfen.

Um die Potenziale präventiver Pflege zu entfalten, kommt es aber nicht nur auf die Profis an. Mehr Lebensqualität durch Selbstständigkeit im Alter zu erreichen, erfordert zwingend Eigeninitiative der Betroffenen. Ohne ihren deutlichen Willen bleiben alle Anstrengungen von Helfern und Therapeuten letztlich erfolglos. Ein deutlicher Wille, dieses oder jenes noch schaffen zu wollen, ist jedoch nicht voraussetzungslos. Er braucht die Überzeugung, dass dies auch realistisch ist. Das Gefühl der Selbstwirksamkeit bleibt dann erhalten, wenn Menschen entsprechend informiert, beraten und motiviert werden. Die Stärkung der eigenen Gesundheitskompetenz ist ein wesentlicher Faktor für gesundes Altern.[26] Die sozialen Unterschiede in den Lebenslagen im Alter müssen allerdings stärker berücksichtigt werden.

Wissenschaftlich ist längst gut belegt, dass viel Bewegung und eine Änderung der Lebensweise sich *in jedem Alter* positiv auf Lebenserwartung und Lebensqualität auswirken können. Aus einer gesundheitsökonomischen Perspektive ließen sich sogar erhebliche Kosten einsparen. Es gilt jedoch, diese Erkenntnis in die Lebenspraxis jedes Menschen zu übertragen: was, wann, wie oft, wie viel, mit wessen Unterstützung, zu welchem Preis? Das sind die Fragen, die nicht nur die Betroffenen und ihre Angehörigen interessieren, sondern auch die professionellen Akteure: Pflegekräfte, Berater, die Manager und Entscheider im Gesundheitswesen sowie die politisch Verantwortlichen.

Bewegung und Begegnung können auch von der Pflege gefördert und unterstützt werden, gemeinsam mit anderen Akteuren und Anbietern. Die Weltgesundheitsorganisation hat die institutionellen Barrieren international vergleichend analysiert und empfiehlt den Ansatz der Integrated Care for Older People (ICOPE).[27] Dafür braucht es aus Sicht der WHO vor allem eine bessere multiprofessionelle Zusammenarbeit und ein wirksames Fallmanagement. Beides ist jedoch nur zu realisieren, wenn Leistungsrecht und Kostenträgerstrukturen dafür in Zukunft die Möglichkeiten schaffen. Altengerechte Strukturen in Städten und Gemeinden aufzubauen, ist eine weitere Herausforderung. Auf dem Weg zu einem vorsorgenden Sozialstaat liegen die Potenziale für präventive Pflege in Deutschland daher noch brach.

Anmerkungen

1 Vgl. Deutscher Bundestag, Siebter Bericht zur Lage der älteren Generation in der Bundesrepublik Deutschland. Sorge und Mitverantwortung in der Kommune – Aufbau und Sicherung zukunftsfähiger Gemeinschaften und Stellungnahme der Bundesregierung; Unterrichtung durch die Bundesregierung, Berlin 2016.
2 Vgl. World Health Organization, World Report on Ageing and Health, Genf 2015.
3 Vgl. Elisabeth Nüchtern et al., Teilhabe als Ziel von Sozialmedizin und Pflege: Definition von Pflegebedürftigkeit – Prävention von Pflegebedürftigkeit, in: Gesundheitswesen 1/2017, S. 37–41.
4 Vgl. Wolfgang Müller, Chancen für die Prävention in der Pflege, in: Care konkret 25/2019, S. 11.
5 Vgl. Urs Granacher/Heinz Mechling/Claudia Voelcker-Rehage (Hrsg.), Handbuch Bewegungs- und Sportgerontologie, Schorndorf 2018.
6 Vgl. Christian Thiel/Tobias Braun/Christian Grüneberg, Körperliches Training als Kernkomponente multimodaler Behandlung älterer Menschen mit Frailty – Studienprotokoll einer randomisierten kontrollierten Pilotstudie, in: Zeitschrift für Gerontologie und Geriatrie 1/2019, S. 45–60.
7 Vgl. Andrew M. Briggs et al., Elements of Integrated Care Approaches for Older People: A Review of Reviews, in: BMJ Open 2018, https://bmjopen.bmj.com/content/bmjopen/8/4/e021194.full.pdf.
8 Vgl. Ellen Kuhlmann et al., A Call for Action to Establish a Research Agenda for Building a Future Health Workforce in Europe, in: Health Research Policy and Systems 16/2018, https://health-policy-systems.biomedcentral.com/articles/10.1186/s12961-018-0333-x.
9 Vgl. Patrick Roigk et al., Trittsicher durchs Leben: Analyse von 1092 Bewegungskursen im ländlichen Raum, in: Zeitschrift für Gerontologie und Geriatrie 1/2019, S. 68–74.
10 Vgl. Bundeszentrale für gesundheitliche Aufklärung, Älter werden in Balance, Lübecker Modell Bewegungswelten, 22.8.2019, www.aelter-werden-in-balance.de/lmb/was-ist-das-lmb.
11 Vgl. Deutsches Institut für angewandte Sportgerontologie e. V., Fit für 100, 22.8.2019, www.ff100.de.
12 Vgl. Jean-Pierre Michel/Claude Dreux/André Vacheron, Healthy Ageing: Evidence that Improvement is Possible at Every Age, in: European Geriatric Medicine 4/2016, S. 298–305.
13 Vgl. Cornelia Heintze, Auf der Highroad - der skandinavische Weg zu einem zeitgemäßen Pflegesystem. Ein Vergleich zwischen fünf nordischen Ländern und Deutschland, Bonn 2012.
14 Vgl. Thomas Hommel, Reha bei Pflegebedürftigkeit. Schnittstellenprobleme angehen, 24.3.2017, www.aerztezeitung.de/politik_gesellschaft/pflege/article/932303/reha-pflege beduerftigkeit-schnittstellenprobleme-angehen.html.
15 Vgl. Gerhard Naegele, 20 Jahre Verabschiedung der gesetzlichen Pflegeversicherung. Eine Bewertung aus sozialpolitischer Sicht, Berlin 2014.
16 Vgl. Thomas Klie, Kooperation und Integration: Die Herausforderung Rehabilitation vor Pflege, in: Andreas Brandhorst/Helmut Hildebrandt/Ernst-Wilhelm Luthe (Hrsg.),

Kooperation und Integration – das unvollendete Projekt des Gesundheitssystems, Wiesbaden 2017, S. 263–283.
17 Vgl. Klaus Wingenfeld/Andreas Büscher/Daria Wibbeke, Strukturierung und Beschreibung pflegerischer Aufgaben auf der Grundlage des neuen Pflegebedürftigkeitsbegriffs, Bielefeld 2017.
18 Vgl. Wolfgang Müller, Präventive Pflege - Chancen des neuen Pflegebegriffs. Beitrag zum Paritätischen Pflegekongress 2018, Berlin 2018.
19 Vgl. Heinz Rothgang/Rolf Müller, Pflegereport 2018, Berlin 2018.
20 Vgl. Müller (Anm. 18).
21 Vgl. Heintze (Anm. 13).
22 Vgl. Deutsches Ärzteblatt, Projekt Hausbesuche bei Senioren wird auf ganz Hamburg ausgeweitet, 10.7.2019, www.aerzteblatt.de/nachrichten/104554/Projekt-Hausbesuche-bei-Senioren-wird-auf-ganz-Hamburg-ausgeweitet.
23 Vgl. Sven Jochem, Der »vorsorgende Sozialstaat« in der Praxis: Beispiele aus der Arbeits- und Sozialpolitik der skandinavischen Länder, Berlin 2012.
24 Vgl. Christoph Strünck, Experimentelle Sozialpolitik: Ein Kampf gegen Kostenträgerlogik und Fragmentierung im deutschen Wohlfahrtsstaat, in: Fabian Hoose/Fabian Beckmann/Anna-Lena Schönauer (Hrsg.), Fortsetzung folgt: Kontinuität und Wandel von Wirtschaft und Gesellschaft, Wiesbaden 2017, S. 309–325.
25 Vgl. Christoph Strünck, Pflegeversicherung – Barmherzigkeit mit beschränkter Haftung: Institutioneller Wandel, Machtbeziehungen und organisatorische Anpassungsprozesse, Opladen 2000.
26 Vgl. Kai Kolpatzik/Doris Schaeffer/Dominique Vogt, Förderung der Gesundheitskompetenz – eine Aufgabe der Pflege, in: Gesundheit und Gesellschaft/Wissenschaft 2/2018, S. 7–14.
27 Vgl. World Health Organization, Integrated Care for Older People: Guidelines on Community-Level Interventions to Manage Declines in Intrinsic Capacity, Genf 2017.

Stephanie Heinrich/Anja Bieber/Michael Brütting/Gabriele Meyer

Menschen mit Demenz gut pflegen und begleiten

Die Lebenserwartung in Deutschland ist seit den 1980er Jahren deutlich gestiegen. Dies ist eine erfreuliche Botschaft für die *public health*, die öffentliche Gesundheit. Im gleichen Atemzug wird jedoch zumeist die altersassoziierte Krankheitslast thematisiert. In Bezug auf Demenz ist in den Medien oftmals von einer »Volkskrankheit« die Rede, die sich dramatisch ausbreite und enorme Summen verschlinge.[1] Ein globaler Blick, der den Diskurs über Demenz hierzulande relativieren dürfte, wird meist nicht eingenommen. Der World Alzheimer Report 2015 zeigt, dass in den Ländern der Welt mit niedrigem und mittlerem Bruttosozialprodukt im Vergleich zu den G7 Ländern in den nächsten Jahrzehnten ein überproportionaler Anstieg der Demenz und eine ungleich höhere Krankheitslast zu erwarten sind.[2]

Schätzungen zufolge gibt es derzeit 1,7 Millionen Menschen mit Demenz in Deutschland. Der zunehmende Bevölkerungsanteil älterer Menschen geht mit einer steigenden absoluten Zahl von Menschen mit Demenz einher. Prognosen zufolge ist 2050 mit drei Millionen Betroffenen zu rechnen. Neuere epidemiologische Studien legen einen Trend zu sinkenden altersadjustierten Demenzraten in Ländern mit hohem Einkommen nahe.[3] Insbesondere die bessere Kontrolle der kardiovaskulären Risikofaktoren wird als eine mögliche Ursache diskutiert.[4]

In vielen europäischen Ländern gibt es inzwischen Nationale Demenzstrategien. Auch in Deutschland wurde 2018 mit der Entwicklung einer Nationalen Demenzstrategie begonnen.[5] In anderen europäischen Ländern wurde derweilen auch eine Forschungsagenda Demenz für Wissenschaft und Forschungsförderung entwickelt, wie beispielsweise in Großbritannien.[6] Vordringlicher Forschungsbedarf wird hier vor allem hinsichtlich der Entwicklung und Evaluation von Konzepten der Pflege, Betreuung und Begleitung von Menschen mit Demenz und ihren pflegenden Angehörigen gesehen.

Stephanie Heinrich/Anja Bieber/Michael Brütting/Gabriele Meyer

Perspektive Demenz

Der Verlauf einer Demenz kann sich auf bis zu 20 Jahre erstrecken, in der Regel sind es jedoch deutlich weniger Jahre. Bei fortschreitender Demenz wird zunehmend Pflege und Unterstützung im Alltag erforderlich. Im späten Stadium können die Aktivitäten des täglichen Lebens (ATLs), wie Essen und Trinken, Körperpflege, Ausscheiden und Bewegung zumeist nicht mehr selbstständig bewältigt werden. Etwa zwei Drittel der Menschen mit Demenz leben zu Hause und werden mehrheitlich von ihren Angehörigen gepflegt. Das trifft vor allem in der frühen und der mittleren Phase der Demenz zu.[7] Die fortgeschrittene Demenz bedingt häufig den Umzug in ein Pflegeheim.

Wird bei Verschlechterung der Demenzsymptomatik professionelle Unterstützung erwogen, können die Bedürfnisse der Betroffenen und ihrer Angehörigen mitunter voneinander abweichen.[8] So wünschen sich viele Menschen mit Demenz, allein von ihren Angehörigen gepflegt zu werden, während die Angehörigen oftmals Entlastung und Freiräume benötigen. Die Sicherheit der Person mit Demenz mag die Wahl des Versorgungssetting für Angehörige wesentlich steuern, während die Betroffenen möglichst unabhängig und selbstbestimmt leben möchten.[9] Professionelle Unterstützungsangebote werden oft lange abgelehnt und erst spät im Verlauf der Demenz genutzt, bedingt durch fehlende Informationen, unflexibel erscheinende Angebote oder unklare Finanzierung.

Medizinische Versorgung bei Demenz

Eine Demenz ist ein schwerwiegender Verlust der geistigen Leistungsfähigkeit aufgrund einer ausgeprägten und lang andauernden Funktionsstörung des Gehirns. Die Früherkennung von Demenz bei symptomlosen älteren Menschen ist in Deutschland nicht als Programm verankert. In der überarbeiteten Fassung der Leitlinie Demenz der Deutschen Gesellschaft für Neurologie wird eine negative Empfehlung für die Anwendung kognitiver Tests oder apparativer diagnostischer Verfahren zum Zwecke eines solchen Screenings auf Demenz ausgesprochen.[10] Diese Position steht im Einklang mit internationalen negativen Empfehlungen.[11] Es ist bislang ungeklärt, ob ältere Menschen von einem Früherkennungsprogramm profitieren können oder ob der Schaden des Screenings aufgrund unzuverlässiger Testeigenschaften und fehlender wirksamer Behandlung überwiegt.

Besteht ein begründeter Verdacht auf eine Demenz, ist eine sorgfältige Diagnostik indiziert, die neben der Einschätzung des klinischen Bildes weiterführende diagnostische Verfahren beinhaltet.[12] Das klinische Bild sollte im Rahmen eines Anamnesegespräches zu Art der Symptomatik, Beginn, Verlauf, familiärer Vorbelastung sowie anderen vorliegenden Erkrankungen charakterisiert werden. Eine körperliche Untersuchung kann weitere diagnostische Anhaltspunkte liefern. Mittels mehrerer Tests wird die geistige Leistungsfähigkeit differenziert beurteilt und das Ausmaß der Einschränkung objektiviert. So entsteht eine Verdachtsdiagnose, die mittels weiterführender Diagnostik erhärtet werden kann. Im Rahmen einer morphologischen Bildgebung können Veränderungen des Gehirns, dessen Umgebungsstrukturen und blutversorgende Gefäße sichtbar gemacht werden. Eine funktionelle Bildgebung, in der das Verteilungsmuster von markierten Botenstoffen im Gehirn dargestellt wird, kann weitere Hinweise liefern.

Um andere organische Ursachen für kognitive Störungen wie Leber-, Nieren- oder Schilddrüsenfunktionsstörungen oder Infektionskrankheiten auszuschließen, erfolgen laborchemische und mikrobiologische Untersuchungen des Blutes. Nicht alle Ursachen können durch Blutuntersuchungen gefunden werden, weswegen entsprechend der leitliniengerechten Diagnostik eine Liquoruntersuchung indiziert ist. Der Liquor wird mikrobiologischen und laborchemischen Untersuchungen unterzogen. So kann die Konstellation des sogenannten Tau-Proteins und des Beta-Amyloids beispielsweise die Verdachtsdiagnose einer Alzheimer-Erkrankung erhärten.[13] Es ist die Konstellation der verschiedenen diagnostischen Bausteine, die letztlich zur Diagnosestellung führt.

Bei der häufigsten Form der Demenz, der Alzheimer-Demenz, liegen in der Frühphase vor allem ein Gedächtnisverlust kurz zurückliegender Ereignisse, zeitliche Orientierungsstörungen und Schwierigkeiten bei der Bewältigung von Alltagsproblemen vor. Im mittleren Stadium dominieren ausgeprägte Gedächtnisdefizite, Störungen des visuell-räumlichen Denkens, Sprach- beziehungsweise Wortfindungsstörungen und Defizite der manuellen Geschicklichkeit. Im späten Stadium sind selbst einfache Tätigkeiten nicht mehr selbstständig zu bewältigen, Angehörige und Räume können verkannt werden und Verhaltensweisen wie Angst, Unruhe oder ein gestörter Tag-Nacht-Rhythmus können auftreten. Im Endstadium sind Apathie, Kachexie (Gewichtsverlust) und Immobilität charakteristisch.[14] In *Tabelle 1* ist die typische Konstellation der Symptomatik der häufigsten Demenzformen dargestellt, wobei auch Mischformen vorkommen.

Tabelle 1: Demenzformen und klinische Symptomatik

Art der Demenz	Vaskulär	Alzheimer	Lewy-Körperchen	Fronto-temporal
Anteil Demenzerkrankungen	15 %	60 %	15 %	5 %
Psychische Symptomatik	Störung von Gedächtnis, Konzentration, Orientierung, alltagspraktischen Tätigkeiten			Persönlichkeitsänderung, Reizbarkeit, Enthemmung
Motorische Symptome	Gangstörungen	Verlangsamung	Parkinson-Symptome	keine Störungen

Trotz intensiver Forschung konnte bisher keine ursächliche Therapie für Demenzen gefunden werden. Darum erfolgt die Therapie symptomorientiert. Leitlinien empfehlen zunächst die Behandlung allgemeiner, die Situation beeinträchtigender Faktoren, wie Bluthochdruck, erhöhte Blutfette, Schmerz, Seh- oder Hörstörungen. Zur Verbesserung der Leistungseinschränkungen und Hemmung deren Fortschreitens sind zumindest für die Alzheimer-Demenz mit Cholinesterasehemmern beziehungsweise NMDA-Antagonisten Präparate zur Therapie zugelassen. Deren Wirksamkeit ist jedoch begrenzt und angesichts möglicher Nebenwirkungen muss eine sorgsame Abwägung von Nutzen und Risiken erfolgen.[15] Der Einsatz von Neuroleptika zur Behandlung von demenzbedingten neuropsychiatrischen Symptomen wie motorischer Unruhe, Rufen und Schreien, Aggression, ist allenfalls nur vorübergehend angezeigt.[16] Ein erhöhtes Sterberisiko aufgrund schwerer Nebenwirkungen, Herzrhythmusstörungen, vermehrte Schläfrigkeit, Neigung zu Sturz und sturzbedingter Verletzung ist in etlichen Studien belegt.[17] Auf den Einsatz von Schlafmitteln sollte aufgrund des erhöhten Sturzrisikos nach Möglichkeit ebenfalls verzichtet werden. In Anbetracht der gravierenden Nebenwirkungen und der begrenzten Wirksamkeit der pharmakologischen Optionen muss der Schwerpunkt der Behandlung von Demenzen im nicht pharmakologischen Bereich beziehungsweise in der pflegerischen Versorgung und Begleitung liegen.

Bedarfsgerechte (Pflege-)Angebote bei Demenz

Reichen im Demenzverlauf informelle Hilfen von Angehörigen oder anderen Bezugspersonen nicht aus, kommen verschiedene pflegerische Angebote in Betracht. Unterstützungsangebote können zielgruppenspezifisch für Menschen mit Demenz, pflegende Angehörige oder beruflich Pflegende konzipiert sein oder auf die Gestaltung des Umfeldes abzielen. Beispiele von Angeboten, die sich an Menschen mit Demenz richten, sind kognitive oder emotionsorientierte Ansätze, wie Gedächtnistraining oder Validation. Angebote für Angehörige und beruflich Pflegende sind insbesondere Schulungs- und Trainingsprogramme. Interventionen zur Gestaltung des Umfeldes sind beispielsweise die Milieu- oder die Lichttherapie. Versorgungsbezogene Ansätze beziehen sich auf Strukturen und Prozesse in ambulanten, teilstationären oder stationären Versorgungssettings. In der Praxis werden vor allem in Pflegeheimen etliche pflegerische Angebote umgesetzt, jedoch sind nicht alle Konzepte wissenschaftlich evaluiert, das heißt über die tatsächliche Wirksamkeit und mögliche Nebenwirkungen kann oft keine Aussage getroffen werden.[18]

Zu ambulanten Formen der Versorgung gehören medizinische und therapeutische Angebote (z. B. Gedächtnisambulanzen, Ergotherapie), häusliche Unterstützung (z. B. ambulante Pflegedienste, Betreuungsangebote), Information und Beratung (z. B. Pflegestützpunkte, gesetzliche Pflegeberatung, Case-Management-Konzepte), Angebote für Angehörige (z. B. Selbsthilfegruppen, Schulungsprogramme) sowie Unterstützung durch zivilgesellschaftliches Engagement (z. B. Nachbarschaftshelfer, lokale Alzheimer-Initiativen). Teilstationäre Versorgungsformen sind Angebote der Tages- und Nachtpflege. Tagespflege umfasst die Versorgung und Pflege außerhalb der eigenen Häuslichkeit. Durch erweiterte Leistungen der Pflegeversicherung wurde dieser Bereich in den vergangenen Jahren umfangreich ausgebaut. Nachtpflegeangebote sind hingegen eine Randerscheinung geblieben.[19] In der Regel sind die teilstationären Angebote nicht demenzspezifisch.

Stationäre Versorgungsformen sind insbesondere Pflegeheime sowie Kurzzeitpflegeeinrichtungen. Die Entwicklung der stationären Pflegeheime vollzog sich schrittweise von Verwahranstalten bis hin zu Hausgemeinschaften, die sich an Alltagsnormalität und familiären Strukturen orientieren. Bisher getrennte Aufgabenbereiche der Pflege, Betreuung und Hauswirtschaft werden im Hausgemeinschaftskonzept zugunsten einer lebensweltlichen Orientierung neu strukturiert. Kurzzeitpflegeeinrichtungen bieten Pflegebedürftigen die zeitweilige Unterbringung und

Versorgung, etwa um Angehörigen eine Pause von der Pflegetätigkeit zu ermöglichen.

Alternativ zu den bestehenden Versorgungsformen haben sich in den vergangenen Jahren ambulant betreute Wohngemeinschaften für Menschen mit Demenz entwickelt, diese gelten inzwischen als Angebot der Regelversorgung.[20] Zentrale Elemente der Wohngemeinschaften sind ein an der Häuslichkeit orientiertes Umfeld und eine Rund-um-die-Uhr-Anwesenheit von Betreuungskräften.

Zu den Versorgungsformen bei Demenz zählen weiterhin Angebote der Rehabilitation, die in stationärer und ambulanter Form verfügbar sind, wie beispielsweise die mobile geriatrische Rehabilitation oder Rehabilitationen für pflegende Angehörige gemeinsam mit Menschen mit Demenz. Aufgrund der geringen Anzahl entsprechender Angebote kann nicht von einer Regelversorgung gesprochen werden.

Gegenwärtig zeichnet sich ein Trend hin zu wohnortnahen und quartiersbezogenen Versorgungsformen ab, die einen längeren Verbleib in der Häuslichkeit beziehungsweise in bestehenden sozialen Netzwerken ermöglichen sollen. So wurde in einer kontrollierten Studie zu alternativen Wohnprojekten gezeigt, dass bei geringeren Kosten der Unterstützung die Lebensumstände, die Wohnqualität und das soziale Zusammenleben besser bewertet werden als in herkömmlichen Versorgungsformen, wie Einrichtungen des Betreuten Wohnens oder klassische Pflegeheime.[21] Die in die Studie einbezogenen Wohnprojekte fördern die gegenseitige nachbarschaftliche Unterstützung und gemeinschaftliche Aktivitäten, unter anderem durch eine angepasste bauliche Infrastruktur, die Barrieren beseitigt und Kontaktmöglichkeiten schafft. Sozialarbeiter unterstützen dabei die Versorgung im Quartier. Bedarfsdeckende Angebote liegen bisher nicht in relevantem Umfang vor.[22]

Steuerung komplexer Pflegebedarfe

Im Rahmen des Pflege-Weiterentwicklungsgesetzes wurde 2008 die Pflegeberatung ausgebaut. Jede pflegebedürftige Person sowie pflegende Angehörige haben seither Anspruch auf eine individuelle, umfassende und unabhängige Pflegeberatung hinsichtlich des Sozialgesetzbuches sowie zur Inanspruchnahme von Sozialleistungen und sonstiger Hilfsangebote. Die Pflegeberatung wird bundeslandspezifisch durch die Pflegekassen, über Pflegestützpunkte oder über eine vernetzte Pflegeberatung durch Pflegekassen und Kommunen sichergestellt. Die Beratung bezieht sich, im Sinne eines Case-Management-Ansatzes, auf die Erfassung des Hilfebedarfs, die Erstellung eines individuellen Versorgungsplanes sowie dessen Umsetzung und Auswertung. Im Weiteren stehen verschiedene Beratungsangebote speziell für Menschen mit Demenz und deren Angehörige zur Verfügung, beispielsweise über die Alzheimergesellschaften, den Wegweiser Demenz des Bundesministeriums für Familie, Senioren, Frauen und Jugend, über Wohlfahrtsverbände oder freie Träger und Vereine.

Obwohl die deutschlandweite Evaluation der Pflegeberatung eine hohe Zufriedenheit der Teilnehmenden gezeigt hat und kein gesetzlicher Änderungsbedarf gesehen wurde, wird von Experten ein Weiterentwicklungsbedarf der Pflegeberatung konstatiert. Der Zugang zur Beratung und die Bekanntheit des Beratungsanspruchs muss demnach verbessert werden.[23] Die Gesundheitsberichterstattung des Bundes zeigt, dass sich ein Drittel der Befragten hinsichtlich ihrer Leistungsansprüche schlecht informiert fühlt und über die Hälfte der Befragten bei eintretender Pflegebedürftigkeit keine Kenntnis der ihnen zustehenden Pflegeberatung haben.[24] Auch der siebte Altenbericht der Bundesregierung verweist auf den Ausbau von Beratungsmöglichkeiten sowie von Case-Management-Strukturen.[25] Mittels Case-Management-Programmen lassen sich individuelle Pflege- und Versorgungssituationen unter aktiver Einbeziehung der betroffenen Personen beziehungsweise der Angehörigen steuern. Case Management bei Demenz wird als hilfreich beschrieben, unter anderem in der Beratung und im verbesserten Zugang zu Unterstützungsangeboten.[26] Demgegenüber kommt eine systematische Übersichtsarbeit der Cochrane Collaboration, einem weltweiten Netz von Wissenschaftlern und Ärzten, zu keinen sicheren Aussagen hinsichtlich der Wirksamkeit von Case Management auf patientenbezogene Ergebnisse wie Depressionssymptome, geistige und körperliche Funktionsfähigkeit. Auch eine Verzögerung des Zeitpunkts bis zur Einweisung in ein Pflegeheim konnte anhand der ausgewerteten internationalen Studien nicht eindeutig belegt werden.[27] Für die zukünftige Einführung von Case-Management-Programmen bei Demenz wird empfohlen, die einzelnen Maßnahmen spezifischer auf das jeweilige Einsatzgebiet auszurichten.[28]

Qualität der Pflege von Menschen mit Demenz

Zur Erfassung der Qualität der Pflege von Menschen mit Demenz gibt es kein allgemein konsentiertes Set klinischer Indikatoren. So ist es in Studien den Untersuchern überlassen, die pflegerelevanten Ergebnisparameter zu definieren. In der europäischen RightTimePlaceCare-Studie wurden depressive Symptome, Psychopharmakaverordnungen, Gewichtsverlust, freiheitsentziehende Maßnahmen, Schmerz, Dekubitus und Stürze erhoben *(Tabelle 2)*. Zentren aus acht Ländern (Deutschland, Estland, Spanien, Finnland, Frankreich, Niederlande, Schweden, Vereinigtes Königreich) waren involviert. Untersucht wurden 2014 Menschen mit Demenz und ihre pflegenden Angehörigen beziehungsweise zusätzlich die beruflich Pflegenden (im Pflegeheim) im Rahmen von persönlichen, standardisierten Interviews. Insgesamt 791 Menschen mit Demenz waren kürzlich in ein Pflegeheim umgezogen, und 1223 Menschen wurden in der Häuslichkeit betreut.[29] Durch den teilweise erschwerten Zugang zu den Settings schwankt die Anzahl der Studienteilnehmenden zwischen den Ländern zwischen 49 (Frankreich) und 122 (Finnland) in Pflegeheimen und 81 (Vereinigtes Königreich) und 182 (Finnland) zu Hause. Die Teilnehmenden im Pflegeheim waren im europäischen Mittel 84 Jahre beziehungsweise 82 Jahre zu Hause; 74 beziehungsweise 63 Prozent waren Frauen. Die Teilnehmenden zu Hause waren häufiger verheiratet, kognitiv kompetenter und unabhängiger in den ATLs.

Obwohl in der RightTimePlaceCare-Studie zum Teil erhebliche Unterschiede im Hinblick auf einzelne Qualitätsindikatoren zwischen den Ländern identifiziert wurden, weist kein Land durchgängig bessere oder schlechtere Ergebnisse in allen Bereichen auf. Zwischen Pflegeheimen und häuslicher Pflege bestehen ebenfalls Unterschiede. Auch hier ist kein Setting im Hinblick auf alle Indikatoren überlegen. In der häuslichen Pflege erhalten die Menschen mit Demenz in allen Ländern weniger Psychopharmaka als im Pflegeheim. Vergleichbare Ergebnisse werden bei den freiheitsentziehenden Maßnahmen und Druckgeschwüren ermittelt, mit Ausnahme der deutschen Stichprobe, in der die Ergebnisse dieser beiden Indikatoren der Qualität der Pflege genau umgekehrt ausfallen. Die RightTimePlaceCare-Studie bietet Einblicke in die klinische Ergebnisqualität der Pflege von Menschen mit Demenz und inspiriert zukünftige Projekte.

Im kürzlich verabschiedeten Expertenstandard hingegen liegt der Fokus auf der Beziehungsgestaltung als wesentlicher Aspekt von Pflegequalität bei Demenz.[30] Die Aufgabe von Pflegenden ist es demnach, einer Person mit Demenz das Gefühl zu geben, gehört und verstanden zu werden. Dafür werden spezifische Soft Skills benötigt, wie die Fähigkeit, empathisch auf die Person mit Demenz eingehen zu können. Wie ausgeprägt die Fähigkeiten bei Pflegenden vorhanden sind und wie diese wiederum die Pflegequalität beeinflussen, ist kaum zu bestimmen.

Tabelle 2: Qualität der Pflege nach der RightTimePlaceCare-Studie

	Gesamt	Deutschland	Estland	Spanien	Finnland	Frankreich	Niederlande	Schweden	Vereinigtes Königreich	p-Wert[a]
Depress. Symptome 0-38[b]										
Pflegeheim	6,1	8,0	6,3	6,8	4,9	6,2	5,1	5,1	6,7	<,001
Zu Hause	8,2	10,5	10,3	8,0	6,9	7,2	7,4	7,7	8,8	<,001
Psychopharmaka %										
Pflegeheim	70,0	63,9	60,0	80,5	72,1	89,8	68,1	70,2	65,8	,001
Zu Hause	55,9	56,0	42,4	73,6	44,0	76,0	38,4	65,1	51,9	<,001
Gewichtsverlust[c] %										
Pflegeheim	14,5	16,8	8,7	18,2	5,5	19,1	18,8	21,0	11,4	,013
Zu Hause	21,3	16,6	23,3	14,9	15,6	28,5	21,3	32,1	16,3	,001
FEM[d] %										
Pflegeheim	31,4	9,2	47,8	83,2	40,2	6,1	15,9	15,5	6,6	<,001
Zu Hause	9,9	19,8	9,9	17,8	6,0	9,1	3,4	9,6	3,7	<,001
Schmerz %										
Pflegeheim	44,1	33,6	47,0	49,6	48,4	28,6	43,4	53,6	42,1	,026
Zu Hause	50,4	50,9	58,7	51,1	53,3	40,0	46,3	58,2	42,0	,005
Dekubitus %										
Pflegeheim	6,7	2,5	13,9	9,7	5,0	6,3	4,4	7,1	4,0	,018
Zu Hause	2,9	6,0	3,5	4,6	1,1	2,3	2,8	0,7	2,5	,134
Stürze[e] %										
Pflegeheim	28,2	33,9	16,5	19,6	31,1	36,2	31,9	33,7	28,0	,013
Zu Hause	21,7	23,3	29,1	12,6	21,4	28,9	14,7	23,3	1,0	,001

[a] Signifikanztest Unterschiede zwischen Ländern; [b] 0= Abwesenheit von Symptomen; [c] > 4% im vergangenen Jahr; [d] freiheitsentziehende Maßnahmen wie Gurt oder Bettgitter; [e] in den vergangenen 30 Tagen zu Hause, innerhalb 3 Monaten im Pflegeheim

Stephanie Heinrich/Anja Bieber/Michael Brütting/Gabriele Meyer

Forschungsbasierte Weiterentwicklung der Versorgungspraxis

In den vergangenen Jahren hat sich die Forschungsaktivität im Bereich Demenz deutlich ausgedehnt. Forschungsprogramme wie das EU Joint Programme Neurodegenerative Disease (JPND) wurden initiiert, Verbünde wie INTERDEM gegründet und mit der Einrichtung des Deutschen Zentrums für Neurodegenerative Erkrankungen (DZNE) Demenzforschung an etlichen Standorten in Deutschland institutionell verortet. Vermehrt werden auch versorgungsrelevante Fragestellungen beforscht. So beispielsweise im kürzlich beendeten JPND-Projekt Actifcare. In einem Verbund mit Zentren aus acht europäischen Ländern (Deutschland, Italien, Irland, Niederlande, Norwegen, Portugal, Schweden, Vereinigtes Königreich) wurden die Zugangswege zu und die Nutzung von professioneller Unterstützung bei Demenz untersucht. Literaturübersichten, ein Systemvergleich, Fokusgruppen, Experteninterviews, eine Beobachtungsstudie und ein Delphi-Konsensus mündeten in Gute-Praxis-Empfehlungen, die im jeweiligen nationalen Kontext mit Experten diskutiert wurden.[31] Damit sollen Hindernisse im Zugang zu professioneller Pflege und fehlende Unterstützung abgebaut werden, wie mangelnde Angebote, Wissenslücken bezüglich verfügbarer Angebote oder Ängste von Menschen mit Demenz, ihre Selbstständigkeit und Unabhängigkeit durch Inanspruchnahme professioneller Unterstützung einzubüßen. Die Empfehlungen gliedern sich in drei Felder *(Tabelle 3)*.[32]

Eine zentrale Empfehlung spricht sich für eine kontinuierliche Kontaktperson aus, die durch den Krankheitsverlauf der Demenz begleitet und die Hilfen koordiniert. Im Projekt Dementia Care Nurse wurde diese Empfehlung nunmehr umgesetzt. Das Vorhaben wurde im Forschungsverbund »Autonomie im Alter« des Landes Sachsen-Anhalt mit Mitteln des Europäischen Sozialfonds (ESF) gefördert.[33]

In der ersten Projektphase wurde eine demenzspezifische Qualifikation für Pflegefachkräfte mit Bachelorabschluss entwickelt. Auf der Grundlage einer systematischen Literaturrecherche sowie durch Einbezug eines multiprofessionellen Expertenbeirats wurden sieben Module im Umfang von 226 Unterrichtseinheiten erstellt und pilotiert: 1) Medizinische, ethische und rechtliche Grundlagen der Demenz, 2) Beratung, Schulung und Anleitung, 3) Umgang mit Menschen mit Demenz, 4) Unterstützung von Menschen mit Demenz und Angehörigen, 5) Gestaltung eines demenzfreundlichen Umfeldes, 6) Strukturierte Fallbegleitung und 7) Kooperation und Koordination.

Tabelle 3: Gute-Praxis-Empfehlungen aus dem Actifcare-Projekt

Fördernde Faktoren für den Zugang zu professioneller Pflege	Aktiv zugehende, professionelle Kontaktperson ab der Diagnosestellung über den gesamten Demenzverlauf
	Erschwingliche Angebote der professionellen Pflege und Unterstützung
	Ausreichende finanzielle Unterstützung für Betroffene
	Bereitstellen von leicht verständlicher und einfach zugänglicher Information zu Unterstützungsangeboten sowie Nutzungsoptionen
	Kompetente Dienstleister mit Wissen zu Unterstützungsangeboten und der Bereitschaft zur Kontaktvermittlung
	Bereitstellen von verbindlichen, gut definierten Ablaufschemata für die Vermittlung zu Unterstützungsangeboten
	Schulungsangebot nach Diagnose für die Person mit Demenz und Angehörige zu Wissen über Demenz und die Inanspruchnahme von professioneller Unterstützung
Fördernde Faktoren für die Nutzung von Angeboten	Transportmöglichkeiten für die Person mit Demenz zu Unterstützungsangeboten wie z. B. Tagespflege
	Fördern der Kooperation zwischen der Person mit Demenz, den Angehörigen sowie den professionell und ehrenamtlich Helfenden
	Sicherstellen der Koordination der Unterstützungsangebote
	Begleitete Eingewöhnungsphase in die Nutzung von Unterstützungsangeboten wie z. B. Tagespflege
	Flexible Angebote im Setting in Art und Umfang
	Kontinuierlicher Einsatz von Personal im häuslichen Pflegesetting, das mit den Routinen der Person mit Demenz vertraut ist
	Demenz-spezifisch geschultes Personal
	Fördern der Unabhängigkeit von Menschen mit Demenz und Angehörigen durch Pflegende, u. a. durch Einbeziehen in Entscheidungen bezüglich der Pflege und Versorgung
Aspekte, die indirekt den Zugang und die Nutzung beeinflussen	Bedarfs- und bedürfnisorientierter Zugang zu Angeboten
	Lokale Gruppenangebote für Angehörige, die den Zugang zu und die Inanspruchnahme von professioneller Unterstützung fördern
	Respektvoller Umgang von Pflegenden mit der Person mit Demenz und den Angehörigen
	Kompetenter Umgang der Pflegenden mit Konflikten
	Hausärztliche Diagnostik zum richtigen Zeitpunkt
	Person-zentrierte Pflege und Versorgung
	Fördern eines öffentlichen Bewusstseins durch Bildungsangebote und Medien

Die angehenden Dementia Care Nurses entwickelten ihre Kompetenzen durch theoretisch vermittelte Inhalte von Dozentinnen und Dozenten verschiedener Fachrichtungen als auch durch Hospitationen in Gedächtnisambulanzen, bei Pflegediensten, in Tagespflegen und in Wohngemeinschaften. Zudem nahmen sie an Pflegebegutachtungen und Angehörigengruppen teil.

In der zweiten Projektphase erfolgte die Implementierung der aufsuchenden Hilfe für 113 Menschen mit Demenz und deren pflegende Angehörige durch die Dementia Care Nurses. In Hausbesuchen wurden Bedarfe und Problemlagen der betreffenden Familien sondiert und bearbeitet, um die häusliche Versorgungssituation zu stabilisieren. Mittels strukturierter Anamnese erfolgte die Erstellung eines Hilfeplans. Je nach Bedarf schlossen sich weitere Hausbesuche an, oder wurden E-Mail und Telefonkontakte genutzt, um die pflegerische Versorgung zu koordinieren. Die Umsetzung zeigte, dass die Bedarfe im Spektrum einer Informationsnachfrage, einer umfassenden Beratung als auch einer intensiven Fallbegleitung lagen *(Tabelle 4)*.

Tabelle 4: Aufsuchende Hilfe bei 113 Menschen mit Demenz

Aufsuchende Hilfe	Anzahl (%)	Anzahl der Kontakte Mittelwert (Standardabweichung)	Zeitspanne in Tagen Mittelwert (Standardabweichung)
Information	27 (23,9)	2,2 (1,8)	13,9 (13,3)
Beratung	55 (48,7)	5,9 (5,2)	70,2 (54,6)
Fallbegleitung	31 (27,4)	17,6 (17,7)	133,3 (69,7)

Informationen wurden insbesondere in Bezug auf Pflegeleistungen, zu lokalen beziehungsweise regionalen Angeboten und zu Finanzierungsmöglichkeiten nachgefragt. Beratungen bezogen sich beispielsweise auf die Inanspruchnahme von Leistungen oder zum Diagnoseprozess. Fallbegleitungen hingegen waren bei komplexen Problemlagen angezeigt. Zum Beispiel bezog sich die Situation einer hochaltrigen Person mit Demenz auf den Umgang mit herausfordernden Verhaltensweisen, die Gestaltung der Wohnform, eine Sturzgefährdung, die Planung von Pflege- und Betreuungsleistungen sowie eine Überforderung der pflegenden Angehörigen. Absprachen zwischen verschiedenen Bereichen der Pflege und Medizin sowie den Angehörigen und eine Koordination ambulanter, teilstationärer und niedrigschwelliger Angebote waren dabei erforderlich.

Die Vorarbeiten aus der ersten Projektphase und nachpublizierte internationale Studien sind die Grundlage für die Weiterführung des Dementia-

Care-Nurse-Konzeptes. In einer zweiten Förderperiode wird das Konzept weiterentwickelt und die Implementierung in einem größeren regionalen Bereich von einer Prozess- und einer gesundheitsökonomischen Evaluation begleitet.

Fazit

Die Sicherstellung der Pflege und Begleitung der Menschen mit Demenz und ihrer Angehörigen ist eine Aufgabe der gesellschaftlichen Daseinsfürsorge. Diesbezüglich wurden in den vergangenen Jahren wichtige Schritte in Gesetzgebung, Versorgungspraxis und Forschung initiiert. Ein Nationaler Demenzplan kann einen entscheidenden Beitrag zur Standardisierung und zur Qualitätssicherung der Versorgung leisten. Es bleibt zu hoffen, dass dieser wissenschaftsbasiert entwickelt wird. Eine nationale Forschungsagenda Demenz könnte helfen, Forschungsentwicklung und -förderung zu unterstützen. Einschlägige deskriptive und explorative Informationen aus Studien wie RightTimePlaceCare und Actifcare liegen vor. Sie sind die Grundlage, Programme zur Weiterentwicklung der Qualität der Pflege und Versorgung von Menschen mit Demenz zu entwickeln und zu evaluieren.

Stephanie Heinrich/Anja Bieber/Michael Brütting/Gabriele Meyer

Anmerkungen

1 Vgl. Steiler Anstieg bei Demenzkranken, 25.8.2015, www.welt.de/newsticker/dpa_nt/infoline_nt/wissenschaft_nt/article145633803/Steiler-Anstieg-bei-Demenzkranken.html.
2 Vgl. Martin Prince et al., Alzheimer's Disease International. World Alzheimer Report 2015. The Global Impact of Dementia. An Analysis of Prevalence, Incidence, Cost and Trends, London 2015.
3 Vgl. Susanne Roehr et al., Is Dementia Incidence Declining in High-Income Countries? A Systematic Review and Meta-Analysis, in: Clin Epidemiol 10/2018, S. 1233–1247.
4 Vgl. Claudia L. Satizabal et al., Incidence of Dementia over Three Decades in the Framingham Heart Study, in: New England Journal of Medicine 374/2016, S. 523–532.
5 Siehe www.nationale-demenzstrategie.de.
6 Vgl. Sarah Kelly et al., Dementia Priority Setting Partnership. Dementia Priority Setting Partnership with the James Lind Alliance: Using Patient and Public Involvement and the Evidence Base to Inform the Research Agenda, in: Age Ageing 44/2015, S. 985–993.
7 Vgl. Cornelia Kricheldorff/Walter Hewer, Versorgung von Menschen mit Demenz im gesellschaftlichen Wandel, in: Zeitschrift für Gerontologie und Geriatrie, 3/2016, S. 179–180.
8 Vgl. Anja Bieber et al., Formelle und informelle Unterstützung der häuslichen Pflege bei Demenz: Eine Mixed-Method Studie im Rahmen des Actifcare Projekts, in: Zeitschrift für Evidenz, Fortbildung und Qualität im Gesundheitswesen 139/2018, S. 17–27.
9 Vgl. Astrid Stephan et al., Barriers and Facilitators to the Access to and Use of Formal Dementia Care: Findings of a Focus Group Study with People with Dementia, Informal Carers and Health and Social Care Professionals in Eight European Countries, in: BMC Geriatrics 1/2018, S. 131.
10 Vgl. Deutsche Gesellschaft für Neurologie (Hrsg.), Leitlinien für Diagnostik und Therapie in der Neurologie, www.dgn.org/leitlinien.
11 Vgl. UK National Screening Committee, Screening for Dementia: Can Screening Bring Benefits to Those with Unrecognised Dementia, their Carers and Society? An Appraisal Against UKNSC Criteria. A Report for the UK National Screening Committee, Oxford 2014.
12 Vgl. Arbeitsgemeinschaft der Wissenschaftlichen Medizinischen Fachgesellschaften AWMF, S3-Leitlinie Demenzen, 2016.
13 Vgl. Kaj Blennow et al., Cerebrospinal Fluid and Plasma Biomarkers in Alzheimer Disease, in: Nature Reviews Neurology 3/2010, S. 131–144.
14 Vgl. Claus-Werner Wallesch/Hans Förstl (Hrsg.), Demenzen, Stuttgart–New York 2017.
15 Vgl. Dae H. Kim et al., Dementia Medications and Risk of Falls, Syncope, and Related Adverse Events: Meta-Analysis of Randomized Controlled Trials, in: Journal of the American Geriatrics Society 59/2011, S. 1019–1031.
16 Vgl. AWMF (Anm. 12).
17 Vgl. Clive Ballard/Robert Howard, Neuroleptic Drugs in Dementia: Benefits and Harm, in: Nature Reviews Neuroscience 7/2006, S. 492–500.

18 Vgl. Riyoung Na et al., Systematic Review and Meta-Analysis of Nonpharmacological Interventions for Moderate to Severe Dementia, in: Psychiatry Investigation 5/2019, S. 325–335.
19 Vgl. Katja Sonntag/Christine von Reibnitz, Versorgungskonzepte für Menschen mit Demenz, Berlin–Heidelberg 2014.
20 Vgl. Karin Wolf-Ostermann, Demenz: Weiterentwicklung der Versorgungsangebote, in: Gesundheits- und Sozialpolitik 1/2016, S. 32–39.
21 Vgl. Sarah Borgloh/Peter Westerheide, The Impact of Mutual Support Based Housing Projects on the Costs of Care, in: Housing Studies 5/2012, S. 620–642.
22 Vgl. Bundesministerium für Familie, Senioren, Frauen und Jugend (BMFSFJ), Siebter Altenbericht. Sorge und Mitverantwortung in der Kommune – Aufbau und Sicherung zukünftiger Gemeinschaften, Berlin 2017.
23 Vgl. Thomas Klie/Mona Frommelt/Ullrich Schneekloth, Evaluation der Pflegeberatung gem. § 7a Abs. 7 Satz 1 SGB XI, Berlin 2011.
24 Vgl. Robert Koch-Institut (Hrsg.), Gesundheit in Deutschland: Gesundheitsberichterstattung des Bundes, 2015, http://edoc.rki.de/documents/rki_fv/refNzCggQ8fNw/PDF/29PIbXnI56Jfc.pdf.
25 Vgl. BMFSFJ (Anm. 22).
26 Vgl. Martin Prince et al., World Alzheimer Report 2016. Improving Healthcare for People Living with Dementia: Coverage, Quality and Costs Now and in the Future, London 2016.
27 Vgl. Siobhan Reilly et al., Case Management Approaches to Home Support for People with Dementia, in: Cochrane Database Systematic Review 1/2015 (online).
28 Vgl. Steve Iliffe et al., Case Management for People with Dementia and its Translations: A Discussion Paper, in: Dementia 3/2019, S. 951–969.
29 Vgl. Hanneke C. Beerens et al., Quality of Life and Quality of Care for People with Dementia Receiving Long Term Institutional Care or Professional Home Care: The European RightTimePlaceCare Study, in: Journal of the American Medical Directors Association 1/2014, S. 54–61.
30 Vgl. Deutsches Netzwerk für Qualitätsentwicklung in der Pflege (Hrsg.), Expertenstandard Beziehungsgestaltung in der Pflege von Menschen mit Demenz, Osnabrück 2018.
31 Vgl. Liselot Kerpershok et al., Access to Timely Formal Dementia Care in Europe: Protocol of the Actifcare (ACcess to Timely Formal Care) study, in: BMC Health Services Research 1/2016, S. 423.
32 Ausführlichere Information unter www.medizin.uni-halle.de/index.php?id=4242 und www.youtube.com/watch?v=IEmvud8qFKo.
33 Siehe http://autonomie-im-alter.ovgu.de.

Manuela Völkel/Frank Weidner

Community Health Nursing
Meilenstein in der Primärversorgung und der kommunalen Daseinsvorsorge

Die Tatsache, dass sich aufgrund der demografischen und epidemiologischen Entwicklungen in Deutschland und den entsprechenden versorgungsstrukturellen und ökonomischen Veränderungen neue Herausforderungen für die Gesundheitsversorgung ergeben, ist bereits seit mehreren Jahren bekannt. Eine Unter-, Fehl- und Überversorgung von Patienten und Patientinnen wurde auch im Gutachten des Sachverständigenrates zur Begutachtung der Entwicklung im Gesundheitswesen erneut konstatiert.[1] Auch in den Kommunen wachsen die Herausforderungen mit dem Älterwerden der Bevölkerung. Für das Sozial- und Gesundheitswesen ergeben sich unter anderem folgende Bedarfe und Empfehlungen:
- eine verbesserte Steuerung der Gesundheitsversorgung, nicht zuletzt, weil das Gesundheitssystem sehr komplex und schwer überschaubar ist; dies ist nicht nur für den einzelnen Menschen wichtig, sondern auch aus Sicht der Solidargemeinschaft erforderlich, um Zugangs- und Verteilungsgerechtigkeit nachhaltig gewährleisten zu können
- umfangreiche und evidenzbasierte Patienteninformation und einschlägige Patientenbeteiligung, um entsprechend bedarfsgerecht steuern zu können; etwa in Form eines nationalen Gesundheitsportals als zentrale Anlaufstelle für die Bürgerinnen und Bürger
- Modelle und Studien zur informierten partizipativen Entscheidungsfindung
- Patienteninformationszentren, in denen Hilfe zur Selbsthilfe und Recherche angeboten wird; der Bekanntheitsgrad bereits bestehender Einrichtungen sollte erhöht werden
- Förderung der Gesundheitskompetenz, idealerweise bereits in der Schule

- ein interprofessionelles Entlassungsmanagement, um den Versorgungsbedarf der Patientinnen und Patienten beim Übergang aus dem stationären in den ambulanten ärztlichen, pflegerischen oder rehabilitativen Bereich zu berücksichtigen und Versorgungsbrüche beim Übergang zu vermeiden.
- ergänzend eine Art »Lotsensystem«, bei dem eine Lotsin/ein Lotse die Patientin/den Patienten durch das Fahrwasser der verschiedenen Systeme und Leistungen steuert; verschiedentlich wurde dafür plädiert, dass entsprechend qualifizierte, primärversorgende Hausärzte und -ärztinnen diese Funktion im Rahmen eines gestuften Versorgungssystems übernehmen sollten[2]

International haben sich für die Erfüllung dieser Aufgaben lokale, multiprofessionell besetzte Primärversorgungszentren bewährt, die eine pflegerische, präventive, medizinische und psychosoziale Gesundheitsversorgung gebündelt unter einem Dach anbieten. Community Health Nurses sind in diesen Zentren tätig und übernehmen zentrale Steuerungs- und Koordinationsfunktionen.[3] Übertragen auf das hiesige Gesundheits- und Sozialsystem spricht dies sowohl für Innovationen in der Primärversorgung als auch für die Stärkung der Rolle der Kommunen im Vor- und Umfeld von Gesundheit und Pflege.[4]

Was ist Community Health Nursing?

Wie die Versorgung in ländlichen Regionen angesichts der demografischen und der epidemiologischen Bedingungen zu gestalten ist, wird bereits seit vielen Jahren international diskutiert. Besonders in weitläufigen Flächenstaaten mit abgelegenen ländlichen Regionen, wie in Kanada, USA oder Australien, hat die Bevölkerung auf dem Land schlechtere Gesundheitsbedingungen als diejenige in den städtischen Regionen. Zudem kommt auch hier der Trend zu einer Zentralisierung der spezialisierten Medizin hinzu und ein Fachkräftemangel bei Medizinern, Pflegenden und anderen Gesundheitsberufen. Als Antwort auf diese Herausforderungen entstanden Versorgungskonzepte wie »Community Health Nursing«.

Der Community-Health-Nursing Prozess wird auf eine »Community« als Gruppe bezogen. »Community« kann ins Deutsche als »Gemeinschaft«, ebenso aber auch als »Kommune« im Sinne der Kommunalverwaltung einer Gemeinde übersetzt werden. In der Schweiz wird mit dem Begriff »Kommune« eher eine religiöse (Lebens)-gemeinschaft assoziiert und sollte entsprechend achtsam verwendet werden. Eine »Community«

ist eine Gemeinschaft, eine Gruppe von Menschen, die ein gemeinsames Ziel verfolgen, gemeinsame Interessen pflegen, sich gemeinsamen Wertvorstellungen verpflichtet fühlen. Dies kann auch eine Gemeinde, eine Stadt oder ein Stadtteil sein. Zielgruppe des CHN-Prozesses können vielfältige Formen von »Communities« sein, daher soll der umfassender englische Begriff beibehalten werden.

Community Health Nursing umfasst viele Anteile des Public Health, der sogenannten öffentlichen Gesundheit. Die American Nurses Association (ANA) versteht unter Community Health Nursing: »The practice of promoting and protecting the health of populations using knowledge from nursing, social, and public health sciences. The Practice is population-focused, with the goals of promoting health and preventing disease and disability for all people through the creation of conditions in which people can be healthy.«[5]

Demnach bedeutet CHN Gesundheitsförderung und Gesundheitsprävention für die Bevölkerung unter der Anwendung von Wissen aus Pflege, Sozialwesen und Public Health (öffentlicher Gesundheit). Die Umsetzung

Abbildung 1: Der Community-Health-Nursing-Prozess

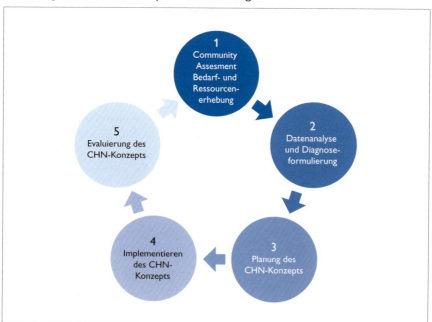

ist auf Bevölkerungsgruppen ausgerichtet mit dem Ziel, die Gesundheit zu fördern und Krankheiten beziehungsweise Behinderungen für alle Menschen durch geeignete Bedingungen zu verhindern.

Community Health Nursing stellt somit eine Synthese aus Pflegewissen(schaft), Pflegepraxis und Public Health dar, die in der systematischen Anwendung des Pflegeprozesses und anderer Prozesse implementiert wird, um Gesundheit zu fördern und Krankheiten in Bevölkerungsgruppen zu verhindern.[6]

Als Theorie des Community Health Nursing liegt das Pflegeprozessmodell zugrunde, das an die Anforderungen einer Community entsprechend angepasst wird. Für die Umsetzung des Prozesses findet international das »Community as Partner«-Modell[7] größte Akzeptanz, da es die Menschen in der Community als gleichberechtigte Partner und Partnerinnen sieht. Es ist angelehnt an das Pflegeprozessmodell und soll als Rahmen oder Handlungsleitfaden für die Entwicklung eines individuell zugeschnittenen Konzeptes dienen. Es differenziert die Schritte eins bis fünf des CHN-Prozesses (Abbildung 1) folgendermaßen:

1. **Community Assessment**
   - Qualitative und quantitative Datenerfassung unterschiedlicher Bereich der Community, wie Kerndaten einer Community (unter anderem Geschichte, Demografie, Haushaltstypen, Familienstand, Geburten-/Sterbestatistik und Religionen), sowie Gesundheits- und Soziale Dienstleistungen, Sicherheit und Mobilität, Kommunikation, Politik und Gesetzgebung, Wirtschaft, Umwelteinflüsse, Bildung, Freizeit
2. **Datenanalyse und Diagnoseformulierung**
   - Analysieren und Diagnostizieren von Bedarfen und Ressourcen der Community
   - Kategorisieren, Summieren, Vergleichen und Darstellen der Datenlage/Assessmentergebnisse, sowie Erstellen von Bedarfsprofilen und Pflegediagnosen unter Einbindung der Community
3. **Erstellen eines Community-Health-Nursing-Konzeptes**
   - Prinzipien der Veränderungstheorien werden für die Steuerung der Umsetzung genutzt
   - ein Community-basierendes Konzept wird in Vereinbarung mit der Community unter folgenden Aspekten geplant: messbare Ziele, objektive Verhaltensänderungen, aufeinander aufbauende Aktionen in einem Zeitplan, erforderliche Ressourcen als Ergänzung einbeziehen, Hindernisse bedenken, Aktionsänderungen ermöglichen, Protokoll des Plans (kurz, prägnant, standardisiert und leicht abrufbar)

4. Implementierung des Community-Health-Nursing-Konzeptes
- Strategien für die Umsetzung des Konzeptes werden vorgeschlagen
- Partizipation der Menschen in der Community hat höchste Priorität
- spezifische Interventionen für populationsorientierte Angebote erfolgen auf partnerschaftlicher Ebene
- je nach Resonanz der Community können Interventionen revidiert und bewertet werden
- Interventionen werden genutzt, um an der Gestaltung der Gesundheits-und Sozialpolitik teilzuhaben

5. Evaluation des Community-Health-Konzeptes
- Erstellen von umfassenden und zeitgerechten Evaluationskriterien
- Ausgangsdaten und aktuelle Daten nutzen, um den zielgerichteten Fortschritt zu messen
- Beobachtungen, Einblicke und neue Datenlagen mit den Kollegen und der Community validieren
- Prioritäten, Ziele und Interventionen überprüfen, gegebenenfalls anpassen
- Dokumentation der Ergebnisse und der Planveränderungen
- Forschungsevaluationen mit entsprechender Beratung interpretieren
- Erkennen der Werte einer komplexen Evaluation und auch der vielfältigen Auswirkungen, die durch die Implementierung beeinflusst wurden

Der besondere Wert dieses Modells liegt vor allem darin, dass der Prozess nicht auf Einzelpersonen, sondern auf Gruppen bezogen wird (Populationsorientierung), dass die Partizipation und Teilhabe der Community zu einem größeren demokratischen Verantwortungsbewusstsein führt und durch die kommunikativen Gemeinschaftsaktionen eine Kohäsion in der Gruppe entstehen kann. Der Community-Health-Nursing-Prozess ist dynamisch und sollte spiralförmig immer wiederkehrend verlaufen.

Internationale Erkenntnisse

Literaturrecherchen zu Community Health Nursing beziehungsweise weiterer verwandter Formen haben ergeben, dass folgende Länder bereits dem Ansatz des CHN folgen: Niederlande *(buurtzorg)*, England (District Nurses, Community Matrons), Irland, Schottland, Finnland (Public Health Nurses), Belgien, USA und Kanada (Nurse Practitioners, Community Health Nurses). Eine klare Unterscheidung in den Bezeichnungen und Konzepten der Community Health Nurses und Public Health Nurses gibt es nicht, sie liegen häufig nahe beieinander.[8]

Weitere Einblicke konnten ermöglicht werden durch die Teilnahme an transnationalen Foren zu dem Thema »Integrated Community Care« (TransForm), die jeweils in Hamburg und Turin stattgefunden haben und demnächst in Vancouver und Brüssel stattfinden werden. Ziel dieser Trans-Form-Konferenzen ist es, lokale Communities zu befähigen, sich mit Fragen zu Public Health und Pflegebedürftigkeit auseinanderzusetzen und das Potenzial integrierter kommunaler Versorgung zu entdecken und weiterzuentwickeln. Gemeinsame fachliche Erkenntnis der Konferenzen ist, dass die Primärversorgung bereits in vielen Ländern eine hohe Priorität hat, aber die Herausforderung für alle beteiligten Länder bestehen bleibt, weitere und neue Formen der Zusammenarbeit zu entwickeln und eine wirksame Umsetzung zu unterstützen. Spürbar wurde aber auch, dass bei den Stakeholdern der beteiligten Länder eine sehr hohe Motivation und großer Optimismus im Sinne einer Health-Care-Bewegung oder einer Kulturveränderung vorhanden ist, die auf die Bevölkerung (sowohl »bottom-up«, als auch »top-down«) inspirierend wirkt und zur Partizipation einlädt. Diese Eindrücke lassen auf eine konstruktive und demokratisch gesteuerte Veränderung für das Gesundheitswesen in vielen Ländern hoffen.

Beispiel: Belgien

Das Konzept der Community Health Center von Belgien, das sich aus der Family Medicine and Primary Care entwickelte,[9] besteht bereits seit über 35 Jahren. Die insgesamt 175 Community Health Center in Belgien bieten ihre Primärversorgung aus einer breiten physiologischen und psychosozialen Perspektive an, die den Patienten beziehungsweise die Patientin mit seiner/ihrer individuellen Biografie im Kontext ihres familiären, beruflichen und sozioökonomischen Umfeldes betrachten. Ein Schwerpunkt liegt auf präventiven Maßnahmen, die entweder mit Einzelpersonen oder in Gruppenaktionen organisiert werden können. In diesem Konzept liegt ein Schwerpunkt auf Beratung und Kommunikation. Häufige Anwendung findet ein »Kommunikationsdreieck«: Gespräche in der Community zwischen Bürgerinnen/Bürgern und den Professionellen werden immer um Personen ergänzt, die über Selbsterfahrung zu dem anstehenden Gesprächsthema verfügen.

Beispiel: Finnland

Das finnische Gesundheitswesen wird durch Steuereinnahmen finanziert und ist auch staatlich organisiert. Durch entsprechende Gesetzgebungen, Leitlinien und nationale Empfehlungen gibt es laufende Datenerhebungen zur Bedarfseinschätzung der Gesundheit, die folglich eine hochqualifizierte Primärversorgung ermöglichen. Die evidenzbasierte Praxis wird von Public Health Nurses umgesetzt, die zuvor in einer vierjährigen Ausbildung (Grundausbildung plus Schwerpunkt Public Health) auf Bachelorniveau an Hochschulen für angewandte Wissenschaft ausgebildet wurden. Langfristig ist diesbezüglich jedoch eine Anhebung auf Masterniveau geplant.

Die Bereitschaft der Bevölkerung, an diesen Public-Health-Programmen teilzunehmen, liegt bei nahezu hundert Prozent. Die Programme zielen auf Bevölkerungsgruppen jeden Alters, das heißt von der Schwangerschaft/Geburt bis ins hohe Alter. Entsprechend der vom Gesundheitsministerium erlassenen Leitlinien haben alle Bürger und Bürgerinnen auf diese Weise regelmäßigen Kontakt zur Public Health Nurse. Hierzu werden sehr unterschiedliche, aber niedrigschwellige Zugänge ermöglicht, beispielsweise per Telefon (Call Center), elektronisch über Internetplattformen (Chat), direkter Zugang mit oder ohne Anmeldung und Spezialangebote für Kindergärten, Schulen und Arbeitgeber.

Neben den klinischen Kompetenzen verfügen die Public Health Nurses ebenso über sehr gute Fähigkeiten im Bereich der Beratung und Kommunikation, für die im Alltag auch Zeit bleibt. Die Pflegenden arbeiten in ihrem Team eigenverantwortlich, unabhängig von anderen Professionen. Eine multisektorale Zusammenarbeit mit anderen Professionellen, wie beispielsweise dem ärztlichen oder sozialen Dienst, ist jedoch selbstverständlich. Die finnischen Community Health Center sind ausschließlich professionell organisiert. Eine Verknüpfung zu zivilgesellschaftlichem Engagement (Ehrenamt) gibt es hier nicht.

Tätigkeiten, die von Public Health Nurses in Finnland eigenverantwortlich übernommen werden, sind beispielsweise Gesundheitserfassung (Anamnese/Screenings, Triage); Gesundheitsförderung (Psychische Gesundheit, Prävention von Drogen-Missbrauch, Prävention von Übergewicht, Prävention für sexuelle Gesundheit, Früherkennung von Missbrauch und Gewaltanwendung inkl. Interventionen, Prävention von sozialer Ausgrenzung); Behandlung von Infektionen und Wundversorgung; Impfungen, Diabeteskontrollen, Injektionen, verschiedene Tests, Fädenentfernung, Beratung zur Familienplanung, Schwangerenberatung.

Fazit

Community Health Nursing bedeutet international gesehen eine spezialisierte Pflege, die vorrangig im ambulanten und kommunalen Bereich zu verorten ist. Die Community Health Nurse arbeitet sozusagen als »Kümmerer/in« in einem Netzwerk, in dem verschiedene professionelle Dienstleistungen und zuständige Stellen mit Betroffenen, Angehörigen und gegebenenfalls zivilgesellschaftlich Engagierten miteinander verknüpft werden. Dieses Netzwerk könnte auch sinnbildlich als »vorbeugendes Netz« betrachtet werden, um Bevölkerungsgruppen mit unterschiedlichen gesundheitlichen Bedarfen rechtzeitig erreichen zu können und vor allem, um sie frühzeitig und aktiv im Hinblick auf ihre Ressourcen und Risiken zu informieren und zu sensibilisieren.

Bei den Recherchen zu Community Health Nursing in verschiedenen Ländern konnten mehr oder weniger stark ausgeprägte Gemeinsamkeiten festgestellt werden: Allen gemeinsam ist der **gesundheitsfördernde und präventive** Ansatz. Zudem gibt es eine starke **Nutzerorientierung**, die sowohl auf den Einzelnen als auch auf Populationen ausgerichtet sein kann. Ein besonderes Merkmal demokratischer und erfolgsversprechender Vorgehensweise stellt die aktive Einbindung der Bevölkerung dar, die **Partizipation und Teilhabe**. Ein Schwerpunkt in der Ausbildung, aber auch in der täglichen Arbeit bildet die **Kommunikations- und Beratungskompetenz** in Einzelgesprächen, aber auch in interdisziplinären Teams. Bei **ethischen Entscheidungsfindungen** kennt sie professionelle Wege und Möglichkeiten, Ziele zu erreichen. Die Community Health Nurse sollte **managen, koordinieren, steuern und implementieren** können. Sie entwickelt ihr Arbeits- und Berufsfeld durch Forschung und Innovationen kontinuierlich und bedarfsgerecht weiter.

Voraussetzungen für Community Health Nursing in Deutschland

Viele Kommunen haben sich in den vergangenen Jahren mit innovativen Projekten zu den Bedarfen einer verbesserten Versorgungsstruktur im häuslichen Bereich auf den Weg gemacht.[10] Zudem gibt es auch vielerorts Projekte von Krankenhäusern, Ärztenetzwerken und ambulanten Dienstleistern, die beispielsweise quartiersbezogene und/oder interdisziplinäre Projekte umsetzen.[11]

Die Ausbildung von kommunalen Netzwerken, in denen zivilgesellschaftliches Engagement mit professionellen Dienstleistungen verknüpft wird, wo das gesellschaftliche Miteinander im Mittelpunkt steht und die Potenziale, die der demografische Wandel auch mit sich bringt, wie beispielsweise ein hohes Aktivitätspotenzial der »jungen Alten«, werden vielerorts konstruktiv und zielführend miteingebunden. Diese Netzwerke tragen Namen wie »Sorgenetzwerke« oder »Sorgende Gemeinschaften«, »Caring Communities« oder auch »Stadt des langen Lebens«.

Die vielversprechende Keimzelle des Community Health Nursing hier in Deutschland ist vergleichbar mit der Entstehung der »Modernen Hospizbewegung«, die in den 1960er Jahren in England durch Cicely Saunders initiiert wurde und in den 1980er Jahren auch in Deutschland Fuß fasste und nun nach über 30 Jahren als Erfolgsmodell gilt.[12] Insbesondere die ambulante Hospizarbeit, die im Wesentlichen durch die Schweizerin Elisabeth Kübler-Ross ins Leben gerufen wurde, verknüpft die Arbeit der Professionellen mit einem starken bürgerschaftlichen Engagement in der Kommune. Dazu benötigt der ambulante Hospizdienst hauptamtliche Koordinationspersonen, die auch als »Kümmerer/in im Netzwerk« agieren, das aus professionellen Therapeutinnen und Therapeuten, Ärztinnen und Ärzten, aber insbesondere auch aus den An- und Zugehörigen sowie den ehrenamtlich ausgebildeten Hospizbegleitenden besteht.

Sofern der Fokus vom Lebensende auf die gesamte Lebensspanne übertragen wird, sind auch die Ziele der »Modernen Hospizbewegung« durchaus mit den Zielen des Community Health Nursings vereinbar:

- Menschen gutes Leben und Sterben dort ermöglichen, wo sie gelebt, geliebt und gearbeitet haben: zu Hause, im Quartier, in der Nachbarschaft, mitten unter uns[13]
- die Gesellschaft zu Themen rund um die Gesundheit, Krankheit, Sterben, Tod und Trauer sensibilisieren und ermutigen, Verantwortung zu übernehmen
- Wissen, Können und Beratung für das Lebens-(ende) vermitteln
- Resonanzräume schaffen, um lebensweltorientierte Erfahrungen von Frauen und Männern ins Gespräch und in die Reflexion zu bringen und wechselseitige Lernprozesse weiter zu entwickeln

Eine solche in die Öffentlichkeit getragene Sorgekultur kann »Public Care« genannt werden. Sie mindert Leiden vorsorglich, macht Gemeinschaft erlebbar und fördert soziale Unterstützung und Alltagssolidarität. In Anbetracht der Parallelen ist es umso selbstverständlicher, dass in dem Konzept des Community Health Nursing die Moderne Hospizbewegung integriert sein wird; möglicherweise kann sie hier sogar als nachahmenswerte Kultur im sozialen Miteinander wirken.

Aufgrund dieser vielseitigen und positiven Entwicklungen in Deutschland, aber auch aufgrund der Notwendigkeiten, die primäre Gesundheitsvorsorge in Deutschland dem sozialen Wandel anzupassen, ist es unbestreitbar, dass in absehbarer Zeit spezialisierte Pflegefachpersonen in größerer Zahl benötigt werden, die über wissenschaftsbasierte klinische wie kommunale Kompetenzen zur Diagnostizierung, Steuerung, Prävention, Beratung, Behandlung, Unterstützung und Begleitung von Menschen unterschiedlicher Zielgruppen vor allem außerhalb von Institutionen und in häuslichen beziehungsweise sozial-räumlichen Settings erforderlich sind.

Die Pflegewissenschaftliche Fakultät der PTHV erachtet daher die folgenden Themenfelder als elementar wichtig für ein Community-Health-Nursing-Konzept in Deutschland: Case und Care Management, Forschung und Innovation, Sozialraumorientierung und Vernetzung sowie Populationsorientierung und Partizipation. Die *Skizze* zeigt die Verschränkung der Kompetenzen mit berufsbezogenen, klinischen, sozialräumlichen und wissenschaftlichen Anforderungen.

Abbildung 2: Masterstudium Community Health Nursing

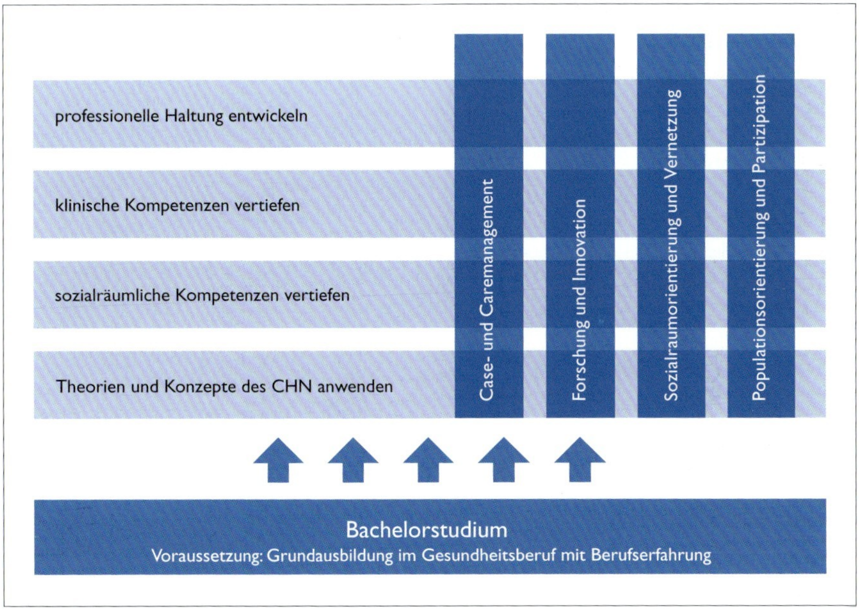

Quelle: Manuela Völkel

Der Masterstudiengang »Community Health Nursing – primäre und kommunale Gesundheitspflege« an der PTHV setzt eine Primärausbildung in Pflege und einen Bachelorabschluss voraus und hat zum Ziel, Prävention, Beratung und Gesundheitsversorgung für bestimmte Bevölkerungsgruppen wie beispielsweise hochaltrige Menschen anzubieten. Das Thema Vernetzung im Sozialraum stellt dabei eine zentrale Perspektive dar. So sollen bestehende und neue Angebote besser auf die Bedarfe älterer Menschen abgestimmt und dazu die verschiedenen Akteure optimal miteinander vernetzt werden. Das Studium stellt keine Schritt-für-Schritt-Anleitung bereit, sondern soll zu weiterführenden Ideen inspirieren. Die Umsetzung des Community Health Nursing kann für jeden Bereich und jede Organisation unterschiedlich und sehr individuell ausgestaltet werden.

Mit einem stark ausgebauten Community-Health-Nursing-Netzwerk in Deutschland könnten nicht nur die Empfehlungen des Sachverständigenrates für eine primäre Gesundheitspflege nach und nach bewältigt werden, sondern auch die Profession der Pflege könnte ihr Berufsfeld erweitern, ihre breitgefächerte Expertise einfließen lassen und vor allem eigenverantwortlich, aber teamorientiert arbeiten und Konzepte weiterentwickeln. Gleichzeitig bewirkt die Partizipation der Bevölkerung (und Einbindung des zivilgesellschaftlichen Engagements) eine Veränderung der Sorgekultur und des demokratischen Miteinanders.

Anmerkungen

1 Vgl. Sachverständigenrat zur Begutachtung der Entwicklung im Gesundheitswesen. Kurzfassung des Gutachtens 2018: Bedarfsgerechte Steuerung der Gesundheitsversorgung, 8.8.2019, S. 47 ff., www.svr-gesundheit.de/fileadmin/user_upload/Gutachten/2018/SVR-Gutachten_2018_Kurzfassung.pdf.
2 Vgl. ebd., S. 766, S. 776.
3 Vgl. Doris Schaeffer/Kerstin Hämel/Michael Ewers, Versorgungsmodelle für ländliche und strukturschwache Regionen. Anregungen aus Finnland und Kanada, Weinheim–Basel 2015, S. 226.
4 Aus diesem Grunde fördert und unterstützen die Robert Bosch Stiftung und die Agnes Karll Gesellschaft seit 2018 in einem dreijährigen Projekt die Entwicklung von Studiengangskonzepten auf Masterniveau für »Community Health Nursing« an drei Hochschulen in Deutschland. Die Pflegewissenschaftliche Fakultät am Lehrstuhl von Frank Weidner der Philosophischen-Theologischen Hochschule Vallendar (PTHV) zusammen mit Maria Peters und Manuela Völkel sind an diesem Vorhaben beteiligt.
5 Zit. nach Marie Truglio-Londrigan/Sandra B. Lewenson, Public Health Nursing, Burlington 2018, S. 42.
6 Vgl. Mary Jo Clark, Community Health Nursing, New Jersey 2008, S. 5.
7 Vgl. Elizabeth T. Anderson/Judith Mc Farlane, Community as Partner. Theory and Practice in Nursing, Philadelphia 2011.
8 Vgl. Truglio-Londrigan/Lewenson (Anm. 4), S. 24.
9 Vgl. Jan de Maeseneer, Familiy Medicine and Primary Care, Leuven 2017.
10 Etwa Gemeindeschwesterplus und GALINDA in Rheinland-Pfalz, mobil und PräSenZ in Baden-Württemberg, Hamburger Hausbesuch sowie POP Siegen-Wittgenstein und PAKT in NRW, die von der Pflegewissenschaftlichen Fakultät der PTHV und dem angegliederten Deutschen Institut für angewandte Pflegeforschung (DIP) begleitet wurden.
11 Vgl. www.dip.de/projekte.
12 Andreas Heller et al., Die Geschichte der Hospizbewegung in Deutschland. Ludwigsburg 2013
13 Klaus Wegleitner/Katharina Heimerl/Andreas Heller (Hrsg.), Zu Hause sterben – der Tod hält sich nicht an Dienstpläne. Ludwigsburg 2012

Annette Riedel/Sonja Lehmeyer/Nadine Treff

Sorgen am Lebensende
Gegenstand professioneller Sorge in der Pflege

Sorge(n) am und über das Lebensende bewegen Menschen, Lebensgemeinschaften und Gesellschaften seit jeher. Tiefgreifende Entwicklungen im Sozialen, der Wissenschaft und Technik sind Hintergründe und Einflüsse, vor denen aktuelle und künftige gesellschaftliche Veränderungsprozesse hinsichtlich der Perspektive auf die Endlichkeit des Menschen sowie Fragen der Begleitung und Gestaltung des individuellen Lebensendes und den damit verbundenen Sorgen, aber auch Sorgeprozessen zu reflektieren sind.

Ein Kern des pflegeprofessionellen Auftrages besteht in der Begleitung von Menschen am Lebensende und im Sterben. Die situative Vulnerabilität dieser Menschen fordert seitens der professionellen Pflege eine spezifische (Sorge-)Haltung und zugleich ein hohes Maß an fachlicher Expertise für diese komplexe Lebens- und Begleitsituation ein. Pflegende sind hierbei normativen Orientierungsdirektiven, explizierten Werteorientierungen, Leitlinien und Standards verpflichtet, die eine ethisch verantwortbare, fachlich fundierte und individuell abgestimmte Versorgung schwerstkranker und sterbender Menschen absichern sollen. Der allgemein übliche Begriff der »Versorgung« kann ein systematisiertes, stringentes und objektivierbares Vorgehen implizieren und verdeckt womöglich einen umfassenden Blick auf das Konzept der »Sorge« als ein anthropologisch verwurzeltes und mit ethisch-moralisch reflexionsbedürftigen Fragen des sozialen (Zusammen-)Lebens verbundenes Konzept. Für Pflegende ist dieses umfassende Verständnis von Sorge im Konzept der Palliative Care verankert.

Ziel des Beitrages ist es, den Gegenstand der Sorge(n) am Lebensende sowie des professionellen Sorgens am Lebensende und im Sterben aus einer pflegewissenschaftlichen Perspektive heraus zu konturieren. Ausgangs-

und Bezugspunkte sind somit zentrale Sorgen sterbender Menschen und deren An- und Zugehöriger.

Zentrale Leitfragen sind: Welche übergeordneten Facetten der Sorge zeigen Menschen, wenn sie ihre eigene und/oder die Endlichkeit nahestehender Bezugspersonen im Blick haben? Was kennzeichnet professionelle Palliativversorgung am Lebensende und im Sterben, welche sorgenden Haltungen sind im Kontext von Palliative Care leitend, und wie können rahmende Facetten professioneller Sorge und die Anforderungen an eine qualitätsvolle Versorgung in Einklang gebracht werden? Welche Herausforderungen bestehen zwischen dem Anspruch einer sorgenden Zuwendung und einer zugewandten Sorge einerseits und den Forderungen einer professionellen, an Leitlinien und Standards ausgerichteten Versorgung am Lebensende und im Sterben andererseits?

Der Begriff der Sorge ist komplex, ein »schillernder Begriff«.[1] Alltagssprachlich ist er vielfach negativ konnotiert. Auch nachfolgend wird er nicht neutral verwendet, und auch die Implikationen der Sorge und des Sorgens, die damit einhergehenden Tätigkeiten sind eingebunden in die jeweiligen Beziehungen, Situationen und Konstellationen, aber auch gebunden an normative Vorstellungen, Erwartungen und Forderungen; vollumfängliche Sorgenfreiheit ist nicht das intendierte Ziel der (Für-)Sorge.

Sorgegefühle und Sorgetätigkeit – Sorge empfinden und sich sorgen

Sorge bezieht sich in diesem Abschnitt zunächst auf die Gefühlsdimension, auf die Sorgegefühle. Der Soziologe Robert Gugutzer beschreibt dieses Phänomen wie folgt: »Sorge als Gefühl ist ein Widerfahrnis, das einem mehr oder weniger nah auf den Leib rückt.«[2] Diese Charakterisierung der wahrgenommenen Sorge als »Widerfahrnis« – in seiner jeweiligen individuellen Ausprägung – trifft im Besonderen die Sorgegefühle im Kontext der Palliative Care und in der Begleitung der Menschen in der letzten Lebensphase. Menschen in der letzten Lebensphase, im Sterben, sind angesichts dieser einmaligen Lebenssituation mit vielfältigen Abschieden und Sorgen, aber auch mit leiblichen Prozessen, mit körperlich und psychisch fordernden Veränderungen, mit totalen Schmerzen,[3] Leiden und leidvollen Situationen sowie mit existenziellen Themen und Fragestellungen konfrontiert. Damit verbunden ist ein erhöhtes Maß an Angewiesensein und Bedürftigkeit, beides Phänomene, die sich auf die Vulnerabilität der Menschen in der letzten Lebensphase auswirken.

Sterben als »verdichtete Vulnerabilität« provoziert nicht nur Sorgen, sondern fordert eine zugewandte und achtsame Sorge ein.[4] Die individuellen Sorgen und Sorgegefühle der sterbenden Menschen verlangen in der jeweiligen Situation die Bezugnahme auf die je spezifischen Wert- und Lebensqualitätsvorstellungen. Nur so kann die entgegengebrachte (Für-)Sorge und (moralische) Verantwortung, angesichts der situativen Sorge(n), Sorgegefühlen und Wünschen des Gegenübers abgewogen und würdevoll ausgerichtet realisiert werden, kann der sterbende Mensch in Sorge-Beziehungen persönliche Würdigung und Wertschätzung erfahren, dies angesichts und trotz seiner Sorge(-Gefühle).

Ein weiteres Augenmerk gilt in der Palliativversorgung den An- und Zugehörigen des sterbenden Menschen.[5] Neben der Lebensqualität des Menschen in der letzten Lebensphase ist gleichermaßen die Lebensqualität der An- und Zugehörigen beachtlich. Die damit möglicherweise einhergehenden Interessenskonflikte zwischen dem sterbenden Menschen und seinen An- und Zugehörigen sind mutmaßlich der Sorge zuzuschreiben, dass dem Sterbenden alles zugutekommen möge, was situativ Entlastung ermöglicht und quälende Symptome lindert, oder auch, was dahingehend Wirksamkeit entfaltet, noch ein paar zusätzliche gemeinsame Tage zu erleben. Diese für die Professionellen vielfach belastenden (ethischen) Konflikte und Ambivalenzen gilt es, sensibel aufzugreifen. Zugleich ist es die Aufgabe der professionell Pflegenden, die situativen Sorgegefühle ernst zu nehmen, aber auch die An- und Zugehörigen dabei zu unterstützen, sich auf die veränderte Situation einzustellen und sie achtsam auf den bevorstehenden Verlust vorzubereiten.[6] Dies gelingt insbesondere dann, wenn Sterbende und deren An- und Zugehörige als *unit of care* verstanden und entsprechend begleitet werden, allerdings *nur* dann, wenn dies im Sinne des sterbenden Menschen ist, da nur so Vertraulichkeit erhalten bleibt und das Sterben sorgend-zugewandt begleitet werden kann.

Nachfolgend rücken das Sorgen/die (Für-)Sorge in spezifischen Beziehungen in den Fokus. Der Begriff der Sorge im Kontext der Pflege verweist unmittelbar auf den englischen Begriff *care*. Obgleich der Begriff sich nicht auf eine eindeutige Bedeutung festlegen[7] und sich nicht ohne Verluste in die deutsche Sprache übersetzen lässt,[8] wird hier doch eine Annäherung an den deutschen Begriff der Sorge erfolgen. Care als Praxis repräsentiert der Pflegewissenschaftlerin Helen Kohlen folgend die Ausgewogenheit verschiedener fürsorglicher menschlicher Tätigkeiten: »Ziel ist nicht, das Falsche zu vermeiden oder gar Güter abzuwägen, sondern konkret etwas im Rahmen einer Pflegebeziehung auf achtsame Weise zu tun.«[9]

In Bezug auf die letzte Lebensphase, angesichts der Endlichkeit des Gegenüber aber auch in Anbetracht der Vulnerabilität der Beteiligten und Betroffenen[10] sowie der Vielfalt an existenziellen Themen und Fragestellungen[11], ist die achtsame Sorge beziehungsweise eine (Palliative) Care-Praxis, die die Achtsamkeit zur Grundlage macht, besonders bedeutsam. Die Sorge bezieht sich hier auf »grundlegende Bereiche des menschlichen Lebens«, sie fordert Maßnahmen ein, die situativ relational und prozesshaft erfolgen sowie eine Interpretationsarbeit der Sorge voraussetzen.[12] Deutlich wird in dieser Konnotation von Care, dass Sorge sich nicht auf ein autonomiebegrenzendes (Für-)Sorge-Verständnis bezieht, sondern den der Pflege inhärenten Aushandlungsprozess wie auch die hermeneutisch-verstehende Perspektive einbezieht. In den Mittelpunkt rückt folglich eine höchst individuelle Sorge, die sich angesichts eines spezifischen Grunds der Sorge in Sorgegefühlen ausdrückt und in einen professionellen Verstehens- und Abwägungsprozess hinsichtlich der angemessenen Interventionen eingebunden wird. Denn, so formuliert der Theologe Traugott Roser: »Nur wenn der Begriff Sorge in seiner Doppeldeutigkeit als Grund zur Beunruhigung in einer realen Gefährdung (Besorgnis) und als konstruktive Reaktion auf die Gefährdung durch Maßnahmen und Verhalten – der Vorsorge, Fürsorge, Versorgung etc. – in Geltung bleibt, wird der Bedeutungsraum des Begriffs Care erkennbar.«[13]

Insbesondere die Perspektiven auf die und in der letzten Lebensphase fordern von den Pflegenden eine fürsorgliche und zugewandte Praxis, die die Grenzen der situativen Autonomie erfasst und die Praxis der (Für-)Sorge verantwortlich und relational ausgestaltet. Es geht darum, die Sorgen und Sorgegefühle des Menschen in der letzten Lebensphase sensibel zu erschließen, ohne diese in der Sorge um den Menschen fürsorglich zuzudecken oder gar den Menschen fürsorglich zu übergehen. Die Forderung des Perspektivenwechsels ist hier auf die Eingrenzung potenzieller Asymmetrien und Diversitäten[14] – insbesondere angesichts der Vulnerabilität und der Bedürftigkeit des Menschen in der letzten Lebensphase – ausgerichtet. Die Perspektive auf die Endlichkeit fordert die Achtsamkeit und Bezogenheit auf das, was war und ist, diese Achtsamkeit wiederum fordert den Perspektivenwechsel ein, um individuelles Leiden erfassen und individuelle Lebensqualität in der letzten Lebensphase wie auch angesichts der Endlichkeit unterstützen zu können.

Das Konstrukt der Sorge bezieht sich indes nicht alleine auf das Wohl einzelner Menschen, für die das Individuum, für die die Pflegenden Mitverantwortung übernehmen, sondern auch auf die »Welt«, das Umfeld und somit nicht ausschließlich auf das Umsorgen beziehungsweise Umsorgtwerden des Einzelnen.¹⁵ Es geht um Sorge- und um Verantwortungsbeziehungen, die vom sterbenden Menschen selbst ausgehen. Die Reflexion auf die Besonderheiten der Sorgeanforderungen in dieser einzigartigen Lebenssituation – inklusive der familiären und sozialen Bezüglichkeiten – ist komplex und lässt sich nicht an standardisierten Prozessen beziehungsweise Standards befriedigend ausrichten, sind doch die mit »einem ganzheitlichen Sorgeverständnis einhergehenden Erfordernisse schwer operationalisier- und kategorisierbar«.¹⁶

Professionelle Sorge (sorgendes Denken und Handeln) umfasst stets ein Beziehungs- und Interaktionsgeschehen und ist ein Kernelement professioneller Pflege. »In Sorge-Beziehungen entsteht Verantwortung im guten Umgang miteinander«.¹⁷ Professionell Pflegende nehmen hierbei die jeweilige Sorge(-Situation) verantwortungsvoll in den Blick, hinsichtlich der spezifischen Facetten, die in ihrem jeweiligen Verantwortungsbereich liegen. Palliative Care bietet hierfür den professionellen Rahmen, die ohne ein professionelles Sorge-Verständnis, aber auch ohne eine spezifische Haltung nicht denkbar ist.

Palliative Care – Professionelle Haltung und fachliche Expertise realisieren

Die Begleitung Sterbender ist ein Bestandteil und originärer (Versorgungs-)Auftrag professioneller Pflege.[18] Als interprofessionelles, umfassendes Versorgungskonzept rückt Palliative Care die Lebensqualität, die Würde, die Symptom- und Leidenslinderung, die Wünsche wie auch die Selbst- sowie Mitbestimmung und das subjektive Erleben des erkrankten Menschen in den Mittelpunkt der Sorge und der Versorgung, es geht um professionelle Beziehungsgestaltung und professionelle (Für-)Sorge-Beziehungen.[19] An dieser Stelle ist ergänzend zu konstatieren, dass Palliative Care begrifflich nicht ausschließlich auf den Sterbeprozess auszurichten und einzuschränken ist, sondern die krankheitsbedingte, begrenzte Lebenszeit eines Menschen den Ausgangspunkt markiert.[20] In der Palliative Care steht der Mensch im Zentrum, das Bild des Pallium, »des schützend-bergenden Mantels« bringt das in besonderer Weise zum Ausdruck.[21] Dieser Mantel sollte weder einengen noch beschweren, er sollte weder zu großzügig sein noch restriktiv wirken, er sollte vielmehr in der existenziellen Verletzlichkeit Schutz bieten und zum individuellen Wohlbefinden beitragen. Die Besonderheiten und die Komplexität der Palliative Care-Begleitung erfordern eine umfassende Expertise im Kontext der Palliativversorgung[22] und zugleich eine professionelle Haltung, dann, wenn Palliative Care auch als ein »partizipatives Sorgekonzept«[23] und nicht nur als ein spezifisches Versorgungskonzept am Lebensende verstanden wird.

Unter »Haltung« verstehen wir ganz übergreifend eine individuelle innere Verfassung, die sich im Rahmen von (Haltungs-)Handlungen, geäußerten Positionierungen, Urteilen oder einer Köperhaltung Ausdruck verschafft. Haltung repräsentiert sich in einer Bezüglichkeit und Wechselwirkung zum Anderen (dem Menschen im Sterben wie auch seinen An- und Zugehörigen), zum Selbst und zum situativen Zusammenhang. Konsentierte Haltungen können in dem jeweiligen Kontext angemessenes Handeln ausrichten wie auch das professionelle Handeln begründen. Eine innere Haltung kann an der (Körper-)Haltung abgelesen oder im zwischenmenschlichen Kontakt erspürt werden, sodass die jeweilig eingenommene Haltung für den begleiteten Menschen wie auch für die An- und Zugehörigen erfassbar ist.

In der Literatur werden Grundwerte der Palliative Care – wie die Orientierung an der Würde des Gegenübers und der Respekt der Autonomie[24] – aufgeführt. Bereits an diesen Bezugnahmen wird deutlich, dass mit Palliative Care eine bestimmte Haltung assoziiert ist und diese Haltung sich wiederum mit einer Werteorientierung verbindet beziehungsweise sich die Handlung/das Verhalten – angesichts einer eingenommenen Haltung als Handlungsdirektive – (vielfach) an einem Wert ausrichtet und/oder eine spezifische Werteorientierung widerspiegelt. Die Palliativmediziner*innen um Steffen Simon konzeptualisieren eine professionelle »core attitude« »as one's inner attitude toward the world and the other persons« – die generalisierbaren Aspekte eines Haltungskonzeptes in der Palliative Care abbilden.[25] Dieses Haltungskonzept manifestiert sich in der Beziehung, im wechselseitigen Verhältnis zum Gegenüber. Die Grundhaltung in Bezug auf die Arbeit mit Schwerstkranken und Sterbenden lässt sich Simon et al. folgend in drei Kategorien darstellen: erstens Charakteristika der (sorgenden) Person (»personal characteristics«), zweitens Wissen (»experience of care«) und Können (»competence in care«: »perception, active listening, getting involved, creating space«).[26] Als haltungsbildende Werte erfassen die Autor*innen im Rahmen der Studie insbesondere Authentizität, Aufrichtigkeit, Achtsamkeit Wertschätzung, Offenheit, Respekt, Verantwortung und persönliche Gegenwart. Im Begleitungskontext stehen die Beziehungen zum Gegenüber (bei angemessener Distanz und Nähe) sowie die Achtung der Individualität, der Bedürfnisse, der Würde und Entscheidungsfreiheit im Vordergrund.[27]

Diese in der Studie erfassten Orientierungsdirektiven für eine professionelle (Grund-)Haltung sind vielfach kongruent zu den konsentierten

Prämissen in der Palliative-Care-Versorgung, so beispielsweise die Orientierung an der Lebensqualität,[28] der Würde und der Selbstbestimmung sowie die (Für-)Sorge, das Vertrauen und die (Letzt-)Verlässlichkeit, aber auch die Ausrichtung am Gegenüber und der Einbezug der An- und Zugehörigen.[29] Diese haltungsbildenden Werte und Orientierungsdirektiven sind durchaus kompatibel zu dem zuvor beschriebenen Sorgeverständnis, vielfach gibt es Überschneidungen, wie beispielsweise die Prämisse der Achtsamkeit wie auch die Orientierung am Gegenüber mit seinen situativen und gelebten Besonderheiten. (Für-)Sorge und Haltung in der Palliative Care stehen folglich in einem engen Zusammenhang. Eine für das Palliative-Care-Setting spezifische Haltung lanciert professionelles Handeln, wird aber solitär betrachtet der Komplexität professioneller Handlungs- und Entscheidungserfordernissen in der Palliative Care nicht gerecht. Professionelles Handeln in der Palliative Care kennzeichnet daher zugleich eine Doppelseitigkeit, die einer medizinisch-pflegerisch orientierten Versorgung und sozial orientierter Sorge entspricht,[30] eine sorgende Haltung einfordert, die sich an Werten und Wissen ausrichtet und das Gegenüber (den sterbenden Menschen und seine An- und Zugehörigen) in den Mittelpunkt der Palliative-Care-Versorgung rückt. Ein derartiges Verständnis professionellen Handelns führt dazu, dass die Orientierung an den Bedürfnissen, aber auch an den Bedarfen des jeweils Anderen, auf den sich die Handlung des (Ver-)Sorgens beziehen, nicht ins Hintertreffen geraten. So verstanden ist eine sorgende Haltung, eine reflektierte (Für-)Sorge als Voraussetzung und als Gegenstand professionellen Handelns in der Palliative Care einzuordnen.

Die Komplexität einer qualitätsvollen Palliative-Care-Begleitung und -Versorgung führte in den vergangenen Jahren verstärkt dazu, Leitlinien (wie die S3 Leitlinie Palliativmedizin[31]) und Standards zu entwickeln, die als verbindliche und fundierte Handlungsdirektiven den Pflege- und Versorgungsalltag mitbestimmen und prägen. Die Orientierung an wissenschaftlichen Erkenntnissen scheint angesichts der besonderen, der einzigartigen und höchst komplexen Lebensphase, im Hinblick auf die vielschichtigen Anforderungen (etwa an eine entlastende Symptomlinderung für die Betroffenen), aber auch in Anbetracht des interprofessionellen Anspruchs als schlüssig, als anschlussfähig – vielfach verbunden mit dem Postulat und dem Desiderat als unterstützende Orientierung, als Elemente der Handlungssicherheit die Versorgungsqualität zu verbessern. Hierbei stellt sich angesichts der vorausgehenden Ausführungen die Frage: Wie kann angesichts der Systematisierung, der Strukturierung und möglicherweise auch Optimierung der Palliative-Care-Versorgung die Haltung, aber auch die sorgende Zuwendung, die achtsame und zugewandte (Für-)Sorge nicht in das Hintertreffen geraten? Dieser Frage widmet sich die abschließende Reflexion.

Neue Sorgen oder evidenzbasierte Sorglosigkeit?

Angesichts der vorausgehenden Ausführungen lassen sich abschließend zwei Fragestellung pointieren: Ist die Ausrichtung an den jeweils individuellen, situativen Sorgen der Betroffenen und Beteiligten in der letzten Lebensphase, ist die professionelle Sorge (sorgendes Denken und Handeln) ein Zusatz zu professioneller Pflege, das bei knappen Ressourcen neue/ergänzende Sorgen in der Pflegepraxis provoziert? Resultiert die Ausrichtung an bestehenden Leitlinien und die damit verbundene professionelle Absicherung und konsequente Ausrichtung an evidenzbasierten Erkenntnissen in einer Sorglosigkeit, die vertiefte Reflexion überflüssig sein lässt?

Wir sind der Überzeugung, dass beide Fragen unberechtigt sind. Pflege ist in ihrem stellvertretenden Handeln eine Beziehungsaufgabe in einem je einzigartigen Arbeitsbündnis, das sowohl evidenzbasiertes Wissen umfasst und integriert wie auch die Perspektive des Gegenübers in das Handeln einbindet. Die *Sorge für* und die *Sorge um* sind diesem Handeln immanent: die *Sorge für* das Gegenüber und die am Individuum ausgerichtete (Für-)Sorge einer situativ verantwortungsvoll abgewogenen und ethisch begründeten Palliativversorgung; die *Sorge um* ein professionelles Handeln und Wirken, das die aktuellen Erkenntnisse aufgreift, diese wie auch vorhandene Orientierungsdirektiven gewissenhaft prüft, deren situative Relevanz reflektiert und begründet in den Prozess des (Aus-)Handelns einschließt. »Sorgendes Umgehen mit dem Anderen« ist ein professioneller Wert, der als normativer Maßstab für das professionelle Handeln Gültigkeit entfaltet.[32] Das heißt: Sorge(n) als professionelle Haltung und Werteorientierung, Umsorgen und (Für-)Sorge als bewusste und ethisch reflektierte Verantwortungsübernahme für die professionelle Versorgung in der letzten Lebensphase und somit in einer genuin professionellen Sorge-Beziehung mit den jeweils situativ inhärenten Sorgegefühlen, integriert sorgfältig abwägend die evidenzbasierten Erkenntnisse und behält somit die »Doppeldeutigkeit« der Sorge im Blick.[33]

Die professionelle Sorgearbeit ist indes aus betriebswirtschaftlicher Perspektive dahingehend gefährdet, die »wenig greifbaren Anteile der Sorgepraxis abzuerkennen«.[34] Folglich bedürfen die professionelle Sorge, die

Annette Riedel/Sonja Lehmeyer/Nadine Treff

Realisierung zwischenmenschlicher Sorge-Beziehungen und die gelebte Sorgekultur der erhöhten Aufmerksamkeit, ein Einstehen, um in Zeiten knapper (Personal-)Ressourcen nicht ins Hintertreffen zu gelangen und/oder zu verhindern, dass das Sorgen auf Artefakte jenseits menschlicher Sorge-Beziehungen ausgelagert wird.

Anmerkungen

1 Vgl. Eberhard Wolff, »Sorge« – Kulturwissenschaftliche Annäherungen an einen schillernden Begriff, in: Harm-Peer Zimmermann (Hrsg.), Kulturen der Sorge, Frankfurt/M.–New York 2018, S. 69–77; Robert Gugutzer, Sorge als Atmosphäre. Phänomenologische Annäherungen an ein machtvolles Gefühl, in: Anna Henkel et al. (Hrsg.), Sorget nicht – Kritik der Sorge. Dimensionen der Sorge, Baden-Baden 2019, S. 77–98, hier S. 77.
2 Zit. nach ebd., S. 79.
3 Vgl. Cicely Saunders, The Management of Terminal Illness, London 1967.
4 Heike Springhart, Der verwundbare Mensch, Tübingen 2016, S. 216.
5 Vgl. Deutsche Gesellschaft für Palliativmedizin (DGP)/Deutscher Hospiz- und Palliativverband (DHPV)/Bundesärztekammer (BÄK)(Hrsg.), Charta zur Betreuung schwerstkranker und sterbender Menschen, 2016, www.charta-zur-betreuung-sterbender.de; Weltgesundheitsorganisation (WHO), Palliative Care – Key Facts, 19.2.2018, www.who.int/news-room/fact-sheets/detail/palliative-care.
6 Vgl. ebd.; Annette Riedel, Ernährung am Lebensende, in: Michael Coors/Alfred Simon/Bernd Alt-Epping (Hrsg.), Freiwilliger Verzicht auf Nahrung und Flüssigkeit, Stuttgart 2019, S. 75–93.
7 Vgl. Helen Kohlen, Sorge als Arbeit und Ethik der Sorge – Zwei wissenschaftliche Diskurse, in: Elisabeth Conradi/Frans Vosman (Hrsg.), Praxis der Achtsamkeit, Frankfurt/M.–New York 2016, S. 115–127; dies., Care und Sorgekultur, in: Herrmann Brandenburg/Helen Güther (Hrsg.), Lehrbuch Gerontologische Pflege, Bern 2015, S. 123–129; Helen Kohlen, Ethische Fragen der Pflegepraxis im Krankenhaus und Möglichkeiten der Thematisierung, in: Ethik in der Medizin, 22.10.2019 (online first); Margit Brückner, Zwischenmenschliche Interdependenz – Sich Sorgen als familiale, soziale und staatliche Aufgabe, in: Karin Böllert/Catrin Heite (Hrsg.), Sozialpolitik als Geschlechterpolitik, Wiesbaden 2011, S. 105–122.
8 Vgl. Traugott Roser, Christlich-Theologische Dimensionen der Hospizarbeit, in: Susanne Kreutzer/Claudia Oetting-Roß/Meike Schwermann (Hrsg.), Palliative Care aus sozial- und pflegewissenschaftlicher Perspektive, Basel 2019, S. 49–64.
9 Zit. nach Kohlen 2015 (Anm. 7), S. 125.
10 Vgl. Andreas Kruse, Lebensphase hohes Alter, Heidelberg 2017; Sonja Lehmeyer, Vulnerabilität, in: Annette Riedel/Anne-Christin Linde (Hrsg.), Ethische Reflexion in der Pflege, Heidelberg 2018, S. 75–87.
11 Vgl. Manuel Trachsel, Philosophische und existenzielle Themen in der End-of-Life Care, in: ders. (Hrsg.), End-of-Life Care, Bern 2018, S. 85–92.
12 Patrick Schuchter, Sich einen Begriff vom Leiden Anderer machen, Bielefeld 2016, S. 320.
13 Zit. nach Roser (Anm. 8), S. 59.
14 Vgl. Martin W. Schnell, Diversität am Lebensende. Zwischen Philosophie und Palliative Care, in: Imago Hominis 2/2018, S. 99–104; ders., Ethik im Zeichen vulnerabler Personen, Weilerswist 2017.
15 Zit. nach Kruse (Anm. 10), S. 88.

16 Brigitte Aulenbacher/Maria Dammayr/Birgit Riegraf, Care und Care Work, in: Fritz Böhle/G. Günter Voß/Günther Wachtler (Hrsg.), Handbuch Arbeitssoziologie, Wiesbaden 2018, S. 747–766, hier S. 756. Vgl. Klaus Wegleitner et al., Partizipative Forschung in Palliative Care und Dementia Care als Beitrag zur Demokratisierung der Sorge, in: Ruth E. Lerchster/Larissa Krainer (Hrsg.), Interventionsforschung, Heidelberg 2016, S. 31–61.
17 Manfred Baumann/Helen Kohlen, Welche Ethik braucht Palliative Care? Ein Plädoyer für eine Ethik der Sorge, in: Kreutzer/Oetting-Roß/Schwermann (Anm. 8), S. 88–113, hier S. 109.
18 Vgl. Helen Kohlen, Sterben als Regelungsbedarf, Palliative Care und die Sorge um das Ganze, in: Ethik in der Medizin 1/2016, S. 1–4.
19 Vgl. Annette Riedel, Gesundheitsförderung und Prävention für Menschen mit Demenz – ethische Implikationen und exemplarische Entscheidungskonflikte, in: Doris Gebhard/Eva Mir (Hrsg.), Gesundheitsförderung und Prävention für Menschen mit Demenz, Heidelberg 2019, S. 55–73; Claudia Bausewein/Susanne Roller, Multiprofessionelles und interdisziplinäres Team, in: Claudia Bausewein et al. (Hrsg.), Leitfaden Palliative Care, Elsevier 2018, S. 409–444.
20 Vgl. Hartmut Remmers, Philosophische Dimensionen. Die Endlichkeit personalen Lebens, in: Kreutzer/Oetting-Roß/Schwermann (Anm. 8), S. 20–48.
21 Zit. nach Roser (Anm. 8), S. 57.
22 Vgl. Riedel (Anm. 6); Kohlen (Anm. 18); DGP/DHPV/BÄK (Anm. 5).
23 Zit. nach Wegleitner et al. (Anm. 16), S. 34.
24 Vgl. Schweizerische Akademie der Medizinischen Wissenschaften (SAMW), Richtlinien: Umgang mit Sterben und Tod, 2018, www.samw.ch/de/Ethik/Sterben-und-Tod-live/Richtlinien-Sterben-Tod-live.html; Diana Staudacher, Vorwort, in: Barbara Steffen-Bürgi et al. (Hrsg.), Lehrbuch Palliative Care, Bern 2017, S. 19–27.
25 Steffen T. Simon et al., Core Attitudes of Professionals in Palliative Care, in: International Journal of Palliative Nursing 8/2009, S. 405–411, hier S. 411.
26 Zit. nach ebd., S. 408f.
27 Vgl. ebd., S. 409.
28 Vgl. WHO (Anm. 6); Nessa Coyle, Introduction to Palliative Nursing Care, in: Betty R. Ferrell et al. (Hrsg.), Oxford Textbook of Palliative Nursing, Oxford 2019, S. 3–10; Leitlinienprogramm Onkologie Konsultationsfassung. Erweiterte S3-Leitlinie Palliativmedizin für Patienten mit einer nicht heilbaren Krebserkrankung, 2018, www.awmf.org/uploads/tx_szleitlinien/128-001OL1_KF_S3_Palliativmedizin_2018-12.pdf.
29 Vgl. DGP/DHPV/BÄK (Anm. 6).
30 Vgl. ebd.; Manfred Hülsken-Giesler/Manfred Schnabel, Das Konzept der Sorgenden Gemeinschaften in pflegewissenschaftlicher Perspektive, in: Pflege & Gesellschaft 1/2018, S. 84–88; Anna Henkel et al., Einleitung, in: dies. (Anm. 1), S. 7–15; Stefanie Schniering, »Sorget nicht« in helfenden Berufen? Über die emotionale Beteiligung beruflich Sorgender, in: Henkel et al. (Anm. 1), S. 155–161.
31 Vgl. Leitlinienprogramm Onkologie Konsultationsfassung (Anm. 28).
32 Arie van der Arend/Chris Gastmans, Ethik für Pflegende, Bern 1996, S. 85.
33 Zit. nach Roser (Anm. 8), S. 59.
34 Zit. nach Brückner (Anm. 7), S. 112.

Autorinnen und Autoren

MONIKA ALISCH
ist Professorin für Sozialraumbezogene Soziale Arbeit/Gemeinwesenarbeit und Sozialplanung am Fachbereich Sozialwesen der Hochschule Fulda.
monika.alisch@sw.hs-fulda.de

DIANA AUTH
ist Professorin am Fachbereich Sozialwesen der Fachhochschule Bielefeld mit dem Lehrgebiet Politikwissenschaft, insbesondere Sozialpolitik.
diana.auth@fh-bielefeld.de

ANJA BIEBER
ist wissenschaftliche Mitarbeiterin am Institut für Gesundheits- und Pflegewissenschaft der Martin-Luther-Universität Halle-Wittenberg.
anja.bieber@medizin.uni-halle.de

EDGAR BÖNISCH
ist promovierter Ethnologe, Pflegehistoriker und Verleger des kula Verlags sowie Projektmitarbeiter bei www.juedische-pflegegeschichte.de an der Frankfurt University of Applied Sciences.

MICHAEL BRÜTTING
ist Psychiater und Oberarzt am Universitätsklinikum Halle/Saale.
michael.bruetting@uk-halle.de

DANIEL BUHR
ist Leiter des Steinbeis Transferzentrum Soziale und Technische Innovation und außerplanmäßiger Professor für Policy Analyse und Politische Wirtschaftslehre an der Wirtschafts- und Sozialwissenschaftlichen Fakultät der Eberhard Karls Universität Tübingen.
daniel.buhr@uni-tuebingen.de

Autorinnen und Autoren

Marie-Kristin Döbler

ist wissenschaftliche Mitarbeiterin am Institut für Soziologie der Friedrich-Alexander Universität Erlangen-Nürnberg.
marie-kristin.doebler@fau.de

Nicola Döring

ist Professorin am Institut für Medien und Kommunikationswissenschaft der Technischen Universität Ilmenau.
nicola.doering@tu-ilmenau.de

Ulrike Ehrlich

ist promovierte Soziologin und wissenschaftliche Mitarbeiterin am Deutschen Zentrum für Altersfragen (DZA).
ulrike.ehrlich@dza.de

Michaela Evans

ist Direktorin des Forschungsschwerpunktes »Arbeit und Wandel« am Institut Arbeit und Technik (IAT) der Westfälischen Hochschule Gelsenkirchen.
evans@iat.eu

Gabriele Fischer

ist Professorin an der Fakultät für Angewandte Sozialwissenschaften der Hochschule München. Bis August 2019 war sie an der Hochschule Esslingen tätig und im Projekt ZAFH care4care wissenschaftlich mitverantwortlich.
gabriele.fischer@hm.edu

Johanna Fischer

ist wissenschaftliche Mitarbeiterin im Sonderforschungsbereich »Globale Entwicklungsdynamiken von Sozialpolitik« am SOCIUM Forschungszentrum Ungleichheit und Sozialpolitik der Universität Bremen.
johanna.fischer@uni-bremen.de

Tine Haubner

ist promovierte Soziologin und arbeitet als wissenschaftliche Mitarbeiterin am Institut für Soziologie an der Friedrich-Schiller-Universität Jena.
tine.haubner@uni-jena.de

Autorinnen und Autoren

STEPHANIE HEINRICH
ist promovierte Pflege- und Gesundheitswissenschaftlerin und wissenschaftliche Mitarbeiterin am Institut für Gesundheits- und Pflegewissenschaft der Martin-Luther-Universität Halle-Wittenberg.
stephanie.heinrich@uk-halle.de

TANJA HÖß
ist wissenschaftliche Mitarbeiterin im ZAFH care4care an der Hochschule Esslingen.
tanja.hoess@hs-esslingen.de

MARIA KEIL
ist promovierte Kulturwissenschaftlerin und arbeitet derzeit im Verbundprojekt »Insight. Signaturen des Blicks – Facetten des Sehens« für die Medizinhistorischen Sammlungen der Universität Würzburg.
maria.keil@uni-wuerzburg.de

LUKAS KIEPE
ist wissenschaftlicher Mitarbeiter am Fachgebiet Politisches System der Bundesrepublik Deutschland – Staatlichkeit im Wandel der Universität Kassel.
kiepe@uni-kassel.de

THOMAS KLIE
ist Professor für Rechts- und Verwaltungswissenschaften an der Evangelischen Hochschule Freiburg, Privatdozent an der Alpen-Adria-Universität Klagenfurt und Leiter des Zentrums für zivilgesellschaftliche Entwicklung (zze) in Freiburg im Breisgau und Berlin.
klie@eh-freiburg.de

NICOLE KNUDSEN
war Geschäftsführerin des Landesverbandes Windenergie in Schleswig-Holstein, bis sie 2016 in Pflegezeit ging. Seitdem pflegt und betreut sie ihren an Parkinson und Alzheimer erkrankten Mann.

SUSANNE KREUTZER
ist Professorin am Fachbereich Gesundheit der Fachhochschule Münster mit Schwerpunkt auf Ethik, Wissenschaftstheorie und Geschichte.
kreutzer@fh-muenster.de

Autorinnen und Autoren

SUSANNE KÜMPERS
ist Professorin für Qualitative Gesundheitsforschung, Soziale Ungleichheit und Public Health Strategien im Fachbereich Pflege und Gesundheit der Hochschule Fulda.
susanne.kuempers@pg.hs-fulda.de

NORA LÄMMEL
ist wissenschaftliche Mitarbeiterin im ZAFH care4care an der Hochschule Esslingen.
nora.laemmel@hs-esslingen.de

SONJA LEHMEYER
ist Vertretungsprofessorin für die Studiengänge Pflege/Pflegemanagement und Pflegepädagogik an der Hochschule Esslingen.
sonja.lehmeyer@hs-esslingen.de

SIMONE LEIBER
ist Professorin für Politikwissenschaften mit Schwerpunkt Sozialpolitik an der Universität Duisburg-Essen.
simone.leiber@uni-due.de

CHRISTINE LUDWIG
ist wissenschaftliche Mitarbeiterin am Forschungsschwerpunkt »Arbeit und Wandel« am Institut Arbeit und Technik (IAT) der Westfälischen Hochschule Gelsenkirchen.
ludwig@iat.eu

GABRIELE MEYER
ist Professorin für Gesundheits- und Pflegewissenschaften an der Martin-Luther-Universität Halle-Wittenberg.
gabriele.meyer@medizin.uni-halle.de

VERENA MIX
ist ausgebildete Gesundheits- und Krankenpflegerin und gewerkschaftlich aktiv.

JUTTA MOHR
ist wissenschaftliche Mitarbeiterin im ZAFH care4care an der Hochschule Esslingen,
jutta.mohr@hs-esslingen.de

Autorinnen und Autoren

WOLFGANG MÜLLER
ist Dipl.-Pädagoge, langjähriger Mitarbeiter beim Paritätischen Wohlfahrtsverband, Bereich Altenhilfe, und Geschäftsführer eines ambulanten Pflegedienstes.

KLAUS-DIETER NEANDER
ist Krankenpfleger, hat einen Bachelor of Science (Gesundheit und Management), arbeitet zurzeit in der ambulanten Palliativversorgung und lehrt an der IUBH, Hamburg, Health Care Management.

THOMAS NOETZEL
ist Professor für politische Theorie und Ideengeschichte an der Philipps Universität Marburg.
noetzel@mailer.uni-marburg.de

KAREN NOLTE
ist Professorin und Direktorin des Instituts für Geschichte und Ethik der Medizin Ruprecht-Karls-Universität Heidelberg.
karen.nolte@histmed.uni-heidelberg.de

KARIN REIBER
ist Professorin für Erziehungswissenschaft/Didaktik mit Schwerpunkt Pflegepädagogik/-didaktik am Institut für Gesundheits- und Pflegewissenschaften der Hochschule Esslingen.
karin.reiber@hs-esslingen.de

ANNETTE RIEDEL
ist Professorin und Prodekanin an der Hochschule Esslingen sowie Vizepräsidentin der Akademie für Ethik in der Medizin.
annette.riedel@hs-esslingen.de

VERENA ROSSOW
ist wissenschaftliche Mitarbeiterin und Doktorandin an der Universität Duisburg-Essen.
verena.rossow@uni-due.de

Autorinnen und Autoren

HEINZ ROTHGANG
ist Professor für Gesundheitsökonomie an der Universität Bremen und Leiter der Abteilung Gesundheit, Pflege und Alterssicherung, SOCIUM Forschungszentrum Ungleichheit und Sozialpolitik.
rothgang@uni-bremen.de

WOLFGANG SCHROEDER
ist Professor für Politikwissenschaft an der Universität Kassel und Fellow am Wissenschaftszentrum Berlin für Sozialforschung (WZB).
wolfgang.schroeder@uni-kassel.de

LENA SCHÜRMANN
vertritt zurzeit die Professur »Soziologie der Arbeit und der Geschlechterverhältnisse« an der Humboldt-Universität zu Berlin.
lena.schuermann@hu-berlin.de

BIRGIT SEEMANN
ist promovierte Sozialwissenschaftlerin, Pflegehistorikerin und Projektmitarbeiterin bei www.juedische-pflegegeschichte.de an der Frankfurt University of Applied Sciences.

CHRISTOPH STRÜNCK
ist Professor für Politikwissenschaft mit dem Schwerpunkt Sozialpolitik an der Universität Siegen und Direktor des Instituts für Gerontologie an der TU Dortmund.
christoph.struenck@uni-siegen.de

HÜRREM TEZCAN-GÜNTEKIN
ist Professorin für Interprofessionelle Handlungsansätze mit Schwerpunkt auf qualitativen Forschungsmethoden in Public Health an der Alice-Salomon-Hochschule Berlin.
tezcan@ash-berlin.eu

MARKUS TRÄMER
ist wissenschaftlicher Mitarbeiter und Doktorand an der Wirtschafts- und Sozialwissenschaftlichen Fakultät der Eberhard Karls Universität Tübingen.
markus.traemer@uni-tuebingen.de

Autorinnen und Autoren

NADINE TREFF

ist wissenschaftliche Mitarbeiterin in einem Forschungsprojekt zur Palliative Care an der Hochschule Esslingen sowie als Referentin im Bereich der Altenhilfe tätig.
nadine.treff@hs-esslingend.de

MANUELA VÖLKEL

ist Mitarbeiterin im Projektteam »Community Health Nursing« der Pflegewissenschaftlichen Fakultät der Philosophisch-Theologischen Hochschule Vallendar.
mvoelkel@pthv.de

FRANK WEIDNER

ist Professor für Pflegewissenschaft an der Philosophisch-Theologischen Hochschule Vallendar (PTHV) und Vorstandsvorsitzender des Deutschen Instituts für angewandte Pflegeforschung e. V. (DIP).
f.weidner@pthv.de